Bailey

OTORRINOLARINGOLOGIA E CIRURGIA DE CABEÇA E PESCOÇO

*Revisão e Preparação para Concursos e
Provas de Título de Especialização*

Bailey
OTORRINOLARINGOLOGIA E CIRURGIA DE CABEÇA E PESCOÇO

CLARK A. ROSEN, MD
Director, University of Pittsburgh Voice Center
Professor, Department of Otolaryngology
University of Pittsburgh Medical Center
Professor, Department of Communication Sciences Disorders
University of Pittsburgh
Pittsburgh, Pennsylvania

JONAS T. JOHNSON, MD
Chair, Department of Otolaryngology
Professor, Department of Otolaryngology and Radiation Oncology
University of Pittsburgh School of Medicine
Professor, Department of Oral and Maxofacial Surgery
University of Pittsburgh School of Dental Medicine
Pittsburgh, Pennsylvania

Revisão Técnica
RICARDO R. FIGUEIREDO
Médico-Otorrinolaringologista
Mestrado em Cirurgia Geral (ORL) pela Universidade Federal do Rio de Janeiro
Professor Adjunto e Chefe do Serviço de ORL da Faculdade de Medicina de Valença, RJ

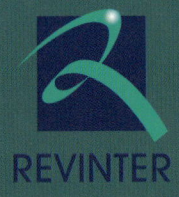

REVINTER

Bailey – Otorrinolaringologia e Cirurgia de Cabeça e Pescoço – Revisão e Preparação para Concursos e Provas de Título de Especialização
Copyright © 2016 by Livraria e Editora Revinter Ltda.

ISBN 978-85-372-0650-8

Todos os direitos reservados.
É expressamente proibida a reprodução
deste livro, no seu todo ou em parte,
por quaisquer meios, sem o consentimento,
por escrito, da Editora.

Tradução:
MÔNICA REGINA BRITO
Tradutora Especializada na Área da Saúde, SP

Revisão Técnica:
RICARDO R. FIGUEIREDO
Médico-Otorrinolaringologista
Mestrado em Cirurgia Geral (ORL) pela Universidade Federal do Rio de Janeiro
Professor Adjunto e Chefe do Serviço de ORL da Faculdade de Medicina de Valença, RJ

CIP-BRASIL. CATALOGAÇÃO-NA-FONTE
SINDICATO NACIONAL DOS EDITORES DE LIVROS, RJ
R722b

Rosen, Clark A.
    Bailey otorrinolaringologia e cirurgia de cabeça e pescoço – revisão e preparação para concursos e provas de título de especialização / Clark A. Rosen, Jonas T. Johnson ; tradução Ricardo R. Figueiredo. - 1. ed. - Rio de Janeiro : Revinter, 2016.
    il.

Tradução de: Bailey's head & neck surgery : otolaringology review
Inclui bibliografia e índice
ISBN 978-85-372-0650-8

1. Otorrinolaringologistas. 2. Cabeça. 3. Pescoço. I. Johnson, Jonas T. II. Título.

15-22500   CDD: 617.510754
                CDU: 616.21-073

A Lippincott Williams & Wilkins/Wolters Kluwer Health não teve participação na tradução desta obra.

Nota: A medicina é uma ciência em constante evolução. À medida que novas pesquisas e experiências ampliam os nossos conhecimentos, são necessárias mudanças no tratamento clínico e medicamentoso. Os autores e o editor fizeram verificações junto a fontes que se acredita sejam confiáveis, em seus esforços para proporcionar informações acuradas e, em geral, de acordo com os padrões aceitos no momento da publicação. No entanto, em vista da possibilidade de erro humano ou mudanças nas ciências médicas, nem os autores e o editor nem qualquer outra parte envolvida na preparação ou publicação deste livro garantem que as instruções aqui contidas são, em todos os aspectos, precisas ou completas, e rejeitam toda a responsabilidade por qualquer erro ou omissão ou pelos resultados obtidos com o uso das prescrições aqui expressas. Incentivamos os leitores a confirmar as nossas indicações com outras fontes. Por exemplo e em particular, recomendamos que verifiquem as bulas em cada medicamento que planejam administrar para terem a certeza de que as informações contidas nesta obra são precisas e de que não tenham sido feitas mudanças na dose recomendada ou nas contraindicações à administração. Esta recomendação é de particular importância em conjunto com medicações novas ou usadas com pouca frequência.

Título original:
Bailey's Head & Neck Surgery – Otolaryngology Review
Copyright © by Lippincott Williams & Wilkins, a Wolters Kluwer business.   ISBN 978-1-45119-253-7

Livraria e Editora REVINTER Ltda.
Rua do Matoso, 170 – Tijuca
20270-135 – Rio de Janeiro – RJ
Tel.: (21) 2563-9700 – Fax: (21) 2563-9701
livraria@revinter.com.br • www.revinter.com.br

DEDICATÓRIA

Dedico este livro ao grupo maravilhoso de autores e editores do livro-texto
Bailey's Head & Neck Surgery – Otolaryngology e aos autores do
Bailey – Otorrinolaringologia e Cirurgia de Cabeça e Pescoço – Revisão e Preparação para Concursos e Provas de Título de Especialização.
Sua energia e entusiasmo pela excelência são inspiradores.

Além disto, dedico este livro à minha falecida mãe, Shirley Maureen Orr Rosen,
que sempre me encorajou a ser o melhor que poderia ser.
Sua coragem irá viver em meu coração.
Clark A. Rosen, MD

Dedico este livro aos pacientes que tanto me ensinaram e à próxima
geração de médicos que se esforçam para servi-los.
Jonas T. Johnson, MD

SUMÁRIO

Autores ix

Agradecimentos xii

Prefácio xiii

Capítulo 1
CIÊNCIA BÁSICA/MEDICINA GERAL 1
Shawn D. Newlands, MD, PhD, MBA, FACS ▪ Karen T. Pitman, MD, FACS

Capítulo 2
RINOLOGIA E ALERGIA 33
Matthew W. Ryan, MD

Capítulo 3
OTORRINOLARINGOLOGIA GERAL 71
Jonas T. Johnson, MD ▪ Shawn D. Newlands, MD, PhD, MBA, FACS

Capítulo 4
LARINGOLOGIA 90
Milan R. Amin, MD ▪ Michael M. Johns III, MD ▪ Clark A. Rosen, MD

Capítulo 5
TRAUMA 122
Grant S. Gillman, MD, FRCS ▪ J. David Kriet, MD, FACS ▪ Jonathan M. Sykes, MD, FACS

Capítulo 6
OTORRINOLARINGOLOGIA PEDIÁTRICA 146
Margaretha L. Casselbrant, MD, PhD ▪ Charles M. Myer III, MD

Capítulo 7
CIRURGIA DE CABEÇA E PESCOÇO 182
Christine G. Gourin, MD, MPH, FACS ▪ Jonas T. Johnson, MD ▪ Anna M. Pou, MD, FACS

Capítulo 8
MEDICINA DO SONO 226
Jonas T. Johnson, MD

Capítulo 9
OTOLOGIA 236
Barry E. Hirsch, MD ▪ Robert K. Jackler, MD

Capítulo 10
CIRURGIA PLÁSTICA E RECONSTRUTIVA DA FACE 287
Grant S. Gillman, MD, FRCS ▪ J. David Kriet, MD, FACS ▪ Jonathan M. Sykes, MD, FACS

Capítulo 11
QUESTÕES CONTEMPORÂNEAS NA PRÁTICA MÉDICA 332
Shawn D. Newlands, MD, PhD, MBA, FACS ▪ Karen T. Pitman, MD, FACS

ÍNDICE REMISSIVO 349

AUTORES

Ciência Básica/Medicina Geral

Shawn D. Newlands, MD, PhD, MBA, FACS
Professor and Chair
Department of Otolaryngology
University of Rochester Medical Center
Chief
Department of Otolaryngology
Strong Memorial Hospital
Rochester, New York

Karen T. Pitman, MD, FACS
Professor
Department of Otolaryngology and Communicative Sciences
University of Mississippi Medical Center
Jackson, Mississippi

Rinologia e Alergia

Matthew W. Ryan, MD
Assistant Professor
Department of Otolaryngology
University of Texas Southwestern Medical Center
Dallas, Texas

Otorrinolaringologia Geral

Jonas T. Johnson, MD
Chair, Department of Otolaryngology
Professor, Department of Otolaryngology and Radiation Oncology
University of Pittsburgh School of Medicine
Professor, Department of Oral and Maxillofacial Surgery
University of Pittsburgh School of Dental Medicine
Pittsburgh, Pennsylvania

Shawn D. Newlands, MD, PhD, MBA, FACS
Professor and Chair
Department of Otolaryngology
University of Rochester Medical Center
Chief
Department of Otolaryngology
Strong Memorial Hospital
Rochester, New York

Laringologia

Milan R. Amin, MD
Associate Professor
Department of Otolaryngology—Head and Neck Surgery
New York University School of Medicine
Associate Professor
Department of Otolaryngology—Head and Neck Surgery
NYU Langone Medical Center
New York, New York

Michael M. Johns III, MD
Associate Professor, Otolaryngology
Director, Emory Voice Center
Emory University
Atlanta, Georgia

Clark A. Rosen, MD
Director, University of Pittsburgh Voice Center
Professor, Department of Otolaryngology
University of Pittsburgh Medical Center
Professor, Department of Communication Sciences Disorders
University of Pittsburgh
Pittsburgh, Pennsylvania

Trauma

Grant S. Gillman, MD, FRCS
Associate Professor
Director, Division of Facial Plastic Surgery
Department of Otolaryngology—Head and Neck Surgery
University of Pittsburgh School of Medicine
Pittsburgh, Pennsylvania

J. David Kriet, MD, FACS
WS and EC Jones Endowed Chair in Craniofacial Surgery
Associate Professor
Director, Facial Plastic and Reconstructive Surgery
Department of Otolaryngology—Head and Neck Surgery
University of Kansas School of Medicine
Kansas City, Kansas

Jonathan M. Sykes, MD, FACS
Professor of Otolaryngology
Director, Facial Plastic and Reconstructive Surgery
Department of Otolaryngology—Head and Neck Surgery
University of California, Davis Medical Center
Sacramento, California

AUTORES

Otorrinolaringologia Pediátrica

Margaretha L. Casselbrant, MD, PhD
Eberly Professor of Pediatric Otolaryngology
Department of Otolaryngology
University of Pittsburgh School of Medicine
Director
Department of Pediatric Otolaryngology
Children's Hospital of Pittsburgh of UPMC
Pittsburgh, Pennsylvania

Charles M. Myer III, MD
Professor-Vice-Chairman
Department of Otolaryngology—Head and Neck Surgery
University of Cincinnati Academic Health Center
Residency Program Director
Department of Otolaryngology—Head and Neck Surgery
Cincinnati Children's Hospital Medical Center
Cincinnati, Ohio

Cirurgia de Cabeça e Pescoço

Christine G. Gourin, MD, MPH, FACS
Associate Professor
Department of Otolaryngology—Head and Neck Surgery
Johns Hopkins University
Active Staff
The Johns Hopkins Hospital
Baltimore, Maryland

Jonas T. Johnson, MD
Chair, Department of Otolaryngology
Professor, Department of Otolaryngology and Radiation Oncology
University of Pittsburgh School of Medicine
Professor, Department of Oral and Maxillofacial Surgery
University of Pittsburgh School of Dental Medicine
Pittsburgh, Pennsylvania

Anna M. Pou, MD, FACS
Professor
Department of Otolaryngology—Head and Neck Surgery
Louisiana State University Health Sciences Center – New Orleans
New Orleans, Louisiana
Program Director
Department of Head and Neck Surgery
Our Lady of the Lake Regional Medical Center
Baton Rouge, Louisiana

Medicina do Sono

Jonas T. Johnson, MD
Chair, Department of Otolaryngology
Professor, Department of Otolaryngology and Radiation Oncology
University of Pittsburgh School of Medicine
Professor, Department of Oral and Maxillofacial Surgery
University of Pittsburgh School of Dental Medicine
Pittsburgh, Pennsylvania

Otologia

Barry E. Hirsch, MD
Professor, Department of Otolaryngology, Neurological Surgery, and Communication Sciences and Disorders
Eye and Ear Institute
University of Pittsburgh Medical Center
Director, Division of Otology/Neurotology
Department of Otolaryngology, Neurological Surgery, and Communication Sciences and Disorders
University of Pittsburgh Medical Center
Pittsburgh, Pennsylvania

Robert K. Jackler, MD
Sewall Professor and Chair
Department of Otolaryngology—Head and Neck Surgery
Stanford University School of Medicine
Stanford, California

Cirurgia Plástica e Reconstrutiva da Face

Grant S. Gillman, MD, FRCS
Associate Professor
Director, Division of Facial Plastic Surgery
Department of Otolaryngology—Head and Neck Surgery
University of Pittsburgh School of Medicine
Pittsburgh, Pennsylvania

J. David Kriet, MD, FACS
WS and EC Jones Endowed Chair in Craniofacial Surgery
Associate Professor
Director, Facial Plastic and Reconstructive Surgery
Department of Otolaryngology—Head and Neck Surgery
University of Kansas School of Medicine
Kansas City, Kansas

Jonathan M. Sykes, MD, FACS
Professor of Otolaryngology
Director, Facial Plastic and Reconstructive Surgery
Department of Otolaryngology—Head and Neck Surgery
University of California, Davis Medical Center
Sacramento, California

Questões Contemporâneas na Prática Médica

Shawn D. Newlands, MD, PhD, MBA, FACS
Professor and Chair
Department of Otolaryngology
University of Rochester Medical Center
Chief
Department of Otolaryngology
Strong Memorial Hospital
Rochester, New York

Karen T. Pitman, MD, FACS
Professor
Department of Otolaryngology and Communicative Sciences
University of Mississippi Medical Center
Jackson, Mississippi

Radiologia

Barton F. Branstetter, MD
Professor of Radiology, Otolaryngology, and Biomedical Informatics
Department of Radiology
University of Pittsburgh Medical Center
Pittsburgh, Pennsylvania

AGRADECIMENTOS

Os autores agradecem a Dvora Konstant por seus esforços editoriais e organizacionais. Ela transformou uma lista aleatória de questões em uma ferramenta de aprendizagem.

PREFÁCIO

"Testando o conhecimento e o raciocínio de alguém, se aprende."

Anônimo

Esta foi a motivação para este livro de estudo companheiro do *Bailey's Head & Neck Surgery – Otolaryngology*.

O livro *Bailey – Otorrinolaringologia e Cirurgia de Cabeça e Pescoço – Revisão e Preparação para Concursos e Provas de Título de Especialização* surgiu de um esforço combinado entre os autores individuais do livro-texto de Bailey e os autores desta obra. Os primeiros contribuíram com questões derivadas da maioria dos capítulos do "livro grande" e os últimos adicionaram explicações, referências e uniformidade. Este esforço conjunto resultou em um recurso extraordinário para o aluno jovem e sazonal testar seus conhecimentos em Otorrinolaringologia e Cirurgia de Cabeça e Pescoço.

Oferecemos a nossa profunda gratidão a todos os autores que contribuíram com o *Bailey's Head & Neck Surgery – Otolaryngology* e aos autores desta obra por sua dedicação à educação e ao avanço do campo da Otorrinolaringologia e Cirurgia de Cabeça e Pescoço. Esperamos que este livro ajude na busca dos leitores pela melhoria do conhecimento em Otorrinolaringologia e Cirurgia de Cabeça e Pescoço.

Clark A. Rosen, MD
Jonas T. Johnson, MD

Bailey

OTORRINOLARINGOLOGIA E CIRURGIA DE CABEÇA E PESCOÇO

Ciência Básica/ Medicina Geral

Shawn D. Newlands, MD, PhD, MBA, FACS ▪ Karen T. Pitman, MD, FACS

1. Todas as alternativas abaixo são exemplos de fio de sutura absorvível, exceto qual das seguintes?

   A. Poliglactina.
   B. Poliglecaprona 25.
   C. Polipropileno.
   D. Polidioxanona.

2. A profilaxia de tromboembolia venosa mais comumente indicada na otorrinolaringologia inclui qual destes tratamentos?

   A. Mobilização precoce.
   B. Dispositivos de compressão pneumática.
   C. Profilaxia farmacológica em pacientes de alto risco.
   D. Massagem na panturrilha.
   E. Nenhum.

3. Qual das seguintes alternativas é verdadeira em relação à terapia perioperatória de abandono do tabagismo?

   A. O momento ideal para abandono do tabagismo é 2 semanas antes da cirurgia.
   B. Fumantes são duas vezes mais propensos a ter complicações perioperatórias do que não fumantes.
   C. Em fumantes, níveis menores de oxigênio circulante correspondem a uma taxa reduzida de consumo.
   D. A terapia de reposição de nicotina não leva a um comprometimento na cicatrização da ferida.

4. Qual das seguintes declarações melhor descreve a tonsilectomia com ablação a frio?

   A. Produz temperaturas locais muito inferiores àquelas produzidas pelo eletrocautério.
   B. Atualmente é mais utilizada do que a tonsilectomia com eletrocautério.
   C. Pode reduzir a dor pós-operatória e acelerar o retorno a uma dieta normal.
   D. A e C.
   E. Todas as alternativas acima.

5. Todas as alternativas abaixo representam tratamentos imediatos para a hipertermia maligna que se desenvolve após a indução de anestesia geral com halotano e succinilcolina, exceto:

   A. Interrupção imediata do halotano e succinilcolina.
   B. Injeção intravenosa de dantroleno sódico.
   C. Injeção intravenosa de meperidina para tremores.
   D. Fornecimento de oxigênio a 100%.

6. Em uma investigação diagnóstica de cefaleia, uma avaliação radiológica complementar com MRI ou CT é indicada em quais das seguintes circunstâncias?

   A. Cefaleia pulsátil.
   B. Cefaleia que desperta o paciente durante a noite.
   C. Início de cefaleia na infância.
   D. Cefaleia unilateral.

7. Qual medicamento será provavelmente mais eficaz no tratamento da vertigem associada à migrânea?

   A. Sumatriptano.
   B. Meclizina.
   C. Nortriptilina.
   D. Diazepam.

8. A tricotomia pré-operatória deve ser realizada por qual destes métodos?

   A. Gilete.
   B. Pinças.
   C. Removedor químico.
   D. Não deve ser realizada.

9. Qual dos seguintes medicamentos é o *menos* propenso a causar taquiarritmias?

    A. Dopamina.
    B. Epinefrina.
    C. Dobutamina.
    D. Norepinefrina.

10. A Avaliação Geriátrica Abrangente é:

    A. Um pré-requisito a todos os pacientes de *Medicare* antes do agendamento de procedimentos cirúrgicos eletivos.
    B. Um teste rápido que deve ser realizado em todos os pacientes de *Medicare* antes de todos os procedimentos cirúrgicos, a fim de garantir o reembolso apropriado.
    C. Um protocolo de avaliação altamente formalizado com pouca utilidade eficaz na avaliação cirúrgica pré-operatória.
    D. A única avaliação fundamentada em evidências disponível capaz de avaliar com segurança a fragilidade.

11. O número crescente de adultos com mais de 65 anos nos Estados Unidos e em outros países altamente desenvolvidos é, em grande parte, causado por qual destes fatores?

    A. Maior expectativa de vida decorrente dos avanços médicos e de saúde pública.
    B. Redução na taxa de nascimento, resultando em números reduzidos da população total e um aumento secundário na porcentagem relativa de adultos mais velhos.
    C. Aposentadoria mais precoce, com resultante redução na taxa de doenças e óbitos associados ao trabalho.
    D. Melhoras acentuadas na coleta de dados, particularmente o aumento recente na contagem de indivíduos em casas de repouso e outras instituições de longa permanência.

12. Quais das seguintes são instruções apropriadas para o jejum pré-operatório em um caso agendado às 14 h do dia seguinte?

    A. Nenhum líquido após a meia-noite.
    B. Torrada e leite permitidos até as 7 h.
    C. Refeição leve permitida até as 10 h.
    D. Nenhum sólido após a meia-noite.
    E. Café com leite até as 12 h.

13. A Quimioterapia para câncer de cabeça e pescoço em um cenário paliativo corresponde a qual das seguintes alternativas?

    A. Requer terapia multiagente para causar um efeito benéfico.
    B. Deve ser ponderada com cuidado em relação a fatores, como morbidade, melhora esperada nos sintomas, escala de capacidade funcional e expectativas realistas do paciente/família.
    C. Requer, necessariamente, redução significativa na carga tumoral para ter um efeito paliativo benéfico.
    D. Raramente é utilizada.

14. As Diretrizes de Melhoria dos Cuidados Cirúrgicos requerem que os antibióticos pré-operatórios sejam administrados quando?

    A. No momento da incisão.
    B. Duas horas antes da incisão.
    C. Em até 1 hora antes da incisão.
    D. Qualquer momento durante a incisão.

15. A pupila de Marcus Gunn é desencadeada com o teste de luz alternada. Se positivo, é uma indicação de qual dos processos abaixo?

    A. Sífilis.
    B. Ambliopia.
    C. Lesão do nervo óptico.
    D. Diabetes.

16. Qual dos seguintes tratamentos médicos complementares e alternativos demonstrou ser o mais promissor na prevenção, mas não no tratamento, de otite média?

    A. Óleo de fígado de bacalhau.
    B. Manipulação osteopática.
    C. Xilitol.
    D. Zinco.

17. Qual das seguintes afirmações é verdadeira na pesquisa de resultados clínicos?

    A. Os únicos resultados medidos são qualidade de vida ou estado funcional.
    B. O estadiamento da gravidade é mais importante do que a comorbidade na previsão do resultado.
    C. Metodologia observacional é necessária à pesquisa de resultados clínicos.
    D. Instrumentos validados devem ser utilizados à avaliação dos resultados.

18. A genética mendeliana descreve todas as formas de herança abaixo, exceto:

    A. Herança autossômica dominante.
    B. Herança mitocondrial.
    C. Herança ligada ao X.
    D. Herança autossômica recessiva.

19. Em virtude de sua alta sensibilidade e desempenho diagnóstico geral (quando comparado ao padrão ouro da reação em cadeia de polimerase), qual dos seguintes é o método de escolha para a identificação de carcinoma associado ao papilomavírus humano (HPV)?

   A. Hibridização *in situ* para detecção de DNA do HPV.
   B. Análise por *Western blot* para detecção da proteína E7.
   C. Títulos séricos de IgG anti-HPV.
   D. Imuno-histoquímica para detecção da proteína p16.

20. Cuidado paliativo é mais adequadamente descrito por qual destas afirmações?

   A. É o mesmo que cuidado paliativo domiciliar, sendo apropriado somente para pacientes terminais.
   B. É o cuidado interdisciplinar que aborda todas as fontes de sofrimento para os pacientes gravemente enfermos e seus familiares.
   C. Não pode ser combinado com o tratamento direcionado para a doença, visto que iria interferir com a necessidade do paciente em aceitar que ele ou ela está morrendo.
   D. Não é apropriado para pacientes com câncer de cabeça e pescoço que ainda desejem realizar tratamentos agressivos contra o câncer.

21. No perioperatório, os cirurgiões devem orientar seus pacientes a parar de tomar suplementos, como óleo de peixe, alho, *Ginkgo biloba* e vitamina E, pois estes podem alterar:

   A. O sistema imune.
   B. Hemostasia.
   C. Cicatrização da ferida.
   D. Equilíbrios hídrico e eletrolítico.

22. A propagação da dor de cabeça pela estimulação do gânglio trigeminal inclui todos os seguintes, exceto:

   A. Peptídeo relacionado com o gene da calcitonina.
   B. 5-hidroxitriptamina.
   C. Ativação do núcleo trigeminal caudal.
   D. Estimulação do núcleo salivatório superior.

23. Cada linha na escala optométrica de Snellen é criada para ser lida por uma pessoa com visão normal em qual das seguintes distâncias?

   A. 3 metros.
   B. 6 metros.
   C. 9 metros.
   D. 12 metros.

24. Qual das seguintes declarações sobre a prevalência do tabagismo é verdadeira?

    A. Tabagismo é mais comum em mulheres.
    B. Um aumento na prevalência está correlacionado com um maior nível de educação.
    C. A prevalência aumenta com a idade.
    D. Ao longo dos últimos 40 anos, o tabagismo diminuiu em prevalência.

25. O descolamento de retina é mais comum na presença de qual das seguintes condições visuais?

    A. Hiperopia.
    B. Ambliopia.
    C. Neurite óptica.
    D. Miopia.

26. As quatro fases de cicatrização da ferida incluem quais das seguintes?

    A. Hemostasia, ativação do complemento, proliferação, formação cicatricial.
    B. Hemostasia e coagulação, inflamação, proliferação, remodelação.
    C. Ativação do complemento, inflamação, proliferação, formação cicatricial.
    D. Ativação do complemento, hemostasia, inflamação, proliferação.

27. Qual a prevalência aproximada da CAM (medicina complementar e alternativa) utilizada entre adultos nos Estados Unidos?

    A. 15%.
    B. 25%.
    C. 40%.
    D. 70%.

28. Se uma lesão penetrante no olho for suspeita, qual das alternativas seguintes é o curso de ação mais seguro?

    A. Remover o corpo estranho no pronto-socorro.
    B. Suturar as pálpebras fechadas.
    C. Proteger o olho com um cone de metal.
    D. Iniciar tratamento tópico com pomada antibiótica.

29. Durante um esvaziamento cervical radical com seu paciente em posição sentada, o anestesiologista está muito preocupado em razão de uma súbita redução na concentração de CO_2 no final da expiração do paciente. Qual das seguintes alternativas é o passo imediato mais apropriado?

   A. Irrigar o campo com solução salina e colocar o paciente na posição de Trendelenburg.
   B. Pedir ao anestesiologista para reduzir a taxa de ventilação, visto que uma hipocarbia severa reduz o fluxo sanguíneo cerebral.
   C. Pedir ao anestesiologista para aumentar a porcentagem de óxido nitroso, para que um agente menos volátil possa ser usado.
   D. Pedir ao anestesiologista para repor a válvula inspiratória do aparelho com vazamento.
   E. Colocar um cateter de artéria pulmonar e aspirar o ar proveniente da artéria pulmonar.

30. Mulher de 28 anos apresenta um longo histórico de cefaleias unilaterais e pulsáteis, que são desencadeadas por mudanças de temperatura. Seus sintomas melhoram com analgésicos de prescrição livre e ao deitar em um quarto silencioso e escuro. Quais outros aspectos em seu histórico médico iriam sugerir um diagnóstico de migrânea?

   A. Cefaleia unilateral com duração de 30 minutos a 2 horas.
   B. Melhora com a atividade física.
   C. Perda completamente reversível da visão.
   D. Histórico familiar de depressão.

31. Qual das seguintes descrições é característica de carcinoma *in situ*?

   A. Bordas bem delimitadas com leve atipia ao longo da camada basal.
   B. Leve atipia, porém com violação da membrana basal subjacente.
   C. Atipia celular de espessura total com uma membrana basal intacta.
   D. Atipia moderada estendendo-se até o terço superior da mucosa.

32. Qual das alternativas abaixo é o tipo de colágeno predominante presente nos estágios iniciais de proliferação?

   A. Tipo I.
   B. Tipo III.
   C. Tipo IV.
   D. Tipo VII.

33. Todas as alternativas abaixo são verdadeiras ao comparar a nutrição enteral à nutrição parenteral total (TPN), exceto:

   A. Nutrição enteral fornece mais nutrientes.
   B. Nutrição enteral pode atuar como tampão de ácido gástrico.
   C. Nutrição enteral é menos dispendiosa.
   D. Nutrição enteral é mais propensa a causar hiperglicemia.

34. Homem de 40 anos com um histórico de consumo de 20 maços de cigarro/ano se queixa de ataques severos de curta duração de dor periorbital unilateral, congestão nasal, rinorreia e edema palpebral. A CT e MRI de crânio são normais. Qual a terapia inicial recomendada para esta condição?

   A. Fluticasona intranasal.
   B. Verapamil, 240 mg/dia.
   C. Oxigênio a 100% sem reinalação.
   D. Glicocorticoides subcutâneos.

35. Qual declaração abaixo melhor descreve os benefícios da análise de sobrevida ao interpretar um estudo de coorte sobre carcinoma de células escamosas da orofaringe?

   A. A análise de sobrevida reduz a tendência de excluir pacientes com seguimento limitado.
   B. A análise de sobrevida aumenta a precisão ao excluir as observações censuradas.
   C. As curvas de sobrevida de Kaplan-Meier são mais significativas na extremidade direita (resultados a longo prazo).
   D. As curvas de sobrevida de Kaplan-Meier aumentam a precisão ao permitir o uso total dos dados censurados.
   E. A sobrevida livre de progressão é preferível à sobrevida doença específica para o relato do resultado.

36. Qual dos seguintes são níveis de evidência verdadeiros de estudos individuais?

   A. O nível de evidência em um estudo caso-controle é mais elevado do que no estudo de coorte.
   B. O nível de evidência em um ensaio controlado randomizado é mais elevado do que em um estudo caso-controle.
   C. Séries de casos e estudo de coorte apresentam o mesmo nível.
   D. O nível de evidência em séries de casos é mais elevado do que na pesquisa de resultados.

37. Qual das seguintes declarações é verdadeira a respeito da função da tireoide?

   A. Coma mixedematoso tem uma alta taxa de mortalidade e geralmente ocorre naqueles com uma enfermidade concomitante.
   B. Em uma tempestade tireoidiana, propiltiouracil (PTU) ou metimazol pode ser utilizado para suprimir a síntese do hormônio tireoidiano. O metimazol tem a vantagem adicional de suprimir a conversão do T_4 em T_3.
   C. Iodeto de potássio pode ser utilizado para controlar o hipertireoidismo cronicamente.
   D. Glicocorticoides, como a hidrocortisona, geralmente não são necessários no coma mixedematoso, pois os pacientes possuem função suprarrenal normal.

38. Todos os seguintes correspondem a nucleotídeos do DNA, exceto:

   A. Adenina.
   B. Guanina.
   C. Citosina.
   D. Uracila.

39. Qual dos seguintes antibióticos inibe a síntese da subunidade ribossômica 50S?

   A. Neomicina.
   B. Aztreonam.
   C. Gentamicina.
   D. Clindamicina.

40. Qual das seguintes alternativas é verdadeira a respeito da medicina com base em evidências (EBM)?

   A. Somente ensaios controlados randomizados podem ser incluídos na EBM.
   B. A EBM requer a contribuição do conhecimento e experiência do clínico.
   C. As evidências devem incluir resultados provenientes de pesquisa básica e estudos com animais.
   D. Uma classificação é dada à evidência geral com base na metodologia do estudo.

41. Hemorragia subaracnóidea (SAH) é mais comumente causada por:

   A. Aneurisma.
   B. Trauma.
   C. Tumor.
   D. Convulsão.

42. Quais destes são os patógenos mais comumente encontrados na otite média aguda?

   A. *Streptococcus pyogenes* e *Moraxella catarrhalis*.
   B. *Streptococcus viridans* e *Streptococcus* do grupo A.
   C. *Haemophilus influenzae* e *Streptococcus pneumoniae*.
   D. *Staphylococcus aureus* e *Pseudomonas aeruginosa*.

43. Qual das seguintes é a abordagem mais adequada para um paciente que se apresenta para ressecção de massa grande na base da língua?

   A. Indução por máscara com desflurano, mantendo a ventilação espontânea.
   B. Indução em sequência rápida com etomidato e succinilcolina.
   C. Intubação por meio de fibra óptica com paciente acordado.
   D. Recusar a operar a menos que o paciente concorde com uma traqueostomia acordada.
   E. Tentar uma ressecção com sedação moderada.

44. A cirurgia robótica se beneficia de:

   A. Flexibilidade de 360°.
   B. Movimento em escala com supressão do tremor.
   C. Magnificação binocular.
   D. B e C.
   E. Todas as alternativas.

45. Qual das seguintes alternativas é mais consistente com a oligúria pré-renal?

    A. Na urinário = 30.
    B. Osmolalidade urinária = 350.
    C. Excreção fracionada de sódio (FE_{Na}) = 0,1%.
    D. Razão nitrogênio ureico no sangue (BUN)/creatinina = 10.

46. De acordo com pesquisas nacionais, os dois produtos médicos complementares e alternativos mais comumente utilizados nos Estados Unidos são:

    A. Xilitol e equinácea.
    B. Glucosamina e condroitina.
    C. Equinácea e *Ginkgo biloba*.
    D. Óleo de peixe/ômega 3 e glucosamina.

47. O número de células da paratireoide aumenta em resposta a qual situação crônica?

    A. Hipocalcemia.
    B. Baixo nível de $1,25(OH)_2D_3$.
    C. Hipofosfatemia.
    D. Uremia.
    E. Todas as alternativas.

48. Você é solicitado para revisar um artigo de pesquisa que compara a manobra de Epley a um procedimento simulado para vertigem posicional paroxística benigna, em que os autores apresentam o efeito benéfico da terapia, relatado como uma diferença na taxa absoluta de 40% (P < 0,001) e um intervalo de confiança (CI) de 95% de 25 a 55%. Qual afirmação abaixo interpreta apropriadamente estes resultados?

    A. O efeito é, provavelmente, tendencioso, pois um baixo poder estatístico pode estar presente.
    B. O CI de 95% é muito amplo para concluir que o efeito seja clinicamente importante.
    C. A probabilidade de um erro estatístico do tipo 1 é significativa.
    D. Se 20 de 100 pacientes no grupo simulado melhoraram, é de se esperar que 28 de 100 melhorem após a manobra de Epley.
    E. O CI de 95% mostra que a zona de resultados compatíveis é de 25 a 55%.

49. Qual das seguintes condições é mais provável de se manifestar com perda auditiva?

    A. Enxaqueca.
    B. Insuficiência vertebrobasilar.
    C. Oclusão da artéria cerebelar anteroinferior (AICA).
    D. Infarto cerebelar.

50. Qual sistema médico é a forma mais popular de medicina complementar e alternativa (CAM) na Europa?

    A. Homeopatia.
    B. Quiropraxia.
    C. Osteopatia.
    D. Medicina neuropática.

51. Qual das seguintes alternativas representa uma doença que afeta o resultado que está sendo mensurado?

    A. Uma condição comórbida.
    B. Um exemplo de viés.
    C. Uma variável dependente.
    D. Um contribuinte à severidade.

52. Qual das alternativas abaixo é a causa mais comum de cefaleia sinusal em uma mulher de 40 anos com queixas de pressão na região dos seios, rinorreia e lacrimejamento?

    A. Obstrução dos óstios sinusais.
    B. Rinossinusite aguda.
    C. Cefaleia primária.
    D. Cefaleia por contato entre mucosas nasais.

53. Qual das seguintes alternativas é a mais aceitável a um paciente de 83 anos com hipertensão mal controlada se apresentando para cirurgia de orelha média?

    A. Manutenção da anestesia com isoflurano e óxido nitroso até a extubação do paciente.
    B. Manutenção da anestesia com isoflurano e remifentanil.
    C. Prevenção de qualquer movimento do paciente com relaxamento muscular profundo obtido pelo rocurônio.
    D. Anti-hipertensivos para produzir hipotensão deliberada (pressão sanguínea sistólica de, aproximadamente, 100 mmHg), com o objetivo de reduzir a perda sanguínea e melhorar as condições cirúrgicas.
    E. Um cateter de artéria pulmonar para maximizar o estado hemodinâmico intraoperatório do paciente.

54. Mutações genéticas na região 22q11.2 do cromossomo 22 são responsáveis por certas formas das seguintes síndromes, exceto:

    A. Síndrome CHARGE.
    B. Síndrome velocardiofacial.
    C. Síndrome de Pallister-Hall.
    D. Síndrome de DiGeorge.

55. Qual das seguintes alternativas é a forma hereditária mais comum de perda auditiva neurossensorial?

    A. Perda auditiva neurossensorial sindrômica autossômica dominante.
    B. Perda auditiva neurossensorial sindrômica autossômica recessiva.
    C. Perda auditiva neurossensorial não sindrômica autossômica dominante.
    D. Perda auditiva neurossensorial não sindrômica autossômica recessiva.

56. Qual dos seguintes *não* tem um metabólito ativo?

    A. Morfina.
    B. Meperidina.
    C. Fentanil.
    D. Hidromorfona.

57. No delírio, os prognósticos são mais favoráveis com a identificação precoce do risco, evitando eventos e medicamentos deliriogênicos, corrigindo a patologia desencadeante e... (qual dos seguintes?)

    A. Utilizando contenção física.
    B. Evitando a contenção.
    C. Administrando altas doses de benzodiazepínicos.
    D. Utilizando musicoterapia.
    E. Exigindo que as enfermeiras utilizem uniforme e chapéu brancos.

58. Estratégias antineoplásicas no câncer de cabeça e pescoço são mais adequadamente descritas por qual afirmação?

    A. Estão associadas a aumento na sobrevida em pacientes com doença recorrente e incurável.
    B. Podem resultar em melhora temporária de sintomas, como a dor, edema e disfagia, em pacientes com doença incurável.
    C. Não incluem cirurgia paliativa em pacientes com doença incurável.
    D. Não exercem um papel no cenário paliativo.

59. Homem de 62 anos foi tratado para carcinoma T3N2b da laringe supraglótica com quimiorradioterapia e esvaziamento cervical pós-tratamento planejada. Combinado com o exame clínico, o exame de imagem com o valor preditivo mais elevado para doença residual em 10 a 12 semanas após o término do tratamento é:

    A. CT de pescoço com contraste.
    B. MRI de pescoço com ou sem contraste.
    C. Angiografia por CT do pescoço.
    D. PET com fluorodesoxiglicose F18/CT de pescoço diagnóstica.

60. O encolhimento da amostra é mais adequadamente descrito por qual destas afirmações?

   A. É mais acentuado no período pós-ressecção imediato.
   B. Pode ser prevenido por fixação *in situ* dos tecidos.
   C. É primariamente o resultado da fixação por formalina.
   D. Tipicamente resulta em uma disparidade de 1 a 5% entre as margens macroscópicas e histológicas.

61. Qual a descrição mais adequada de como a evidência é classificada na medicina com base em evidências?

   A. A classificação geral é uma compilação do nível dos melhores estudos.
   B. A classificação geral é fundamentada no nível mais elevado de estudo disponível.
   C. A classificação geral é determinada pelo nível do maior número de estudos.
   D. A classificação geral é determinada pelo nível do pior estudo individual.

62. Qual dos seguintes regimes de abandono do tabagismo apresentaria a taxa mais alta de sucesso?

   A. Vareniclina combinada com um adesivo de reposição de nicotina.
   B. Vareniclina e bupropiona SR.
   C. Adesivo de nicotina de ação prolongada e goma de mascar de nicotina de curta duração.
   D. Inibidor seletivo da recaptação de serotonina e clonidina.

63. Qual das seguintes alternativas é verdadeira a respeito da granulomatose com poliangeíte?

   A. Esta doença tem uma incidência mais elevada em mulheres afro-americanas jovens.
   B. c-ANCA ajuda no diagnóstico, porém, a utilidade deste teste é limitada pela baixa especificidade.
   C. Esta doença é autolimitante; a maioria dos casos se resolve sem tratamento.
   D. O envolvimento laríngeo deve alertar o médico de que o paciente provavelmente não sofre de granulomatose com poliangeíte, e o diagnóstico de outra doença reumática deve ser buscado.
   E. A doença é caracterizada pela tríade de granulomas respiratórios, vasculite e glomerulonefrite.

64. Qual dos seguintes fungos revela hifas septadas com ramificações em 45° quando cultivado em ágar Sabouraud?

   A. *Aspergillus*.
   B. *Rhizopus*.
   C. *Mucormycosis*.
   D. *Absidia*.

65. Mulher de 46 anos apresenta uma lesão mucosa no palato duro esquerdo. Ela se refere à dormência na distribuição V2 à esquerda, o que pode indicar uma disseminação perineural do tumor. Qual seria a técnica de imagem mais adequada?

    A. CT maxilofacial sem contraste.
    B. MRI maxilofacial e da base do crânio sem e com contraste IV.
    C. CT de pescoço sem contraste.
    D. Angiografia por CT do pescoço.

66. Qual dos seguintes é verdadeiro em relação à artrite reumatoide da cabeça e pescoço?

    A. Rouquidão é sempre provocada pelo envolvimento da articulação cricoaritenóidea.
    B. O exame histológico da articulação cricoaritenóidea raramente demonstra patologia.
    C. Artrite reumatoide é uma causa comum de perda auditiva condutiva.
    D. Pacientes com artrite reumatoide e dor cervical devem ser submetidos a um exame de imagem da coluna cervical antes da laringoscopia direta.
    E. A articulação temporomandibular é quase sempre poupada na artrite reumatoide.

67. Em um seminário, você é solicitado para atribuir um nível de evidência a um estudo sobre os efeitos do tratamento. Ao fazer sua atribuição, qual das seguintes considerações seria útil?

    A. Uma revisão sistemática de ensaios randomizados poderia se classificar em um nível mais alto do que um único ensaio randomizado.
    B. Uma revisão sistemática de ensaios randomizados é preferível a uma diretriz de prática clínica.
    C. Ensaios randomizados, pela natureza de seus delineamentos, sempre têm uma alta qualidade metodológica.
    D. Estudos observacionais não são capazes de fornecer uma força de evidência acima do nível 3.
    E. Níveis de evidência, em geral, não são apropriados para estudos dos efeitos do tratamento.

68. Ototoxicidade induzida por aminoglicosídeos é causada por uma lesão em qual dos seguintes?

    A. Células ciliadas internas.
    B. Células ciliadas externas.
    C. Estria vascular.
    D. Rampa timpânica.

69. Angiogênese é uma característica da fase proliferativa da cicatrização da ferida, sendo em grande parte dependente de qual grupo de fatores de crescimento?

    A. VEGF, IL-1, EDGF.
    B. VEGF, FGF, TGF-α, -β.
    C. VEGF, EDGF, KGF.
    D. FGF, ILGF, KGF.

70. Qual destas afirmações melhor descreve a fragilidade?

    A. É uma avaliação do declínio da reserva funcional.
    B. É observada somente no "muito idoso".
    C. Foi vinculada a uma mutação específica mapeada em um lócus adjacente ao gene supressor tumoral Rb.
    D. É um teste padronizado.

71. Mulher de 35 anos realiza uma MRI de crânio para investigação de cefaleia. A aparência do cérebro é normal. Massa sólida de 3 cm hiperintensa em T2, bem delimitada no espaço parafaríngeo pré-estiloide, é incidentalmente observada no exame. A massa é provavelmente:

    A. Neoplasia da glândula salivar.
    B. Paraganglioma.
    C. Hemangioma.
    D. Schwannoma.

72. Qual das seguintes afirmações a respeito das glândulas suprarrenais é falsa?

    A. Insuficiência suprarrenal pode ser diagnosticada com um teste de estimulação com cosintropina.
    B. Para pacientes com um histórico recente de adrenalectomia para doença de Cushing, doses de estresse de esteroides são necessárias se os pacientes estiverem sendo submetidos a uma cirurgia.
    C. O teste de triagem mais adequado para aldosteronismo primário é a razão aldosterona/renina.
    D. Adrenalectomia primária é demonstrada por hipercalemia e hipertensão.

73. As diretrizes gerais para o tratamento farmacológico de dor crônica em pacientes com câncer de cabeça e pescoço incluem qual destas afirmações?

    A. Antidepressivos tricíclicos são os medicamentos de eleição para dor neuropática em pacientes com doença cardíaca.
    B. Dor neuropática raramente responde à terapia farmacológica.
    C. Terapia crônica com opioides é necessária à maioria dos pacientes com dor severa.
    D. Se um opioide for tolerado, porém ineficaz a uma determinada dose, em vez de aumentar a dose, um medicamento diferente deve ser tentado.

74. Alterações da fala e fasciculação da língua são manifestações iniciais comuns da:

    A. Esclerose lateral amiotrófica.
    B. Migrânea.
    C. Síndrome de Guillain-Barré.
    D. Infarto da artéria cerebelar anteroinferior.

75. Rapamicina pode melhorar o processo de cicatrização da ferida por qual dos seguintes mecanismos?

    A. Fagocitando as bactérias infiltrativas.
    B. Desencadeando a apoptose de fibroblastos.
    C. Inibindo a proteína-alvo da rapamicina em mamíferos (mTOR).
    D. Promovendo a formação de tecido de granulação.

76. Pacientes com diabetes sofrem de comprometimento da cicatrização da ferida secundário a todas as alternativas abaixo, exceto qual?

    A. Redução na elaboração do peptídeo relacionado com o gene da calcitonina.
    B. Atividade fibroblástica disfuncional.
    C. Níveis elevados de múltiplos problemas médicos.
    D. Aumento na infiltração de leucócitos da ferida.

77. Qual das seguintes alternativas é verdadeira em relação à síndrome de Sjögren?

    A. A forma primária está associada a um maior risco de linfoma.
    B. A forma secundária está raramente associada ao lúpus eritematoso sistêmico.
    C. A síndrome de Sjögren primária é uma doença limitada às glândulas lacrimais e salivares.
    D. O diagnóstico da síndrome de Sjögren é estabelecido com base nos granulomas não caseosos encontrados na biópsia salivar.
    E. Prova sorológica para anticorpos contra Ro/SS-A e La/SS-B é altamente sensível e específica para o diagnóstico de síndrome de Sjögren.

78. Qual das alternativas diz respeito aos substitutos cutâneos?

    A. Podem ser divididos em produtos celulares e acelulares.
    B. Permanecem histologicamente evidentes.
    C. São raramente utilizados.
    D. A e B.
    E. Todas as alternativas.

79. Um efeito colateral comum associado à fenilefrina inclui:

    A. Bradicardia reflexa.
    B. Taquicardia.
    C. Hipertensão.
    D. Hipotensão.

80. Um grupo de investigadores relatou satisfação do paciente e resultados superiores após a cirurgia assistida por robô, quando comparado à cirurgia convencional ($P < 0,0001$). O ensaio foi randomizado, porém, a natureza das intervenções não permitiu a ocultação de alocação dos pacientes aos cirurgiões, avaliadores dos resultados ou aos próprios pacientes. É *improvável* que as diferenças entre os grupos sejam causadas por qual dos seguintes?

    A. Efeito halo.
    B. Viés de alocação (suscetibilidade).
    C. Tamanho inadequado da amostra.
    D. Viés de averiguação.
    E. Ausência de análise de intenção de tratamento.

81. O recente aumento da ênfase no estudo e manejo da geriatria pode ser vinculado a:

    A. Avanços científicos na avaliação e manejo de doenças de adultos de maior faixa etária.
    B. Maior ênfase na eficácia de intervenções médicas e cirúrgicas.
    C. Mudanças demográficas da população norte-americana.
    D. Mudança das expectativas de indivíduos mais velhos.
    E. Todas as alternativas acima.

82. Mulher de 48 anos com um histórico de carcinoma papilar de tireoide após tireoidectomia total e ablação com iodo radioativo (^{131}I) apresenta um aumento no nível de tireoglobulina. A ultrassonografia e CT cervical exibem ausência de recorrência de doença locorregional, e a cintilografia de corpo inteiro com ^{131}I é negativa para doença com intensa captação de iodo. Qual o próximo estudo de imagem mais adequado para verificar a presença de carcinoma papilar de tireoide?

    A. Ultrassonografia cervical.
    B. Angiografia por CT do pescoço.
    C. PET/CT de corpo inteiro com 18F-fluordesoxiglicose.
    D. Tomografia computadorizada por emissão de fóton único com sestamibi-99m Tc.

83. Todas as alternativas abaixo são verdadeiras a respeito de um paciente com sangramento durante a cirurgia, exceto:

    A. A causa mais provável de sangramento intraoperatório é um vaso desprotegido.
    B. Em um paciente com sangramento com tempos de protrombina e tromboplastina parcial normais, o déficit mais provável é um comprometimento da atividade plaquetária.
    C. A anormalidade de coagulação causada pela heparina pode ser corrigida por transfusão com plasma fresco congelado (FFP).
    D. A anormalidade de coagulação causada pela varfarina pode ser corrigida por transfusão com FFP.

84. Precauções universais incluem todas as seguintes, exceto:

   A. Luvas.
   B. Jalecos.
   C. Óculos de segurança.
   D. Sapatilhas descartáveis.

85. Qual das seguintes afirmações é verdadeira?

   A. Os hormônios T_3 e T_4 são produzidos pela glândula da tireoide, com uma maior quantidade de T_3 sendo liberada na circulação.
   B. T_3 é o hormônio tireoidiano mais ativo, visto que possui uma alta afinidade de ligação com os receptores nucleares dos hormônios da tireoide.
   C. Grande parte dos hormônios T_3 e T_4 estão livres na circulação.
   D. Durante a enfermidade, cirurgia e trauma, ocorre uma redução na produção de T_3 reverso.

86. Qual das seguintes alternativas é verdadeira a respeito da doença da arranhadura do gato?

   A. O nome é enganador; aparentemente, os gatos não atuam como um reservatório, visto que esta bactéria é raramente recuperada destes animais.
   B. Inoculação pode ocorrer através da conjuntiva (síndrome oculoglandular de Parinaud).
   C. Se não tratada, esta doença frequentemente provoca uma infecção sistêmica fulminante.
   D. O diagnóstico se baseia no cultivo da bactéria *Bartonella henselae*.
   E. Geralmente, múltiplos nódulos cervicais são encontrados na apresentação.

87. Em relação à tuberculose, qual das seguintes alternativas é verdadeira?

   A. A incidência mundial está rapidamente diminuindo e logo esta doença não apresentará um problema de saúde global significativo.
   B. A transmissão ocorre mais eficazmente através de fômites.
   C. A infectividade é especialmente alta na forma laríngea da doença.
   D. Pacientes com um resultado positivo no teste de derivado de proteína purificada (PPD) e sem um histórico de tratamento são altamente contagiosos.
   E. O tratamento não deve ser iniciado até que o teste de sensibilidade seja realizado em cultura para determinar a concentração inibitória mínima contra vários medicamentos antituberculose para escolha do medicamento mais eficaz.

88. Fissura palpebral após reparo de uma laceração marginal vertical geralmente é provocada por qual dos seguintes?

   A. Falha no fechamento adequado da placa tarsal.
   B. Permanência prolongada das suturas.
   C. Uso de suturas absorvíveis.
   D. Não realização de cantotomia lateral.

89. Qual das seguintes afirmações descreve os agentes hemostáticos tópicos à base de celulose oxidada?

    A. Fornecem uma matriz para a formação de coágulo.
    B. Não possuem propriedades bactericidas.
    C. São agentes hemostáticos menos eficazes do que o colágeno microfibrilar.
    D. A e C.
    E. Todas as alternativas.

90. Qual das seguintes definições de herança está incorreta?

    A. Penetrância descreve se os indivíduos que expressam uma mutação gênica específica também expressam um traço ou fenótipo associado.
    B. Expressividade descreve a variação no fenótipo entre os indivíduos que expressam um determinado genótipo.
    C. *Imprinting* genômico descreve um processo genético em que determinados genes são expressos de modo específico ao progenitor de origem pela regulação positiva de alelos específicos.
    D. Herança digênica ou herança dialélica refere-se à co-herança da mutação em dois genes distintos ou *loci* gênicos que produzem o fenótipo da doença.

91. Qual das seguintes modificações melhora ao máximo a precisão e adequação dos achados citológicos obtidos por punção aspirativa por agulha fina (FNA)?

    A. Avaliação imediata da adequação por um citopatologista/citotecnologista.
    B. Eliminação de sucção durante a aspiração.
    C. Preparação de um bloco celular.
    D. Uso de uma técnica "bimanual" de palpação com aspiração simultânea.

92. Qual dos seguintes é o tratamento intravenoso mais adequado da parada cardíaca após uma injeção de bupivacaína?

    A. Lidocaína.
    B. Emulsão de lipídeos 20%.
    C. Cloreto de cálcio.
    D. Midazolam.
    E. Naloxona.

93. O gene *mecA*, que está associado à resistência à meticilina pelo *Staphylococcus aureus*, codifica quais dos seguintes mecanismos de resistência?

    A. Aumento na produção de penicilinase.
    B. Alteração da proteína ligadora da penicilina (PBP).
    C. Produção de β-lactamase.
    D. Redução da permeabilidade dos medicamentos pelas bombas de efluxo.

94. Qual das alternativas abaixo é a causa mais provável de hipotensão pós-operatória?

    A. Controle inadequado da dor.
    B. Hipovolemia decorrente de uma reposição volêmica inadequada ou hemorragia.
    C. Embolia pulmonar.
    D. Efeitos residuais dos anestésicos intraoperatórios.

95. Mulher de 57 anos apresenta sinais e sintomas clínicos de hiperparatireoidismo primário. Atualmente, a abordagem de imagem combinada mais comumente utilizada para a localização pré-operatória inicial de tecido paratireoidiano anormal é:

    A. CT de pescoço com contraste IV e cintilografia com ^{131}I.
    B. Cintilografia com somatostatina e MRI de pescoço.
    C. Ultrassonografia cervical e tomografia computadorizada por emissão de fóton único com sestamibi-99m Tc.
    D. Cintilografia com somatostatina e CT de pescoço com contraste IV.

96. Qual das seguintes alterações na técnica irá reduzir o grau de artefatos observado nos cortes histopatológicos quando o *laser* de CO_2 é utilizado para excisão?

    A. Uso do feixe de *laser* no modo desfocado.
    B. Utilização de um sistema acoplado a fibras ópticas em vez de um micromanipulador.
    C. Mudança para o modo de onda pulsada.
    D. Aumento da potência para mais de 6 W.

97. Pacientes com uma malformação de Chiari tipo I iriam comumente se consultar com um otorrinolaringologista para os sintomas abaixo, exceto:

    A. Cefaleia.
    B. Tontura.
    C. Rouquidão.
    D. Perda auditiva unilateral.

98. Qual destas afirmações melhor descreve uma pinça ultrassônica?

    A. Não apresenta riscos aos nervos adjacentes.
    B. Utiliza vibrações ultrassônicas a 55.000 Hz.
    C. Resulta em transferência de energia elétrica aos tecidos afetados.
    D. A e B.
    E. Todas as alternativas acima.

99. Em uma tempestade tireotóxica, todos os medicamentos abaixo são utilizados, exceto:

    A. Aspirina para controlar hipertermia.
    B. Propiltiouracil para bloquear a produção de hormônios tireoidianos.
    C. Iodo para prevenir a secreção de hormônios tireoidianos.
    D. Propranolol para controlar taquicardia e tremor.

100. A leitura apenas do resumo de um artigo de pesquisa original em um jornal de otorrinolaringologia pode fornecer uma visão incompleta ou tendenciosa dos resultados do estudo, pois o resumo oferece qual dos seguintes?

    A. Geralmente não fornece o tamanho da amostra.
    B. Frequentemente não informa o delineamento do estudo.
    C. Raramente descreve os eventos adversos.
    D. Fornece muita informação.
    E. Geralmente confunde as desistências com a perda de seguimento.

101. Quando a luz ilumina um olho, causando constrição pupilar, a pupila oposta também contrai. Isto é conhecido como:

    A. Reflexo pupilar consensual.
    B. Reflexo pupilar direto.
    C. Vergência.
    D. Pupila de Argyll Robertson.

102. Qual das afirmações abaixo é mais apropriada para pacientes terminais com câncer de cabeça e pescoço avançado e seus familiares?

    A. Foi demonstrado que a assistência paliativa ou os cuidados paliativos domiciliares diminuem o sofrimento e angústia associados ao processo terminal.
    B. A medida de reanimação é uma questão exclusiva dos valores pessoais do paciente e familiares, e nenhuma recomendação deve ser feita pelo médico.
    C. É rara a presença de sintomas significativos ou angustiantes.
    D. Nutrição enteral *não* deve, ordinariamente, ser descontinuada em pacientes terminais que possuem uma sonda de nutrição.

103. Qual dos seguintes não é uma manifestação de hipercalcemia?

    A. Confusão.
    B. Poliúria.
    C. Nefrolitíase.
    D. Tetania.
    E. Constipação.

104. Qual dos seguintes é um efeito da exposição ao fumo passivo?

   A. Morte prematura em não fumantes.
   B. Maior incidência de câncer da cavidade oral.
   C. Desenvolvimento de alergias em crianças.
   D. Hipertensão.

105. Qual dos seguintes é um efeito da nicotina?

   A. Aumento da ansiedade.
   B. Leve intensificação cognitiva.
   C. Diminuição da demanda de oxigênio.
   D. Vasodilatação.

106. As propriedades do propofol são mais adequadamente descritas como:

   A. Início lento com diminuição da náusea pós-operatória.
   B. Início lento com efeitos colaterais hipotensivos.
   C. Início rápido com propriedades amnésicas.
   D. Início rápido com propriedades analgésicas.

Respostas do Capítulo 1

1. **Resposta: C.** O fio de sutura prolene (polipropileno) não é absorvível, assim como a seda, náilon e o poliéster (Dacron, Ethibond). Os outros materiais listados são absorvíveis. PÁGINA 22

2. **Resposta: B.** O risco de trombose venosa profunda e embolia pulmonar em pacientes sendo submetidos à maioria dos procedimentos otorrinolaringológicos é baixo (< 1%). Dispositivos de compressão pneumática são frequentemente utilizados como precaução. PÁGINA 24

3. **Resposta: D.** Diversos estudos sugerem que a reposição de nicotina pode não resultar nas complicações historicamente atribuídas à mesma. O uso de nicotina no período perioperatório não foi completamente investigado, embora evidências atuais sugiram que não prejudique de modo significativo a cicatrização da ferida após a cirurgia. PÁGINA 337

4. **Resposta: D.** As temperaturas geradas pela ablação a frio são entre 45°C e 85°C, muito menores do que as temperaturas de 400°C e 600°C geradas pelo eletrocautério, que diminui a dor pós-operatória e acelera a recuperação. No entanto, o maior custo das partes descartáveis desacelerou a adaptação generalizada. PÁGINA 49

5. **Resposta: C.** Pacientes afetados por hipertermia maligna não tremem. Eles são febris e requerem medidas de resfriamento imediato. PÁGINA 45, TABELA 3.10

6. **Resposta: B.** Uma cefaleia com início durante o sono e que acorda o paciente é um sinal de alerta para uma condição grave (p. ex., dores de cabeça provocadas por causas vasculares intracranianas). Cefaleias pulsáteis, cefaleias unilaterais e com início durante a infância são observadas nas síndromes de cefaleias primárias. PÁGINA 310

7. **Resposta: C.** Nortriptilina é um antidepressivo tricíclico bem tolerado e eficaz no tratamento de vertigem associada à migrânea. Meclizina e diazepam não são comumente utilizados para o tratamento da migrânea. O sumatriptano tem eficácia limitada para sintomas vestibulares da migrânea apesar dos excelentes resultados na interrupção de migrâneas. PÁGINAS 207-208

8. **Resposta: B.** Estudos demonstraram que a taxa de infecção é menor, quando nenhuma remoção de pelos é realizada antes da cirurgia. Quando pelos no campo operatório devem ser removidos, o procedimento deve ser realizado somente com pinça. O uso de gilete deve ser evitado, pois pode causar incisões cutâneas, que podem abrigar bactérias e causar infecções na ferida. Os pacientes também precisam ser instruídos a não raspar com gilete o sítio cirúrgico antes da cirurgia. PÁGINA 21

9. **Resposta: D.** Epinefrina, dobutamina e dopamina são os agentes causadores mais prováveis de frequências cardíacas > 130 bpm. PÁGINA 58

10. **Resposta: C.** A avaliação geriátrica abrangente é um processo multidisciplinar multifocal e demorado para que não se demonstrou melhoras nos resultados ou na relação custo-benefício; além disso, não é um padrão clínico atual para a prática cirúrgica. Vários indicadores fenotípicos de fragilidade estão disponíveis. PÁGINA 300

11. **Resposta: A.** A taxa de nascimento afeta somente a taxa de idade média. Reduções na taxa de óbito associado ao trabalho são, em grande parte, causadas por padrões de seguranças mais adequados, e não por aposentadoria mais precoce. Não há evidências de que mudanças no censo causem algum impacto. PÁGINA 299

12. **Resposta: B.** Em um paciente saudável, uma refeição pequena até 6 horas antes da cirurgia é admissível; 8 horas para refeições completas ricas em gordura ou álcool. Líquidos claros abandonam o estômago em até 2 horas. PÁGINA 248

13. **Resposta: B.** A quimioterapia paliativa pode envolver agentes únicos ou múltiplos; a escolha depende da ponderação cuidadosa entre os riscos e benefícios. Melhora nos sintomas pode ser observada na ausência de resposta evidente quanto ao tamanho da lesão. PÁGINAS 341-342

14. **Resposta: C.** Antibióticos profiláticos devem ser administrados em até 1 hora antes da incisão. Estudos mostram que a concentração de antibióticos nos tecidos é ótima quando administrados imediatamente antes da incisão cutânea. Se administrados mais cedo ou após a incisão, os antibióticos perdem a eficácia. PÁGINA 23

15. **Resposta: C.** A pupila de Marcus Gunn é um sinal físico importante na avaliação de doença neurológica. A constrição imediata deve ocorrer quando as pupilas são normais. Se doença ou lesão do nervo óptico estiver presente no olho afetado, a pupila se dilata gradualmente, indicando um reflexo diminuído à luz direta. A pupila de Argyll Robertson está associada à sífilis. PÁGINA 219

16. **Resposta: C.** As plantas comumente empregadas no tratamento de otite média incluem camomila, equinácea, marshmallow e o verbasco. Xilitol é um poliálcool encontrado *in vitro* que inibe o crescimento e aderência de pneumococos às paredes da nasofaringe. Ensaios clínicos controlados, randomizados e cegos demonstraram que o xilitol em solução e na forma de chiclete reduz o número de episódios agudos de otite média e a necessidade de antibióticos. PÁGINA 324

17. **Resposta: D.** Validade de um instrumento que mede a qualidade de vida ou saúde geral significa que o instrumento está medindo o que deveria medir. A validade é confirmada por uma combinação de evidências, como mencionado na PÁGINA 104. Muitos resultados são medidos na pesquisa clínica, e nem todos são observacionais. PÁGINA 103

18. **Resposta: B.** Herança autossômica dominante, herança ligada ao X e herança autossômica recessiva são consequências da herança cromossômica. Em contraste, o DNA mitocondrial deriva exclusivamente do óvulo e, portanto, a herança mitocondrial é materna e não mendeliana. PÁGINA 119

19. **Resposta: D.** A imuno-histoquímica para detecção da proteína p16 é o teste de eleição, com base na combinação de sensibilidade e especificidade. A hibridização *in situ* é um teste específico que carece de sensibilidade. A análise por *Western blot* para detecção da proteína E7 e os títulos séricos de anticorpos anti-HPV não são utilizados clinicamente para o carcinoma associado ao HPV. PÁGINA 196

20. **Resposta: B.** O cuidado paliativo é uma abordagem holística ao cuidado médico de pacientes com enfermidades graves, que é focado na otimização do conforto e qualidade de vida. É apropriado para pacientes recebendo tratamento agressivo e, portanto, é diferente do cuidado paliativo domiciliar. PÁGINA 340

21. **Resposta: B.** Todas as substâncias listadas interferem com a hemostasia. PÁGINA 322, TABELA 20.2

22. **Resposta: B.** 5-hidroxitriptamina (serotonina) contribui com a sensação de bem-estar e se origina nos núcleos da rafe. As outras alternativas estão relacionadas com a estimulação elétrica do gânglio trigeminal. PÁGINA 305

23. **Resposta: B.** A determinação mais importante da condição oftálmica geral é a acuidade visual corrigida, que geralmente é avaliada com uma escala de Snellen. Cada linha na escala é criada para ser lida por uma pessoa com visão normal. PÁGINAS 217-218

24. **Resposta: D.** De 1965 a 2008, a porcentagem da população norte-americana que fuma diminuiu de, aproximadamente, 42 para 20,6%. PÁGINA 329

25. **Resposta: D.** O descolamento de retina é mais comum em pessoas com alto grau de miopia, após cirurgia para catarata e após um trauma facial. Neurite óptica causa perda da visão, porém a retina permanece intacta. PÁGINA 222

26. **Resposta: B.** As fases da cicatrização da ferida são bem reconhecidas e ocorrem em uma ordem específica, como descrito nas PÁGINAS 77-80

27. **Resposta: C.** Os dados mais recentes da *National Health Interview Survey* (NHIS) de 2007 mostram que 38,3% dos adultos norte-americanos e 11,3% das crianças já utilizaram CAM. PÁGINA 316

28. **Resposta: C.** Quando há uma lesão penetrante, o olho deve ser protegido e uma consulta imediata solicitada. Se corpos estranhos estiverem sendo parcialmente expelidos do olho, o diagnóstico é evidente. O corpo estranho deve ser deixado intacto e removido no ambiente controlado de uma sala de cirurgia. PÁGINAS 228-229

29. **Resposta: A.** A questão descreve uma potencial embolia aérea penetrando na circulação através da veia jugular e sendo encarcerada no átrio direito, com redução imediata da quantidade de sangue que chega à circulação pulmonar. O passo imediato mais apropriado seria prevenir a entrada de mais ar através da irrigação da área com solução salina, posicionando o pescoço em um nível abaixo da cintura. A colocação de um cateter pulmonar leva tempo e não é um passo imediato. As outras alternativas não são apropriadas para uma emergência. PÁGINA 245

30. **Resposta: C.** Este histórico é clássico de migrânea, especialmente quando acompanhado por uma aura, como sintomas visuais completamente reversíveis. Crises de migrânea persistem por 4 a 72 horas. Atividade física piora os sintomas. PÁGINAS 306-307

31. **Resposta: C.** Carcinoma *in situ* corresponde a uma displasia (definida como crescimento desordenado com atipia) que ocorre na espessura total do epitélio, porém sem violação da membrana basal. PÁGINA 194

32. **Resposta: B.** Durante o estágio inicial de proliferação, o tecido de granulação contém 40% de colágeno tipo III com uma menor resistência à tração. Derme não lesionada contém 80% de colágeno tipo I e 25% de colágeno tipo III, e possui tração máxima. PÁGINA 79

33. **Resposta: D.** Existem várias vantagens no uso de nutrição enteral quando comparado à TPN. A nutrição enteral fornece mais nutrientes, tem menor chance de produzir hiperglicemia, promove função imune, elimina a necessidade de cateter central, atua como tampão de ácido gástrico e é menos dispendiosa. PÁGINA 26

34. **Resposta: C.** Este cenário descreve as cefaleias em salvas. Oxigênio a 100% é a terapia de primeira linha para cefaleias em salvas agudas. Verapamil é uma terapia preventiva. Glicocorticoides têm sido utilizados, com resultados mistos. PÁGINA 309

35. **Resposta: D.** Os dados de sobrevida são medidos em uma escala contínua, sendo posteriormente classificados em um gráfico para avaliar a distribuição. Dados numéricos que incluem dados censurados em sujeitos com acompanhamento perdido ou naqueles em que um evento específico ainda não tenha ocorrido no final de um estudo. PÁGINA 90, TABELA 7.5

36. **Resposta: B.** Veja Tabelas 8.2 a 8.4, que definem os níveis de evidência e descrevem seu uso válido. PÁGINAS 108-109

37. **Resposta: A.** Coma mixedematoso tem uma alta mortalidade mesmo com tratamento, sendo geralmente precipitado por outros fatores. Pacientes com coma mixedematoso geralmente apresentam reserva suprarrenal comprometida. PTU, não metimazol, suprime a conversão de T_4 em T_3. O efeito do iodeto de potássio persiste apenas por 2 a 3 semanas. PÁGINA 258

38. **Resposta: D.** Uracila é um componente do RNA; timina é o análogo do DNA. Os nucleotídeos, adenina, guanina e citosina, são comuns ao RNA e DNA. PÁGINA 111, 113

39. **Resposta: D.** A clindamicina inibe a síntese da subunidade ribossômica 50S. Aminoglicosídeos, como a neomicina e gentamicina, ligam-se à subunidade ribossômica 50S. Aztreonam inibe a síntese de mucopeptídeos na parede celular bacteriana. PÁGINA 132

40. **Resposta: D.** Na EBM, existe um princípio fundamental no trabalho: nem todas as evidências são iguais. Estudos são avaliados com base em suas metodologias. Veja Tabelas 8.2 a 8.4, que definem os níveis de evidência e descrevem o uso válido destes níveis. PÁGINAS 107-109

41. **Resposta: A.** Oitenta e cinco por cento das SAHs são causadas por aneurismas. Hemorragia epidural é causada por trauma. Hemorragia relacionada com o tumor é relativamente rara. Convulsões não causam SAH. PÁGINA 204

42. **Resposta: C.** Isolados de *H. influenzae* e *Streptococcus pneumoniae* não tipáveis são os mais comuns na otite média aguda. A otite média supurativa crônica apresenta etiologia polimicrobiana e geralmente envolve as bactérias *P. aeruginosa* e *Staphylococcus aureus.* PÁGINA 135

43. **Resposta: C.** Uma massa na base da língua dificulta a situação da via aérea, e um completo controle da via aérea é necessário para proteção contra a perda de ventilação e a aspiração de sangue; portanto, sedação moderada não é uma opção. A indução em sequência rápida apresenta como risco a criação de um paciente paralisado que não pode ser ventilado, não sendo, portanto, segura nesta situação. Embora a indução por máscara possa funcionar sem obstrução resultante, o uso de intubação por fibra óptica com paciente acordado é o método de eleição, pois pode ser interrompido sem consequências, se a via aérea estiver comprometida, e proporciona uma visão da via aérea ao anestesista. A traqueostomia acordada é um substituto à intubação por fibra óptica malsucedida. PÁGINA 247

44. **Resposta: E.** O sistema cirúrgico da Vinci é composto por braços articulados com flexibilidade de 360°, filtração de tremor e visão binocular e magnificada. PÁGINA 50

45. **Resposta: C.** Na oligúria pré-renal, o Na urinário é < 20, a osmolalidade urinária é > 500, e a razão BUN/creatinina é > 20. PÁGINA 64, TABELA 5.5

46. **Resposta: D.** O produto mais comum em adultos nos Estados Unidos foi o óleo de peixe ou ômega 3, que foi utilizado por 37,4% daqueles que relataram utilizar produtos naturais (em 2007). Outros produtos naturais utilizados com prevalência incluem a glucosamina (19,9%) e a equinácea (19,8%). Mais de 1 em cada 10 daqueles que participaram da pesquisa relatou utilizar *G. biloba*. PÁGINA 317

47. **Resposta: E.** Hipocalcemia crônica, hipofosfatemia, uremia e baixo nível de 1,25(OH)$_2$D$_3$ aumentam a secreção e transcrição do paratormônio, além de estimular as glândulas parótidas hipercelulares. PÁGINA 254

48. **Resposta: E.** O CI descreve uma *zona de compatibilidade* com os dados; por exemplo, um CI de 95% de 28 a 99% significa que não sabemos qual o resultado real de um tratamento, pois a intervenção é compatível com uma gama muito ampla de resultados. O CI é uma medida da precisão de um estudo, e o método mais comum de melhora do CI é o aumento do tamanho da amostra. PÁGINA 98

49. **Resposta: C.** A AICA fornece sangue ao labirinto membranoso. Migrânea e insuficiência vertebrobasilar resultam em desequilíbrio, enquanto o infarto cerebelar está associado à ataxia de marcha e nistagmo de olhar parético. PÁGINA 200

50. **Resposta: A.** Homeopatia é um sistema médico completo destinado a estimular a capacidade de cura do organismo por meio do fornecimento de doses muito pequenas de substâncias diluídas. Este sistema terapêutico foi desenvolvido pelo médico alemão, Samuel Hahnemann, no final do século 18. Em muitas regiões da Europa, a homeopatia é a forma mais popular de CAM: vinte e cinco por cento de todos os médicos alemães utilizam homeopatia, 32% dos clínicos gerais a utilizam na França e até 42% dos médicos no Reino Unido encaminham os pacientes para a homeopatia. PÁGINA 320

51. **Resposta: A.** Uma condição comórbida é definida como uma condição – distinta da condição de interesse – que afeta o resultado sendo mensurado. PÁGINA 104

52. **Resposta: C.** A grande maioria dos pacientes com queixas de dor facial na topografia dos seios paranasais apresenta, na verdade, uma cefaleia primária como, por exemplo, a migrâneea. A migrânea na distribuição do nervo trigêmeo é frequentemente acompanhada por sintomas parassimpáticos de rinorreia, congestão e lacrimejamento. PÁGINAS 310-311

53. **Resposta: B.** Paralisia muscular iria inibir o monitoramento do nervo facial. Para cirurgias de orelha média, o óxido nitroso geralmente é desligado 30 minutos antes da colocação de enxerto da membrana timpânica. O monitoramento venoso central não é necessário durante a cirurgia otológica, visto que quase não há deslocamento de fluidos. Existe um risco de hipoperfusão de órgãos críticos na hipotensão induzida em um paciente idoso hipertenso. Um anestésico inalatório com um narcótico de ação rápida é uma opção segura neste cenário. PÁGINA 239

54. **Resposta: C.** A síndrome CHARGE, síndrome velocardiofacial e síndrome de DiGeorge são causadas por microdeleções na região 22q11.2 do cromossomo 22. A presença de várias síndromes (fenótipos) associadas a deleções na região é decorrente da variabilidade na posição e extensão das microdeleções. A síndrome de Pallister-Hall está associada a mutações no gene GL13. PÁGINA 126

55. **Resposta: D.** Na perda auditiva hereditária, 70 a 80% são não sindrômicas, e 75 a 85% dos casos são autossômicos recessivos. PÁGINA 123

56. **Resposta: C.** Destes opiáceos comumente utilizados em adultos na ICU, o fentanil é o único que não possui um metabólito ativo. PÁGINA 65, TABELA 5.6

57. **Resposta: B.** Em pacientes com delírio, os prognósticos são mais favoráveis quando as contenções física e química são evitadas. Musicoterapia e uniformes de enfermagem provavelmente não foram estudados neste contexto. PÁGINA 301

58. **Resposta: B.** Quimioterapia paliativa está associada a respostas temporárias significativas, em termo de sobrevida e controle de sintomas. A cirurgia pode ser parte da abordagem paliativa, porém os benefícios devem ser ponderados contra os riscos em termos de qualidade de vida. PÁGINAS 341-342

59. **Resposta: D.** A PET/CT é mais precisa do que as técnicas convencionais de imagem na detecção de neoplasia recorrente ou residual, além de ser útil no monitoramento da resposta à terapia. Após a quimiorradioterapia, o alto valor preditivo negativo da PET FDG e PET/CT é útil para excluir doença locorregional e metástases a distância. PÁGINA 160

60. **Resposta: A.** Trinta minutos após a ressecção e antes da fixação por formalina, há um encolhimento médio da margem > 20%. A disparidade geral é entre 30 e 47%. PÁGINA 182

61. **Resposta: A.** A classificação geral ajuda a integrar a melhor evidência e ajuda a determinar quais recomendações devem ser integradas no controle de um paciente. Veja as Tabelas 8.2 e 8.4, que definem os níveis de evidência e descrevem o uso válido destes níveis. PÁGINAS 108-109

62. **Resposta: C.** A capacidade de titular a dose de nicotina também pode ser um problema em fumantes pesados ou em pacientes que continuem apresentando "*craving*". A terapia combinada de reposição de nicotina é uma boa prática para fornecer um nível basal de nicotina com o adesivo, enquanto os níveis são ativamente titulados com outra fonte de reposição de nicotina, como a goma de mascar. Uma opção para uma fonte secundária de nicotina é a goma de mascar de nicotina; sua principal vantagem é a satisfação de 2 "*cravings*" orais. PÁGINA 333

63. **Resposta: E.** Granulomatose com poliangeíte é uma doença rara que afeta principalmente os pacientes brancos de ambos os sexos e é caracterizada pela tríade de Wegener (granulomas respiratórios, vasculite e glomerulonefrite). Quando não tratada, a doença é fatal. O c-ANCA encontra-se bastante elevado. Estenose subglótica ocorre em 23% dos pacientes com esta doença. PÁGINA 276

64. **Resposta: A.** Uma ramificação em 45° é uma característica distintiva do *Aspergillus*. O *Rhizopus* e o *Mucormycosis* apresentam uma ramificação em 90°. PÁGINA 134

65. **Resposta: B.** As vantagens da MRI incluem uma definição excelente dos tecidos moles, uma imagem multiplanar e a ausência de exposição à radiação. Algumas aplicações úteis da MRI são a avaliação de patologia da base do crânio, disseminação perineural da neoplasia, envolvimento neoplásico do espaço medular, invasão da cartilagem neoplásica e patologia na cavidade oral, particularmente quando a CT é comprometida por artefato causado pelo amálgama dental. PÁGINA 148

66. **Resposta: D.** Artrite reumatoide causa disfonia pelo envolvimento da articulação cricoaritenóidea, nódulos reumatoides nas pregas vocais ou envolvimento do nervo laríngeo recorrente. Dos pacientes com artrite reumatoide, 86% possuem evidência histológica de envolvimento da articulação cricoaritenóidea, e o envolvimento de ossículos é uma causa rara de perda auditiva. A articulação temporomandibular pode ser gravemente afetada. A preocupação quanto a uma possível tenossinovite recorrente, envolvendo o ligamento transverso do atlas e resultando em frouxidão e/ou erosão do processo odontoide, o que leva à instabilidade da C1 na flexão anterior com compressão da medula espinal,

induz a uma avaliação radiográfica dos pacientes com artrite reumatoide antes da realização de uma laringoscopia direta. PÁGINA 270

67. **Resposta: A.** Ao determinar se os resultados de um estudo são fortes e consistentes, o nível de evidência geralmente aumenta à medida que progredimos de estudos observacionais para experimentos controlados (ensaios randomizados). PÁGINAS 99, 100, TABELA 7.12

68. **Resposta: B.** Células ciliadas externas da cóclea, particularmente em pacientes que abrigam mutação no gene do RNA 12S, são mais sensíveis à ototoxicidade por aminoglicosídeos. Doses muito mais elevadas, que não podem ser fornecidas sistemicamente, são necessárias para lesar as células ciliadas internas ou a estria vascular. PÁGINA 133

69. **Resposta: B.** A angiogênese restaura o fluxo sanguíneo para a ferida e superfície da ferida. A resposta tecidual local à hipóxia é o aumento da produção de VEGF. Além do VEGF, outros fatores angiogênicos incluem o FGF, TGF-α e TGF-β. Todos promovem a proliferação e crescimento de células endoteliais. PÁGINA 79

70. **Resposta: A.** Fragilidade é o estado de declínio da reserva funcional. Pode estar relacionada com fatores epigenéticos, porém nenhum lócus gênico em particular foi implicado. A fragilidade pode ocorrer em diversas idades. PÁGINA 299

71. **Resposta: A.** O espaço parafaríngeo pré-estiloide (PPS) é anterior e lateral à fáscia do tensor-vascular-estiloide e contém, primariamente, gordura, resíduos de glândulas salivares menores e pequena porção do lobo profundo da glândula parótida. Tumores salivares são as lesões mais comuns do PPS, e os aspectos descritos na MRI também são característicos de um adenoma pleomórfico. PÁGINA 171

72. **Resposta: D.** Aldosteronismo primário é caracterizado por *hipo*calemia e hipertensão. As outras afirmações são verdadeiras. PÁGINAS 258-259

73. **Resposta: C.** Opioides são a base da terapia analgésica no câncer de cabeça e pescoço. Dor neuropática não responde à terapia farmacológica. Antidepressivos tricíclicos devem ser evitados em pacientes com cardiopatia. A titulação inicial dos opioides deve ser realizada com um único agente. PÁGINAS 347-350

74. **Resposta: A.** Esclerose lateral amiotrófica é uma doença neuromotora e, na forma de início bulbar, pode-se manifestar com disfagia, alterações da fala e evidências de denervação da língua. A síndrome de Guillain-Barré se inicia nas extremidades inferiores e, desse modo, as manifestações na cabeça e pescoço são tardias. Migrâneas não influenciam as funções motoras, e o abastecimento sanguíneo ao núcleo do hipoglosso provém da artéria espinal anterior. PÁGINA 208

75. **Resposta: C.** Existem relatos de níveis aumentados de mTOR em cicatrizes queloides. Uma vez que a rapamicina inibe a mTOR, a mesma pode ajudar a prevenir cicatrizes hipertróficas ou queloides e melhorar a cicatrização geral da ferida. PÁGINA 84

76. **Resposta: D.** Feridas de origem diabética apresentam resposta imune mediada por linfócitos T desregulada; *quimiotaxia leucocitária defeituosa*, fagocitose e capacidade bactericida e atividade disfuncional de fibroblastos e células epidérmicas. PÁGINA 81

77. **Resposta: A.** A síndrome de Sjögren primária é um diagnóstico de exclusão, uma doença autoimune sistêmica progressiva e associada a > 33% de aumento no risco de linfoma. O diagnóstico da síndrome de Sjögren é facilitado pelo teste de detecção de anticorpos anti-Ro/SS-A e anti-La/SS-B, porém estas provas sorológicas carecem de sensibilidade e especificidade. Granulomas não caseosos são uma característica distintiva da sarcoidose. PÁGINA 271

78. **Resposta: A.** Os substitutos cutâneos celulares incluem os queratinócitos e os fibroblastos alógenos, além dos componentes acelulares (alógenos e glicosaminoglicanos). Tanto os substitutos cutâneos acelulares, como os celulares, são matrizes que são subsequentemente substituídas por tecidos nativos. Os produtos acelulares são mais utilizados. PÁGINA 53

79. **Resposta: A.** Os efeitos hemodinâmicos dos agentes vasoativos variam entre os pacientes. A fenilefrina aumenta a pressão de oclusão arterial e a pressão arterial média, pode diminuir ou não ter efeito sobre o índice cardíaco e aumenta a resistência vascular sistêmica. PÁGINA 58, TABELA 5.1

80. **Resposta: B.** Veja Tabela 7.4, que fornece possíveis explicações para os resultados positivos. PÁGINA 89

81. **Resposta: E.** Um maior número de indivíduos idosos está cuidando da saúde, em grande parte decorrente da disponibilidade de tratamentos eficazes. Os idosos querem ser saudáveis por um maior tempo, e o aumento do conhecimento em geriatria está vinculado a avanços científicos na avaliação e cuidado. PÁGINAS 298, 300

82. **Resposta: C.** A PET/CT tem uma utilidade muito limitada na avaliação da doença tireoidiana, pois a ultrassonografia fornece imagens de alta qualidade do pescoço e tireoide. A PET/CT é reservada para pacientes com evidência clínica de recorrência da doença e uma cintilografia de corpo inteiro com ^{131}I e ultrassonografia cervical negativas. PÁGINA 174

83. **Resposta: C.** O sulfato de protamina deve ser utilizado quando ocorrem sangramentos em um paciente heparinizado. FFP não irá reverter o efeito de coagulação causado pela heparina. PÁGINA 30

84. **Resposta: D.** Precauções universais requerem todos os métodos listados, exceto as sapatilhas descartáveis. Estes equipamentos de segurança são utilizados para proteger a pele e as membranas mucosas do profissional da área de saúde contra sangue e secreções. PÁGINA 21

85. **Resposta: B.** O T_3 reverso, um hormônio tireoidiano inativo, encontra-se aumentado na enfermidade, jejum, trauma e com uma variedade de medicamentos. A tireoide secreta 20 vezes mais T_4 do que T_3 na circulação. Mais de 99% do T_3 e T_4 são ligados a proteínas. PÁGINA 257

86. **Resposta: B.** *B. henselae* causa febre por arranhadura do gato e é isolada em 50% dos gatos. O diagnóstico é estabelecido pela observação do patógeno histologicamente pelo método de impregnação pela prata de Warthin-Starry. A inoculação geralmente ocorre pela arranhadura, porém, pode ocorrer através da conjuntiva. O curso típico é uma infecção autolimitante de um linfonodo isolado. PÁGINA 283

87. **Resposta: C.** Tuberculose é um problema de saúde mundial. A tuberculose pode ser transmitida pelo ar através de gotículas, e a forma laríngea da doença é particularmente infecciosa. Em contraste, após a conversão do teste PPD, a doença pode permanecer inativa. O tratamento é realizado com múltiplos fármacos antes que os dados do teste de sensibilidade microbiana estejam disponíveis. PÁGINAS 284-285

88. **Resposta: A.** O reparo primário é importante em uma pálpebra lacerada, pois a revisão da cicatrização secundária e as tentativas de restabelecer a função de uma pálpebra cicatrizada ou do sistema lacrimal de drenagem são difíceis. Um reparo primário defeituoso, por falha em suturar adequadamente o tarso e pela remoção muito precoce de suturas marginais, pode produzir uma fissura na pálpebra que interfere com sua capacidade de disseminar o filme lacrimal, causando epífora. PÁGINA 227

89. **Resposta: D.** Agentes tópicos à base de celulose oxidada, como o Surgicel (Ethicon), são tecidos trançados, provenientes da celulose oxidada que agem como uma matriz para a formação de coágulo e possuem propriedades bactericidas. No entanto, foi demonstrado em ensaios randomizados controlados que o colágeno microfibrilar é um agente hemostático tópico superior. PÁGINA 52

90. **Resposta: C.** *Imprinting* genômico é um processo epigenético que silencia um alelo derivado de um progenitor específico, de modo que apenas os genes do outro progenitor são expressos. As outras definições estão precisas. PÁGINA 119

91. **Resposta: A.** A disponibilidade de uma avaliação imediata é importante para maximizar o rendimento da FNA, além de reduzir a probabilidade de repetição do procedimento. Sucção é comumente empregada. PÁGINA 180

92. **Resposta: B.** O tratamento de uma parada cardíaca após superdosagem de anestésicos locais inclui o manejo da via aérea para prevenir hipóxia e acidose. Uma emulsão lipídica a 20% é mais adequada no tratamento de superdosagem por bupivacaína, embora o mecanismo não seja bem compreendido. Midazolam previne convulsões, mas não trata a parada cardíaca. A naloxona trata superdosagem por narcóticos. PÁGINA 237

93. **Resposta: B.** O mecA codifica uma PBP com baixa afinidade por antibióticos β-lactâmicos. A produção de β-lactamase, produção de penicilinase e bombas de efluxo de fármacos são outros mecanismos conhecidos de resistência bacteriana aos antimicrobianos. PÁGINA 134

94. **Resposta: B.** Dois estudos são citados no capítulo, mostrando que a hipovolemia secundária à reposição volêmica inadequada ou hemorragia é a causa mais provável de hipotensão pós-operatória. PÁGINA 36

95. **Resposta: C.** A tomografia computadorizada com sestamibi é a modalidade mais comumente utilizada para localização de um adenoma de paratireoide. Ultrassonografia cervical pode ser uma alternativa para um ultrassonografista experiente. PÁGINAS 163, 174

96. **Resposta: C.** Os efeitos térmicos do *laser* podem ser reduzidos pelo modo de onda pulsada. Maior potência aumentará o efeito térmico. O uso do feixe de *laser* no modo desfocado amplia a área de lesão. O uso de uma fibra óptica não altera a energia fornecida. PÁGINA 182

97. **Resposta: D.** Malformações de Chiari são caracterizadas por herniação dos conteúdos da fossa craniana posterior através do forame magno, causando cefaleias, tontura e disfonia em virtude do envolvimento dos nervos cranianos inferiores. Perda auditiva unilateral não está associada à malformação de Chiari. PÁGINA 214

98. **Resposta: B.** A pinça ultrassônica gera vibrações ultrassônicas a 55.000 Hz (não energia elétrica para desnaturar proteínas e coagular vasos de até 2 mm). Entretanto, os nervos próximos podem ser afetados. PÁGINA 49

99. **Resposta: A.** Tylenol é utilizado para hipertermia em uma tempestade tireoidiana. Aspirina é contraindicada, pois se liga à globulina ligadora de tiroxina e desloca o T_4, aumentando o hormônio disponível. A tempestade tireotóxica é tratada com medicamentos para bloquear a produção ou secreção de tiroxina (p. ex., propiltiouracil, iodetos), controlar os sintomas cardíacos (p. ex., propranolol na presença de taquicardia, diuréticos e digitálicos na presença de insuficiência cardíaca) e repor outras deficiências (p. ex., hidrocortisona). PÁGINA 33

100. **Resposta: C.** Um resumo significativo irá fornecer um sumário dos objetivos, métodos, assim como dos resultados e significância da pesquisa descrita. O resumo não é um substituto do artigo completo, pois geralmente não descreve os eventos adversos, as limitações do estudo e as desistências ou perdas, e pode apresentar dados que podem lavar a uma conclusão tendenciosa. PÁGINAS 86-87

101. **Resposta: A.** Um reflexo pupilar direto normal ocorre quando a luz ilumina o olho, e a pupila se contrai, redilatando após a remoção do estímulo. A pupila oposta também contrai com o estímulo, e isto é conhecido como *reflexo pupilar consensual*. Estes reflexos devem ser intensos e simétricos. A constrição pupilar também faz parte da "tríade de perto" associada ao processo de acomodação. PÁGINA 218

102. **Resposta: A.** Um paciente terminal com câncer avançado de cabeça e pescoço geralmente possui sintomas angustiantes significativos, porém seu sofrimento pode ser diminuído pelo cuidado paliativo. Visto que a parada cardiorrespiratória é o mecanismo de morte nestes pacientes e não a causa da morte, a ressuscitação não faz sentido, e isto deve ser explicado para a família. Em pacientes terminais, é comum a perda da capacidade de manusear as sondas alimentares, de modo que a nutrição enteral contínua frequentemente paralisa o trato gastrointestinal, o que pode causar sofrimento no paciente terminal. PÁGINA 351

103. **Resposta: D.** Confusão, poliúria, nefrolitíase e constipação são manifestações da hipercalcemia. Tetania é um sinal de hipocalcemia. PÁGINAS 255, 264, TABELA 16.2

104. **Resposta: A.** Não existe um nível de exposição ao fumo passivo que seja livre de riscos. Foi comprovado que a exposição ao fumo passivo causa morte prematura e doença em crianças e adultos não fumantes. Em crianças, o fumo passivo resulta em um maior risco de síndrome da morte súbita infantil, infecções respiratórias agudas, infecções da orelha e asma. Crianças expostas ao fumo por seus pais demonstram também um crescimento pulmonar mais lento e sofrem de sintomas respiratórios. Adultos expostos ao fumo passivo podem desenvolver coronariopatia e câncer de pulmão. PÁGINA 330

105. **Resposta: B.** Os principais alvos da nicotina estão no sistema nervoso central, especificamente os receptores nicotínicos neuronais de acetilcolina. A nicotina também atua sobre a dopamina no sistema mesolímbico, resultando em sinalização do sistema de recompensa e vício. Seus efeitos no cérebro incluem ansiedade reduzida e alívio do estresse, além de leve aumento na cognição e maior capacidade de combater a fadiga. PÁGINA 329

106. **Resposta: C.** Embora o mecanismo de ação não seja bem compreendido, o propofol produz sedação e amnésia com rápido início de ação e rápida eliminação. PÁGINA 66

Rinologia e Alergia

Matthew W. Ryan, MD

1. Qual das seguintes afirmações é verdadeira sobre a relação entre a rinossinusite e a asma?

    A. A gravidade dos escores de sintomas nasais e a extensão da doença nasossinusal estão diretamente correlacionadas com a gravidade da asma.
    B. Os tratamentos médico e cirúrgico da rinossinusite crônica em pacientes asmáticos não melhoram os sintomas da asma.
    C. A cirurgia nasossinusal não leva à melhora dos sintomas asmáticos em pacientes com a tríade de Samter/doença respiratória exacerbada pela aspirina (AERD).
    D. Quase nenhum paciente com fibrose cística exibe evidência radiológica de doença nasossinusal.

2. Grávida (20 semanas, primípara) chega a sua clínica com uma queixa de congestão nasal grave durante o último mês, que provoca dificuldade para dormir. No exame, o septo é centrado, as conchas nasais inferiores se encontram edemaciadas e não se observa nenhuma anormalidade nasal adicional na endoscopia. Qual a recomendação inicial mais adequada?

    A. Tentativa de irrigação nasal com solução salina.
    B. Loratadina (Claritin) e corticoide sistêmico.
    C. Loratadina (Claritin) e *sprays* nasais de esteroides.
    D. Conduta expectante, visto que não há medicamentos seguros para o feto em desenvolvimento.

3. A retenção de um "*sling* periorbital" sobre o reto medial durante a descompressão orbitária pode prevenir qual complicação?

    A. Diplopia.
    B. Epistaxe.
    C. Hematoma retro-orbitário.
    D. Retração excessiva do globo.

4. Qual destas citocinas é secretada por eosinófilos e responsável por sua função e sobrevida?

    A. Interleucina (IL) 2.
    B. IL-4.
    C. IL-5.
    D. IL-12.

5. Durante a septoplastia, qual manobra deve ser evitada ao abordar o septo ósseo?

    A. Preensão da placa perpendicular com pinça e uso de um movimento de torção para remoção dos fragmentos ósseos.
    B. Uso de um instrumento de ação dupla para realizar um corte superior no septo ósseo, seguido pela remoção da porção desviada do septo.
    C. Uso de um osteótomo para fraturar o septo ósseo; em seguida, remover os fragmentos ósseos.
    D. Uso de instrumentos de corte para remover o septo ósseo em fragmentos.

6. Qual destes microrganismos é o mais comumente identificado nos abscessos intracranianos secundários à sinusite?

    A. *Pseudomonas aeruginosa.*
    B. *Haemophilus influenzae.*
    C. *Streptococcus pneumoniae.*
    D. *Streptococcus viridans.*

7. Qual das alternativas abaixo é verdadeira para fístulas de líquido cefalorraquidiano (CSF) provocadas pela cirurgia endoscópica nasossinusal?

    A. Comumente ocorrem na região posterior do teto do etmoide.
    B. Fístulas geralmente ocorrem no lado direito.
    C. A maioria das fístulas se manifesta tardiamente.
    D. Fístulas são igualmente comuns nas mãos de cirurgiões novatos e experientes.

8. Homem de 52 anos se queixa de perda flutuante do olfato e obstrução nasal. Qual destes seria seu tratamento de primeira linha?

    A. Suplementos de zinco e ácido α-lipoico.
    B. Imunoterapia para rinite alérgica.
    C. Gabapentina com gotas nasais de solução salina.
    D. Esteroides orais em doses decrescentes, seguidos por esteroides nasais tópicos.

9. Em qual linha de sutura o canal etmoidal anterior é encontrada?

   A. Nasofrontal.
   B. Zigomático-esfenoidal.
   C. Frontoetmoidal.
   D. Zigomático-frontal.

10. Qual a localização mais comum da artéria oftálmica em relação ao nervo óptico à medida que ruma através do canal óptico?

    A. Lateral.
    B. Superior.
    C. Inferior.
    D. Medial.

11. Uma fístula liquórica durante uma etmoidectomia ocorre mais provavelmente na:

    A. Junção da fóvea etmoidal e lâmina papirácea.
    B. Fóvea etmoidal medial.
    C. Inserção do processo uncinado.
    D. Plano esfenoidal.

12. Qual das seguintes é considerada a célula efetora primária na polipose nasal?

    A. Linfócitos T.
    B. Células plasmáticas produtoras de IgE.
    C. Células epiteliais.
    D. Eosinófilos.

13. Qual dos marcadores CD está presente em todas as células T?

    A. CD3.
    B. CD6.
    C. CD16.
    D. CD33.

14. Qual das seguintes alternativas é a mais verdadeira a respeito da rinossinusite fúngica alérgica?

    A. Deve ser tratada com remoção cirúrgica da mucina e pólipos.
    B. Culturas e coloração de células fúngicas não são necessárias.
    C. Corticosteroides orais pós-operatórios não são tão importantes quanto à administração pré-operatória.
    D. Medicamentos antifúngicos tópicos reduzem a inflamação de mucosa pós-operatória.

15. Para determinar se a lâmina papirácea está intacta, qual teste ou procedimento deve ser usado?

    A. CT intraoperatória.
    B. Teste de flutuação de gordura.
    C. Teste de pressão sobre o bulbo ocular.
    D. Dissecção endoscópica e procura por gordura orbitária.

16. Em qual local artéria etmoidal anterior é encontrada?

    A. Posteriormente à superfície anterior da bolha etmoidal, a menos que um recesso suprabular exista.
    B. Entre a célula da *Agger Nasi* e a bolha etmoidal.
    C. Rumando em sentido posteromedial para anterolateral em um mesentério na base do crânio.
    D. Em um mesentério ósseo com trajeto ao longo da base do crânio.

17. Qual dos seguintes métodos foi demonstrado para o controle ambiental de doença alérgica?

    A. Eliminação completa do alérgeno alivia os sintomas.
    B. Desumidificadores são superiores aos filtros HEPA para o controle de ácaros.
    C. Capa de colchão e fronhas reduzem os sintomas alérgicos induzidos por ácaros.
    D. Desumidificadores reduzem os sintomas alérgicos, porém causam mais ressecamento nasal.

18. Uma opção de tratamento inicial apropriada para pacientes com rinite alérgica intermitente caracterizada por prurido nasal, espirros e coriza inclui:

    A. Corticosteroides orais.
    B. Redução cirúrgica dos cornetos nasais.
    C. Anti-histamínicos.
    D. Imunoterapia alérgeno-específica.

19. Qual complicação pós-operatória pode ocorrer com a manipulação excessiva da cauda da concha inferior durante a cirurgia de redução?

    A. Rinite.
    B. Sinusite.
    C. Rinoliquorreia.
    D. Epistaxe.

20. Qual destes é o microrganismo mais comumente identificado no abscesso orbitário subperiosteal secundário à sinusite?

   A. *Pseudomonas aeruginosa.*
   B. *Haemophilus influenzae.*
   C. *Streptococcus pneumoniae.*
   D. *Streptococcus viridans.*

21. Pacientes com o tumor de Pott tipicamente não apresentam:

   A. Rinorreia purulenta.
   B. Osteomielite do osso frontal.
   C. Sinusite frontal.
   D. Abscesso epidural.

22. Ampla dissecção sinusal previamente à descompressão orbitária geralmente prevenirá uma sinusite pós-obstrutiva. Qual manobra adicional é recomendada para prevenir obstrução do fluxo de saída frontal?

   A. Realizar a cirurgia de Draf tipo III.
   B. Deixar o tampão pós-operatório por 4 semanas.
   C. Não dissecar a região anterior à bolha etmoidal.
   D. Manter 1 cm da lâmina papirácea.

23. Rinite ocupacional pode ser causada por compostos de baixo ou alto peso molecular. Qual dos seguintes é verdadeiro a respeito dos compostos de baixo peso molecular?

   A. Fânero é um exemplo de um composto de baixo peso molecular.
   B. Compostos de baixo peso molecular causam rinite ocupacional com maior frequência.
   C. Teste cutâneo alérgico é facilmente realizado com extratos padronizados de compostos de baixo peso molecular.
   D. Compostos de baixo peso molecular devem ser acoplados a uma proteína para formar um complexo hapteno-proteína a fim de obter uma resposta mediada por anticorpos IgE.

24. Qual é a causa mais comum de epífora em uma mulher de 70 anos?

   A. Dacriólito.
   B. Estenose do ducto lacrimal.
   C. Trauma.
   D. Dacriocisto.

25. MRI é mais apropriada para avaliar:

   A. Extensão da doença nasossinusal na sinusite crônica.
   B. Determinar as estruturas anatômicas normais em casos de polipose nasal extensa.
   C. Suspeita de extensão orbitária ou intracraniana do tumor.
   D. Localização da artéria etmoidal anterior.

26. Qual das alternativas é uma complicação intracraniana com o prognóstico mais favorável?

   A. Abscesso epidural.
   B. Meningite.
   C. Abscesso subdural.
   D. Abscesso intracerebral.

27. Paciente sendo submetido a uma cirurgia endoscópica nasossinusal possui proptose, quemose e um globo firme apesar das tentativas realizadas com terapia médica. Qual dos seguintes é o próximo tratamento mais adequado neste momento?

   A. CT de emergência.
   B. Cantotomia lateral e descompressão orbitária.
   C. Repetição do tratamento com uma dose mais elevada de manitol e dexametasona.
   D. Transferência para a oftalmologia para uma paracentese ocular.

28. Qual das seguintes alternativas *não* é uma indicação para cirurgia guiada por computador de acordo com as diretrizes de consenso da *American Academy of Otolaryngology-Head and Neck Surgery*?

   A. Cirurgia nasossinusal de revisão.
   B. Polipose nasal extensa.
   C. Casos envolvendo reparo de fístula liquórica.
   D. Casos envolvendo remoção de concha bolhosa.

29. Qual das seguintes irrigações é comprovadamente eficaz na ruptura do biofilme, ao mesmo tempo em que preserva mais de 90% da função ciliar nos ensaios clínicos?

   A. Mel de Manuka.
   B. Xampu de bebê.
   C. Surfactante zwiteriônico/ácido cítrico.
   D. Nenhuma das alternativas.

30. Qual das seguintes é a complicação mais comum da cirurgia endoscópica nasossinusal (ESS)?

    A. Formação de sinéquias.
    B. Fístula liquórica.
    C. Violação da região orbitária.
    D. Epistaxe.

31. Qual a finalidade da preservação da "área de Keystone" durante a septoplastia?

    A. Manter suporte apropriado do dorso nasal a fim de prevenir o desenvolvimento da deformidade conhecida como "nariz em sela".
    B. Manter a cartilagem disponível para futuros procedimentos rinoplásticos.
    C. Fornecer suporte às cartilagens laterais inferiores.
    D. Prevenir epistaxe pós-operatória.

32. Por qual razão o Fel d 1 é um "alérgeno maior principal" de gatos?

    A. Mais de 50% dos indivíduos sensibilizados ao gato são sensíveis ao Fel d 1.
    B. A sensibilização ao Fel d 1 está associada a maior número de sintomas do que com outros alérgenos de gato.
    C. Fel d 1 é a proteína mais comum encontrada em fâneros de gato.
    D. Fel d 1 é o único alérgeno de gato com que a sIgE pode se ligar.

33. Qual das seguintes bactérias não é comumente encontrada na sinusite crônica?

    A. *Pseudomonas aeruginosa.*
    B. *Staphylococcus aureus.*
    C. *Chlamydia trachomatis.*
    D. Estafilococos coagulase-negativos.

34. Qual o antibiótico de primeira linha recomendado em um paciente com sinusite aguda e nenhuma alergia a medicamentos?

    A. Penicilina.
    B. Azitromicina.
    C. Amoxicilina.
    D. Levofloxacina.
    E. Amoxicilina-clavulanato.

35. Qual complicação pós-operatória pode ocorrer como resultado da ressecção da concha inferior ou lesão da mucosa da concha do corneto inferior?

   A. Sinusite.
   B. Perfuração do septo nasal.
   C. Síndrome do nariz vazio.
   D. Tríade de Samter.

36. Qual dos seguintes exames laboratoriais é o mais específico para suspeita de rinoliquorreia?

   A. Teste com tiras de glicose.
   B. Análise proteica do fluido.
   C. Nível de albumina do fluido.
   D. Pesquisa de β2-transferrina.

37. Qual o sítio de inserção mais comum para o processo uncinado?

   A. Lâmina papirácea.
   B. Base do crânio.
   C. Bolha etmoidal.
   D. Concha média.

38. Qual dos seguintes fármacos *não* é recomendado para o tratamento de *Staphylococcus aureus* resistente à meticilina (MRSA) na monoterapia?

   A. Rifampina.
   B. Linezolida.
   C. Tetraciclina.
   D. Clindamicina.

39. Em pacientes com rinoliquorreia após fratura da base do crânio, o uso de antibióticos profiláticos está associado a:

   A. Redução na frequência de meningite.
   B. Redução na mortalidade associada à meningite.
   C. Menor necessidade de reparo cirúrgico da fístula liquórica.
   D. Nenhum benefício terapêutico aparente.

40. Todas as alternativas abaixo são vantagens da imagem por MR na doença nasossinusal, *exceto:*

    A. Ausência de exposição à radiação.
    B. Excelente definição da anatomia óssea.
    C. Reconstrução multiplanar.
    D. Definição detalhada dos tecidos moles.
    E. Diferenciação entre secreções e tecidos moles.

41. Quais destes são os patógenos mais comuns associados à rinossinusite bacteriana aguda?

    A. *Streptococcus pneumoniae, Haemophilus influenzae, Staphylococcus aureus* e *Moraxella catarrhalis.*
    B. *Streptococcus pneumoniae, H. influenzae, Enterobacteriaceae* e *M. catarrhalis.*
    C. *Streptococcus pneumoniae, H. influenzae, Staphylococcus aureus* e *Enterobacteriaceae.*
    D. *Enterobacteriaceae, H. influenzae, Staphylococcus aureus* e *M. catarrhalis.*

42. Em casos de rinossinusite fúngica invasiva aguda, em que a *Pseudoallescheria boydii* é identificada, qual das seguintes etapas de manejo é recomendada?

    A. Terapia clínica com voriconazol.
    B. Limitar a ressecção cirúrgica ao exterior dos seios paranasais.
    C. Repetir a cultura fúngica em pacientes diabéticos.
    D. O uso de anfotericina deve ser limitado a irrigações nasais tópicas.

43. Qual a lesão cutânea mais característica da sarcoidose?

    A. Eritema nodoso.
    B. Lúpus pérnio.
    C. Nódulos subcutâneos.
    D. Lesões ulcerativas.

44. Qual destas é a principal subclasse IgG que está aumentada durante a imunoterapia de manutenção?

    A. IgG1.
    B. IgG2.
    C. IgG3.
    D. IgG4.

Capítulo 2: Rinologia e Alergia

45. Por qual dos seguintes motivos o uso De CT é preferido ao da MR em estudos de imagem nasossinusais de rotina?

    A. A CT demonstra melhor as paredes ósseas dos seios.
    B. A CT fornece mais detalhes dos tecidos moles, quando comparada à MR.
    C. A CT diferencia entre os tecidos moles e os líquidos.
    D. A CT é ideal para avaliar o cérebro e órbita.

46. Qual das seguintes alternativas é verdadeira sobre a relação entre a rinite alérgica e a asma?

    A. Não há evidência de inflamação nas vias aéreas superior e inferior em pacientes com rinite alérgica ou asma.
    B. O tratamento médico da rinite alérgica em pacientes com asma concomitante não tem efeito sobre os sintomas da asma.
    C. A rinite alérgica é um fator de risco independente para o desenvolvimento de asma.
    D. Imunoterapia direcionada/específica em pacientes com rinite alérgica sem asma não desacelera ou previne o subsequentemente desenvolvimento de asma.

47. A telangiectasia hemorrágica hereditária é mais bem descrita por:

    A. Geralmente se manifesta nas conchas nasais.
    B. Requer rastreio para endocardite.
    C. É tratada no período perioperatório com ácido caproico.
    D. Resulta da desregulação nas vias do fator de transformação do crescimento beta (TGF-β) e do fator de crescimento endotelial vascular (VEGF).

48. A sinusite crônica é diferenciada da sinusite aguda na CT com base na presença de:

    A. Secreções espumosas nos seios paranasais.
    B. Obstrução ostial.
    C. Esclerose óssea.
    D. Espessamento da mucosa.

49. Qual estrutura marca o limite posterior do recesso frontal?

    A. *Agger Nasi*.
    B. Lamela basal.
    C. Artéria etmoidal anterior.
    D. Bolha etmoidal.

50. O óstio natural do seio maxilar é identificado em qual orientação?

    A. Plano parassagital.
    B. Coronal.
    C. Axial.
    D. Variável.

51. Paciente chega ao consultório com um histórico de perda do olfato, que ocorre, intermitentemente, e em graus variáveis. Durante a avaliação e exames, você esperaria encontrar:

    A. Bulbos olfatórios ausentes na MRI.
    B. Contusões frontais na CT de crânio com contrate.
    C. Seios etmoidais opacificados na CT dos seios sem contraste.
    D. Áreas de desmielinização na MRI de crânio com contraste.

52. Qual o mecanismo de ação da vasoconstrição por descongestionantes nasais tópicos?

    A. Estimulação α-adrenérgica da mucosa nasal e vasos sanguíneos.
    B. Liberação de norepinefrina exógena.
    C. Estimulação parassimpática da mucosa nasal.
    D. Liberação de acetilcolina endógena.

53. Em qual forma a bactéria geralmente existe?

    A. 10% planctônica, 90% em biofilme.
    B. 30% planctônica, 70% em biofilme.
    C. 90% planctônica, 10% em biofilme.
    D. 1% planctônica, 99% em biofilme.

54. Qual destes é o padrão da inflamação do pavilhão auricular na policondrite recidivante?

    A. Preservação dos lóbulos.
    B. Apenas concha auricular.
    C. Preservação da hélice.
    D. Todo o pavilhão auricular.

55. Durante uma abordagem transmaxilar anterior, a parede anterior do seio maxilar deve ser reconstruída com:

    A. Enxerto ósseo.
    B. Enxerto cartilaginoso.
    C. Tela de titânio.
    D. Não há necessidade para reconstrução.

56. O termo "alergia" se refere que das seguintes alternativas?

   A. Um nível sérico de IgE total elevado.
   B. Reação demonstrável de anticorpos IgE contra um alérgeno.
   C. Presença de sintomas correspondentes após exposição ao alérgeno.
   D. Demonstração *in vitro* de anticorpos IgE alérgeno-específicos.

57. A abordagem transmaxilar anterior fornece acesso a:

   A. Fossa pterigopalatina.
   B. Recesso lateral do seio esfenoidal.
   C. Fossa infratemporal.
   D. Todas as alternativas estão corretas.

58. Qual referência anatômica cirúrgica indica o limite posterior da dissecção óssea no procedimento endoscópico de Lothrop modificado (EMLP)?

   A. Concha média.
   B. Tábua posterior do seio frontal.
   C. Margem posterior da septectomia.
   D. Primeiro neurônio olfatório.

59. Artéria esfenopalatina é um ramo da:

   A. Artéria facial.
   B. Artéria palatina ascendente.
   C. Artéria temporal superficial.
   D. Artéria maxilar interna.

60. Paciente tem congestão nasal quando está no porão de sua casa. A pesquisa de IgE específicos (sIgE) é positiva somente para um mofo, o *Helminthosporium*. Ele busca uma segunda opinião e seu teste de punctura é negativo para *Helminthosporium*. Qual a melhor explicação?

   A. A pesquisa de sIgE é mais sensível e menos específica do que os testes de punctura.
   B. Sua sensibilização ao mofo mudou na semana entre os testes.
   C. O teste para *Helminthosporium* pode variar entre os fabricantes.
   D. Sua congestão nasal não é causada por alergia a mofo.

61. Qual destes é o tratamento farmacológico mais eficaz para crianças e adultos com AR?

    A. Anti-histamínicos intranasais.
    B. Esteroides intranasais.
    C. Anti-histamínicos orais.
    D. Modificadores de leucotrienos.

62. Quais as indicações para realização de exames de imagem na sinusite aguda?

    A. Qualquer paciente que tenha uma criança na creche ou trabalhe em uma unidade de saúde.
    B. Qualquer paciente que tenha sido exposto a antibióticos nas últimas 6 semanas.
    C. Qualquer paciente com suspeita de complicações da sinusite aguda ou que esteja imunocomprometido e em alto risco para tais complicações.
    D. Qualquer paciente com um histórico de sinusite aguda recorrente apresentando uma piora aguda.

63. Todas as estruturas abaixo possuem uma relação com o seio esfenoidal, *exceto:*

    A. Fossa craniana anterior.
    B. Fossa craniana posterior.
    C. Cavo de Meckel.
    D. Nervo óptico.
    E. Artéria carótida externa.

64. A criação de uma antrostomia via meato médio inclui a remoção de:

    A. Polo inferior da concha média.
    B. Osso da concha nasal inferior.
    C. Processo uncinado.
    D. *Agger Nasi.*

65. Quais os exames iniciais apropriados para um paciente submetido a um transplante de medula óssea que se queixa de uma mudança sensorial no território de inervação do nervo trigêmeo esquerdo, pressão facial à esquerda e cefaleia, mas sem febre ou secreção nasal?

    A. CT dos seios paranasais.
    B. CT dos seios paranasais e consulta com um otorrinolaringologista para endoscopia nasossinusal.
    C. CT dos seios paranasais, consulta com um otorrinolaringologista para endoscopia nasossinusal, MRI de crânio e seios paranasais.
    D. CT dos seios paranasais, consulta com um otorrinolaringologista para endoscopia nasossinusal, MRI de crânio e seios paranasais, consulta com um neurologista.

66. Qual terapia ou exame adicional é indicado se um paciente diagnosticado com rinossinusite aguda tem sido tratado com irrigações nasais com solução salina, *sprays* descongestionantes tópicos e acetaminofeno, porém apresenta congestão persistente, secreção nasal purulenta, febre baixa e cefaleia no dia 4 da doença?

    A. Adicionar um antibiótico.
    B. Cultura dos conteúdos do seio maxilar.
    C. Obter uma CT dos seios paranasais.
    D. Ajustar a dose do analgésico para um maior controle da dor.
    E. Adicionar um anti-histamínico.

67. Mucina eosinofílica é caracterizada por todos os seguintes, *exceto:*

    A. Acúmulo de eosinófilos picnóticos e degranulados.
    B. Agregados de restos fúngicos.
    C. Feixes de mucina levemente eosinofílica.
    D. Cristais de Charcot-Leyden.

68. Como é chamada a condição quando um paciente se queixa de lacrimejamento excessivo que escorre pelas bochechas?

    A. Hipersecreção lacrimal.
    B. Conjuntivite.
    C. Epífora.
    D. Dacriocistite.

69. Qual das seguintes alternativas é uma limitação significativa da embolização endoluminal para o controle de epistaxe?

    A. Alta incidência de necrose facial.
    B. Incapacidade de embolizar com segurança as contribuições provenientes da artéria carótida interna.
    C. Disponibilidade de poucos agentes para a oclusão de pequenos ramos maxilares internos.
    D. Necessidade de cateterismo da artéria inguinal.

70. Qual das seguintes estruturas forma o limite medial do recesso frontal?

    A. Septo.
    B. Concha média.
    C. Lâmina papirácea.
    D. Bolha etmoidal.

71. A síndrome do choque tóxico resulta da ação da exotoxina de qual bactéria?

    A. *H. influenzae.*
    B. *M. catarrhalis.*
    C. *S. aureus.*
    D. *P. aeruginosa.*

72. Qual das seguintes alternativas é uma indicação para realização de CT dos seios paranasais durante a avaliação da doença nasossinusal?

    A. Deterioração clínica na terapia clínica para rinossinusite bacteriana aguda.
    B. Falha no controle clínico da rinossinusite crônica.
    C. Planejamento pré-operatório da ressecção de uma neoplasia nasossinusal.
    D. Fratura do seio frontal.
    E. Todas as alternativas.

73. Qual a complicação mais comum da sinusite aguda?

    A. Meningite.
    B. Abscesso subperiosteal orbital.
    C. Tumor de Pott.
    D. Abscesso subdural.
    E. Abscesso epidural.

74. Em seu consultório, você examina um adolescente com coriza, espirros e olhar fatigado. Quando questionado, ele relata que suas notas escolares caíram e que "sempre se sente cansado". Ele relata que os sintomas têm sido constantes "durante os últimos 5 meses e pioram na primavera". De acordo com as diretrizes da ARIA (a Rinite Alérgica e seu Impacto na Asma) de 2008, qual classificação de rinite alérgica este paciente deveria ter?

    A. Sazonal moderada/grave.
    B. Intermitente leve.
    C. Sazonal leve.
    D. Persistente moderada/grave.
    E. Intermitente moderada/grave.

75. Qual das seguintes classes de medicamentos é eficaz na rinossinusite crônica com pólipos nasais, como demonstrado por múltiplos ensaios randomizados controlados por placebo?

    A. *Spray* nasal de esteroides.
    B. Antibióticos.
    C. Montelucaste.
    D. Guaifenesina.

76. Fatores subjetivos que podem contribuir ao desenvolvimento de rinossinusite crônica (CRS) incluem todos os seguintes, exceto:

    A. Tabagismo.
    B. Alergia.
    C. Biofilmes.
    D. Consumo de álcool.

77. Qual das seguintes alternativas é uma relação anatômica útil para encontrar o seio esfenoidal?

    A. O seio esfenoidal encontra-se 1 cm distal à base do crânio.
    B. A parede posterior do seio maxilar encontra-se no mesmo plano que a parede anterior do seio esfenoidal.
    C. A distância entre espinha nasal e o óstio do esfenoide é de 6 cm.
    D. O óstio do esfenoide situa-se lateral à concha superior, imediatamente posterior à última célula etmoidal posterior.

78. A artéria carótida e o nervo óptico são deiscentes na superfície lateral do seio esfenoidal em qual porcentagem de pacientes?

    A. 50/25%.
    B. 5/15%.
    C. 25/6%.
    D. 10/1%.

79. Qual o estudo radiográfico inicial de escolha em um paciente com suspeita de fístula liquórica decorrente de um acidente com trauma?

    A. CT de alta resolução.
    B. Imagem por MR.
    C. Cisternografia por CT.
    D. Cisternografia com radionucleotídeos.
    E. Cisternografia por MR.

80. Nossa capacidade de identificar odores depende de:

    A. Teoria de um receptor – um odor.
    B. Informação visual colateral ao córtex entorrinal.
    C. Receptores do paladar intactos.
    D. Ativação diferencial de diferentes receptores olfatórios.

81. Com relação à etmoidectomia externa, qual afirmação é *correta*?

    A. Uma incisão na periórbita facilita a dissecção posterior e a exposição da lâmina papirácea.

    B. A artéria etmoidal anterior é encontrada na linha de sutura frontoetmoidal, aproximadamente 24 mm posterior à crista lacrimal anterior.

    C. A distância entre a artéria etmoidal anterior e a artéria etmoidal posterior é constante (10 mm).

    D. A dissecção além da artéria etmoidal posterior é segura, se realizada a uma distância de até 8 mm da artéria.

82. Qual das seguintes é a razão mais importante para identificar células de Onodi na CT pré-operatória?

    A. Estas células permitem a identificação do limite posterior da cavidade etmoidal.

    B. Quando presentes, estas células alteram o nível do etmoide na base do crânio.

    C. Quando presentes, o recesso óptico-carotídeo reside na cavidade etmoidal.

    D. Quando presentes, estas células alteram a localização dos óstios esfenoidais.

83. Qual padrão de pneumatização do seio esfenoidal é o mais comum?

    A. Conchal.
    B. Pré-selar.
    C. Selar.
    D. Célula de Onodi.

84. Mulher de 38 anos apresenta perda olfatória há um mês, após uma grave infecção do trato respiratório superior. Ela está particularmente incomodada por um odor fétido constante, que é aparentemente exalado do lado direito. Qual dos seguintes você aconselharia sua paciente a fazer?

    A. Realizar uma craniotomia e ressecção dos bulbos olfatórios para eliminar completamente o odor fétido.

    B. Iniciar tratamento com gabapentina para diminuir a gravidade do odor.

    C. Utilizar gotas nasais de solução salina e esperar que o odor diminua ao longo do tempo.

    D. Realizar uma ressecção endoscópica do epitélio olfatório direito.

85. Um teste do suor positivo pode ocorrer com todas as doenças abaixo, *exceto*:

    A. Hipoparatireoidismo.
    B. Desidratação.
    C. Insuficiência suprarrenal.
    D. Edema cutâneo.
    E. Erro laboratorial.

86. Qual das seguintes condições *não* é um fator de risco para o desenvolvimento de bolas fúngicas dos seios paranasais?

    A. Idade > 49 anos.
    B. Prévias extrações da dentição maxilar.
    C. Tratamento endodôntico da dentição maxilar.
    D. Materiais de amálgama contendo óxido de zinco na cirurgia endodôntica.

87. Qual dos seguintes não é considerado parte da válvula nasal?

    A. Cabeça da concha inferior.
    B. Abertura piriforme da cavidade nasal óssea.
    C. Assoalho nasal.
    D. Septo membranoso.

88. Qual a parte mais delgada da porção anterior da base do crânio?

    A. Teto do etmoide (fóvea etmoidal).
    B. Lamela lateral.
    C. Sela túrcica.
    D. Plano esfenoidal.

89. Qual destas células é responsável pela capacidade regenerativa do neuroepitélio olfatório?

    A. Células basais.
    B. Células microvilares de suporte.
    C. Neurônios olfatórios.
    D. Células gliais embainhantes.

90. Na suspeita de linfoma nasal, o otorrinolaringologista deveria:

    A. Sentir-se confortável cuidando sozinho do paciente.
    B. Obter biópsias de amostras frescas de tecido.
    C. Obter biópsias de um tecido amplo enviado em formaldeído.
    D. Obter biópsia econômica enviada fresca ou em formaldeído.

91. Paciente se queixa de alergias nasais durante a primavera. Um dispositivo de multipunctura é utilizado para aplicar oito testes cutâneos de punctura, consistindo em um controle positivo, um controle negativo e seis extratos antigênicos locais. Aos 20 minutos, os oito sítios cutâneos desenvolveram urticas de 7 mm. Qual a interpretação mais apropriada?

    A. O paciente tem sensibilidade alérgica aos seis extratos testados.
    B. O paciente está exibindo uma hipersensibilidade à glicerina.
    C. O paciente recentemente tomou um anti-histamínico, que interfere com os resultados.
    D. Embora o paciente negue qualquer condição cutânea anterior, ele ou ela provavelmente possui psoríase.

92. Qual destes padrões de ramificação a classificação mais recente de rinossinusite crônica (CRS) utiliza?

    A. Eosinofílica *vs.* não eosinofílica e, então, polipoide *vs.* não polipoide.
    B. Polipoide *vs.* não polipoide e, então, eosinofílica *vs.* não eosinofílica.
    C. Polipoide *vs.* não polipoide e, então, neutrofílica *vs.* não neutrofílica.
    D. Neutrofílica *vs.* não neutrofílica e, então, polipoide *vs.* não polipoide.

93. Homem de 43 anos apresenta um histórico de 3 semanas de dor facial, congestão nasal e secreção nasal purulenta. Os sintomas melhoram lentamente após antibioticoterapia por 10 dias, mas são persistentes. Qual das seguintes afirmações é a mais correta?

    A. Neste momento, uma CT é necessária para determinar os sítios de envolvimento.
    B. Uma MRI seria apropriada para determinar o potencial para sinusite complicada.
    C. Uma CT com contraste seria útil para verificar a presença de polipose nasal.
    D. Exames de imagem não estão indicados neste momento.

94. Qual dos seguintes métodos é mais comumente utilizado para estabelecer o diagnóstico de polipose nasal?

    A. Biópsia.
    B. Imagem por MR.
    C. Histórico e exame.
    D. Citometria de fluxo.

95. Qual das seguintes alternativas é a mais verdadeira sobre a relação entre a alergia e a rinossinusite crônica (CRS) com polipose nasal?

    A. Estudos têm, consistentemente, demonstrado que pacientes com pólipos nasais e alergia apresentam doença mais grave.
    B. Foi demonstrado que a imunoterapia alérgeno-específica induz regressão dos pólipos nasais.
    C. Um metabolismo desregulado de IgE nos pólipos nasais é demonstrado por uma concentração elevada de IgE antígeno-específico e IgE total no tecido do pólipo nasal.
    D. Eosinófilos nos pólipos nasais resultam da fase tardia da inflamação alérgica.

96. Qual das seguintes etiologias de rinoliquorreia está associada a maior risco de recorrência?

    A. Tumoral.
    B. Traumática.
    C. Espontânea.
    D. Congênita.

97. Células Th2 secretam todas as citocinas abaixo, exceto:

    A. INF-γ.
    B. IL-4.
    C. IL-6.
    D. IL-13.

98. Qual das alternativas abaixo é uma característica de imagem da maioria das malignidades?

    A. Imagem hiperdensa na CT.
    B. Imagem hiperintensa em T1.
    C. Imagem hipointensa em T2.
    D. Invasão orbitária.

99. A célula de *Agger Nasi* é identificada em uma CT coronal como uma:

    A. Célula estendendo-se para o seio frontal.
    B. Célula inserida na lâmina papirácea.
    C. Célula anterior à inserção da concha média.
    D. Célula que pneumatiza na concha média.

100. Qual a melhor explicação para o vínculo fisiopatológico entre a rinossinusite crônica e a asma?

    A. Reflexo nasobrônquico.
    B. Reflexo faríngeo-brônquico.
    C. Drenagem nasal posterior de mediadores inflamatórios.
    D. Inflamação compartilhada (sistêmica).

101. Homem de 25 anos apresenta prurido nasal intenso, espirros e rinorreia aquosa profusa. Ele, previamente, realizou um teste de alergia cutânea, que não demonstrou reações significativas. Você realiza um exame citológico nasal, que demonstra 27% de eosinófilos. Qual dos seguintes é verdadeiro a respeito da síndrome clínica deste paciente?

   A. Seus sintomas são provavelmente precedidos por um histórico de sensibilidade por aspirina.
   B. A presença de eosinofilia nasal geralmente é considerada um indicador prognóstico para sua resposta a esteroides nasais tópicos.
   C. A fisiopatologia desta síndrome é bem documentada ser via inibição da COX-2 e excesso de leucotrienos.
   D. O teste da sacarina provavelmente será normal neste paciente.

102. Paciente se apresenta para um teste alérgico pelo método de punctura. O controle positivo de histamina exibe ausência de resposta. Qual a explicação mais provável?

   A. A enfermeira esqueceu-se de adicionar histamina ao diluente.
   B. O paciente não tem alergias, nem mesmo à histamina.
   C. O paciente tem pele anérgica e deve ser avaliado para uma deficiência imune.
   D. O paciente tomou um medicamento que suprime a resposta.

103. Qual dos seguintes é característico da resposta inflamatória na rinite alérgica?

   A. Degranulação de mastócitos após a exposição primária/inicial ao antígeno/alérgeno.
   B. Há uma predominância de citocinas Th2 como a interleucina (IL) 4, IL-5 e IL-13.
   C. A fase tardia da resposta alérgica ocorre 30 minutos após a exposição ao antígeno/alérgeno.
   D. Há uma predominância de citocinas Th1, como o interferon gama, IL-2 e fator de necrose tumoral beta.

104. Qual *não* é um sintoma utilizado para estabelecer o diagnóstico de sinusite crônica?

   A. Drenagem mucopurulenta.
   B. Obstrução nasal.
   C. Pressão facial.
   D. Cefaleia.

105. O diagnóstico de rinite alérgica é, primariamente, fundamentado em:

   A. Teste de alergia cutânea.
   B. Níveis séricos de IgE específicos.
   C. Anamnese detalhada e exame físico.
   D. Níveis séricos de IgE total.

106. Os efeitos colaterais do uso prolongado de glicocorticoides orais incluem:

    A. Catarata.
    B. Necrose avascular do quadril.
    C. Glaucoma.
    D. Todas as alternativas.

107. Qual dos seguintes agentes usados para o tratamento de doença respiratória exacerbada pela aspirina (AERD) é direcionado à via da doença primária?

    A. Oximetazolina.
    B. Fluticasona.
    C. Montelucaste.
    D. Difenidramina.

108. A rinossinusite fúngica invasiva crônica é clinicamente diferenciada da rinossinusite fúngica invasiva aguda por:

    A. Período da doença.
    B. Grau de inflamação tecidual.
    C. Microrganismo fúngico causal.
    D. Presença de imunocomprometimento.

109. Qual das alternativas abaixo não é uma técnica utilizada no tratamento da válvula nasal interna?

    A. Enxertos expansores.
    B. Suturas para alargamento das válvulas nasais *(park sutures)*.
    C. Enxerto de ampliação.
    D. Enxerto de estruturação.

110. Ao comparar a imunoterapia subcutânea (SCIT) à imunoterapia sublingual (SLIT), qual das afirmações abaixo é verdadeira?

    A. A SCIT tem uma menor taxa de anafilaxia do que a SLIT.
    B. A eficácia da SLIT é superior à da SCIT.
    C. Terapia sublingual é uma opção para pacientes com aversão a agulhas.
    D. A SCIT requer injeções diárias.

111. Qual dos seguintes tipos celulares não é encontrado no neuroepitélio olfatório normal?

   A. Neurônios olfatórios.
   B. Células de sustentação microvilares.
   C. Células caliciformes.
   D. Células epiteliais colunares pseudoestratificadas.

112. A prevalência de disfunção olfatória em pessoas com mais de 20 anos gira em torno de qual porcentagem?

   A. 1%.
   B. 40%.
   C. 20%.
   D. 5%.

113. O sítio mais comum de epistaxe é:

   A. Concha inferior.
   B. Concha média.
   C. Septo anterior.
   D. Artéria esfenopalatina.

114. A crista óssea que se estende entre a antrostomia maxilar, inferiormente, e a lâmina papirácea, superiormente, permite a observação de qual relação anatômica?

   A. As células aéreas etmoidais posteriores encontrar-se-ão superiormente, e o seio esfenoidal, inferiormente.
   B. O seio esfenoidal se encontrará superiormente, e as células aéreas etmoidais posteriores, inferiormente à crista.
   C. Ducto de drenagem do seio frontal.
   D. Identificação da base do crânio posteriormente.

115. O método de Riedel consiste de quais destes procedimentos e resultados?

   A. Remoção de toda a tábua anterior do seio frontal e seu assoalho. A região frontal do escalpo permanece em contato direto com a tábua posterior do seio frontal ou dura e oblitera o seio frontal, resultando em concavidade na fronte.
   B. Remoção do assoalho do seio frontal de uma órbita à outra. O septo interfrontal e o septo nasal superior são ressecados para criar uma via comum de fluxo de saída para ambos os seios frontais.
   C. Remoção completa da tábua posterior do seio frontal. Os recessos frontais são cobertos com um retalho pericraniano para separar a cavidade nasal do espaço intracraniano.
   D. Uso do pericrânio como um retalho osteoplástico para obliterar o seio frontal. Uma lacuna na tábua anterior deve permanecer ao longo da face inferior da osteotomia a fim de fornecer espaço para a transposição do retalho pericraniano para o seio frontal e evitar compressão do retalho pediculado.

116. Mulher de 30 anos se queixa de coriza, espirros e prurido ocular, sintomas que ocorrem somente durante a temporada local de ambrósia. Ela tem um gato, mas nega que seu gato provoque qualquer sintoma. Os testes de punctura cutânea são positivos para ambrósia e alérgeno de gato, com respostas apropriadas dos controles. Qual a interpretação mais adequada do resultado positivo para alérgeno de gato no teste de punctura cutânea?

A. Ela é clinicamente alérgica a gatos, com baixa atenção aos sintomas.
B. Ela está sensibilizada com o alérgeno de gato, mas não exibe uma resposta alérgica clínica.
C. O teste de punctura geralmente é positivo em donos de gatos.
D. Ela é clinicamente alérgica somente ao seu gato durante a temporada de ambrósia.

117. Qual dos seguintes métodos é utilizado para diagnosticar doença respiratória exacerbada pela aspirina (AERD)?

A. Níveis urinários de leucotrienos.
B. Histórico de desconforto gastrointestinal após a ingestão de aspirina.
C. Teste de provocação com aspirina.
D. Exames genéticos.

118. Uma célula frontoetmoidal tipo 4 é definida como:

A. Uma célula única acima da célula de *Agger Nasi*.
B. Uma camada de células acima da célula de *Agger Nasi* que não se estende acima do bico frontal.
C. Uma camada de células acima da célula de *Agger Nasi* que se estende acima do bico frontal.
D. Uma célula que se estende por mais de 50% da altura vertical do seio frontal.

119. Qual dos seguintes fatores contesta mais fortemente a "hipótese fúngica" para explicar a inflamação nasossinusal crônica?

A. Os fungos são seres ubíquos e podem ser cultivados a partir de quase todas as narinas saudáveis.
B. Ensaios randomizados não conseguiram demonstrar um benefício do tratamento antifúngico.
C. Enterotoxinas estafilocócicas são mais comuns do que os fungos no muco nasal.
D. Alergia a fungos não tem sido consistentemente demonstrada em estudos clínicos.

120. Quais dos sintomas de apresentação de uma complicação intracraniana da sinusite, do mais comum para o menos comum, são listados baixos?

A. Rinorreia purulenta > Febre > Cefaleia > Estado de consciência alterado.
B. Febre > Estado de consciência alterado > Rinorreia purulenta > Cefaleia.
C. Cefaleia > Febre > Estado de consciência alterado > Rinorreia purulenta.
D. Estado de consciência alterado > Rinorreia purulenta > Cefaleia > Febre.

121. Todos os medicamentos abaixo podem comprometer o teste de alergia cutânea, *exceto:*

   A. Antagonistas de receptores de leucotrienos.
   B. Antidepressivos tricíclicos.
   C. Corticosteroides sistêmicos.
   D. Antagonistas de receptores H_1.
   E. Antagonistas de receptores H_2.

122. Menino de 7 anos apresenta frequentes infecções do trato respiratório superior. Ele apresenta estertores na ausculta e, após a radiografia, bronquiectasia é suspeita. O menino foi encaminhado pelo seu clínico geral para uma avaliação de pólipos nasais. Quais exames adicionais devem ser realizados?

   A. MRI.
   B. Dosagem de cloro no suor.
   C. Velocidade de hemossedimentação.
   D. Biópsia do lábio.
   E. Citometria de fluxo.

123. Qual das seguintes condições geralmente causa obstrução da válvula nasal?

   A. Prévia rinoplastia.
   B. Hipertrofia das conchas nasais.
   C. Polipose nasal.
   D. Congênita.

124. Qual dos seguintes é um sintoma leve da rinossinusite crônica (CRS)?

   A. Purulência.
   B. Pressão facial.
   C. Obstrução nasal.
   D. Cefaleia.

125. Mulher de 66 anos com epistaxe. Entre os diagnósticos fornecidos, qual o mais provável?

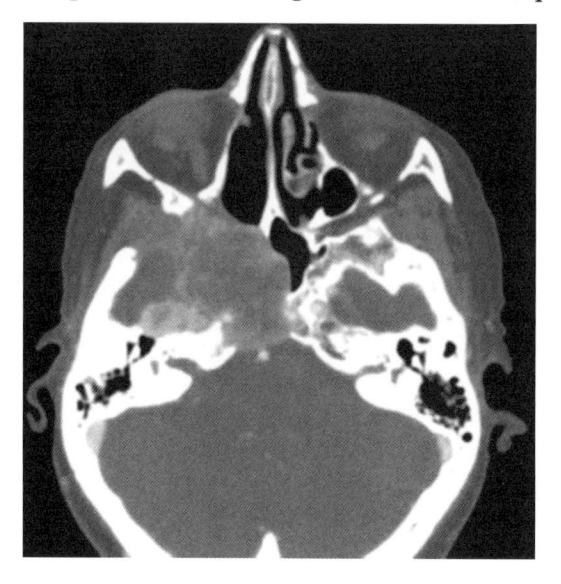

A. Angiofibroma nasal juvenil (JNA).
B. Hemangiopericitoma.
C. Meningioma.
D. Estesioneuroblastoma.
E. Tumor cerebral primário.

126. Mulher de 87 anos com confusão. Qual a duração de sua sinusite?

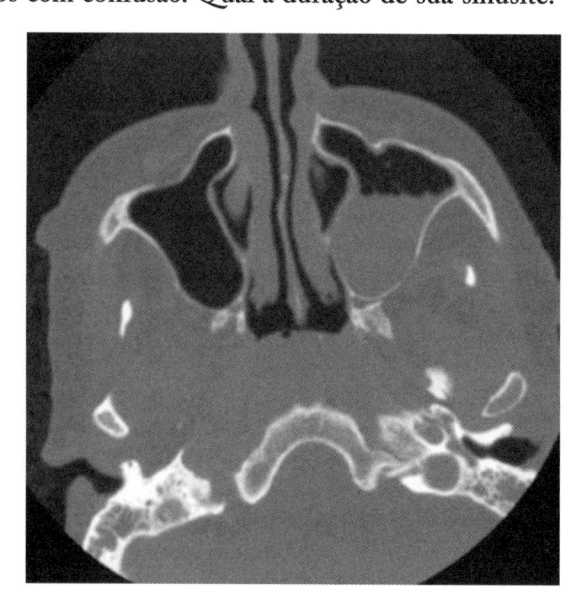

A. Aguda.
B. Subaguda.
C Crônica.
D. Vitalícia.
E. Não há evidência definitiva de sinusite.

127. Homem de 67 anos com congestão nasal. O diagnóstico mais provável é:

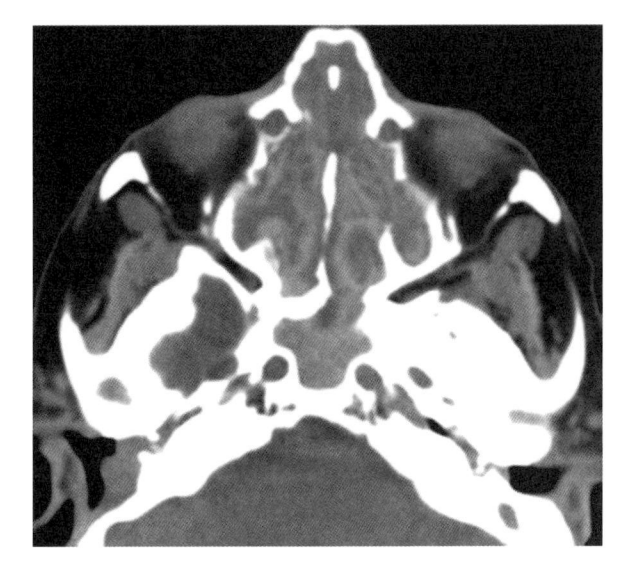

A. Polipose nasal.
B. Estesioneuroblastoma.
C. Sinusite bacteriana aguda.
D. Sinusite fúngica aguda (IFS).
E. Sinusite fúngica alérgica.

128. Homem de 66 anos sendo avaliado antes da cirurgia endoscópica nasossinusal. Qual a complicação mais preocupante da cirurgia endoscópica nasossinusal funcional neste paciente?

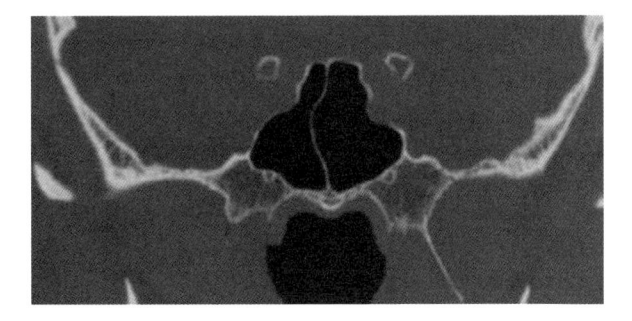

A. Fístula liquórica.
B. Síndrome do nariz vazio.
C. Meningite.
D. Lesão da artéria carótida.
E. Encefalocele.

Respostas do Capítulo 2

1. **Resposta: A.** Em pacientes com rinossinusite crônica e asma, há uma correlação positiva entre a gravidade da doença nasossinusal e a gravidade da asma. A maioria dos pacientes com fibrose cística exibe evidência radiológica de doença inflamatória nasal. Tratamento da rinossinusite melhora os sintomas de asma. Finalmente, os pacientes com AERD obtêm o mesmo grau de melhora sintomática após cirurgia endoscópica nasossinusal, como outros pacientes com rinossinusite crônica. PÁGINAS 554-555

2. **Resposta: A.** Irrigações e *sprays* nasais com solução salina são seguros para gestantes com rinite. Outros medicamentos podem ser considerados "permitidos" em vários estágios da gravidez – por exemplo, Loratadina (Claritin) é um fármaco classificado na categoria B – porém devem ser aprovados pelo obstetra da paciente. PÁGINAS 480-481

3. **Resposta: A.** Quando uma tira de periórbita é deixada sobre o reto medial durante a descompressão endoscópica orbitária, há redução do prolapso do músculo no compartimento etmoidal e uma redução na incidência de diplopia. PÁGINA 633

4. **Resposta: C.** A IL-5 é secretada por células Th2, eosinófilos ativados e mastócitos. Esta interleucina atua como um fator de crescimento e sobrevida dos eosinófilos, e é uma das citocinas supostamente regulada positivamente na doença inflamatória eosinofílica. PÁGINA 384

5. **Resposta: B.** Durante a remoção do septo ósseo, é importante não aplicar forças de torque intensas sobre o osso inserido na base do crânio. Uma força de torque intensa forte pode levar a uma fístula liquórica. Por esta razão, instrumentos de corte devem ser utilizados, ou o osso do septo deve ser incisado superiormente, permitindo que o septo ósseo inferior seja removido com maior força. PÁGINA 615

6. **Resposta: D.** Os estreptococos do grupo *viridans* são a causa mais comum de sinusite complicada com extensão intracraniana. PÁGINAS 577-578

7. **Resposta: B.** As fístulas liquóricas iatrogênicas geralmente ocorrem no lado direito. A maioria pode ser reconhecida no intraoperatório. Estudos demonstraram que a experiência do cirurgião determina a taxa de complicações, como a rinoliquorreia. Porque a maioria das fístulas de CSF ocorre no lado direito? A maioria dos cirurgiões é destra. O ângulo de visão natural e o vetor de instrumentação cirúrgica tendem a direcionar o cirurgião medialmente na cavidade nasal direita. A porção mais delgada da base anterior do crânio é a lamela lateral da placa cribriforme, ao longo da face medial do teto do etmoide. Este local é um sítio comum de fístula de CSF iatrogênica. PÁGINA 664

8. **Resposta: D.** A perda flutuante de olfato acompanhada por obstrução nasal aponta para uma doença nasossinusal inflamatória como etiologia. Embora a imunoterapia possa ser benéfica para pacientes com rinite alérgica, não é o tratamento de primeira linha. PÁGINAS 373, 376

9. **Resposta: C.** Durante a etmoidectomia externa, a artéria etmoidal anterior pode ser encontrada na linha de sutura frontoetmoidal. PÁGINA 506

10. **Resposta: C.** A artéria oftálmica ruma inferior ao nervo óptico, como demonstrado na figura. PÁGINA 624

11. **Resposta: B.** A porção mais delgada da base anterior do crânio encontra-se na superfície medial da fóvea etmoidal (a lamela lateral da placa cribriforme). PÁGINA 656

12. **Resposta: D.** A maioria das rinossinusites crônicas com polipose nasal é caracterizada por uma inflamação eosinofílica acentuada. Os eosinófilos secretam uma variedade de substâncias que causam lesão tecidual e perpetuam um ciclo de inflamação. PÁGINA 530

13. **Resposta: A.** O CD3 é conhecido como o marcador pan-T. PÁGINA 385

14. **Resposta: A.** A abordagem terapêutica na rinossinusite fúngica alérgica inclui a remoção cirúrgica da mucina e pólipos, a administração de corticosteroides sistêmicos no perioperatório e conforme necessário na recorrência de pólipos, e o uso prolongado de esteroides tópicos. A detecção de fungos nas secreções nasais é necessária ao diagnóstico. A administração pré- e pós-operatória de esteroides é considerada importante. Agentes antifúngicos tópicos não são recomendados. PÁGINAS 570-571

15. **Resposta: C.** Recomenda-se a reavaliação frequente da integridade óssea da lâmina papirácea durante a etmoidectomia e sinusotomia frontal, especialmente quando instrumentos elétricos são utilizados. A maneira mais apropriada de realizar esta avaliação é através do teste de pressão sobre o bulbo ocular. PÁGINA 651

16. **Resposta: A.** Na ausência de um recesso suprabular, a parede anterior da bolha serve como uma referência anatômica valiosa para identificar a artéria etmoidal anterior na base do crânio. A artéria etmoidal anterior ruma ao longo da base do crânio em um sentido posterolateral para anteromedial. PÁGINA 683

17. **Resposta: A.** A maioria dos esforços de controle ambiental é incompletamente sucedida, pois medidas isoladas não reduzem de forma adequada a exposição ao alérgeno. A eficácia relativa das medidas individuais não é conhecida. No entanto, a completa eliminação da exposição ao alérgeno (como ocorre com uma mudança geográfica) irá aliviar os sintomas. PÁGINA 463

18. **Resposta: C.** Para pacientes com rinite alérgica intermitente, os anti-histamínicos representam a primeira linha de tratamento. Imunoterapia é reservada para pacientes com rinite alérgica persistente. Cirurgia e esteroides orais são utilizados apenas em circunstâncias selecionadas. PÁGINA 464

19. **Resposta: D.** A concha inferior recebe a maioria de seu suprimento sanguíneo a partir de ramos da artéria esfenopalatina que penetram no corneto através da região posterior. Cirurgia na cauda da concha inferior aumenta o risco pós-operatório de epistaxe em grande volume. PÁGINA 618

20. **Resposta: D.** Os estreptococos do grupo *viridans* são a causa mais comum de abscesso orbitário subperiosteal. Os microrganismos também são a causa mais comum de complicações intracranianas. PÁGINAS 577-578

21. **Resposta: A.** Pacientes com o tumor de Pott apresentam dor e tumefação frontal em virtude da infecção do seio e osso frontais. Estes indivíduos podem desenvolver abscesso epidural. No entanto, rinorreia purulenta não é comum. PÁGINA 583

22. **Resposta: D.** Embora grande parte da lâmina papirácea necessite ser removida para alcançar uma descompressão orbitária média eficaz, a manutenção de 1 cm da lâmina anterior na região do trato de saída frontal é importante para prevenir a obstrução frontal. PÁGINA 633

23. **Resposta: D.** Alguns alérgenos raros são muito pequenos para funcionarem como um epítopo. Estas substâncias de baixo peso molecular podem agir como um alérgeno somente quando conjugadas com outra proteína (chamada de hapteno). PÁGINA 474

24. **Resposta: B.** A causa mais comum de epífora em mulheres idosas é a estenose de ducto lacrimal. (PÁGINA 624) Epífora em mulheres de meia-idade geralmente é causada por um Dacriólito formado no saco lacrimal.

25. **Resposta: C.** A imagem por MR não é apropriada para a maioria das rinossinusites, além de não ser tão útil quanto a CT para a definição da anatomia nasossinusal. Entretanto, a imagem por MR é superior à avaliação de processos em tecidos moles nos compartimentos anatômicos adjacentes aos seios paranasais. PÁGINAS 422-425

26. **Resposta: A.** De todas as complicações intracranianas aqui especificadas, o abscesso epidural tem o prognóstico mais favorável. PÁGINAS 580-581

27. **Resposta: B.** Este paciente tem sinais de um hematoma orbitário. Sendo o controle clínico malsucedido, deve-se proceder a uma descompressão imediata, que pode ser realizada endoscopicamente e através de uma cantotomia lateral/cantólise inferior. PÁGINA 651

28. **Resposta: D.** Um sistema guiado por computador não é apropriado nem necessário para cirurgias nasais simples, como a ressecção da concha bolhosa. O sistema guiado por computador é indicado para cirurgia nasossinusal no contexto de uma neoplasia, fístula liquórica, polipose nasal ou cirurgia de revisão. PÁGINA 601

29. **Resposta: D.** Embora uma variedade de substâncias tenha a capacidade de romper os biofilmes bacterianos, estas geralmente apresentam efeitos nocivos sobre a mucosa nasal, podendo comprometer a depuração mucociliar. PÁGINA 546

30. **Resposta: A.** A formação de sinéquias é a complicação mais comum da ESS. Geralmente, estas sinéquias não possuem uma significância funcional. Entretanto, podem, eventualmente, prejudicar o acesso endoscópico aos seios paranasais, causar recirculação de muco, limitar o acesso à terapia tópica ou causar obstrução nasal. PÁGINA 657

31. **Resposta: A.** A placa perpendicular e as cartilagens quadrangulares encontradas imediatamente abaixo das cartilagens laterais superiores devem ser preservadas para evitar uma deformidade nasal externa. PÁGINA 614

32. **Resposta: A.** Um alérgeno principal é definido como um antígeno aque > 50% dos indivíduos alérgicos são sensíveis. A maioria dos "alérgenos", como os ácaros, contém múltiplas proteínas potencialmente alergênicas. PÁGINA 413

33. **Resposta: C.** As culturas de amostras de pacientes com sinusite crônica demonstram *Pseudomonas* e *Staphylococcus* como sendo as bactérias comuns na sinusite crônica. A *C. trachomatis* é um patógeno sexualmente transmissível que afeta o trato urogenital. PÁGINA 589

34. **Resposta: C.** Apesar das altas taxas de resistência antibiótica na era atual, a amoxicilina ainda é considerada a terapia de primeira linha para sinusite bacteriana aguda. Em casos simples, há pouco benefício adicional com o uso de antibióticos de maior espectro e mais caros. PÁGINA 518

35. **Resposta: C.** Uma cirurgia hiperagressiva nos cornetos inferiores pode resultar em ressecamento nasal excessivo ou obstrução nasal ilusória (paradoxal). PÁGINA 618

36. **Resposta: D.** O teste laboratorial mais específico para detectar CSF é o ensaio da β-transferrina. A β-transferrina não está presente nas secreções nasossinusais. PÁGINAS 665-666

37. **Resposta: A.** Na variação mais comum, a porção anterossuperior do processo uncinado se insere na lâmina papirácea, de modo que o processo uncinado separa o infundíbulo etmoidal do recesso frontal. Neste cenário, o recesso frontal se abre no meato médio, medialmente ao infundíbulo etmoidal, entre o processo uncinado e a concha média. Quando o processo uncinado se insere no teto do etmoide ou na concha média, o recesso frontal se abre diretamente no infundíbulo etmoidal. O seio frontal se abre no meato médio, medialmente ao processo uncinado em 88% dos pacientes e lateralmente ao uncinado nos restantes 12%. PÁGINA 360

38. **Resposta: A.** MARSA pode rapidamente desenvolver resistência à rifampina se esta for utilizada como monoterapia. PÁGINA 589

39. **Resposta: D.** O uso de antibióticos profiláticos nas fístulas liquóricas traumáticas é controverso. Estudos não demonstraram um benefício terapêutico claro, e os antibióticos podem selecionar microrganismos resistentes. PÁGINA 668

40. **Resposta: B.** A imagem por MR é superior à da CT nas doenças que envolvem tecidos moles e na caracterização dos seios opacificados. No entanto, a CT fornece uma definição superior da anatomia óssea nasossinusal. PÁGINA 449

41. **Resposta: A.** Patógenos da família *Enterobacteriaceae* são comuns na sinusite bacteriana aguda. PÁGINAS 535, 536

42. **Resposta: A.** *P. boydii* é resistente à anfotericina B; no entanto, este fungo é suscetível ao voriconazol. PÁGINA 562

43. **Resposta: B.** Uma variedade de lesões cutâneas pode se desenvolver na sarcoidose, porém o lúpus pérnio é a doença mais característica. O lúpus pérnio ocorre comumente na sarcoidose com fibrose nasossinusal. PÁGINA 491

44. **Resposta: D.** Durante a imunoterapia, há um aumento dos níveis séricos de IgG4-antígeno-específica. A indução deste anticorpo pode ser um mecanismo imunológico pelo qual a imunoterapia exerce seus efeitos benéficos na doença alérgica. PÁGINAS 386, 403

45. **Resposta: A.** Um delineamento claro da anatomia nasossinusal óssea é uma vantagem distinta da CT. Em geral, a imagem por MR tem uma maior capacidade de diferenciar entre uma massa de tecido mole e secreções retidas, assim como de obter imagens de tecidos moles. PÁGINAS 422-442, TABELA 27.1

46. **Resposta: C.** Demonstrou-se que a rinite alérgica é um fator de risco para o subsequente desenvolvimento de asma. Pacientes com asma quase que universalmente têm inflamação nasossinusal, embora esta possa ser subclínica. O tratamento da doença do trato respiratório superior pode melhorar a asma dos pacientes. Finalmente, a imunoterapia alérgeno-específica em pacientes com rinite pode prevenir o subsequente desenvolvimento de asma. PÁGINAS 553-554

47. **Resposta: D.** A telangiectasia hemorrágica hereditária (HHT) geralmente se desenvolve no septo nasal. Estes pacientes devem ser rastreados para malformações arteriovenosas intracranianas e pulmonares. As aberrações genéticas na HHT envolvem os genes TGF-β e VEGF. PÁGINA 497

48. **Resposta: C.** A diferenciação clínica entre sinusites aguda e crônica geralmente é feita clinicamente. Entretanto, o achado de esclerose óssea nas paredes nasais sugere um processo inflamatório crônico. PÁGINA 426

49. **Resposta: C.** A artéria etmoidal anterior se origina da artéria oftálmica na órbita e atravessa o forame etmoidal anterior para penetrar nas células etmoidais anteriores. A artéria tipicamente atravessa os etmoides em uma região bem próxima da base do crânio no teto do etmoide e marca a borda posterior do recesso frontal. PÁGINA 360

50. **Resposta: A.** O óstio natural do seio maxilar encontra-se em um plano parassagital levemente oblíquo. PÁGINA 596

51. **Resposta: C.** Um histórico de perda intermitente do olfato sugere uma doença nasossinusal inflamatória. PÁGINA 373

52. **Resposta: A.** Descongestionantes tópicos atuam através de receptores α-adrenérgicos. PÁGINA 479

53. **Resposta: D.** A maioria das bactérias existe na forma de um biofilme. (PÁGINA 537) Biofilmes parecem ser a forma de eleição da existência bacteriana, com apenas cerca de 1% das bactérias existindo na forma planctônica flutuante livre. O *Centers for Disease Control and Prevention* estima que aproximadamente 65% de todas as infecções humanas sejam causadas ou mantidas por biofilmes microbianos.

54. **Resposta: A.** Uma característica da policondrite recidivante da orelha é o padrão inflamatório de preservação dos lóbulos. PÁGINA 494

55. **Resposta: D.** A remoção da parede anterior do seio maxilar não enfraquece a integridade estrutural do terço médio da face, nem resulta em deformidade estética. Portanto, uma reconstrução não é necessária. PÁGINA 605

56. **Resposta: C.** Alergia clínica é definida pelos sintomas após exposição a um alérgeno específico. Um teste de alergia positivo não define doença alérgica. Alguns indivíduos podem demonstrar "hipersensibilidade" ou "sensibilização" nos testes, mas não possuem sintomas alérgicos. Este é um motivo pelo qual o teste de alergia deve ser realizado somente quando houver suspeita clínica de alergia. PÁGINA 452

57. **Resposta: D.** A abordagem transmaxilar anterior fornece um amplo acesso aos compartimentos anatômicos da base do crânio. PÁGINA 604

58. **Resposta: D.** Durante o EMLP, os polos anteriores das conchas médias são ressecados até a base do crânio. Uma referência anatômica valiosa para facilitar a dissecção posterior segura é o primeiro nervo olfatório (ou *filum*). Quando este é alcançado, nenhuma ressecção posterior adicional das conchas médias deve ser realizada. PÁGINA 684

59. **Resposta: D.** A artéria esfenopalatina é um ramo terminal da artéria maxilar interna. PÁGINA 503

60. **Resposta: C.** Alérgenos não padronizados, como o *Helminthosporium*, podem produzir resultados conflitantes, se múltiplas modalidades de testes forem utilizadas. Existem múltiplas variáveis que afetam os resultados dos testes com alérgenos não padronizados, especialmente os mofos. As diferenças entre fabricantes podem ser clinicamente importantes. PÁGINA 413

61. **Resposta: B.** Como discutido no capítulo sobre rinite alérgica, os fármacos mais eficazes utilizados para tratamento de rinite alérgica são os *sprays* intranasais de esteroides. PÁGINA 402

62. **Resposta: C.** A imagem dos seios paranasais é apropriada na sinusite aguda complicada. CT é o exame de imagem de eleição. Radiografias simples têm valor limitado na medicina contemporânea. PÁGINA 516

63. **Resposta E.** O seio esfenoidal está anatomicamente relacionado com muitas estruturas e compartimentos importantes, incluindo a artéria carótida interna (não a carótida externa). PÁGINA 610

64. **Resposta: C.** Em geral, uma antrostomia via meato médio não requer ressecção da concha média nem ruptura da concha inferior. A célula de *Agger Nasi* não obstrui o acesso ao seio maxilar. No entanto, a visualização do óstio maxilar natural geralmente requer remoção de, pelo menos, parte do processo uncinado. PÁGINA 598

65. **Resposta: B.** Neste cenário, um paciente com comprometimento imune desenvolve alguns dos sintomas cardinais da sinusite fúngica invasiva. O manejo apropriado inclui uma CT dos seios paranasais e uma endoscopia nasal diagnóstica realizada pelo otorrinolaringologista. Se uma sinusite fúngica for diagnosticada e houver suspeita de extensão para regiões além dos seios paranasais, a MR pode delinear a extensão da doença. PÁGINAS 512-513

66. **Resposta: D.** O controle conservador de infecção aguda do trato respiratório superior inclui solução salina, descongestionantes e analgésicos. O curso clínico típico irá durar 1 semana, com alguns sintomas persistindo por até 1 mês. Com base no tempo da enfermidade, este paciente provavelmente possui uma rinossinusite viral, e um tratamento sintomático contínuo é recomendado. PÁGINA 517

67. **Resposta: B.** Mucina eosinofílica é composta de eosinófilos, mucina e cristais de Charcot-Leyden, que são um produto dos eosinófilos. Hifas fúngicas podem estar presentes, porém não são definidoras. PÁGINA 568

68. **Resposta: C.** Epífora é diferenciada de hipersecreção lacrimal pelo fluxo físico de lágrima pelas bochechas. Conjuntivite é caracterizada por injeção vascular e sintomas irritativos. Dacriocistite é uma inflamação do saco lacrimal que causa dor, vermelhidão e tumefação na região inferior ao canto medial. PÁGINAS 625-626

69. **Resposta: B.** Embolização para controle de epistaxe implica riscos significativos, embora complicações sejam raras. Uma limitação adicional é a impossibilidade de uma embolização segura dos vasos nutrícios provenientes da circulação carótida interna. PÁGINA 507

70. **Resposta: B.** A concha média forma o limite medial do recesso frontal. Na maioria dos casos, o óstio do seio frontal será encontrado na face lateral desta estrutura. PÁGINA 675

66 Capítulo 2: Rinologia e Alergia

71. **Resposta: C.** As exotoxinas estafilocócicas são responsáveis pela síndrome do choque térmico. PÁGINA 505

72. **Resposta E.** Todas as alternativas são cenários plausíveis em que a CT pode ajudar no controle. A CT não é indicada na sinusite aguda não complicada. PÁGINA 449

73. **Resposta: B.** Complicações orbitárias e intracranianas da sinusite bacteriana aguda são raras. A complicação mais comum é o abscesso subperiosteal orbital. PÁGINA 520

74. **Resposta: D.** Sintomas alérgicos que interferem com o sono ou afetam fatores de qualidade de vida como o desempenho escolar denotam uma doença "moderada/grave" no sistema de classificação da ARIA. PÁGINA 462

75. **Resposta: A.** Uma variedade de *sprays* nasais de esteroides comercialmente disponíveis demonstrou eficácia na redução de sintomas em pacientes com rinossinusite crônica polipoide. Alguns destes ensaios randomizados controlados por placebo demonstraram uma redução no tamanho dos pólipos nasais. Não há evidências quanto à eficácia de antibióticos, modificadores de leucotrienos ou guaifenesina. PÁGINA 588

76. **Resposta: D.** Diversas influências extrínsecas ou ambientais podem atuar como fatores de risco ou cofatores para a inflamação na CRS. O consumo de álcool felizmente não está entre eles. PÁGINA 537

77. **Resposta: B.** Quando visualizada endoscopicamente (incidência coronal) ou em imagens CT no plano axial, a parede anterior do seio esfenoidal encontra-se no mesmo plano que a parede posterior do seio maxilar. O óstio esfenoidal situa-se medialmente à concha superior. PÁGINAS 641-642

78. **Resposta: C.** As altas taxas de deiscência óssea sobre estas estruturas importantes servem como um lembrete de que o cirurgião deve ser cauteloso e utilizar uma técnica segura ao trabalhar nas proximidades destas estruturas. PÁGINA 600

79. **Resposta: A.** Em pacientes com suspeita de rinoliquorreia, a base do crânio deve ser avaliada inicialmente por uma CT de alta resolução. A imagem por MR é apropriada na suspeita de meningoencefalocele. Cisternografias podem auxiliar na localização do sítio da fístula. Uma cisternografia por radionucleotídeos é algumas vezes a única forma de confirmar uma fístula de baixo fluxo. PÁGINA 666

80. **Resposta: D.** O processo de olfação é complicado e não se baseia no pareamento específico entre o odor e o receptor. Ao invés, múltiplos receptores são ativados em vários graus por um odor específico. Esta ativação diferencial é responsável pela ampla variedade de odores percebidos. PÁGINA 373

81. **Resposta: B.** Durante uma etmoidectomia externa, a periórbita deve ser deixada intacta. A artéria etmoidal anterior está seguramente localizada na linha de sutura frontoetmoidal, a uma distância de aproximadamente 24 mm da crista lacrimal anterior. Uma dissecção de 8 mm além da artéria etmoidal posterior pode resultar em uma lesão significativa do nervo óptico. PÁGINA 609

82. **Resposta: C.** Células de Onodi volumosas podem desorientar o cirurgião, colocando estruturas anatômicas, como o nervo óptico e a carótida em risco. PÁGINA 434

83. **Resposta: C.** O grau de pneumatização do seio esfenoidal é classificado em três tipos: selar (86%), pré-selar (11%) e conchal (3%). Um seio esfenoidal do tipo selar é pneumatizado na região inferior à sela túrcica e glândula hipofisária. PÁGINA 362

84. **Resposta: C.** A maioria das fantosmias provocadas por infecções do trato respiratório superior resolver-se-á com o tempo, porém medicamentos simples, como gotas nasais de solução salina, podem ser úteis em alguns pacientes. Medicamentos neurologicamente ativos e procedimentos cirúrgicos de remoção de neurônios olfatórios são tratamentos reservados para casos refratários em circunstâncias especiais. PÁGINAS 376-377

85. **Resposta: D.** Uma variedade de fatores pode tornar os testes de suor para CF duvidosos. Entretanto, o edema cutâneo não é um deles. PÁGINA 450

86. **Resposta: B.** Bolas fúngicas são mais comuns em pacientes mais idosos. A cirurgia endodôntica na dentição maxilar pode aumentar a probabilidade de desenvolvimento de uma bola fúngica do seio maxilar. PÁGINA 567

87. **Resposta: D.** O septo membranoso é a porção do septo anterior à cartilagem quadrangular. O septo cartilaginoso forma o limite medial da válvula nasal, e o desvio septal é uma causa significativa de estreitamento da válvula nasal. PÁGINA 363

88. **Resposta: B.** A parte mais delgada da porção anterior da base do crânio é a lamela lateral da placa cribriforme e, portanto, um sítio comum de violação da base do crânio. PÁGINA 360

89. **Resposta: A.** As células horizontais e globosas basais possuem a capacidade de se diferenciarem em outros tipos de células para reparar e repor as células olfatórias perdidas. PÁGINA 372

90. **Resposta: B.** O diagnóstico de linfoma é facilitado pela obtenção de biópsias para citometria de fluxo. Isto requer tecido não fixado e, portanto, as amostras devem ser enviadas em solução salina a um laboratório de patologia. O tratamento do linfoma nasossinusal inclui quimioterapia e radioterapia, de modo que especialistas apropriados devem estar envolvidos nos cuidados destes pacientes. PÁGINA 490

91. **Resposta: B.** Alguns pacientes desenvolvem urticária e eritema cutâneo causados pela glicerina, que é utilizada como um conservante e diluente para extratos alergênicos. Neste paciente, as múltiplas pápulas de tamanho uniforme sugerem sensibilidade à glicerina. Este caso destaca o valor do uso de uma solução de glicerina como controle negativo em todos os testes cutâneos. PÁGINA 415

92. **Resposta: B.** A classificação atual da CRS diferencia entre doença polipoide e não polipoide. Uma subdivisão adicional diferencia entre inflamação eosinofílica e não eosinofílica. Existem implicações terapêuticas importantes a esta subdivisão. PÁGINA 536

93. **Resposta: D.** Um exame de imagem não está indicado na sinusite aguda não complicada. PÁGINA 422

94. **Resposta: C.** O diagnóstico definitivo de pólipos nasais requer o exame histológico de uma biópsia de tecido. No entanto, na prática, o diagnóstico geralmente é estabelecido com base no histórico e exame do paciente ou nos achados endoscópicos. O achado de doença polipoide unilateral deve levantar a suspeita de neoplasia. PÁGINA 526

95. **Resposta: C.** A importância da alergia na CRS com pólipos nasais é incerta. A alergia pode ser um fator modificador de doença, porém não é considerada uma "causa" de polipose nasal. Imunoterapia não é um tratamento comprovado para polipose nasal. Alguns pólipos nasais têm altos níveis de IgE antígeno-específico e o metabolismo desregulado de IgE desregulado pode exercer um papel na doença. PÁGINAS 530-531

96. **Resposta: C.** Fístulas liquóricas espontâneas geralmente são decorrentes de uma pressão intracraniana elevada. Pacientes com pressão intracraniana elevada podem desenvolver fístulas recorrentes tardias ou novos sítios de fístula liquórica ao longo do tempo. PÁGINA 665

97. **Resposta: A.** INF-γ é uma das citocinas características das células Th1. PÁGINA 385

98. **Resposta: C.** Tumores sólidos são hipointensos nas imagens de MR ponderadas em T2 e geralmente isointensos nas imagens em T1. Com a administração de contraste, as malignidades podem aparecer hiperintensas nas imagens ponderadas em T1. A CT não pode diferenciar com segurança os tecidos moles das secreções; no entanto, uma alta densidade na CT geralmente é um sinal de secreções espessas e densas ou de uma bola fúngica. PÁGINA 437

99. **Resposta: C.** A célula de *Agger Nasi* está intimamente relacionada com o saco nasolacrimal e com a inserção anterior da concha média à parede nasal lateral. PÁGINA 677

100. **Resposta: D.** Doenças inflamatórias dos tratos respiratórios superior e inferior, como a rinite alérgica e a asma, melhoram e pioram em paralelo. A explicação mais provável para esta conexão é que estas duas condições são manifestações separadas de uma doença inflamatória sistêmica. PÁGINA 554

101. **Resposta: B.** Rinite eosinofílica não alérgica (NARES) é uma doença inflamatória eosinofílica pouco compreendida do nariz e seios paranasais. A NARES pode ser um precursor da doença respiratória exacerbada pela aspirina. Como uma doença respiratória eosinofílica, os corticosteroides são o tratamento recomendado. PÁGINA 473

102. **Resposta: D.** Uma ausência de resposta cutânea ao controle positivo de histamina no teste de punctura sugere que os receptores histamínicos não estejam funcionando normalmente. O ofensor usual é desconhecido ou o uso anti-histamínico acidental. PÁGINA 415

103. **Resposta: B.** A rinite alérgica é caracterizada por inflamação "Th2". Haverá degranulação de mastócitos na exposição repetida ao alérgeno, não na exposição inicial. A fase tardia da resposta alérgica ocorre horas após a exposição. PÁGINA 551

104. **Resposta: D.** Cefaleia não é considerada um sintoma cardinal da sinusite crônica. As outras alternativas são. PÁGINAS 586-587

105. **Resposta: C.** Anamnese detalhada ainda é considerada a melhor maneira de estabelecer um diagnóstico de doença alérgica. Os testes apresentam um papel confirmatório. PÁGINAS 461-463

106. **Resposta: D.** A toxicidade aguda e a longo prazo dos glicocorticoides orais limitam o uso deste fármaco. Todos os efeitos colaterais listados podem resultar do uso crônico. PÁGINA 588

107. **Resposta: C.** Todos estes agentes podem ser utilizados no tratamento de AERD; no entanto, o montelucaste, um antagonista do receptor CysLT1, tem como alvo os desarranjos metabólicos primários neste processo patológico (isto é, hiperprodução de leucotrienos). PÁGINA 479

108. **Resposta: A.** De um ponto de vista clínico, o período da doença separa a sinusite fúngica aguda da crônica. Existem diversas diferenças clinicopatológicas entre estas duas condições, mas nenhuma das outras respostas fornece uma diferença distintiva. PÁGINA 558

Capítulo 2: Rinologia e Alergia **69**

109. **Resposta: D.** Os enxertos de estruturação alar suportam a porção fraca da asa nasal que contém apenas tecido fibroadiposos. A asa é a borda lateral da válvula nasal *externa*. As outras técnicas tratam o estreitamento da válvula nasal interna. PÁGINAS 619-620

110. **Resposta: C.** A SLIT quase nunca causa anafilaxia e é a opção terapêutica para pacientes que não desejam receber injeções repetidas. A eficácia relativa da SCIT *vs.* SLIT é inadequadamente estudada. A SCIT utiliza injeções a cada 1 a 4 semanas. PÁGINAS 465-466

111. **Resposta: C.** O epitélio olfatório normal não contém células caliciformes, embora estas possam estar presentes em pacientes com rinossinusite crônica. PÁGINA 367

112. **Resposta: C.** Disfunção olfatória em adultos é um problema comum, afetando até 20% das pessoas com mais de 20 anos. PÁGINA 371

113. **Resposta: C.** A grande maioria dos casos de epistaxe se origina no septo anterior. PÁGINA 501

114. **Resposta: A.** O capítulo descreve "a crista" como uma referência anatômica desprendendo-se da lâmina, que pode ser utilizada com segurança para separar os seios etmoidais posteriores superiormente e o seio esfenoidal inferiormente. PÁGINA 601

115. **Resposta: A.** Atualmente abandonado em razão do sucesso da abordagem com retalho osteoplástico ao seio frontal, o procedimento de Riedel implicava a remoção da tábua anterior do seio frontal, resultando em uma deformidade de contorno da fronte muito evidente. A alternativa B descreve um procedimento de Lothrop. A alternativa C descreve a cranialização do seio frontal. A alternativa D descreve uma obliteração frontal osteoplástica. PÁGINA 609

116. **Resposta: B.** É possível ter sensibilidade alérgica indicada pelo teste, mas sem uma hipersensibilidade clinicamente significativa a um alérgeno. PÁGINA 413

117. **Resposta: C.** O diagnóstico de AERD pode ser fortemente sugerido pelo histórico do paciente. No entanto, um diagnóstico definitivo requer a realização de um teste de provocação com aspirina (para desencadear os sinais e sintomas da doença). PÁGINAS 532-533

118. **Resposta: D.** Uma classificação anterior descrevia a célula frontal do tipo 4 como sendo uma célula etmoidal "completamente no interior do seio frontal". No entanto, por definição, uma célula fronto-etmoidal deve possuir algum componente no espaço etmoidal. A classificação de Wormald da célula do tipo 4 utiliza a altura da célula no interior do seio frontal como a principal característica distintiva. PÁGINA 677, TABELA 46.2

119. **Resposta: B.** Múltiplos ensaios clínicos falharam em demonstrar um benefício clínico do tratamento intranasal tópico com anfotericina B. PÁGINA 531

120. **Resposta: C.** Curiosamente, a rinorreia purulenta, um sintoma cardinal da sinusite aguda, é rara em pacientes com complicações intracranianas da sinusite. Cefaleia é o sintoma de apresentação mais comum, seguido por febre e alteração do estado de consciência. PÁGINA 579

121. **Resposta: A.** Foi demonstrado que os modificadores de leucotrienos *não* comprometem as respostas do teste de alergia cutânea. Os anti-histamínicos e outros medicamentos com propriedades anti-histamínicas podem enfraquecer a resposta cutânea observada no teste. Esteroides sistêmicos podem, na teoria, comprometer os resultados do teste cutâneo. PÁGINA 453

122. **Resposta: B.** Uma criança com pólipos nasais e bronquiectasia deve ser avaliada para fibrose cística. Uma dosagem de cloro no suor é a primeira etapa deste processo. PÁGINAS 489-490

123. **Resposta: B.** Todas as alternativas acima podem ser fontes potenciais de obstrução da válvula nasal; no entanto, a hipertrofia da cabeça da concha inferior é a causa mais comum. PÁGINA 364

124. **Resposta: D.** Cefaleia não é considerada um sintoma cardinal (principal) da CRS. As outras alternativas são. PÁGINA 551

125. **Resposta: B.** Este paciente é o grupo demográfico errado para JNA. O tumor está no local errado para estesioneuroblastoma. Meningiomas e tumores cerebrais primários não são tão destrutivos e não causam epistaxe. PÁGINAS 437-441

126. **Resposta: A.** Esta imagem demonstra fluido espumoso no seio maxilar esquerdo. A presença de fluido no seio em um paciente atraumático não intubado indica a presença de uma sinusite bacteriana aguda. PÁGINA 425

127. **Resposta E.** A imagem exibe um padrão de cascata característico da mucosa espessada e secreções hiperdensas, preenchendo completamente os seios e a cavidade nasal, indicando uma sinusite fúngica alérgica. Esta é uma imagem sem meio de contraste; a alta densidade das secreções não deve ser confundida com uma intensificação que pode sugerir IFS ou tumor. PÁGINA 435

128. **Resposta: D.** Há uma deiscência do osso sobrejacente à artéria carótida interna, que predispõe este paciente a uma lesão carotídea durante a cirurgia endoscópica do seio esfenoidal. As outras complicações também poderiam ocorrer, mas não há nada na imagem que colocaria o paciente em um risco acima da média. PÁGINA 434

Otorrinolaringologia Geral 3

Jonas T. Johnson, MD ▪ Shawn D. Newlands, MD, PhD, MBA, FACS

1. Quais estímulos utilizam canais iônicos para a transdução do paladar?

   A. Doce.
   B. Azedo.
   C. Salgado.
   D. Amargo.
   E. A, B, C.
   F. B, C.

2. Qual dos seguintes sintomas da rinossinusite crônica seria o menos afetado pela cirurgia endoscópica nasossinusal?

   A. Gotejamento pós-nasal.
   B. Dor facial.
   C. Hiposmia.
   D. Congestão nasal.

3. Mulher de 44 anos com diabetes apresenta um histórico de 2 dias de edema doloroso da glândula submandibular. Seus sintomas são exacerbados pelo consumo de alimentos. Material purulento é observado no ducto de Wharton. Uma CT demonstra aumento da glândula submandibular com aumento na quantidade de gordura adjacente e a presença de um sialólito intraductal de 3 mm. Sua glicemia é de 320 mg/dL. O próximo passo mais apropriado no tratamento seria:

   A. Sialoendoscopia e remoção do sialólito obstrutivo.
   B. Hospitalização, antibióticos intravenosos e massagem glandular.
   C. Antibióticos antiestafilocócicos orais, sialogogos e massagem glandular.
   D. Remoção transoral do sialólito.

4. A *Agency for Healthcare Research and Quality* (AHRQ) oferece vários recursos eficazes de cuidados à saúde para clínicos. Qual dos seguintes faz parte destes recursos?

    A. Instrumentos de qualidade de vida relacionados com a saúde.
    B. Avaliações de tecnologia em saúde.
    C. Tutoriais de metanálise.
    D. *Links* para *sites* de grupos de interesse do paciente.

5. Mulher de 45 anos é levada ao pronto-socorro com histórico de 2 dias de edema progressivo do assoalho da boca, região submandibular com consistência endurecida, trismo e dispneia. Qual dos seguintes é o próximo passo mais apropriado no tratamento?

    A. Traqueostomia acordada.
    B. Intubação endotraqueal convencional.
    C. Observação e monitoramento na unidade de terapia intensiva.
    D. Consulta com um cirurgião torácico.

6. Qual das seguintes é a etiologia mais comum da faringite aguda em crianças e adultos?

    A. Bacteriana.
    B. Viral.
    C. Fúngica.
    D. Inflamatória.
    E. Autoimune.

7. Qual a sensação gustativa mais robusta?

    A. Doce.
    B. Salgado.
    C. Azedo.
    D. Amargo.
    E. A e C.

8. Complicações graves da doença de Kawasaki incluem:

    A. Insuficiência renal aguda.
    B. Aneurisma de artéria coronária.
    C. Hemorragia pulmonar.
    D. Neuropatia ascendente.
    E. Disfunção hepática.

9. Menino de 7 anos se apresenta com um histórico de 5 semanas de uma massa na parótida. O menino foi avaliado pelo seu pediatra e completou um ciclo de 14 dias de amoxicilina sem melhora. Há uma massa flutuante de 2 cm de coloração violácea intimamente aderente à pele sobrejacente. Punção aspirativa por agulha fina (FNA) demonstrou bacilos álcool-acidorresistentes no aspirado. Resolução da doença do paciente seria alcançada com maior eficácia por:

    A. Incisão e drenagem do abscesso e cultura.
    B. Incisão e drenagem do abscesso e claritromicina.
    C. FNA, cultura e claritromicina.
    D. Parotidectomia superficial.

10. Menino de 3 anos apresenta abscesso no espaço retrofaríngeo. Qual a etiologia mais provável para este processo infeccioso?

    A. Sialadenite.
    B. Infecção do trato respiratório superior.
    C. Cárie dentária.
    D. Trauma por instrumentação cirúrgica.

11. Qual dos seguintes é a referência anatômica mais consistente para a localização do nervo facial?

    A. 1 cm lateral e inferior ao *pointer* tragal.
    B. 6 mm a 8 mm inferior à sutura timpanomastóidea.
    C. Face anterolateral do processo estiloide.
    D. Lateral ao ventre posterior do músculo digástrico.

12. Qual das seguintes afirmações é verdadeira em relação ao tratamento de distúrbios da articulação temporomandibular (TMJ)?

    A. Evidências clínicas suportam o uso de intervenção cirúrgica aberta em vez de artroscopia nos distúrbios intracapsulares da TMJ.
    B. Demonstrou-se que anti-inflamatórios não esteroides (NSAIDs) reduzem o desconforto da dor miofascial, os distúrbios intracapsulares sintomáticos e a otalgia associada à disfunção temporomandibular (TMD).
    C. Procedimentos dentários restauradores previnem a piora da TMD na presença de TMD leve.
    D. Segmentos cominutivos deslocados lateralmente em fraturas do côndilo mandibular devem ser tratados de modo conservador.

13. Homem saudável de 27 anos é internado em decorrência de febre de origem desconhecida. Na manhã seguinte, ele apresenta uma trombose na veia jugular direita, ptose, anidrose e miose. A infecção está provavelmente localizada em qual espaço cervical profundo?

    A. Espaço parafaríngeo pré-estiloide.
    B. Espaço parafaríngeo pós-estiloide.
    C. Espaço retrofaríngeo.
    D. Espaço visceral anterior.

14. Qual dos microrganismos abaixo é uma fonte comum de infecção na sialadenite bacteriana aguda?

    A. Cocos Gram-positivos.
    B. Bacilos Gram-negativos aeróbios.
    C. Bacilos Gram-negativos anaeróbios.
    D. Todas as alternativas.

15. Mulher de 81 anos se apresenta no 6º dia do pós-operatório de uma hemicolectomia com edema e sensibilidade severos na região pré-auricular direita, líquido purulento proveniente do ducto de Stensen e ausência de trismo. Além da hidratação, os antimicrobianos dirigidos contra qual microrganismo devem ser administrados?

    A. *Klebsiella pneumoniae.*
    B. *Streptococcus viridians.*
    C. *Streptococcus pyogenes.*
    D. *Staphylococcus aureus.*

16. A inervação sensitiva da articulação temporomandibular provém:

    A. Nervo facial.
    B. Nervos auriculotemporal, temporal profundo e massetérico.
    C. Nervo auricular magno.
    D. Nervo temporal superficial.

17. Mulher de 25 anos é diagnosticada com doença de Crohn. Qual manifestação oral característica da doença de Crohn poderá ser observada nesta paciente?

    A. Gengivite em "morango".
    B. Úlceras que deixam cicatrizes.
    C. Fissuras da língua.
    D. Mucosa bucal em *cobblestones*.

18. Infecções odontogênicas são mais prevalentes em qual população?

    A. Crianças.
    B. Homens idosos.
    C. Homens de meia-idade.
    D. Mulheres idosas.

19. Qual dos seguintes medicamentos demonstrou eficácia na prevenção de Mucosite relacionada com a quimioterapia?

    A. Triancinolona tópica.
    B. Palifermina.
    C. Hidroxiureia.
    D. Cefalosporina de segunda geração.

20. Qual das seguintes infecções de espaço odontogênico geralmente não possui trismo na apresentação?

    A. Infecção no espaço bucal.
    B. Infecção no espaço massetérico.
    C. Infecção no espaço temporal.
    D. Infecção no espaço pterigoide.

21. Onde estão localizados os botões gustativos?

    A. Papilas fungiformes.
    B. Papilas filiformes.
    C. Papilas foliadas.
    D. Papilas circunvaladas.
    E. A, C, D.

22. Qual das seguintes afirmações é verdadeira a respeito do pênfigo vulgar (PV)?

    A. Imunofluorescência direta exibe deposição linear de IgG e C3 ao longo da membrana basal.
    B. O envolvimento oral é raro no PV.
    C. A patogênese do PV é a perda da aderência celular causada pelo comprometimento nas proteínas desmossomais.
    D. PV não foi associado a outros distúrbios autoimunes.

23. Qual das seguintes propriedades permite que a saliva atue como um bom lubrificante e barreira contra biofilmes?

    A. Alta solubilidade.
    B. Baixa viscosidade.
    C. Alta elasticidade.
    D. Fraca aderência.

24. Qual das seguintes glândulas é responsável por grande parte da secreção salivar não estimulada?

    A. Glândulas parótidas.
    B. Glândulas salivares menores.
    C. Glândulas sublinguais.
    D. Glândulas submandibulares.

25. Qual dos seguintes atributos de um instrumento de medição da qualidade de vida relacionada com a saúde seria particularmente importante no planejamento de um estudo para avaliar o efeito de uma intervenção?

    A. Validade de construto.
    B. Confiabilidade interobservador.
    C. Validade aparente.
    D. Responsividade.

26. Qual dos seguintes é importante na avaliação da síndrome da boca ardente?

    A. Biópsia por punção da língua.
    B. Teste de contato da mucosa oral.
    C. Prova do ácido α-lipoico.
    D. Níveis séricos de ferritina e vitamina B.

27. Com base na teoria multicelular da tumorigênese, o carcinoma mucoepidermoide se origina de:

    A. Células do ducto excretor.
    B. Células acinares.
    C. Células do ducto estriado.
    D. Células do ducto intercalado.

28. O tratamento apropriado para um paciente de 18 anos com mononucleose infecciosa com um teste *monospot* positivo inclui:

   A. Repouso, hidratação, antitérmicos e analgésicos.
   B. Uma única dose de ceftriaxona intramuscular.
   C. Penicilina oral.
   D. Penicilina intravenosa.

29. Quantos tipos celulares existem em uma papila gustativa?

   A. Cinco.
   B. Um.
   C. Três.
   D. Mais de 10.

30. Qual dos seguintes antibióticos representa o tratamento empírico mais apropriado de uma infecção odontogênica?

   A. Amicacina.
   B. Clindamicina.
   C. Eritromicina.
   D. Doxiciclina.

31. Disfunções temporomandibulares (TMs) estão associadas a:

   A. Depressão.
   B. Intestino irritável.
   C. Fibromialgia.
   D. Todas as alternativas.

32. Pessoas sensíveis e insensíveis ao paladar amargo são identificadas com base na capacidade de o indivíduo perceber:

   A. Capsaicina.
   B. Álcool.
   C. Sucrose.
   D. 6-*n*-propiltiouracil (PROP).

33. Qual das seguintes afirmações em relação à parotidite recorrente juvenil é falsa?

    A. A doença tipicamente se resolve no final da adolescência.
    B. O tratamento durante episódios agudos da parotidite é similar ao da sialadenite bacteriana aguda.
    C. Foi demonstrado que a ligadura do ducto de Stenon e a neurectomia timpânica são opções terapêuticas eficazes.
    D. Foi demonstrado que a sialoendoscopia com dilatação, a irrigação com solução salina ou a irrigação com esteroides melhoram os sintomas.

34. Quais células são responsáveis pela produção da secreção salivar primária?

    A. Células mioepiteliais.
    B. Células ductais.
    C. Células acinares.
    D. Células basais.

35. Qual das seguintes afirmações melhor descreve a terapia com aparelho oclusal (placa)?

    A. O tipo de aparelho é de fundamental importância.
    B. O uso do dispositivo reposiciona o disco articular deslocado ao longo do tempo.
    C. Esta terapia é eficaz para dor miofascial relacionada com as articulações temporomandibulares (TMs).
    D. Esta terapia desacelera a progressão da artrite na TMJ.

36. Qual estrutura contribui diretamente para as margens do espaço retrofaríngeo?

    A. Fáscia faringobasilar.
    B. Musculatura constritora da faringe.
    C. Fáscia bucofaríngea.
    D. Fáscia pré-vertebral.

37. Qual inserção muscular ajuda a predizer a disseminação de infecções odontogênicas para o espaço submandibular?

    A. Músculo digástrico anterior.
    B. Músculo genioglosso.
    C. Músculo milo-hióideo.
    D. Músculo estilo-hióideo.

38. Qual das glândulas salivares abaixo é a mais sensível à lesão por radioterapia?

    A. Glândulas submandibulares.
    B. Glândulas parótidas.
    C. Glândulas sublinguais.
    D. Glândulas salivares menores.

39. De acordo com as definições da Classificação Internacional de Funcionalidade, Incapacidade e Saúde (ICF) da Organização Mundial de Saúde, zumbido seria classificado como um(a):

    A. Distúrbio.
    B. Deficiência física.
    C. Incapacidade.
    D. Comprometimento.

40. Os instrumentos genéricos que medem a qualidade de vida relacionada com a saúde são geralmente divididos em três domínios. Eles são:

    A. Físico, social e psicológico.
    B. Físico, emocional e autoajuda.
    C. Físico, comportamento social, humor.
    D. Físico, interações interpessoais e vocacional.

41. Infecções odontogênicas se originam, mais frequentemente, no:

    A. Incisivo central maxilar.
    B. Incisivo lateral mandibular.
    C. Primeiro molar maxilar.
    D. Segundo molar mandibular.

42. Qual dos seguintes distúrbios pode ser confundido com erupções medicamentosas da mucosa oral, alergias de contato e lúpus?

    A. Líquen plano.
    B. Doença de Behçet.
    C. Estomatite aftosa recorrente.
    D. Granulomatose orofacial.

43. Qual das seguintes afirmações *não é* verdadeira em relação à disfunção temporomandibular (TMD)?

    A. Estudos demonstraram um processamento anormal da dor em pacientes com dor miofascial crônica.
    B. Citocinas, metaloproteinases, radicais livres e lesão de reperfusão provavelmente contribuem com a patologia intracapsular e sintomas na TMD.
    C. O disco da articulação temporomandibular tem uma zona central abundantemente neurovascular que contribui para a gênese da dor quando lesionado.
    D. Deslocamento de disco nos distúrbios intracapsulares deslocam o disco anteriormente, podendo ser seguido por redução e acompanhado por ruídos articulares, ou pode ocorrer sem redução, com ausência de ruído articular.

44. Após um teste rápido de detecção de anticorpos (RADT) para estreptococos β-hemolíticos do grupo A (GABHS) com resultado positivo em um paciente de 4 anos, qual dos seguintes é o próximo passo mais apropriado no manejo?

    A. Confirmação com cultura de GABHS em ágar sangue.
    B. Terapia sintomática.
    C. Tratamento com amoxicilina.
    D. Tratamento com azitromicina.
    E. Tratamento com acetaminofeno.

45. Em um paciente com suspeita de faringite causada pela síndrome retroviral aguda, o teste diagnóstico inicial para detecção do vírus da imunodeficiência humana (HIV) é realizado por:

    A. *Western blot.*
    B. *Southern blot.*
    C. Cultura em ágar chocolate.
    D. Ensaio imunoadsorvente ligado à enzima (ELISA).
    E. Teste *monospot.*

46. Homem de 34 anos com sialorreia e febre. Qual a fonte mais provável para o abscesso observado nesta CT?

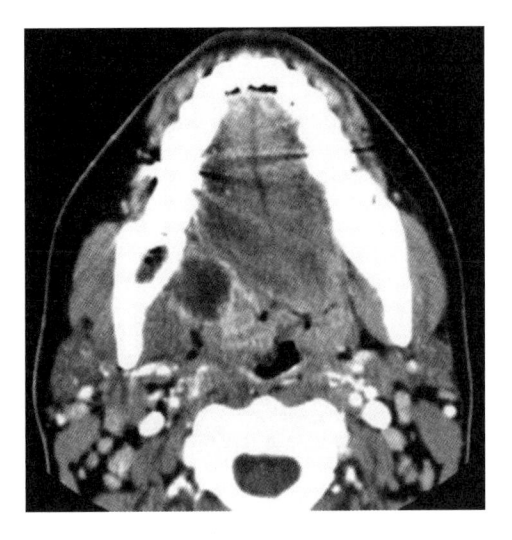

A. Hematológica.
B. Tonsilas palatinas.
C. Odontogênica.
D. Linfonodo supurativo.
E. Osteomielite.

47. Menina de 19 anos com infecção no espaço cervical profundo. Qual a complicação mais provável que deveria ser buscada por exames de imagem adicionais?

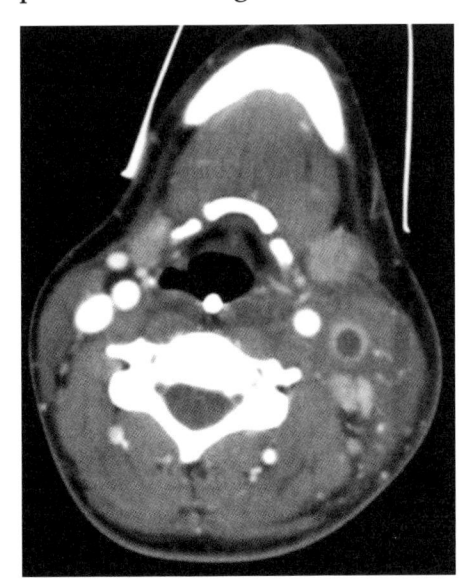

A. Abscesso retrofaríngeo.
B. Extensão para o mediastino através do espaço perigoso *(danger space)*.
C. Osteomielite.
D. Infecção intracraniana.
E. Abscesso pulmonar.

48. Paciente de 29 anos com tumefação no pescoço. O principal achado nesta CT é:

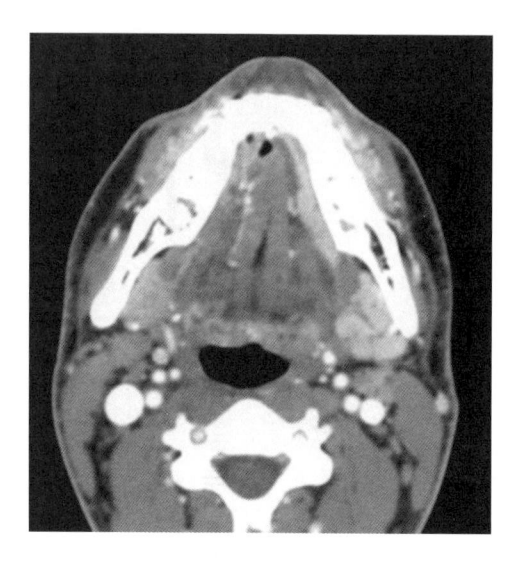

A. Sialadenite submandibular.
B. Sialadenite sublingual.
C. Sialolitíase.
D. Celulite.
E. Todas as alternativas.

49. Mulher de 68 anos com cefaleia e dor facial. Qual a causa mais provável?

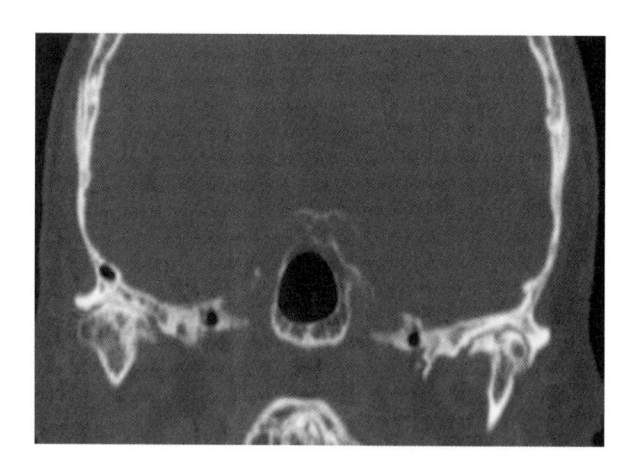

A. Sinusite.
B. Doença de Paget.
C. Espondilopatia cervical.
D. Fístula liquórica.
E. Osteoartropatia temporomandibular.

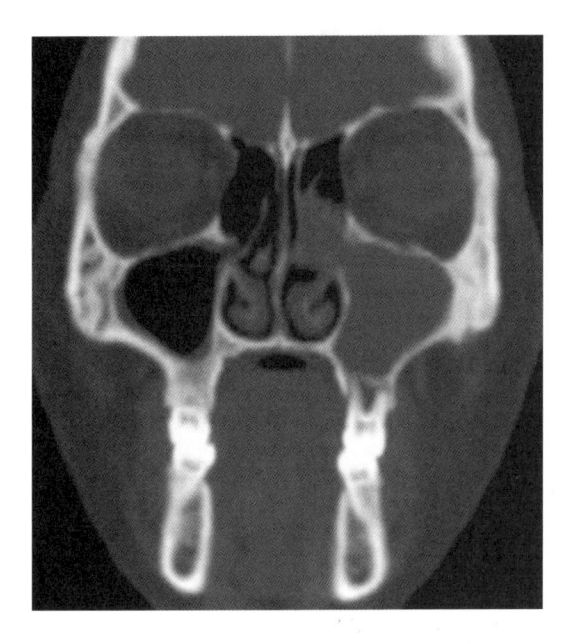

50. Mulher de 38 anos com dor nasossinusal. Qual a fonte mais provável da sinusite maxilar?

A. Odontogênica.
B. Pólipo nasal isolado.
C. Polipose nasal.
D. Fibrose cística.
E. Malignidade na cavidade nasal.

51. Homem de 48 anos saudável e não fumante com massa cervical indolor. Qual o diagnóstico mais provável?

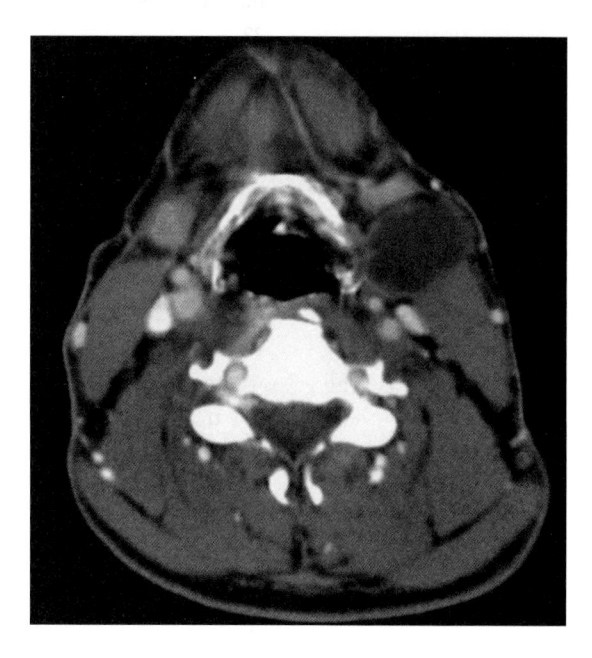

A. Cisto de fenda branquial.
B. Remanescente do ducto tireoglosso.
C. Infecção micobacteriana.
D. Abscesso bacteriano.
E. Carcinoma de células escamosas (SCC).

Respostas do Capítulo 3

1. **Resposta: F.** Sais e estímulos ácidos utilizam canais iônicos, enquanto as substâncias doces e amargas reagem com compostos proteicos. PÁGINA 730

2. **Resposta: C.** Uma série de revisões sistemáticas demonstrou, conclusivamente, que a cirurgia endoscópica nasossinusal alivia a obstrução nasal, drenagem e dor facial. Esta cirurgia tem menor efeito sobre a cefaleia e a olfação. PÁGINA 725

3. **Resposta: B.** No cenário de toxicidade aguda, hospitalização e estabilização é a primeira obrigação. A extração sialoendoscópica deste cálculo pode ser considerada após o controle da septicemia e hiperglicemia. PÁGINA 703

4. **Resposta: B.** Nos Estados Unidos, as avaliações de tecnologia em saúde são realizadas pela AHRQ para determinar o benefício ou valor adicional de novas tecnologias como base para reembolso e decisões de preços. PÁGINA 719

5. **Resposta: A.** A paciente tem angina de Ludwig. Asfixia é a principal causa de morte nesta doença e, portanto, o controle das vias aéreas é fundamental. Intubação é difícil neste cenário; tentativas de intubação podem levar à perda da via aérea e traqueostomia emergente. Drenagem cirúrgica é necessária. Observação não é apropriada. PÁGINA 808

6. **Resposta: B.** Em adultos e crianças, as infecções virais são a causa primária de faringite aguda, embora a etiologia de 30 a 40% dos casos de faringite aguda em crianças seja bacteriana, comparada a 5 a 15% em adultos. Os outros itens compõem uma pequena porcentagem dos casos. PÁGINA 757

7. **Resposta: A.** O gosto doce, presente até mesmo no útero, é o mais robusto. PÁGINA 730

8. **Resposta: B.** Morte súbita pode ser causada por aneurismas de artéria coronária relacionados com a doença de Kawasaki quando não reconhecidos e tratados. As outras alternativas não estão associadas a esta doença. PÁGINA 762

9. **Resposta: D.** Esta apresentação clínica sugere infecção por micobactéria atípica. Estes microrganismos são comumente encontrados no solo, água e alimento e transmitidos por animais domésticos e selvagens. A FNA pode ajudar a confirmar a presença de bacilos álcool-acidorresistentes. Cultura não é confiável e os antibióticos frequentemente falham, enquanto a incisão geralmente é curativa. PÁGINA 704

10. **Resposta: B.** Infecções no espaço retrofaríngeo geralmente são observadas em crianças com menos de 5 anos e resultam de infecções do trato respiratório superior que se disseminam para os gânglios de Rouvière. Estes linfáticos involuem com a idade. Em crianças maiores e adultos, um trauma pode ocasionar infecções neste espaço. Infecções salivares e dentárias não se disseminam para o espaço retrofaríngeo. PÁGINA 806

11. **Resposta: B.** O nervo facial emerge 6 a 8 mm inferiormente à sutura timpanomastóidea. O nervo encontra-se na face posterolateral do estiloide e medialmente ao *pointer* tragal. O nervo está localizado posterossuperior e distalmente ao ventre posterior do músculo digástrico. PÁGINA 694

12. **Resposta: B.** NSAIDs são a base do tratamento inicial da TMD. Não há evidências de que a odontologia restauradora agrave ou melhore a TMD. A evidência clínica que suporta qualquer abordagem específica à cirurgia das TMJs é fraca. Fraturas condilares cominutivas com deslocamento lateral representam um indicação para redução aberta. PÁGINAS 788-789

13. **Resposta: B.** O compartimento pós-estiloide aloja a bainha carotídea e os nervos cranianos IX e X. O envolvimento do gânglio simpático leva à síndrome de Horner (ptose, anidrose e miose). Infecções no espaço parafaríngeo pré-estiloide se manifestam com trismo, protrusão medial da parede faríngea e toxicidade sistêmica. Os espaços retrofaríngeo e visceral anterior não envolvem as estruturas afetadas. PÁGINA 809

14. **Resposta: D.** Historicamente, o *Staphylococcus aureus* era o microrganismo mais comumente encontrado na sialadenite bacteriana aguda. Mais recentemente, infecções polimicrobianas, incluindo bacteroides e microrganismos produtores de β-lactamase, foram observadas. PÁGINA 703

15. **Resposta: D.** O paciente descrito tem parotide aguda, que é comum em pacientes no pós-operatório. A bactéria envolvida quase sempre é o *Staphylococcus aureus*. PÁGINA 810

16. **Resposta: B.** Os nervos auriculotemporal, temporal profundo e massetérico são ramos do nervo mandibular (V3). O nervo facial é um nervo motor. O nervo temporal superficial é um ramo do nervo auriculotemporal direcionado à porção anterolateral do escalpo. O nervo auricular magno se origina no plexo cervical (C2-C3) e inerva a bainha sobre a parótida, a mastoide e o pavilhão auricular. PÁGINA 783

17. **Resposta: D.** Quarenta por cento dos pacientes com doença de Crohn têm sintomas orais na apresentação, incluindo mucosa bucal em *cobblestone*, queilite angular e ulcerações lineares profundas no sulco gengivo-bucal. Gengivite em morango é uma manifestação da granulomatose com poliangeíte. Úlceras que se resolvem com cicatrização são típicas da doença de Behçet. PÁGINA 747

18. **Resposta: C.** Infecções odontogênicas atingem seu pico na terceira e quarta décadas de vida. Não possuem preferência de gênero. PÁGINA 770

19. **Resposta: B.** Palifermina é um fator de crescimento de queratinócitos recombinante humano-1, que supostamente oferece proteção à mucosa por indução de hiperplasia epitelial. A triancinolona trata os sintomas da estomatite. A hidroxiureia pode causar mucosite. Cefalosporinas são antibióticos, não sendo úteis neste cenário. PÁGINA 738

20. **Resposta: A.** Os espaços massetérico, temporal e pterigoide alojam os músculos mastigatórios maiores, que podem sofrer espasmo com a infecção. Isto não ocorre no espaço bucal. PÁGINAS 773-774

21. **Resposta: E.** Os botões gustativos estão contidos nas papilas fungiformes, foliadas e circunvaladas. As papilas filiformes não são gustativas. PÁGINA 729

22. **Resposta: C.** PV é uma doença bolhosa mucocutânea autoimune causada pela ação de anticorpos IgG contra as desmogleínas 3 e 1, resultando em perda de aderência celular. O envolvimento oral é observado em 90% dos pacientes, e o PV está associado a distúrbios autoimunes, como a artrite reumatoide e o lúpus eritematoso sistêmico. Imunofluorescência direta exibe depósitos *intracelulares* de IgG e C3. PÁGINA 745

Capítulo 3: Otorrinolaringologia Geral

23. **Resposta: C.** A mucina tem uma alta elasticidade, alta viscosidade, baixa solubilidade e forte aderência, propriedades que aumentam a lubrificação. PÁGINA 697

24. **Resposta: D.** O fluxo salivar diário médio é de 1.000 a 1.500 mL. As glândulas parótidas produzem cerca de 20%, enquanto o par de glândulas submandibulares produz em torno de 65%, e as glândulas sublinguais cerca de 8%. PÁGINA 698

25. **Resposta: D.** A responsividade de um instrumento indica a extensão em que mudanças no valor se correlacionam com mudanças verdadeiras na condição. Validade é a extensão em que um instrumento mede o que alega medir. A confiabilidade é uma medida de reprodutibilidade dos resultados. PÁGINA 723

26. **Resposta: D.** Não existe uma característica clínica, um achado patológico ou uma resposta medicamentosa que seja diagnóstico da síndrome da boca ardente. Visto que não exista um tratamento para este distúrbio, é importante a avaliação para um diagnóstico alternativo como deficiência nutricional de ferro ou vitaminas B. PÁGINA 753

27. **Resposta: A.** As células do ducto excretor podem originar o carcinoma mucoepidermoide ou, talvez, o carcinoma de células escamosas. As células do ducto intercalado supostamente originam o adenoma pleomórfico, o tumor de Warthin e o adenocarcinoma. PÁGINA 697

28. **Resposta: A.** O tratamento da mononucleose é de suporte. Farmacoterapia antibacteriana não é útil nesta infecção viral. Dados clínicos não suportam o uso de aciclovir na mononucleose aguda, apesar da boa atividade virológica demonstrada por este fármaco contra o vírus Epstein-Barr. PÁGINA 763

29. **Resposta: C.** O tempo de vida de uma célula gustativa é de, aproximadamente, 10 dias. A papila gustativa contém células sensitivas, células de suporte e células basais. À medida que as células sensitivas morrem, as células basais se diferenciam em novas células receptoras. PÁGINA 730

30. **Resposta: B.** As bactérias prevalentes nas infecções odontogênicas são os cocos Gram-positivos anaeróbios e os bacilos Gram-negativos anaeróbios. A escolha empírica habitual é a clindamicina ou a amoxicilina-clavulanato. Amicacina, eritromicina e doxiciclina não são muito eficazes contra bactérias anaeróbias. PÁGINA 779

31. **Resposta: D.** Depressão, intestino irritável e fibromialgia estão associados à TMD. Trauma à articulação também está associado à TMD. PÁGINA 782

32. **Resposta: D.** Pessoas sensíveis ao gosto amargo podem ser diferenciadas das insensíveis com base na capacidade de perceber o PROP. Comparados aos hipersensíveis, os insensíveis experimentam sensações menos negativas (p. ex., amargura) e mais positivas (p. ex., doçura) de certos alimentos e bebidas, como o álcool. PÁGINA 731

33. **Resposta: C.** Este problema idiopático, porém difícil, algumas vezes é autolimitante, mas quando ativo causa um tremendo transtorno para o paciente e seus familiares. Tentativas em utilizar a ligadura do ducto e neurectomia falharam em produzir bons resultados. PÁGINAS 707-708

34. **Resposta: C.** As células acinares produzem secreções serosas, que são ricas em proteínas. As células mioepiteliais contribuem com o deslocamento da saliva em direção ao ducto excretor. As células basais são capazes de se diferenciar em epitélio ductal. PÁGINA 697

35. **Resposta: C.** A utilidade das placas nos distúrbios da articulação temporomandibular é a melhora da dor facial e proteção da dentição contra os hábitos parafuncionais (bruxismo). As placas não reposicionam o disco nem impedem a progressão da doença degenerativa ou inflamatória. PÁGINA 788

36. **Resposta: C.** O espaço retrofaríngeo localiza-se medialmente à bainha carotídea, anteriormente ao espaço perigoso (*danger space*) e posteriormente à fáscia bucofaríngea. Os músculos constritores encontram-se anteriormente à fáscia bucofaríngea, e a fáscia pré-vertebral é a margem posterior do espaço perigoso. A fáscia faringobasilar localiza-se anteriormente à musculatura visceral. PÁGINA 797

37. **Resposta: C.** Muitas infecções odontogênicas se disseminam, inicialmente, para o espaço sublingual a partir dos dentes mandibulares. Somente infecções dentárias dos segundos e terceiros molares, cujas raízes se estendem para a região distal da linha milo-hióidea da mandíbula, geralmente se disseminam diretamente para o espaço submandibular. PÁGINA 774

38. **Resposta: B.** As glândulas parótidas são mais suscetíveis à lesão por radiação. A lesão é grave quando exposta a uma dose de 20Gy a 30Gy. PÁGINA 711

39. **Resposta: D.** Zumbido geralmente é considerado um comprometimento. Quando grave, pode ser considerado uma deficiência física que impede que um indivíduo conduza sua vida ou, para alguns, uma incapacidade que resulta em uma restrição no desempenho de algumas ou todas as tarefas da vida. PÁGINA 179, VEJA FIGURA 49.1

40. **Resposta: A.** A essência da avaliação da qualidade de vida relacionada com a saúde é a percepção de que os bens-estares físico, emocional (psicológico) e social são fatores que afetam a satisfação com a vida. PÁGINA 718

41. **Resposta: D.** Em adultos, a maioria das infecções se origina nos molares mandibulares. Crianças apresentam poucas infecções odontogênicas, porém estas são mais propensas a ocorrerem nos dentes maxilares. PÁGINA 770

42. **Resposta: A.** Erupções medicamentosas, líquen plano, reações alérgicas a materiais dentais restaurativos, doença do enxerto contra o hospedeiro e lúpus discoide podem causar lesões liquenoides. As outras alternativas causam úlceras aftosas orais e, no caso de granulomatose orofacial, aumento de volume nos lábios e obstrução linfática. PÁGINA 751

43. **Resposta: C.** Trauma aos tecidos retrodiscais vasculares e ricamente inervados pode causar efusão e dor. O disco central é fino e avascular. Várias teorias quanto à fisiopatologia da TMD levam em consideração os radicais livres, as citocinas, as metaloproteinases e as lesões de reperfusão. Desvio da mandíbula em direção ao sítio afetado sem ruídos articulares é um sinal de deslocamento de disco sem redução. PÁGINA 784

44. **Resposta: C.** Em razão do tempo necessário para a obtenção de cultura e o desejo de tratar as infecções por GABHS para prevenir complicações tardias de cardiomiopatia reumática, recomenda-se a realização do RADT na consulta inicial com tratamento imediato com amoxicilina de pacientes com resultados positivos e que não sejam alérgicos a este antibiótico. Pacientes alérgicos à penicilina podem ser tratados com azitromicina. PÁGINA 759

45. **Resposta: D.** O teste inicial para o diagnóstico de infecção aguda pelo HIV é o ELISA, seguido pela análise por *Western blot* para confirmação. Os vírus não podem ser cultivados em ágar chocolate; este meio é utilizado para o crescimento de bactérias respiratórias exigentes. O teste *monospot* é realizado para detecção do vírus Epstein-Barr. PÁGINA 764

46. **Resposta: C.** Abscessos que se originam ao longo de uma superfície mandibular provavelmente têm uma fonte odontogênica. Neste caso, uma cavidade dentária não cicatrizada confirma uma extração recente. Embora a tonsila esteja inflamada, este não é o local habitual de disseminação para um abscesso peritonsilar. Não existem linfonodos neste local. PÁGINA 773

47. **Resposta: E.** Esta imagem demonstra tromboflebite jugular A complicação mais provável é a síndrome de Lemierre (abscessos pulmonares causados por êmbolos originados de uma tromboflebite jugular). Embora haja edema no espaço retrofaríngeo, não há abscesso naquele local e, portanto, o espaço perigoso não está em risco. Infecção intracraniana e osteomielite seriam observadas com menor frequência neste cenário. PÁGINAS 804-805

48. **Resposta: E.** Esta CT exibe um cálculo alojado na *puncta* do ducto de Wharton, causando aumento de volume e realce acentuado das glândulas sublinguais e submandibulares. Aumento na quantidade de gordura adjacente e espessamento do músculo platisma são indicadores de celulite. PÁGINA 708

49. **Resposta: E.** Esta CT coronal exibe um estreitamento acentuado de ambas as articulações temporomandibulares (TMs), com osteófitos volumosos e remodelamento da fossa glenoide. A base do crânio está intacta e o crânio está normal. Não há sinusite nesta incidência limitada dos seios esfenoides. Doenças das TMs são uma causa frequentemente negligenciada de dor facial. PÁGINA 785

50. **Resposta: A.** O osso erodido sobrejacente ao abscesso apical torna uma fonte odontogênica mais provável. Polipose nasal e fibrose cística afetariam ambos os lados. O pólipo nasal é secundário à infecção odontogênica. PÁGINA 772

51. **Resposta: A.** Esta é uma localização clássica para um cisto de fenda branquial; porém, em um adulto, uma massa cervical cística nesta localização é provavelmente um SCC, geralmente originado a partir de um carcinoma primário de orofaringe. Esta não é a localização adequada para um remanescente do ducto tireoglosso, e a faixa etária também não é a habitual para uma infecção micobacteriana. A gordura adjacente não apresenta o padrão inflamatório habitualmente associado a um abscesso. PÁGINA 1902

4 Laringologia

Milan R. Amin, MD ▪ Michael M. Johns III, MD ▪ Clark A. Rosen, MD

1. Qual *não* é um componente da lâmina própria da prega vocal?

    A. Camada média.
    B. Camada superficial.
    C. Músculo vocal.
    D. Camada profunda.

2. Paciente com disfagia e disartria é encaminhado para você. Este paciente demonstra um reflexo faríngeo e um reflexo de abertura da mandíbula acentuado, uma língua espástica e labilidade emocional. Qual dos seguintes termos se refere a esta constelação de sintomas?

    A. Esclerose lateral amiotrófica (ALS).
    B. Paralisia bulbar.
    C. Paralisia pseudobulbar.
    D. Botulismo provocado por alimento enlatado de modo inadequado.

3. Em essência, qual a função da fonoterapia?

    A. Fortalece as pregas vocais.
    B. Equilibra os sistemas de respiração, fonação e ressonância.
    C. Instrui os pacientes sobre boa higiene vocal.
    D. Ensina os pacientes a não gritar.

4. A avaliação para um novo diagnóstico de paralisia de prega vocal rotineiramente não inclui:

    A. CT.
    B. Eletromiografia laríngea (LEMG).
    C. Estudo da deglutição.
    D. Sorologia.

5. A presença de disfagia para comprimidos e ausência de disfagia com alimentos sólidos sugere uma alteração em qual fase da deglutição?

   A. Antecipatória.
   B. Orofaríngea.
   C. Faríngea.
   D. Esofágica.
   E. Gástrica.

6. Qual dos seguintes tipos de *laser* não pode ser utilizado nos modos de contato e sem contato?

   A. KTP.
   B. CO_2.
   C. Método de fornecimento de Omniguide™.
   D. PDL.
   E. *Thulium*.

7. A utilização de uma válvula fonatória Passy-Muir é contraindicada na presença de:

   A. Disfunção cognitiva.
   B. Presença de um tubo de traqueostomia com *cuff*.
   C. Obstrução da via aérea superior.
   D. Estenose traqueal grave.
   E. Todas as alternativas.

8. Qual das seguintes é a causa mais comum de paralisia unilateral de prega vocal (UVFP)?

   A. Câncer de pulmão.
   B. Lesão iatrogênica.
   C. Causa idiopática.
   D. Intubação endotraqueal.
   E. Infecções.

9. O sítio mais comumente afetado na sarcoidose laríngea é:

   A. Região pós-cricoide.
   B. Subglote.
   C. Glote.
   D. Supraglote.
   E. Comissura anterior.

10. Quais dos músculos abaixo *não* é um músculo intrínseco da laringe?

    A. Interaritenóideo.
    B. Cricoaritenóideo lateral.
    C. Tireo-hióideo.
    D. Tireoaritenóideo.

11. Quais são as três partes que compõem qualquer programa de fonoterapia?

    A. Controle do refluxo laringofaríngeo, aumento da hidratação e orientações para evitar os gritos.
    B. Aumento da higiene vocal, redução de fonotrauma e aumento da produção vocal coordenada.
    C. Relaxamento, apoio respiratório e articulação.
    D. Aconselhamento psicossocial, aumento da hidratação e aumento do repouso vocal.
    E. Redução da higiene vocal, aumento do fonotrauma e redução da produção vocal equilibrada.

12. Qual das alternativas abaixo melhor descreve a injeção de toxina botulínica?

    A. Pode ser utilizada apenas para a glândula parótida.
    B. É uma intervenção única eficaz para sialorreia.
    C. Pode ser injetada com segurança sob orientação ultrassonográfica.
    D. Deve ser utilizada como uma terapia de primeira linha para sialorreia leve.

13. Qual a alternativa incorreta com respeito aos nódulos das pregas vocais?

    A. São bilaterais.
    B. Causam mínima alteração da onda mucosa.
    C. Requerem excisão cirúrgica.
    D. São razoavelmente simétricos.
    E. Resolvem-se com repouso vocal/fonoterapia.

14. Qual das seguintes é uma complicação potencial da laringoplastia de injeção com paciente apregado?

    A. Injeção muito superficial na prega vocal.
    B. Falha em corrigir completamente a fenda glótica.
    C. Formação de hematoma na prega vocal.
    D. Injeção de material muito lateralmente no espaço paraglótico.
    E. Todas as alternativas.

15. Qual dos seguintes aspectos histológicos pode ser incluído no diagnóstico de esôfago de Barrett?

    A. Metaplasia intestinal.
    B. Mucosa colunar.
    C. Displasia.
    D. Cílios imóveis.
    E. Leucoplasia.

16. Qual o tratamento de primeira linha para papilomatose respiratória recorrente?

    A. Remoção cirúrgica.
    B. Cidofovir inalado.
    C. Dose excessivamente alta de esteroides.
    D. Azatioprina.
    E. Radioterapia.

17. Qual músculo laríngeo é bilateralmente inervado?

    A. Tireoaritenóideo.
    B. Interaritenóideo.
    C. Cricotireóideo.
    D. Cricoaritenóideo lateral.
    E. Cricoaritenóideo posterior.

18. O que é o formante do cantor?

    A. É a junção do terceiro, quarto e quinto formantes, que amplificam as frequências sonoras harmônicas entre 2.800 e 3.500 Hz.
    B. É a junção do terceiro, quarto e quinto formantes, que amplificam as frequências sonoras harmônicas entre 1.000 e 2.500 Hz.
    C. É a junção do primeiro, segundo e terceiro formantes, que amplificam as frequências sonoras harmônicas entre 1.000 e 2.500 Hz.
    D. É a junção do primeiro, segundo e terceiro formantes, que amplificam as frequências sonoras harmônicas entre 2.800 e 3.500 Hz.

19. Qual das alternativas abaixo *não* é uma contraindicação para a traqueostomia percutânea?

    A. Artéria inominada alta.
    B. Índice de massa corporal (BMI) > 30.
    C. Grande massa cervical mediana.
    D. Via aérea desprotegida.
    E. Incapacidade de palpar a cartilagem cricoide.

20. Qual distúrbio de voz seria o menos sensível à fonoterapia?
    A. Disfonia por tensão muscular primária.
    B. Disfonia por tensão muscular secundária.
    C. Nódulos.
    D. Afonia funcional.
    E. Distúrbio do movimento paradoxal das pregas vocais.

21. Qual das alternativas abaixo é verdadeira com respeito aos exames diagnósticos do refluxo laringo-faríngeo (LPR)?
    A. pHmetria de 24 horas com dupla sonda é altamente eficaz para a identificação daqueles com refluxo ácido.
    B. Presença de esofagite na esofagoscopia é necessária para diagnóstico de LPR.
    C. Uma resposta positiva à terapia de supressão ácida é diagnóstico de LPR.
    D. Um índice de sintomas de refluxo (RSI) de 20 é diagnóstico de LPR.
    E. Demonstração de pressões anormais do esfíncter esofágico inferior (LES) na manometria é diagnóstico de LPR.

22. Qual das seguintes alternativas *não* é rotineiramente incluída nas opções de tratamento da paralisia bilateral das pregas vocais?
    A. Traqueostomia.
    B. Lateralização da sutura.
    C. Injeções de toxina botulínica.
    D. Aumento volumétrico de pregas vocais.
    E. Cordotomia transversa.
    F. Aritenoidectomia.

23. Qual afirmação está *incorreta* em relação à cirurgia de *microflap* de prega vocal?
    A. Uma abordagem cirúrgica conservadora para patologia benigna da submucosa.
    B. Envolve a remoção completa da mucosa da prega vocal para o tratamento de Disfonia.
    C. Precisão cirúrgica e paciência são necessárias.
    D. Microinstrumentação com várias angulações está envolvida.
    E. Infusão de salina ou epinefrina na submucosa pode ajudar com a elevação do *microflap*.

24. Você foi repetidamente consultado para a ocorrência de pneumonia aspirativa em pacientes hospitalizados por tempo prolongado em um estabelecimento de cuidados a longo prazo. Qual das seguintes alternativas pode ser considerada?
    A. Reunir-se com o responsável pelo estabelecimento para discutir estratégias de controle de infecções.
    B. Reunir-se com o responsável do estabelecimento para discutir a formação de uma equipe de disfagia.
    C. Oferecer-se para ensinar os enfermeiros e terapeutas respiratórios sobre a função da deglutição.
    D. B e C.
    E. Eliminar líquidos leves da dieta de todos os residentes.

25. A função de deglutição de um paciente de 45 anos não retornou após 12 meses de seu AVE. Este paciente depende de traqueostomia e sofre de aspiração severa. Ele possui uma gastrostomia endoscópica percutânea e deseja receber alta para ir para casa. Qual das seguintes alternativas é, provavelmente, a mais apropriada para este paciente?

   A. Separação laringotraqueal.
   B. Colocação de um *stent* laríngeo, trocando-o mensalmente.
   C. Substituição do tubo de traqueostomia por um tubo com *foam cuff*.
   D. B e C. Dar alta hospitalar sem qualquer intervenção.
   E. Alta hospitalar sem nenhuma intervenção.

26. O que conota sucesso na fonoterapia?

   A. Redução do tamanho da lesão.
   B. Retorno às capacidades vocais funcionais.
   C. Voz com uma melhor sonoridade.
   D. Voz com uma sensação melhor.
   E. Um paciente feliz.

27. Qual das seguintes alternativas é verdadeira a respeito dos sais biliares?

   A. Sais biliares são incapazes de causar inflamação epitelial.
   B. Sais biliares são inativados em baixo pH.
   C. Sais biliares são inativados em pH alto.
   D. Sais biliares podem penetrar nas células epiteliais laríngeas em pH ácido e neutro e induzir lesão.
   E. Sais biliares são produzidos pelo tecido de revestimento do estômago.

28. Os sinais comumente associados ao refluxo laringofaríngeo (LPR) incluem:

   A. Rinorreia anterior.
   B. Granuloma laríngeo posterior.
   C. Paralisia das pregas vocais.
   D. Osteófitos cervicais.
   E. Atrofia das pregas vocais.

29. Estroboscopia possibilita a avaliação dos seguintes fatores, *exceto:*

   A. Fechamento das pregas vocais.
   B. Mobilidade das pregas vocais.
   C. Flexibilidade das pregas vocais.
   D. Nível da prega vocal durante a fonação.
   E. Patologia na camada subepitelial da prega vocal.

30. Qual das seguintes afirmações se aplica ao tubo de Hunsaker?

    A. Fornece excelente exposição para a cirurgia microlaríngea.
    B. É seguro contra o *laser*.
    C. Está associado a uma baixa taxa de complicação.
    D. É versátil.
    E. Todas as alternativas.

31. Em paciente disfágico previamente submetido a um tratamento para câncer laríngeo avançado, o comprometimento da elevação laringo-hióidea seria mais facilmente detectado por:

    A. Videofluoroscopia da deglutição (VFSS).
    B. Manometria de alta resolução.
    C. Videoendoscopia da deglutição (FEES).
    D. Avaliação clínica da deglutição à beira do leito.
    E. Imagem em banda estreita.

32. Qual músculo um cantor utiliza para manter as pregas vocais aproximadas ao utilizar um mecanismo de voz de peito?

    A. Tireoaritenóideo.
    B. Interaritenóideo.
    C. Cricoaritenóideo lateral.
    D. Cricotireóideo.
    E. Tireo-hióideo.

33. Qual das seguintes alternativas é a mais descritiva do anel esofágico B?

    A. Estreitamento da mucosa na junção gastroesofágica geralmente associado à hérnia hiatal.
    B. Um espessamento do músculo do esfíncter esofágico inferior (LES).
    C. Traquealização esofágica.
    D. O estreitamento no esôfago inferior associado ao diafragma.
    E. Um estreitamento da mucosa, localizado no esfíncter esofágico superior.

34. Homem de 67 anos com distúrbio neuromuscular progressivo requer uma traqueostomia permanente. O cirurgião responsável irá utilizar a técnica descrita por Eliachar. Qual das seguintes afirmações é verdadeira?

   A. A técnica envolve a separação laringotraqueal completa por meio da sutura da traqueia subcricoide e exteriorização do restante da traqueia.
   B. A técnica envolve a remoção da porção anterior dos anéis traqueais 2, 3, 4 e 5 para criar uma grande abertura, que é improvável de fechar.
   C. A técnica envolve a sutura de um retalho traqueal de base superior ao retalho cutâneo superior e sutura das bordas traqueais inferior e lateral ao retalho cutâneo inferior.
   D. A técnica requer um número de etapas menor do que a traqueostomia cirúrgica padrão e cicatriza mais rapidamente, geralmente, em 5 a 7 dias.
   E. Nenhuma das alternativas.

35. Uma dica útil para evitar o aprisonamento do tubo endotraqueal (ETT) nas cartilagens aritenoides durante a intubação com fibra óptica é:

   A. Posicionar o bisel do ETT *para baixo* no endoscópio de fibra óptica nas intubações orais e *para cima* nas intubações nasais.
   B. Posicionar o bisel do ETT *para cima* no endoscópio de fibra óptica nas intubações orais e *para baixo* nas intubações nasais.
   C. Cortar o bisel do ETT *antes* de sua colocação.
   D. Girar o endoscópio de fibra óptica *antes* de avançar o tubo endotraqueal através da laringe.
   E. Estender o tubo endotraqueal além da ponta do endoscópio *antes* de entrar na laringe.

36. Em um estudo de ingestão de bário modificado, a epiglote não inverte durante a fase faríngea da deglutição. Qual das seguintes alternativas esta ocorrência sugere?

   A. Paresia das pregas ariepiglóticas.
   B. Atraso faríngeo.
   C. Preenchimento preferencial de apenas um seio piriforme.
   D. Fraqueza na base da língua.
   E. Acalasia esofágica.

37. Paciente demonstra aspiração *após* um estudo de bário modificado. Isto poderia ser o resultado de:

   A. Elevação hiolaríngea inadequada.
   B. Incompetência glótica.
   C. Mastigação incompleta.
   D. Fechamento labial reduzido.
   E. Mobilidade da língua reduzida.

38. Qual dos seguintes mecanismos *não* é utilizado para manipular a fonte vibratória na produção da voz?

    A. Pressão subglótica.
    B. Aproximação das pregas vocais.
    C. Tensão tireo-hióidea.
    D. Tensão das pregas vocais.
    E. Tensão da língua.

39. Sequelas da radioterapia da laringe incluem:

    A. Mucosas eritematosa e edemaciada.
    B. Redução na depuração de secreções pela mucosa.
    C. Redução na vibração da mucosa fonatória.
    D. Redução na amplitude de movimento da prega vocal.
    E. Todas as alternativas.

40. Espasmo esofágico distal é caracterizado por:

    A. Contrações não peristálticas de baixa amplitude.
    B. Contrações peristálticas de baixa amplitude.
    C. Contrações não peristálticas de amplitude normal ou alta.
    D. Contrações peristálticas de amplitude normal ou alta.
    E. Aperistalse com contrações de baixa amplitude.

41. Nossa capacidade para deglutir com segurança diferentes consistências e volumes de alimentos e líquidos é fundamentada em:

    A. Resposta autônoma.
    B. Resposta involuntária.
    C. Resposta motora com padrão definido.
    D. Resposta voluntária.
    E. Processamento cognitivo.

42. Homem de 67 anos com câncer terminal de pulmão não consegue se alimentar em decorrência da aspiração. Ele gostaria de poder se alimentar. O exame demonstra paralisa de prega vocal esquerda. Qual das seguintes é provavelmente a recomendação mais apropriada?

    A. Colocar o paciente em dieta zero e inserir uma sonda nasogástrica.
    B. Recomendar a separação laringotraqueal.
    C. Visto que o paciente seja terminal, nenhum tratamento é necessário.
    D. Aumento volumétrico das pregas vocais.
    E. Radioterapia direcionada.

43. A taxa de falha de intubações e subsequente controle cirúrgico da via aérea no pronto-socorro é aproximadamente entre:

    A. 0 e 0,5%.
    B. 0,5 e 1%.
    C. 1 e 1,5%.
    D. 1,5 e 2%.
    E. 2 e 2,5%.

44. Paciente com doença de Parkinson é encaminhado para você para tratamento de hipofonia. No exame, você observa arqueamento das pregas vocais. O próximo passo apropriado incluiria:

    A. Encaminhamento para colocação de um estimulador cerebral profundo.
    B. Encaminhamento para LSVT *(Lee Silverman Voice Therapy)*.
    C. MRI.
    D. Estudo do sono.
    E. Avaliação audiológica.

45. Qual das seguintes afirmações é correta em relação à queratose de prega vocal?

    A. Mudança no tamanho e natureza da queratose deve induzir a realização de uma excisão cirúrgica.
    B. Eritroplasia é um prognóstico mais desfavorável que a leucoplasia.
    C. Leucoplasia é um prognóstico mais desfavorável que a eritroplasia.
    D. Todas as lesões queratóticas devem ser completamente removidas cirurgicamente em todas as ocasiões.
    E. Observação é apropriada, pois este é um processo unicamente benigno.

46. Qual das seguintes *não* é uma das bactérias causadoras mais comuns da laringite bacteriana?

    A. *Haemophilus influenzae*.
    B. Espécies de *Staphylococcus*.
    C. *Klebsiella pneumoniae*.
    D. Espécies de *Streptococcus*.
    E. Espécies de *Enterococos*.

47. A fonoterapia geralmente requer:

    A. 1 a 2 sessões de fonoterapia indireta, e 4 a 6 sessões de fonoterapia direta.
    B. 4 a 6 sessões de fonoterapia indireta, e 1 a 2 sessões de fonoterapia direta.
    C. 12 sessões semanais.
    D. 6 sessões de fonoterapia indireta.
    E. 6 sessões de fonoterapia direta.

48. Qual das seguintes alternativas melhor descreve o uso de mitomicina como um adjuvante da cirurgia das vias aéreas?

   A. É comumente utilizada somente na cirurgia endoscópica.
   B. Tem seu uso indicado em virtude de sua capacidade de promoção da maturação fibroblástica.
   C. Demonstrou ser benéfica em um ensaio prospectivo controlado.
   D. Antecedeu seu uso na oftalmologia.
   E. É aprovada pela FDA.

49. Qual das seguintes alternativas é uma abordagem para injeção nas pregas vocais?

   A. Abordagem tireo-hióidea.
   B. Abordagem por via oral.
   C. Abordagem por cartilagem transtireóidea.
   D. Abordagem trans-cricotireóidea.
   E. Todas as alternativas.

50. Você é consultado para avaliar dificuldades na deglutição em homem de 86 anos com demência avançada. Quais fatores devem influenciar suas recomendações?

   A. Evidência de resultados para pacientes com demência e disfagia.
   B. O serviço de saúde e o número de episódios de pneumonia aspirativa.
   C. Objetivos do tratamento, como expressados por seus familiares.
   D. Todas as alternativas.

51. A sensação de pressão na via aérea superior é primariamente mediada pelo:

   A. Nervo laríngeo superior (SLN).
   B. Nervo laríngeo recorrente.
   C. Nervo glossofaríngeo.
   D. Nervo alveolar inferior.
   E. Plexo faríngeo.

52. Qual das seguintes afirmações melhor descreve a estimulação elétrica neuromuscular?

   A. Foi demonstrado que sempre causa elevação laríngea quando aplicada na região submentoniana.
   B. Pode colocar um paciente em risco de aspiração, se a musculatura cervical adjacente for estimulada.
   C. Pode melhorar a propulsão do bolo pela língua.
   D. Pode melhorar a deglutição quando direcionada aos músculos milo-hióideo e omo-hióideo.
   E. Pode elevar a altura da voz em pacientes transgêneros.

53. Qual neurotransmissor não é alvo de fármacos que melhoram a motilidade esofágica?

    A. 5-Hidroxitriptofano.
    B. Acetilcolina.
    C. Motilina.
    D. Norepinefrina.

54. Recomendações a um paciente com disfonia após uma laringoscopia flexível com lâmpada de halógeno revelar ausência de lesões devem incluir:

    A. Nenhuma avaliação adicional é necessária.
    B. Aumento da hidratação para oito copos de água/dia.
    C. Fisioterapia.
    D. Estroboscopia.

55. A concentração mais elevada de fibras musculares de contração lenta resistentes à fadiga ocorre no:

    A. Músculo cricoaritenóideo lateral.
    B. Músculo cricotireóideo.
    C. Músculo vocal.
    D. Músculo esterno-hióideo.
    E. Músculo tireo-hióideo.

56. Qual das alternativas abaixo é verdadeira?

    A. Pepsina pode ser detectada na maioria das amostras teciduais obtidas do tecido cicatricial subglótico.
    B. Ressecção traqueal geralmente requer manobras de liberação.
    C. Dilatação com balão é superior a outros métodos de dilatação de vias aéreas.
    D. O tamanho do tubo endotraqueal não é um fator de risco para o desenvolvimento de estenose pós-intubação.
    E. O sistema de Cotton-Myer foi desenvolvido para casos de estenose traqueal.

57. O diagnóstico de esofagite eosinofílica é com base em qual dos seguintes achados histológicos?

    A. Mastócitos na mucosa esofágica cervical.
    B. Menos de 15 eosinófilos por HPF (campo de grande aumento) na mucosa esofágica.
    C. Mais de 15 eosinófilos por HPF na mucosa esofágica.
    D. Ulceração crônica na mucosa esofágica.
    E. Presença do esôfago de Barrett.

58. As áreas Antoni A e Antoni B são classicamente observadas em qual das patologias laríngeas?

   A. Condroma.
   B. Schwannoma.
   C. Papilomatose respiratória recorrente.
   D. Lúpus eritematoso sistêmico.
   E. Depósitos amiloides.

59. O que é extensão vocal mista?

   A. O registro entre voz de cabeça e voz de peito.
   B. O registro entre falsete e *passaggio*.
   C. O registro entre baixo e tenor.
   D. O registro entre alto e soprano.
   E. O registro entre tenor e barítono.

60. A pressão positiva contínua nas vias aéreas (CPAP) é eficaz na síndrome da apneia obstrutiva do sono (OSA), pois:

   A. Suporta o palato mole.
   B. Comprime a base da língua.
   C. Estimula a atividade dos músculos dilatadores.
   D. Previne o colapso faríngeo durante a expiração.
   E. Força a abertura da faringe após a obstrução.

61. Paciente idoso é encaminhado para uma avaliação da deglutição à beira do leito. Uma desvantagem específica deste exame é:

   A. A necessidade de pessoal treinado e equipamento especializado.
   B. Sua incapacidade de detectar aspiração silenciosa.
   C. Exposição à radiação.
   D. Sua contraindicação em pacientes que sofreram um AVE agudo.
   E. A necessidade de uma equipe de especialistas em disfagia.

62. As fibras de elastina são mais numerosas em qual camada da prega vocal?

   A. Ligamento quadrangular.
   B. Lâmina própria superficial.
   C. Lâmina própria intermediária.
   D. Lâmina própria profunda.
   E. Ligamento vocal.

63. Quais medidas podem melhorar a disfagia provocada pelo comprometimento pulmonar?

    A. Condicionamento da musculatura torácica através da fisioterapia.
    B. Ingestão de um volume grande de bolo alimentar.
    C. Promoção da alimentação quando os pacientes estão taquipneicos.
    D. Desencorajamento de uma boa higiene oral.
    E. Colocação de uma sonda nasogástrica.

64. Homem de 45 anos com hipercoagulopatia sofre um AVE de tronco encefálico. Ele está cognitivamente intacto, mas está aspirando continuamente. Qual é a intervenção precoce apropriada?

    A. Colocar o paciente em dieta zero e inserir uma NGT (sonda nasogástrica).
    B. Realizar traqueostomia, gastrostomia endoscópica percutânea (PEG) e inserir um *stent* laríngeo.
    C. Realizar uma separação laringotraqueal.
    D. Promover a quimiodenervação de seu músculo cricofaríngeo.
    E. A e, então, B.

65. Os inibidores da bomba de prótons (PPIs) reduzem os sintomas de refluxo laringofaríngeo (LPR) por:

    A. Combinação com sais biliares inativadores.
    B. Bloqueio irreversível da conversão do pepsinogênio em pepsina.
    C. Redução do pH das secreções gástricas.
    D. Elevação do pH das secreções gástricas.
    E. Ligação aos receptores neurais e alteração do reflexo da tosse.

66. Qual das seguintes alternativas melhor descreve o sulco vocal?

    A. Envolve uma predisposição para câncer de pregas vocais.
    B. Um desarranjo da lâmina própria das pregas vocais.
    C. Relacionado com distúrbios do estado neuromuscular das pregas vocais.
    D. É apenas um distúrbio congênito.
    E. Sempre ocorre bilateralmente.

67. Além da diabetes, outros fatores de risco estabelecidos para o fracasso da cirurgia aberta das vias aéreas incluem:

    A. Inflamação.
    B. Idade.
    C. Estenose multinível.
    D. A e C.
    E. A, B e C.

68. Qual postura compensatória apresenta maior risco para aspiração de conteúdos alimentares?

   A. Dobra do queixo para dentro.
   B. Rotação da cabeça.
   C. Cabeça para trás.
   D. Inclinação lateral da cabeça.
   E. Elevação do ombro.

69. Os materiais para o aumento volumétrico temporário das pregas vocais incluem:

   A. Silicone.
   B. Ácido hialurônico.
   C. Titânio.
   D. Gore-Tex.
   E. Teflon.

70. A sensibilidade da videoendoscopia da deglutição com teste sensorial (FEESST) é aumentada ao incluir uma avaliação de:

   A. Reflexo faríngeo.
   B. Compressão da faringe.
   C. Reflexo adutor da laringe.
   D. Pressão intrabolo no esfíncter esofágico superior.
   E. Movimento das pregas vocais.

71. Qual das seguintes alternativas é uma contraindicação absoluta para um procedimento laríngeo com o paciente apregado?

   A. Paciente é incapaz de interromper os medicamentos anticoagulantes.
   B. Ansiedade do paciente.
   C. Paciente é incapaz de tolerar a visualização endoscópica da laringe em razão do intenso reflexo faríngeo, mesmo com anestesia máxima.
   D. Distonia cervical.
   E. Macroglossia.

72. O refluxo de conteúdos gástricos é mais adequadamente tratado por:

   A. Três meses de terapia com bloqueadores histamínicos (H_2).
   B. Três meses de terapia com inibidores da bomba de prótons.
   C. Fundoplicatura laparoscópica.
   D. Três meses de terapia com sucralfato.
   E. Três meses de terapia com agentes procinéticos.

73. Quando um tratamento permanente para paralisia de pregas vocais deve ser realizado?

   A. 1 mês após o início.
   B. Não antes de 6 meses após o início.
   C. Quando a eletromiografia laríngea (LEMG) demonstra um prognóstico desfavorável para recuperação.
   D. Somente na presença de sintomatologia severa.
   E. Após resolução dos sintomas de disfagia.

74. Os neurônios motores superiores envolvidos no controle laríngeo descem:

   A. Pelo sistema extrapiramidal.
   B. Pelo trato corticobulbar, sofrem decussação e fazem sinapse com os neurônios presentes no núcleo ambíguo bilateral.
   C. Pelo trato corticobulbar e fazem sinapse com os neurônios presentes no núcleo espinal do trigêmeo.
   D. Pela bainha carotídea, a alça direita em torno da subclávia, e esquerda em torno do arco da aorta.
   E. Pelo trato corticobulbar, sofrem decussação e fazem sinapse no núcleo do trato solitário.

75. Qual dos seguintes músculos abduz as pregas vocais?

   A. Músculo cricotireóideo.
   B. Músculo tireo-hióideo.
   C. Músculo tireoaritenóideo lateral.
   D. Músculo cricoaritenóideo lateral.
   E. Músculo cricoaritenóideo posterior.

76. Paciente é encaminhado para você com doença de Parkinson. Sua voz é disfônica. No exame, você observa paralisia de pregas vocais. Qual seria o próximo passo mais apropriado?

   A. Estudo do sono e encaminhamento para a medicina do sono.
   B. Traqueostomia.
   C. Injeção nas pregas vocais.
   D. Encaminhamento para colocação de um estimulador cerebral profundo.
   E. Exame para tuberculose com um teste PPD.

77. Qual das alternativas abaixo *não* é um efeito colateral potencial dos esteroides sistêmicos?

   A. Alteração do estado de consciência.
   B. Necrose asséptica do quadril.
   C. Predisposição para hemorragia de prega vocal.
   D. Ruptura de tendão.
   E. Distúrbio do sono.

78. Os materiais para aumento volumétrico permanente das pregas vocais incluem:

   A. Silicone.
   B. Carboximetilcelulose.
   C. Ácido hialurônico.
   D. Colágeno.
   E. Esponja de gelatina.

79. Um procedimento *EXIT* refere-se a qual das alternativas abaixo?

   A. Um procedimento que possibilita o alívio da obstrução das vias aéreas por meio da criação de uma "saída" para o fluxo de ar.
   B. Um procedimento pelo qual a via aérea do recém-nascido é assegurada ao mesmo tempo em que a circulação uteroplacentária é mantida com um parto apenas parcial.
   C. Um método de extubação que envolve o uso de equipamento especializado para visualização da via aérea antes de remover a sonda.
   D. Uma técnica de intubação que envolve o uso da tecnologia de raios X para identificação da via aérea.
   E. Uma técnica de emergência de acesso às vias aéreas útil em situações em que a ventilação por máscara não seja possível.

80. Qual das seguintes afirmações melhor descreve os laringoscópios de Bullard?

   A. Foi originalmente criado para pacientes obesos.
   B. É inserido pela cavidade nasal.
   C. Possui um cateter anexado.
   D. É um dispositivo descartável de baixo custo.
   E. Baseia-se primariamente na transiluminação para intubação.

81. O divertículo de Zenker se desenvolve:

   A. Entre o músculo cricofaríngeo e o músculo constritor inferior da faringe.
   B. Entre os músculos constritores inferior e médio da faringe.
   C. Entre o cricofaríngeo e o músculo circular do esôfago.
   D. Entre os músculos circular e longitudinal do esôfago.
   E. Entre o cricofaríngeo e o músculo constritor superior.

82. Qual das seguintes é a causa mais comum de paralisia iatrogênica bilateral das pregas vocais?

   A. Cirurgia de coluna cervical.
   B. Cirurgia de pulmão.
   C. Cirurgia de tireoide.
   D. Cirurgia de carótida.
   E. Mediastinoscopia.

83. Em uma deglutição normal, a passagem do bolo através do esfíncter esofágico superior (UES) relaxado é o resultado de qual destas respostas?

   A. Pressão do bolo exercida sobre o músculo constritor inferior.
   B. Elevação hiolaríngea com tração sobre o UES.
   C. Relaxamento do músculo cricofaríngeo.
   D. Resposta ao fechamento glótico.
   E. Todas as alternativas.

84. A esofagoscopia transnasal (TNE) proporciona muitas vantagens sobre a esofagoscopia convencional por via oral, embora a esofagogastroduodenoscopia (EGD) tradicional continue a técnica de eleição para qual destas situações?

   A. Perfil complicado.
   B. Tolerância do paciente.
   C. Rastreio para esôfago de Barrett na junção gastroesofágica.
   D. Procedimentos intervencionais necessitando de sedação.
   E. Paciente em tratamento com antiplaquetários.

85. Mulher saudável de 33 anos submetida a uma tireoidectomia total há dois meses, exibe complicações causadas pelo comprometimento do movimento bilateral das pregas vocais e obstrução sintomática das vias aéreas. Das seguintes alternativas, qual representa uma opção aceitável para seu tratamento neste momento?

   A. Laringe artificial para fala/voz.
   B. Lateralização por suturas.
   C. Aritenoidectomia total.
   D. Enxerto posterior da cricoide.
   E. Injeção na região interaritenóidea de toxina botulínica.

86. Você está injetando toxina botulínica em um paciente com tremor vocal. Qual das seguintes afirmações descreve a doença e as opções de tratamento?

   A. Com a dose correta, o tremor desaparecerá completamente.
   B. As injeções de toxina deprimirão, porém não eliminarão o tremor.
   C. Pacientes injetados para tremor vocal nunca sofrem disfagia como um efeito colateral.
   D. Os medicamentos funcionam bem para tremor vocal e devem ser utilizados no lugar de injeções de toxina.
   E. Um tratamento único é eficaz para disfagia.

87. Qual das seguintes alternativas está correta a respeito de uma LMA (máscara laríngea) clássica?

   A. Protege a via aérea de regurgitação ou aspiração.
   B. Pode ser utilizada em situações de obstrução subglótica.
   C. Pode ser utilizada com pressões das vias aéreas superiores a 20 a 25 cmH$_2$O.
   D. É inserida sob visualização direta na hipofaringe.
   E. É um dispositivo supraglótico que consiste em uma máscara inflável ajustada contra os tecidos periglóticos, para formar um lacre acima da glote.

88. Paciente demonstra escape prematuro em uma videofluoroscopia. Isto indica:

   A. Má preparação do bolo.
   B. Fechamento glótico prematuro.
   C. Controle oral posterior reduzido.
   D. Competência velofaríngea.
   E. Incompetência velofaríngea.

89. Homem de 52 anos com um histórico de prévia quimiorradioterapia para carcinoma de células escamosas da orofaringe em estágio III será submetido a um esvaziamento cervical à esquerda para doença persistente. No exame, ele apresenta trismo (consegue abrir 2 dedos da boca), dentição ruim, Mallampati classe 4, distância tireomentoniana encurtada e um pescoço bastante endurecido. No momento da cirurgia, a maneira mais segura de estabelecer uma via aérea no paciente seria:

   A. Proceder diretamente para a traqueostomia em paciente desperto.
   B. Proceder para intubação orotraqueal com laringoscópio de MacIntosh após a administração de propofol e succinilcolina.
   C. Proceder para a intubação nasotraqueal às cegas.
   D. Considerar uma traqueostomia percutânea.
   E. Estabelecer um plano com o anestesista, começando com intubação nasotraqueal com fibra óptica no paciente acordado, com o cirurgião de prontidão para realização de uma traqueostomia com paciente desperto, caso a intubação seja malsucedida.

90. Qual estrutura da laringe contribui para o formato convergente da subglote?

    A. Cartilagem cricoide.
    B. Cone elástico.
    C. Membrana cricotireóidea.
    D. Músculo constritor inferior da faringe.
    E. Cartilagem aritenoide.

91. Qual das seguintes alternativas melhor descreve o granuloma de pregas vocais?

    A. Geralmente está relacionado com uma intubação endotraqueal recente.
    B. Ocorre no processo vocal da cartilagem aritenoide.
    C. Envolve a presença de nódulos caseosos na histologia.
    D. Geralmente é um problema recorrente.
    E. A, B, D.

92. Qual das seguintes é uma propriedade de um *laser* ideal à cirurgia de laringe?

    A. Penetração no tecido superficial com mínima lesão ao tecido colateral.
    B. Capacidade de cortar e coagular.
    C. Aplicado por uma fibra flexível que pode ser passada por um endoscópio flexível.
    D. Propriedades hemostáticas.
    E. Todas as alternativas.

93. A doença de Wegener tem predileção por qual parte da laringe? E a terapia emergente inclui o uso de qual tratamento?

    A. Glote; enxertos de reforço cartilaginoso.
    B. Glote; anticorpos monoclonais.
    C. Subglote; enxertos de reforço cartilaginoso.
    D. Subglote; anticorpos monoclonais.
    E. Nenhuma das alternativas.

94. Homem de 68 anos com carcinoma de células escamosas de tonsila direita tratado e paralisia da prega vocal esquerda de longa duração. Qual a fonte de captação assimétrica de FDG (fluoro-2-deoxiglicose) nesta imagem combinada PET (tomografia de emissão de pósitrons)/CT?

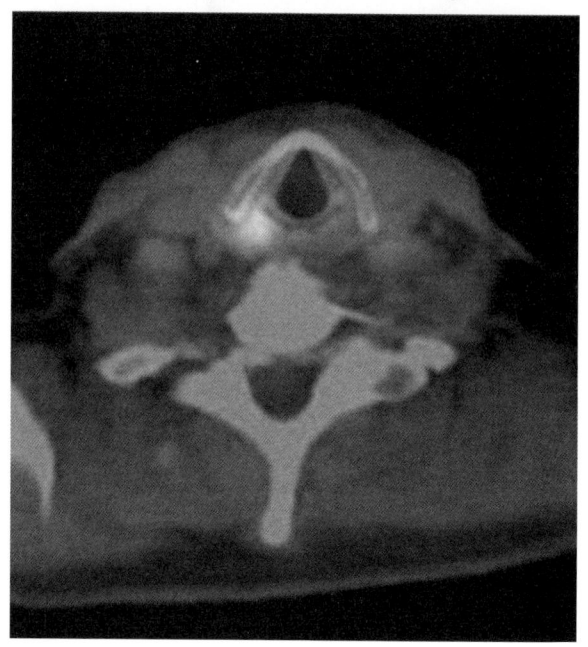

A. Recorrência no sítio primário.
B. Recorrência nos linfonodos cervicais.
C. Infecção.
D. Condrorradionecrose.
E. Paralisia de pregas vocais.

95. Homem de 81 anos com massa submucosa na laringe. Qual o diagnóstico mais provável?

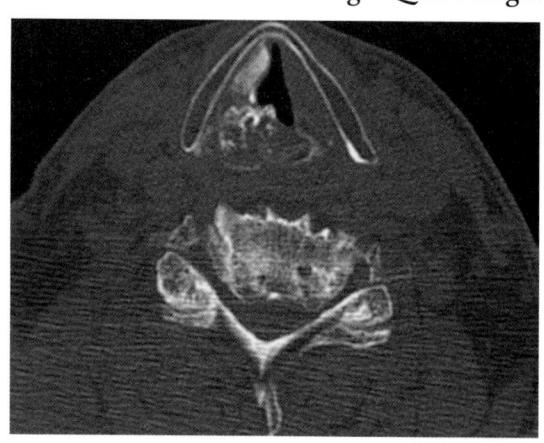

A. Osteossarcoma.
B. Condrossarcoma.
C. Carcinoma de células escamosas (SCC).
D. Hemangioma.
E. Pólipo.

96. Mulher de 76 anos com dificuldades de deglutição. Qual é a causa de sua disfagia?

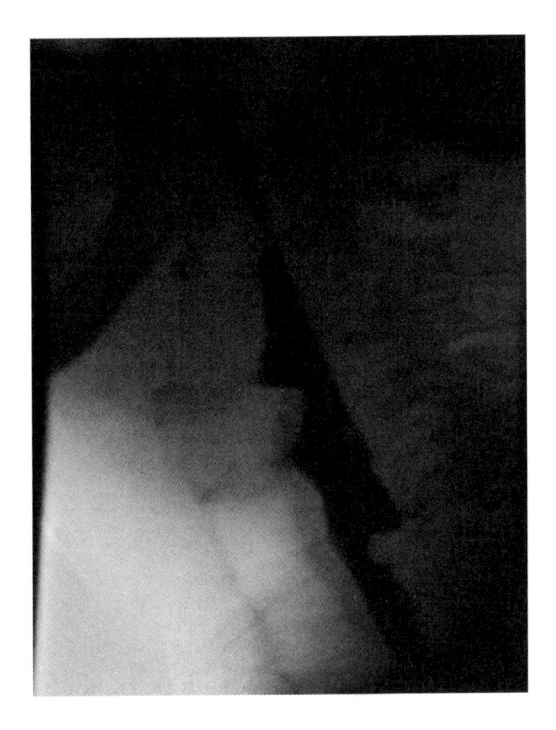

A. Tumor laríngeo.
B. Acalasia cricofaríngea.
C. Tumor de hipofaringe.
D. Denervação faríngea.
E. Refluxo gastroesofágico.

97. Mulher de 50 anos com estridor. Qual a causa mais provável?

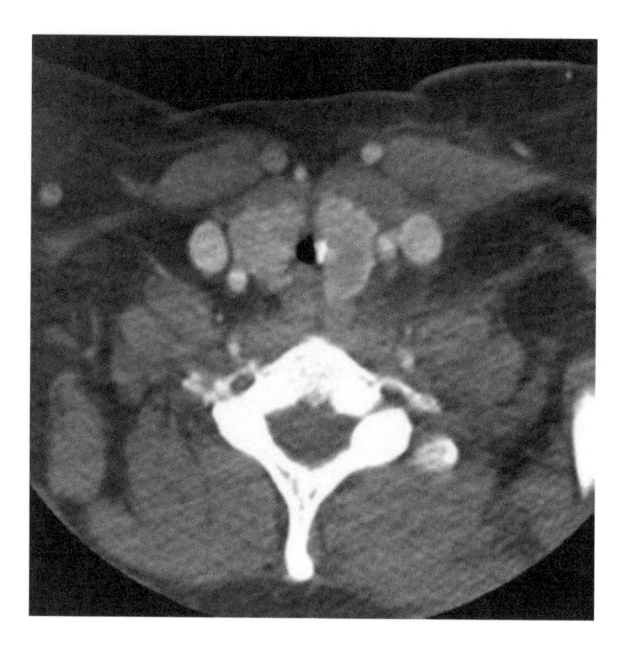

A. Prévia traqueostomia causando traqueomalacia.
B. Bócio multinodular.
C. Carcinoma de tireoide.
D. Anomalia congênita.
E. O diâmetro traqueal está dentro dos limites normais.

98. Para avaliar queixas de disfagia após um AVE isquêmico, a videofluoroscopia da deglutição (VFSS) oferece qual vantagem sobre a videoendoscopia da deglutição com endoscópio de fibra óptica (FEES)?

A. Avaliação da mobilidade das pregas vocais.
B. Detecção de aspiração clinicamente evidente.
C. Avaliação da elevação hiolaríngea.
D. Avaliação de patologia na mucosa da laringe e faringe.
E. Avaliação de patologia na mucosa da faringe.

Respostas do Capítulo 4

1. **Resposta: C.** O músculo vocal não faz parte da camada superficial da lâmina própria, porém encontra-se distal a ela. PÁGINA 950

2. **Resposta: C.** Esta constelação é observada na paralisia pseudobulbar. A ALS e a paralisia bulbar não provocam, geralmente, labilidade emocional. Fasciculações da língua são vistas em associação à fraqueza da língua. A apresentação do botulismo é mais sistêmica. PÁGINA 1030

3. **Resposta: B.** O objetivo da fonoterapia é reequilibrar a coordenação da respiração, fonação e ressonância. As alternativas C, D e E descrevem recursos para o alcance deste objetivo. A fonoterapia não é destinada ao fortalecimento das pregas vocais. PÁGINA 1050

4. **Resposta: D.** Foi constatado que a sorologia é amplamente inútil para a determinação da etiologia de uma paralisia unilateral de prega vocal de início recente, e não ajuda a orientar o tratamento. Os outros exames mencionados podem adicionar informações sobre uma possível etiologia ou podem ajudar na tomada de decisões. PÁGINA 1011

5. **Resposta: A.** Paciente capaz de deglutir bolos sólidos de tamanho normal deve ser capaz de deglutir comprimidos do mesmo calibre. Os pacientes têm, geralmente, maior dificuldade ao antecipar a deglutição de um comprimido, o que pode levar à disfagia com comprimidos na ausência de disfagia com alimentos sólidos. PÁGINA 817

6. **Resposta: B.** O *laser* de CO_2 é tradicionalmente um *laser* de "linha de visão" e, portanto, é direcionado com o uso de espelhos. O Omniguide™ é um método de fornecimento de *laser* de CO_2 com base em fibra óptica. A energia do *laser* é conduzida pelo uso de um tubo oco (fibra), dentro do qual o *laser* se move até alcançar seu alvo. Em virtude do calor gerado pelo *laser*, gás é tipicamente bombeado pela fibra oca. Por esta razão, a fibra não pode ser colocada em contato com o tecido. Os outros *lasers* podem ser utilizados em um método de contato ou sem contato. PÁGINAS 1087-1088

7. **Resposta: E.** As válvulas de Passy-Muir possibilitam a fala por inalação através da sonda de traqueostomia e exalação através da via aérea nativa. As alternativas B, C e D irão prevenir a saída de ar para a via aérea superior nativa. Disfunção cognitiva pode comprometer a fala e o manejo da válvula, excluindo o valor das válvulas de Passy-Muir. PÁGINAS 932-933

8. **Resposta: B.** Uma recente revisão de grande porte demonstrou que a lesão iatrogênica é a causa mais comum de UVFP. PÁGINAS 1004

9. **Resposta: D.** Sarcoidose laríngea é uma doença infiltrativa que pode resultar em cicatrização supraglótica e distorção das estruturas supraglóticas normais. PÁGINA 982

10. **Resposta: C.** O músculo tireo-hióideo está envolvido no movimento laríngeo durante a deglutição e durante determinadas tarefas vocais. Localiza-se na parte externa da laringe e é um músculo infra-hióideo. PÁGINA 945

11. **Resposta: B.** Esta alternativa destaca os componentes essenciais da fonoterapia e se concentra em três categorias amplas da fonoterapia. As outras alternativas contêm elementos de cada uma destas categorias, porém não listam os três componentes como descrito no texto. PÁGINAS 1048-1050

12. **Resposta: C.** A alternativa A está incorreta, pois a toxina botulínica é mais útil no fluxo salivar não estimulado produzido pela glândula submandibular. A alternativa B está errada, pois a toxina botulínica pode ser injetada em série à medida que o efeito diminui. A alternativa C está correta, pois a ultrassonografia é capaz de fornecer uma maior precisão na orientação da injeção, embora possa ser desnecessária. A alternativa D está incorreta. O tratamento clínico deve ser realizado inicialmente.
    PÁGINA 846

13. **Resposta: C.** Nódulos respondem de modo favorável ao repouso/fonoterapia, são simétricos, causam mínima alteração da onda mucosa e são sempre bilaterais/localizados no terço médio da porção membranosa. Cirurgia é raramente necessária. PÁGINA 990

14. **Resposta: D.** Todas as respostas acima foram descritas na literatura.

15. **Resposta: A.** Metaplasia intestinal é a característica distintiva do esôfago de Barrett. Displasia pode ou não estar presente neste tecido metaplásico. PÁGINA 853

16. **Resposta: A.** A remoção cirúrgica permanece a base da terapia, embora uma variedade de tratamentos adjuvantes tenha sido descrita. O tratamento com cidofovir é realizado por injeção intralesional e não por inalação, e não é indicado para o tratamento inicial. Esteroides orais e azatioprina não foram descritos como tratamentos eficazes. PÁGINA 983

17. **Resposta: B.** O músculo interaritenóideo é o único músculo laríngeo ímpar e com inervação bilateral. PÁGINA 873

18. **Resposta: A.** A junção de formantes nesta faixa de frequência leva à amplificação harmônica e a capacidade de um músico ser ouvido sobre um ruído de fundo significativo, como uma orquestra.
    PÁGINA 1062

19. **Resposta: B.** Um BMI > 30 não é uma contraindicação para traqueostomia percutânea. No entanto, as outras alternativas são contraindicações demonstradas para um desempenho seguro da traqueostomia percutânea. Uma artéria inominada alta leva a um alto risco de hemorragia severa. Massas cervicais medianas volumosas impedem uma traqueostomia de dilatação segura. Proteção da via aérea (teste de tolerância ao exercício oral) é mandatória, e se a cartilagem cricoide não pode ser palpada, a introdução segura do tubo de traqueostomia não pode ser garantida. PÁGINA 936

20. **Resposta: B.** Disfonia por tensão muscular secundária refere-se a uma condição em que a tensão muscular responde a uma incompetência glótica subjacente. Nestes casos, a fonoterapia não é tão bem-sucedida, pois a incompetência glótica pode ter que ser cirurgicamente corrigida antes que o paciente possa eliminar os comportamentos de tensão muscular. As outras condições listadas apresentam, geralmente, uma resposta favorável à fonoterapia. PÁGINA 1055

21. **Resposta: A.** Uma pHmetria de 48 horas com uma sonda faríngea, geralmente combinada com o teste de impedância do fluxo de fluidos, é o teste atual mais apropriado para o diagnóstico de LPR. LPR pode ocorrer na ausência de esofagite. Uma resposta positiva à terapia de supressão ácida pode estar relacionada com o efeito placebo. O RSI não é específico para LPR. Um alto RSI pode ocorrer em outros distúrbios não relacionados com o LPR. LPR pode ocorrer com pressões normais no LES. PÁGINA 967

22. **Resposta: D.** O tratamento da paralisia bilateral das pregas vocais (que geralmente resulta em comprometimento da via aérea) tem como objetivo ampliar a abertura glótica ou contorná-la (traqueostomia). Todas as opções terapêuticas listadas, exceto pelo aumento volumétrico de pregas vocais, são destinadas a aumentar a abertura glótica. PÁGINAS 1020-1022

Capítulo 4: Laringologia 115

23. **Resposta: B.** A resposta B refere-se à decorticação da prega vocal, um procedimento histórico envolvendo a remoção completa da mucosa da prega vocal. A cirurgia de *microflap* é uma ressecção conservadora da patologia presente na submucosa, limitando a dissecção da lâmina própria normal e preservando o tecido normal. Paciência e microinstrumentação especializada são necessárias. PÁGINA 999

24. **Resposta: D.** Instrução do responsável pelo estabelecimento e dos clínicos do local é necessária, nesta situação, para aperfeiçoar a prática e prevenir este problema recorrente. PÁGINA 859

25. **Resposta: A.** Este procedimento é o próximo passo mais apropriado para prevenir complicações relacionadas com a aspiração causada pela perda grave da função de deglutição. A laringectomia poderia ser também considerada. A alta hospitalar do paciente sem reduzir a aspiração resultará provavelmente em pneumonia recorrente. PÁGINAS 864-865

26. **Resposta: B.** A quantificação do sucesso na fonoterapia é difícil, porém geralmente é fundamentada nas medidas de resultado do paciente. O resultado mais importante é tipicamente o retorno às capacidades funcionais, em oposição à mudança no tamanho da lesão (que geralmente não se correlaciona com a qualidade da voz), ou outras medidas mais subjetivas, como um som melhor, uma sensação melhor ou satisfação do paciente. PÁGINA 1056

27. **Resposta: D.** Os sais biliares penetram nas células epiteliais e podem causar lesão em pH ácido e neutro. PÁGINA 960

28. **Resposta: B.** Granulomas de processo vocal estão altamente associados ao LPR. Rinorreia, paralisia, doença da coluna cervical e hipertrofia adenotonsilar não estão associados ao LPR. PÁGINAS 964-965

29. **Resposta: B.** A Estroboscopia é realizada durante a adução das pregas vocais e, portanto, não avalia o movimento das pregas vocais. As outras características mencionadas podem ser avaliadas por esse exame. PÁGINA 955

30. **Resposta: E.** A sonda de Hunsaker é fina e minimamente obstrutiva para a via aérea. É segura contra o *laser*. Quando utilizada apropriadamente, permitindo a saída de fluxo pelas vias aéreas, o índice de complicações é baixo. Portanto, é versátil. PÁGINA 914

31. **Resposta: A.** A VFSS possibilita a medida precisa do movimento laringo-hióideo. (PÁGINA 831) A manometria e a FEES não avaliam este parâmetro. Embora uma avaliação clínica à beira do leito possa detectar movimentos laringo-hióideos, é difícil mensurá-los confiavelmente.

32. **Resposta: B.** A atividade do músculo interaritenóideo mantém a aproximação das pregas vocais, enquanto que a atividade do músculo tireoaritenóideo é responsável principalmente pelo ajuste da altura do som no mecanismo de voz de peito. PÁGINA 1065

33. **Resposta: A.** Um anel esofágico B, também conhecido como anel de Schatzki, representa uma estenose mucosa e não um espessamento do músculo do LES (anel A) ou uma compressão externa pelo diafragma. (PÁGINA 856) A traquealização epitelial é típica da esofagite eosinofílica. Este tipo de anel é encontrado no esôfago distal.

34. **Resposta: C.** Este procedimento requer mais etapas do que a traqueostomia convencional, mas fornece um estoma maduro que geralmente pode ser controlado sem um *stent* ou tubo. As outras alternativas estão incorretas. PÁGINA 931

116 Capítulo 4: Laringologia

35. **Resposta: A.** A ponta do ETT pode frequentemente ficar aprisionada nas cartilagens aritenoides durante a intubação com fibra óptica. A rotação do bisel pode ajudar a evitar isto, além de facilitar o avanço do tubo. PÁGINA 900

36. **Resposta: D.** Inversão epiglótica é em grande parte passiva com base na elevação laríngea e movimento anterior durante a deglutição. PÁGINA 821

37. **Resposta: A.** Com base nas alternativas fornecidas, A é a mais adequada. Uma excursão hiolaríngea reduzida compromete o esvaziamento da hipofaringe do bolo residual, resultando em um risco aumentado de aspiração pós-deglutição. Mais importante do que prevenir a aspiração pós-deglutição é a presença de uma sensação laríngea adequada. PÁGINA 821

38. **Resposta: C.** Tensão tireo-hióidea não tem efeito sobre a fonte vibratória (vibração da prega vocal). A tensão tireo-hióidea atua como um antagonista à ação do músculo cricotireóideo e pode limitar as capacidades de extensão vocal. PÁGINAS 1063-1064, 1071

39. **Resposta: E.** A radioterapia possui múltiplos efeitos fibróticos sobre a laringe, incluindo todos aqueles mencionados anteriormente. PÁGINA 982

40. **Resposta: C.** Este distúrbio resulta em contrações frequentes simultâneas em vez de peristálticas. Este é considerado um distúrbio hipercinético, visto que as contrações são, geralmente, de amplitude normal ou alta. PÁGINA 854

41. **Resposta: C.** A função de deglutição é voluntária somente na fase oral. A fase faríngea e fase esofágica são uma função da resposta motora com padrão definido – nem voluntária, nem involuntária, nem autônoma. PÁGINA 817

42. **Resposta: D.** Aumento volumétrico das pregas vocais é a escolha inicial mais adequada de tratamento. É minimamente invasiva e pode possibilitar a ingestão de alimentos pelo paciente. Embora a alternativa B também seja útil, é uma intervenção muito mais agressiva e não a primeira linha de tratamento. PÁGINA 862

43. **Resposta: B.** A taxa de intubações malsucedidas é bastante baixa. PÁGINA 905

44. **Resposta: B.** Foi sistematicamente demonstrado que a LSVT melhora a voz em pacientes com hipofonia de Parkinson e é a terapia de primeira linha para a condição. Atualmente, a estimulação cerebral profunda não é uma indicação primária para o tratamento de hipofonia de Parkinson. As alternativas C e D não são indicadas para a avaliação ou tratamento da Disfonia de Parkinson. PÁGINA 1031

45. **Resposta: A.** Qualquer lesão epitelial com alterações no crescimento ou característica pode representar uma transformação para uma doença mais agressiva, incluindo carcinoma, necessitando de excisão cirúrgica. Não foi comprovado que a leucoplasia apresenta um prognóstico mais favorável ou desfavorável que a eritroplasia e vice-versa. A lesão queratótica pode ser benigna e observada em algumas situações. PÁGINA 989

46. **Resposta: C.** *Klebsiella pneumoniae* não é um patógeno comum na laringe. PÁGINA 978 As bactérias causadoras, de forma similar ao observado na população pediátrica, incluem *Haemophilus influenzae*, espécies de *Staphylococcus* e espécies de *Streptococcus*.

47. **Resposta: A.** O foco da fonoterapia indireta é a redução do fonotrauma e a higiene vocal. Isto pode ser realizado em 1 a 2 sessões. A maior parte do programa de fonoterapia se concentra na fonoterapia direta, que lida com a produção de voz coordenada. PÁGINA 1048

48. **Resposta: A.** Mitomicina é comumente utilizada topicamente na cirurgia das vias aéreas com base em sua teórica redução da proliferação fibroblástica. Não foram demonstrados benefícios em ensaios prospectivos e foi utilizada pela primeira vez na oftalmologia para redução cicatricial. PÁGINA 887

49. **Resposta: E.** Todas as alternativas são abordagens que possibilitam o acesso ao corpo da prega vocal para injeção. PÁGINAS 1082-1086

50. **Resposta: D.** Todas as alternativas fornecidas têm um papel na formulação de um plano abrangente para este paciente com disfagia. O tratamento apropriado será direcionado levando-se em consideração os objetivos dos familiares, a gravidade da disfagia do paciente e as complicações ocorridas decorrentes da disfagia. PÁGINA 866

51. **Resposta: A.** A laringe possui diferentes receptores, incluindo receptores de pressão negativa. Estes são primariamente mediados pelo SLN. PÁGINA 875

52. **Resposta: B.** Uma estimulação da musculatura cervical não coordenada à mecânica precisa da deglutição, pode na verdade colocar os pacientes em maior risco de aspiração do que o estado não estimulado. PÁGINA 843

53. **Resposta: D.** As alternativas de A a C estão envolvidas na motilidade esofágica. PÁGINAS 844-845

54. **Resposta: D.** A falta de achados patológicos na laringoscopia inicial deve induzir o clínico a buscar uma imagem mais definitiva. (PÁGINA 954) A estroboscopia é uma ferramenta de avaliação essencial para disfonia quando nenhuma anormalidade macroscópica é encontrada na laringoscopia inicial. As alternativas B e C são tratamentos, que não podem ser utilizados até que um diagnóstico seja estabelecido.

55. **Resposta: C.** O músculo vocal, a face medial do músculo tireoaritenóideo, está primariamente envolvido na contração tônica, que requer tipicamente um músculo de contração lenta resistente à fadiga. PÁGINA 948

56. **Resposta: E.** Pepsina pode ser detectada em alguns casos de estenose subglótica. A ressecção traqueal pode, geralmente, ser realizada sem manobras de liberação. Embora na teoria a dilatação com balão possa apresentar algumas vantagens na cirurgia endoscópica de vias aéreas, não foi demonstrada ser superior a outros métodos de dilatação. PÁGINA 885

57. **Resposta: C.** A mera presença de mastócitos no esôfago não é suficiente para o diagnóstico. A biópsia confirma o diagnóstico, necessitando de 15 a 20 eosinófilos por HPF. (PÁGINA 852) Ulceração crônica não é uma característica da esofagite eosinofílica.

58. **Resposta: B.** Estas características histológicas são classicamente observadas nos schwannomas encontrados em todo o corpo. PÁGINA 985

59. **Resposta: A.** Voz mista é o registro entre voz de cabeça e voz de peito. É frequentemente referida como voz do meio ou *passaggio*. As outras respostas são incorretas. (Registro vocal é descrito na PÁGINA 1066)

60. **Resposta: D.** A finalidade da CPAP é abrir as vias aéreas, que geralmente colapsam durante o final da expiração em pacientes com OSA. A CPAP é capaz de abrir o segmento colapsado durante o final da expiração. Este pode ser o mecanismo pelo qual a terapia com CPAP é eficaz. A CPAP causa uma redução na atividade do músculo genioglosso durante o estado de vigília em pacientes com apneia do sono, porém não em pessoas normais, sugerindo que a atividade aumentada no paciente com OSA representa uma compensação para uma via aérea mecanicamente obstruída, e não a presença de reflexos defeituosos. PÁGINA 869

61. **Resposta: B.** Ao contrário dos outros métodos descritos de avaliação da deglutição, este estudo não detecta a aspiração silenciosa (por definição). Uma avaliação da deglutição à beira do leito não envolve equipamento especializado e pode ser realizada em pacientes após um AVE agudo. Embora este estudo não ofereça informações diretas sobre a mobilidade das pregas vocais, esta não é uma limitação específica deste estudo, visto que o estudo da deglutição por videofluoroscopia também fornece informações limitadas a este respeito. PÁGINAS 827-828

62. **Resposta: C.** A camada intermediária possui várias fibras de elastina e também é a camada mais espessa da lâmina própria. O ligamento vocal é composto por colágeno, e a alternativa A não é uma camada presente na prega vocal. PÁGINA 874

63. **Resposta: A.** A alternativa B sugere que a ingestão de um bolo grande de alimento será mais segura em um paciente com comprometimento pulmonar. A alternativa C sugere que o paciente se alimenta com segurança em vigência de dispneia aguda. A alternativa D sugere que uma higiene oral deficiente irá, na verdade, melhorar a função da deglutição. PÁGINA 846

64. **Resposta: E.** Inicialmente, devem-se fornecer alimentos ao paciente e prevenir complicações por aspiração. A dieta zero e a colocação de NGT proporcionam isto. Após a dieta zero e NPG, uma PEG, uma traqueostomia e a colocação de um *stent* laríngeo são os próximos passos para possibilitar a ingestão PO (por via oral). Depois disso, a separação laringotraqueal e a laringectomia podem ser consideradas. PÁGINA 861

65. **Resposta: D.** PPIs não previnem o refluxo; estes inibidores simplesmente elevam o pH das secreções gástricas e podem reduzir a irritação ácida direta dos tecidos laringofaríngeos, além de reduzir a atividade da pepsina, uma enzima digestiva presente no refluxo. PÁGINA 971

66. **Resposta: B.** Sulco vocal significa perda da lâmina própria, resultando em defeitos da mucosa das pregas vocais, que, de acordo com o tamanho e localização, podem afetar de modo significativo a produção vocal saudável. PÁGINA 993

67. **Resposta: E.** Estado crescente de inflamação, idade avançada e estenose de alta complexidade geralmente levam a prognósticos mais desfavoráveis na cirurgia aberta das vias aéreas. PÁGINAS 888-889

68. **Resposta: C.** A posição de "cabeça para trás" coloca a laringe em uma posição mais posterior, o que pode acarretar um maior risco de penetração laríngea e aspiração. PÁGINA 839

69. **Resposta: B.** Ácido hialurônico é um material injetável temporário. Todos os outros materiais mencionados são implantes permanentes. PÁGINAS 1014-1016

70. **Resposta: B.** A manobra de compressão da faringe possibilita uma melhor avaliação da função faríngea. (PÁGINA 828) A presença ou ausência de um reflexo faríngeo não é preditivo de disfunção da deglutição. Um reflexo adutor da laringe é testado pelo exame de FEESST. A pressão intrabolo somente pode ser avaliada por manometria.

Capítulo 4: Laringologia **119**

71. **Resposta: C.** Os outros três problemas podem ser contornados quando os procedimentos são realizados em consultório. No entanto, se alguém não pode ser examinado com um endoscópio, não há como visualizar o campo durante um procedimento. PÁGINAS 1078-1079

72. **Resposta: C.** Fundoplicatura é o único tratamento atualmente disponível que reduz de forma consistente o refluxo dos conteúdos gástricos. Os redutores de ácido não diminuem o refluxo. Agentes procinéticos podem teoricamente reduzir o refluxo ao promover o esvaziamento gástrico, porém poucos agentes eficazes estão disponíveis. PÁGINA 972

73. **Resposta: C.** Embora existam diferentes padrões práticos em relação ao tempo da intervenção, o achado de prognóstico desfavorável na LEMG fala fortemente a favor do tratamento permanente. A LEMG, especialmente quando realizada em série, pode ser utilizada para encurtar o tempo até que o tratamento permanente possa ser implementado. Nenhuma das outras alternativas descreve critérios seguros para o tratamento permanente em vez da espera ou tratamento temporário. PÁGINA 1013

74. **Resposta: B.** Os neurônios motores superiores envolvidos no controle laríngeo fazem sinapse no núcleo ambíguo, e não no núcleo espinal do trigêmeo ou núcleo do trato solitário. A alternativa D descreve os neurônios motores inferiores. Os neurônios do sistema extrapiramidal são de ordem superior aos neurônios motores superiores. PÁGINA 1026

75. **Resposta: E.** O músculo cricoaritenóideo posterior é o único abdutor das pregas vocais. PÁGINA 871 A alternativa B é um músculo infra-hióideo, a alternativa C não existe, e o cricotireóideo é tradicionalmente considerado como estando envolvido no alongamento da prega vocal para elevação da altura do som.

76. **Resposta: A.** Este paciente tem provavelmente atrofia sistêmica múltipla (MSA), dada a paralisia de pregas vocais. Distúrbios do sono são comuns nesta doença e justificam uma avaliação mais aprofundada. Embora a *Lee Silverman Voice Therapy* (LSVT) seja eficaz para a hipofonia de Parkinson, não é eficaz para paralisia de pregas vocais. Nesse caso, a doença de Parkinson é um fator de confusão e este paciente é mais um que possui, mais provavelmente, MSA. Uma intervenção é necessária nesta condição, reservando a LSVT à doença de Parkinson. PÁGINA 1032

77. **Resposta: D.** Ruptura de tendão não é um risco no uso de esteroides sistêmicos. Entretanto, os pacientes devem ser orientados sobre a possibilidade de alteração no estado de consciência, distúrbios do sono, predisposição à hemorragia nas pregas vocais e, raramente, necrose asséptica ou avascular do quadril. A página 1074 tem mais informações sobre o uso de esteroides sistêmicos em cantores profissionais). PÁGINA 1074

78. **Resposta: A.** Todos os outros materiais listados são injetáveis temporários. Elastômero de silicone (Silastic) é um implante sólido permanente. PÁGINA 1016

79. **Resposta: B.** Um procedimento EXIT refere-se a um tratamento intraparto *extraútero*, que é realizado na comprovação ou suspeita de um problema grave previsto durante o parto. A via aérea é assegurada, enquanto o recém-nascido ainda está recebendo oxigenação através da circulação placentária. PÁGINA 898

80. **Resposta: C.** O laringoscópio de Bullard possui um cateter à direita da lente de visualização e é projetado para corresponder ao formato do laringoscópio indireto. Foi originalmente criado para uso na via aérea difícil em pediatria e está disponível nos tamanhos adulto e pediátrico. PÁGINA 900

81. **Resposta: A.** A deiscência de Killian está localizada, posteriormente, entre os músculos cricofaríngeo e constritor inferior. PÁGINA 856

82. **Resposta: C.** A cirurgia de tireoide apresenta maior risco de paralisia bilateral das pregas vocais, visto que muitas destas cirurgias incluem a remoção total da glândula, colocando ambos os nervos laríngeos recorrentes em risco. PÁGINA 1017

83. **Resposta: B.** Durante uma deglutição fisiológica normal, o recrutamento estático da unidade motora para o UES é interrompido durante a elevação hiolaríngea, permitindo a abertura passiva do UES para a passagem dos bolos sujeito às forças propulsivas orofaríngeas e forças de sucção hipofaríngea negativas. PÁGINA 820

84. **Resposta: D.** Os procedimentos intervencionais requerem, geralmente, canais de trabalho maiores e um maior tempo para sua realização. Embora possível através de uma TNE, o uso de endoscópios maiores e sedação é preferível nestes tipos de casos. Os resultados no perfil complicado, tolerância e rastreio para esôfago de Barrett são similares ou mais favoráveis com a TNE do que com a EGD tradicional. PÁGINAS 831-834

85. **Resposta: B.** A resposta B é a melhor alternativa: a lateralização por sutura fornece uma melhor via aérea e é reversível, caso o movimento de uma ou ambas as pregas vocais se recupere. A traqueostomia pode ser simultaneamente evitada. Uma intervenção permanente (procedimento de aumento da glote) 2 meses após a cirurgia não é indicada, em razão da possibilidade de recuperação. PÁGINA 884

86. **Resposta: B.** Tremor vocal envolve múltiplos sítios e geralmente inclui a faringe, base da língua e palato. A toxina botulínica pode aliviar alguns dos sintomas associados ao tremor vocal, particularmente as oclusivas glotais. Os pacientes devem ser orientados de que os sintomas de tremor geralmente não irão se resolver completamente em decorrência do envolvimento mais difuso do trato vocal. Medicamentos tendem a ter eficácia limitada para tremor axial. PÁGINA 1033

87. **Resposta: E.** Uma LMA geralmente é inserida às cegas e não pode ser utilizada nas situações descritas nas alternativas A, B e C. PÁGINA 904

88. **Resposta: C.** O escape prematuro do bolo da cavidade oral para a cavidade faríngea é resultado de um baixo controle oromotor do bolo alimentar. Uma variedade de condições pode provocar esta ocorrência. PÁGINA 819

89. **Resposta: E.** A alternativa A pode ser considerada segura, porém, geralmente, os pacientes em que uma laringoscopia direta é impossível podem ser seguramente intubados pela técnica de intubação com fibra óptica, desde que um plano de controle das vias aéreas, incluindo uma possível traqueostomia com paciente desperto, seja organizado para lidar com intubações malsucedidas. PÁGINA 911

90. **Resposta: B.** O cone elástico se origina na borda superior da cartilagem cricoide e se estende até a abertura glótica, formando o formato convergente da subglote. PÁGINA 946

91. **Resposta: E.** Nódulos caseosos na histologia devem levar o clínico a suspeitar de um diagnóstico distinto de granuloma. O local mais comum de granulomas de pregas vocais é próximo ao processo vocal, geralmente relacionado com a intubação e pode ser recorrente – particularmente nos casos com etiologia não relacionada com a intubação. PÁGINA 995

92. **Resposta: E.** As alternativas descrevem as características ideais para qualquer instrumento utilizado na cirurgia laríngea. PÁGINA 1086

93. **Resposta: D.** A doença de Wegener tem predileção pela subglote. Embora não comprovada até o momento, a terapia com anticorpos monoclonais pode prevenir estenose e formação de cicatrizes nas vias aéreas a longo prazo. PÁGINAS 880-881

94. **Resposta: E.** Paralisia da prega vocal esquerda cria uma assimetria decorrente da captação reduzida no lado esquerdo, fazendo com o que o lado direito pareça hipercaptante. Na verdade, o lado direito está exibindo uma captação fisiológica normal de FDG. Esta captação está na localização errada para qualquer tipo de recorrência. Não há achados na CT de infecção ou condrorradionecrose. PÁGINA 160

95. **Resposta: B.** A matriz calcificada neste tumor consiste em arcos e círculos, que são características observadas no condrossarcoma. Osteossarcoma e SCC seriam mais agressivos. Hemangiomas e pólipos não iriam calcificar neste padrão. PÁGINA 152

96. **Resposta: B.** Uma endentação posterior lisa ao nível de C5/C6, com dimensão vertical de 1 cm, representa, geralmente, um músculo cricofaríngeo não relaxado. Tumores mucosos teriam uma margem irregular. Denervação apresenta uma contratilidade faríngea assimétrica. PÁGINA 822

97. **Resposta: A.** A imagem exibe uma grave estenose traqueal subglótica. Bócio geralmente causa estenose grave apenas na cavidade torácica. Não há alterações erosivas que sugiram câncer. Traqueostomia prévia é a causa mais comum de traqueomalacia subglótica. PÁGINA 936

98. **Resposta: C.** A VFSS permite a avaliação da elevação hiolaríngea, que é importante em pacientes com AVE. Com a FEES, a elevação hiolaríngea não pode ser avaliada. Ambos os métodos são capazes de identificar uma aspiração clinicamente aparente. A alternativa A é uma vantagem da FEES. PÁGINA 830, TABELA 57.5

5 Trauma

Grant S. Gillman, MD, FRCS ■ J. David Kriet, MD, FACS
Jonathan M. Sykes, MD, FACS

1. Qual das seguintes alternativas é uma indicação para avaliação vascular em pacientes com trauma penetrante na face?

   A. Sangramento ativo.
   B. Ausência de ferida de saída.
   C. Sinais de comprometimento neurológico.
   D. Penetração posterior ao ápice da órbita.
   E. Penetração posterior ao plano do ângulo mandibular.

2. Quando a abordagem de retalho coronal é utilizada para expor o arco zigomático, a dissecção deve:

   A. Permanecer acima da fáscia temporal profunda durante todo o tempo.
   B. Ser superficial à fáscia temporoparietal.
   C. Prosseguir inferiormente à fáscia temporal profunda e sobre o coxim adiposo temporal superior ao arco.
   D. Prosseguir profundamente ao músculo temporal superior ao arco.

3. Homem de 46 anos foi agredido na face por uma garrafa de vidro e apresenta laceração da pálpebra inferior medialmente ao *punctum* à esquerda. A avaliação provavelmente revelará lesão ao:

   A. Sistema canalicular.
   B. Reto medial.
   C. Septo orbital.
   D. Osso nasal.
   E. Aponeurose do elevador.

4. A abordagem pela região do sulco labial superior é mais adequada para o reparo de:

   A. Fraturas do complexo zigomaticomaxilar.
   B. Fraturas do seio frontal.
   C. Fraturas orbitárias do tipo *blow-out*.
   D. Fraturas do côndilo mandibular.

5. A exposição da parede medial da órbita é realizada da forma descrita por qual destas afirmações?

   A. É mais facilmente realizada por uma incisão transcutânea ou de "Lynch".
   B. Idealmente realizada por uma abordagem transcaruncular e transconjuntival.
   C. Mais adequadamente abordada a partir do sulco labial superior.
   D. Idealmente realizada por uma incisão na sobrancelha ou de *gullwing*.

6. Menino de 12 anos recebeu uma cotovelada no olho enquanto pulava em um trampolim. Não houve perda da consciência. Ele é levado ao pronto-socorro 6 horas após a lesão e teve um episódio de êmese. A frequência de pulso é de 45 bpm, pressão arterial de 120/80 mmHg e respiração de 18/minuto. O exame revela equimose periorbital e restrição do movimento extraocular. Uma CT de crânio exibe uma fratura do assoalho orbitário. Qual a abordagem terapêutica mais apropriada?

   A. Intervenção cirúrgica de emergência.
   B. Cirurgia em 24 a 72 horas.
   C. Cirurgia em 4 a 7 dias.
   D. Observação com reavaliação em 7 a 10 dias.

7. Qual das seguintes alternativas é a fratura mais comum na linha média facial (exceto pela fratura nasal)?

   A. Fratura naso-orbitoetmoidal (NOE).
   B. Fratura do tipo Le Fort 1.
   C. Fratura do tipo Le Fort 2.
   D. Fratura do tipo Le Fort 3.
   E. Fratura do complexo zigomaticomaxilar (ZMC).

8. Encurvamento do reto inferior na CT é preditivo de.

   A. Diplopia permanente quando se olha para cima.
   B. Lesão do sistema de drenagem lacrimal.
   C. Desenvolvimento de enoftalmia tardia.
   D. Lesão permanente do nervo infraorbitário.

9. Paciente de 7 anos sofreu uma queda e apresenta alteração do estado de consciência e um hematoma na pálpebra superior. Qual o diagnóstico mais provável?

   A. Fratura do assoalho orbitário tipo *blow-out*.
   B. Fratura da parede medial da órbita.
   C. Fratura do seio frontal.
   D. Fratura do teto da órbita.

10. Menina de 6 anos é levada ao pronto-socorro após levar um soco no nariz enquanto brincava com as irmãs. Ela teve epistaxe imediata, que está agora resolvida, porém não consegue respirar pelo lado direito do nariz. O exame revela uma massa intranasal dolorosa e azulada no lado direito, que é compressível com uma haste flexível com algodão. Qual o próximo passo no tratamento?

    A. Drenagem à beira do leito.
    B. Drenagem cirúrgica.
    C. Colocação de tampões nasais.
    D. Descongestão com oximetazolina e consulta de seguimento em 7 dias, após resolução do edema.

11. Homem de 23 anos foi encontrado caído após ficar preso enquanto escalava uma montanha. A temperatura estava abaixo de 0°C e ele apresentava geladuras envolvendo seu nariz, bochechas e orelhas. Qual o primeiro passo mais apropriado?

    A. Desbridamento cirúrgico.
    B. Profilaxia com antibióticos.
    C. Aquecimento gradual, começando a 4,5°C.
    D. Reaquecimento rápido em banhos de imersão de 40°C a 42°C.
    E. Administração de um vasodilatador.

12. Criança de 3 anos chega ao pronto-socorro com uma ferida profunda por perfuração na bochecha esquerda. A família relata que a criança estava brincando com o gato da família quando a lesão ocorreu. Qual o microrganismo mais comumente isolado de mordidas de gato?

    A. *Moraxella* sp.
    B. *Pasteurella* sp.
    C. *Corynebacterium* sp.
    D. *Streptococcus* sp.
    E. *Staphylococcus* sp.

13. Qual tipo de choque é mais comum após um traumatismo?

    A. Choque hipovolêmico.
    B. Choque neurogênico.
    C. Choque séptico.
    D. Choque cardiogênico.
    E. Choque do sistema nervoso central.

14. A estratégia terapêutica apropriada para o manejo de fraturas do seio frontal pode ser realizada por meio da avaliação de qual destes cinco parâmetros anatômicos?

    A. Fratura no complexo naso-orbitoetmoidal (NOE), fratura orbitária, recesso frontal, fratura na tábua anterior e fratura na tábua posterior.
    B. Fratura na tábua anterior, fratura na tábua posterior, lesão no recesso nasofrontal, laceração dural/fístula liquórica e fratura-luxação/cominutiva.
    C. Laceração dural/fístula liquórica, fratura no complexo NOE, lesão no recesso nasofrontal, fratura no teto da órbita e fratura na tábua posterior.
    D. Lacerações completas, lesão no teto da órbita, lesão no recesso nasofrontal, fratura na tábua anterior e fratura na tábua posterior.

15. Midríase intraoperatória é observada durante o reparo de uma fratura no assoalho orbitário. Qual das seguintes alternativas é a causa mais provável?

    A. Pressão no gânglio ciliar.
    B. Transecção do nervo óptico.
    C. Oclusão da artéria oftálmica.
    D. Hematoma retrobulbar.

16. Todas as alternativas abaixo são indicações absolutas para redução aberta de fraturas condilares, *exceto*:

    A. Deslocamento para a fossa craniana média.
    B. Corpo estranho na cápsula articular (p. ex., ferimento por arma de fogo).
    C. Deslocamento extracapsular lateral do côndilo.
    D. Fratura condilar unilateral associada a uma única fratura na linha média facial.
    E. Incapacidade para abrir a boca ou realizar oclusão após 1 semana.
    F. Fratura aberta com lesão no nervo facial.

17. Qual das seguintes é a sequela mais comum em pacientes com uma ferida por arma de fogo na zona mandibular?

    A. Obstrução da via aérea.
    B. Lesão do globo.
    C. Penetração intracraniana.
    D. Lesão vascular.
    E. Trismo.

18. Qual das seguintes alternativas é *correta* em relação à paralisia imediata de nervo facial após um trauma penetrante?

    A. A lesão de nervo geralmente é uma contusão.
    B. A lesão de nervo geralmente é uma transecção.
    C. Apenas com observação, a maioria dos pacientes recuperará parte da função do nervo facial.
    D. O reparo cirúrgico quase sempre requer uma técnica "*crossover* 12 to 7" ou uma técnica de interposição de enxerto.
    E. O resultado funcional após o reparo geralmente é um grau 2 na escala de House-Brackmann.

19. Qual das seguintes fraturas é mais comum na infância?

    A. Seio frontal.
    B. Orbitária.
    C. Nasal.
    D. Le Fort.

20. A má consolidação de uma fratura deve ser interpretada como:

    A. Instabilidade em 8 a 12 semanas após a fixação.
    B. União óssea em posição não anatômica.
    C. União fibrosa do sítio de fratura.
    D. Pseudoartrose.

21. Onde as fraturas septais são mais comumente observadas?

    A. Acima da interface com a crista maxilar.
    B. No septo caudal.
    C. Na junção da cartilagem com a lâmina perpendicular do osso etmoide.
    D. Na interface da cartilagem com a crista maxilar.

22. A maioria das fraturas de ângulo mandibular é horizontalmente favorável/desfavorável com base em qual destas afirmações?

    A. Desfavorável, visto que os músculos masseter, pterigóideo lateral e temporal contribuem aos deslocamentos superior e lateral do segmento proximal.
    B. Favorável, visto que os músculos masseter, pterigóideo medial e temporal contribuem aos fechamentos superior e medial do segmento proximal.
    C. Desfavorável, visto que os músculos masseter, pterigóideo medial e temporal contribuem aos deslocamentos superior e medial do segmento proximal.
    D. Favorável, visto que os músculos masseter, pterigóideo medial e temporal contribuem aos fechamentos superior e medial do segmento distal.

23. O que ocasionou a melhora do tratamento de traumatismos?

    A. Uso disseminado de reanimação cardiopulmonar.
    B. Tratamento pré-hospitalar e hospitalar coordenado.
    C. Desfibriladores automáticos.
    D. Cintos de segurança.
    E. Capacetes para ciclismo.

24. Qual das seguintes afirmações é correta com relação ao uso de parafusos de interferência para fixação mandibular?

    A. Fraturas cominutivas da sínfise podem ser facilmente tratadas com parafusos de interferência.
    B. Os orifícios do parafuso nas faces proximal e distal da fratura devem corresponder ao diâmetro do eixo do parafuso.
    C. Parafusos de interferência são um modo eficaz de comprimir a fratura.
    D. O parafuso de interferência deve atravessar a linha de fratura em um ângulo oblíquo.

25. Quando um parafuso é demasiadamente apertado, ele pode "desgastar", resultando em microfratura do orifício de perfuração. Qual a solução mais apropriada?

    A. Realizar uma nova perfuração em outro local.
    B. Empregar uma placa diferente.
    C. Utilizar outro parafuso do mesmo tamanho e diâmetro do eixo com estrias de maior diâmetro.
    D. Utilizar um parafuso mais longo.

26. Qual das seguintes fraturas mandibulares é tratada mais apropriadamente com miniplacas de 2 mm?

    A. Fratura cominutiva do ângulo mandibular.
    B. Fratura óssea em áreas edêntulas da mandíbula.
    C. Fratura linear do ângulo direito e região subcondilar esquerda.
    D. Má consolidação mandibular com reabsorção óssea.

27. Em relação às fraturas nasais em crianças, qual destas afirmações é correta?

    A. Intervenção mais precoce é necessária quando comparada a adultos.
    B. Epistaxe ocorre com maior frequência do que nas fraturas nasais de adultos.
    C. A obtenção de imagens é mais benéfica do que em adultos, pois o exame clínico pode ser de interpretação mais difícil.
    D. A incidência é mais elevada do que em adultos, visto que uma lesão acidental é mais comum na infância.

28. Menino de 10 anos é avaliado em virtude da presença de uma dor severa ao abrir a boca. Ele caiu da bicicleta uma semana atrás, com trauma do mento. O exame revela desvio do mento para a direita e contato prematuro na região molar direita. A causa mais provável destes achados é uma fratura de qual segmento da mandíbula?

    A. Ângulo.
    B. Corpo.
    C. Ramo.
    D. Côndilo.
    E. Parassínfise.

29. Reparo endoscópico das fraturas da tábua anterior é indicado em qual população de pacientes?

    A. Pacientes idosos com fraturas cominutivas da tábua anterior.
    B. Pacientes jovens com fraturas da tábua anterior que se estendem inferiormente à margem orbitária.
    C. Pacientes com fraturas isoladas da tábua anterior e pele delgada.
    D. Pacientes com fraturas da tábua anterior levemente deslocadas (2 a 6 mm) que não se estendem inferiormente à margem inferior da órbita.

30. Quais as três áreas primárias abordadas no exame primário?

    A. Via aérea, estado de consciência e perfusão.
    B. Cabeça, coração e extremidades.
    C. Oxigênio, pulso e frequência cardíaca.
    D. Cor, palidez e elasticidade da pele.
    E. Via aérea, respiração e circulação.

31. Qual cenário clínico é o mais apropriado para o uso de uma prótese no trauma laríngeo?

    A. Lacerações extensas da comissura anterior.
    B. Hematoma bilateral das pregas vocais.
    C. Fraturas maciças da cartilagem laríngea com estabilização adequada.
    D. Separação cricotraqueal.

32. Qual das seguintes alternativas é o exame de imagem mais apropriado para o diagnóstico de uma fratura do seio frontal?

    A. CT axial com cortes de 3 mm.
    B. CT axial e coronal com cortes de 3 mm.
    C. Radiografias simples e CT sagital, coronal e axial de cortes finos com reconstruções tridimensionais.
    D. CT axial de cortes finos (1 a 1,5 mm) com reconstruções coronais, sagitais e tridimensionais.

33. A decisão em reduzir uma fratura nasal se baseia em qual destes fatores?

    A. Uma CT dos ossos faciais.
    B. Anamnese e exame clínico.
    C. Radiografias simples.
    D. A idade do paciente.

34. Qual o melhor sítio para avaliação da precisão da técnica de redução da fratura do complexo zigomaticomaxilar (ZMC)?

    A. Sutura zigomaticofrontal.
    B. Sutura zigomaticomaxilar.
    C. Sutura zigomaticoesfenoidal.
    D. Sutura zigomaticotemporal.
    E. Margem infraorbitária.

35. Lutador de 19 anos chega a sua clínica com evidência de um grande hematoma no pavilhão auricular. Este hematoma foi tratado apropriadamente com incisão e drenagem com colocação de um curativo acolchoado *(bolster)*. No acompanhamento, ele está livre de sintomas após a resolução do hematoma. Em qual camada o hematoma se forma?

    A. Pele.
    B. Subcutânea.
    C. Intracartilaginosa ou subpericondral.
    D. Musculatura auricular.
    E. Suprapericondral.

36. Oclusão de classe II é mais adequadamente descrita como:

   A. A cúspide mesiovestibular do primeiro molar superior oclui distalmente ao sulco vestibular do primeiro molar inferior.
   B. Intercuspidação da cúspide mesiovestibular do primeiro molar superior com o sulco vestibular do primeiro molar inferior.
   C. A cúspide mesiovestibular do primeiro molar superior oclui mesialmente ao sulco vestibular do primeiro molar inferior.
   D. A cúspide mesiovestibular do primeiro molar inferior está na superfície vestibular em relação à cúspide vestibular do primeiro molar superior.

37. Qual das seguintes é a complicação mais comum após uma abordagem transconjuntival?

   A. Simbléfaro.
   B. Ectrópio.
   C. Entrópio.
   D. Epífora.

38. Homem de 26 anos sofre um trauma laríngeo em uma lesão por montaria em touro. Os achados no exame físico incluem uma leve equimose cervical anterior, referências anatômicas laríngeas palpáveis e respiração tranquila. Um laringoscópio flexível de fibra óptica exibe uma prega vocal verdadeira direita com um pequeno hematoma, mas com boa motilidade. A CT exibe uma fratura sem deslocamento da cartilagem cricoide. Qual dos seguintes é o próximo passo mais adequado no tratamento?

   A. Laringoscopia direta para avaliar a presença de lacerações de mucosa e mobilidade das aritenoides.
   B. O tratamento conservador com umidificadores de ar, inibidores da bomba de prótons e repouso vocal.
   C. Intubação com fibra óptica com uma sonda endotraqueal de diâmetro pequeno.
   D. Traqueostomia com paciente desperto sob anestesia local.

39. Homem de 58 anos sofre um trauma laríngeo em uma colisão de veículo automotor. Os achados de seu exame físico incluem equimose cervical anterior, perda das referências anatômicas laríngeas, estridor bifásico e desconforto respiratório moderado. O próximo passo mais adequado no tratamento seria?

   A. Hospitalização para observação, uso de umidificadores de ar e esteroides intravenosos.
   B. Intubação com fibra óptica no paciente acordado.
   C. Manutenção segura da via aérea com traqueostomia com anestesia local no paciente acordado.
   D. Cricotireoidostomia por punção com ventilação a jato.

40. Menino de 14 anos é levado ao seu consultório. No dia anterior, ele foi atingido na fronte com uma bola de beisebol. A avaliação com CT no pronto-socorro revela uma fratura sem deslocamento da tábua anterior do seio frontal. O exame revela equimose na região central da fronte sem equimose periorbital ou rinorreia. Não há restrição de movimento extraocular, e a distância intercantal é de 29 mm. Qual o próximo passo no tratamento?

    A. Fixação transnasal da região naso-orbitoetmoidal.
    B. Obliteração do seio frontal.
    C. Observação e reavaliação em 5 dias.
    D. Encaminhamento para a neurocirurgia.

41. Qual das seguintes alternativas é um dos fatores mais importantes na obliteração bem-sucedida do seio frontal?

    A. Escolha do material correto de obliteração.
    B. Remoção completa de toda a mucosa do seio.
    C. Escolha de uma placa de tamanho apropriado para reconstrução da tábua posterior.
    D. Uso de técnica atraumática para elevação do retalho pericraniano.

42. Qual das seguintes alternativas *não* é uma opção recomendada na avaliação inicial de um paciente com uma lesão penetrante na Zona 1 do pescoço?

    A. Angiografia cerebral dos quatro vasos.
    B. Esofagrama contrastado.
    C. Esofagoscopia.
    D. Exploração cirúrgica.
    E. Laringoscopia com fibra óptica.

43. A realização de qual das seguintes incisões oferece o menor risco de esclera aparente e ectrópio?

    A. Transconjuntival com cantólise.
    B. Região lateral do supercílio.
    C. Transconjuntival com cantólise.
    D. Subciliar.
    E. Subtarsal.

44. Mulher de 34 anos se apresenta 1 ano após o fechamento de uma laceração provocada pela mordida de um cão em seu lábio inferior, com uma deficiência notável de tecido mole abaixo da cicatriz cutânea. O fechamento inapropriado de qual componente anatômico provavelmente levou a este defeito?

   A. Camada mucosa interna.
   B. Borda vermelha do lábio.
   C. Músculo orbicular da boca.
   D. Pele facial e junção do vermelhão facial.
   E. Prega mentoniana.

45. Quais das seguintes fraturas ósseas nasais se associam à maior frequência a outras fraturas faciais?

   A. Fraturas nasais deslocadas.
   B. Fraturas da porção caudal dos ossos nasais.
   C. Fraturas da extremidade cefálica dos ossos nasais.
   D. Fraturas da parede lateral nasal.

46. Opções válidas para fixação na margem orbitária para evitar uma placa palpável ou visível incluem:

   A. Placa na linha média facial equivalente a 2 mm.
   B. Placa na linha média facial equivalente a 1,7 mm.
   C. Placa na linha média facial equivalente a 1,5 mm.
   D. Fixação com fios.
   E. Fixação com parafuso de interferência.

47. Qual resposta neuroendócrina é mais comumente observada no trauma?

   A. Liberação das catecolaminas, epinefrina e norepinefrina.
   B. Liberação do hormônio antidiurético (ADH).
   C. Aumento nos níveis do hormônio estimulante da tireoide.
   D. Redução nos níveis de testosterona.
   E. Paralisação da glândula suprarrenal.

48. Independente da utilização de técnicas fechadas ou abertas em fraturas mandibulares pediátricas, a mobilização precoce:

    A. Reduz o risco de mobilidade limitada em razão da fibrose/ancilose e deve ser um princípio do tratamento.
    B. Aumenta o risco de mobilidade limitada decorrente da colocação de uma carga sobre a mandíbula fraturada antes de uma cicatrização apropriada.
    C. Aumenta o risco de mobilidade limitada da mandíbula em decorrência da fibrose e ancilose provocadas pela infecção.
    D. Aumenta o risco de mobilidade limitada da mandíbula pela criação de uma fratura mal consolidada, aumentando risco de complicações.

49. O manejo inicial das vias aéreas requer atenção a:

    A. Extremidades.
    B. Cérebro.
    C. Pescoço.
    D. Coração.
    E. Pulmões.

50. Qual das seguintes alternativas está *correta* em relação às lesões faciais por arma de fogo?

    A. O tratamento depende do local de entrada da lesão.
    B. Uma lesão vascular principal é comum.
    C. Comprometimento das vias aéreas é comum.
    D. Lesões oculares são comuns.
    E. Perda de tecidos moles é rara.

51. Qual nervo está em maior risco durante a exposição transcutânea de fraturas mandibulares?

    A. Nervo auricular magno.
    B. Ramo marginal do nervo facial.
    C. Ramo infraorbitário do nervo trigêmeo.
    D. Ramo frontal do nervo facial.

52. Qual dos seguintes achados clínicos sugere uma fratura de septo nasal?

    A. Uma fratura exposta.
    B. Uma laceração no mucopericôndrio septal.
    C. Fraturas ósseas nasais bilaterais.
    D. Epistaxe.

53. Uma distância horizontal de 6 mm entre nos incisivos maxilares e mandibulares é mais apropriadamente descrita como:

    A. Normal.
    B. Sobressaliência *(overjet)*.
    C. Sobremordida *(overbite)*.
    D. Mordida aberta.

54. Adolescente de 12 anos é atingido no olho esquerdo com uma bola de beisebol e se queixa de diplopia e dor severa no olhar vertical para cima. Uma CT confirma a presença de uma fratura no assoalho orbitário. Quando o tratamento deve ser realizado?

    A. Se não houver resolução da diplopia em 5 a 7 dias.
    B. Urgentemente.
    C. Se houver o desenvolvimento de enoftalmia.
    D. Em um prazo de 2 semanas.

55. O modo mais adequado de evitar falha por cisalhamento de parafusos reabsorvíveis na redução aberta e fixação interna da cartilagem laríngea é por meio da utilização de:

    A. Técnica com machemanto com brocas pequenas.
    B. Técnica sem machemanto com brocas pequenas.
    C. Técnica com machemanto com brocas do mesmo tamanho.
    D. Técnica com machemanto com brocas do mesmo tamanho.

56. Os locais anatômicos com uma maior propensão de fratura incluem:

    A. O ângulo mandibular (especialmente se o terceiro molar estiver impactado), a região do forame mentoniano e o colo condilar.
    B. O ângulo mandibular, independentemente do estado do terceiro molar, a articulação temporomandibular e a sínfise.
    C. O ângulo mandibular (especialmente se o terceiro molar estiver impactado), ramo e o colo condilar.
    D. O ângulo mandibular, independentemente do estado do terceiro molar e o coronoide.

57. Após traumatismo laríngeo fechado, a imobilidade persistente de pregas vocais pode ser causada por lesão do nervo laríngeo recorrente ou por luxação da articulação cricoaritenóidea. Qual das seguintes ferramentas diagnósticas é capaz de diferenciar a luxação da aritenoide da lesão do nervo laríngeo recorrente no cenário de uma prega vocal imóvel?

    A. Laringoscopia flexível com fibra óptica.
    B. Estrobovideolaringoscopia.
    C. Tomografia computadorizada.
    D. Eletromiografia laríngea (LEMG).

58. Qual das seguintes alternativas melhor descreve a abordagem transconjuntival da pálpebra inferior?

   A. É potencialmente menos propensa ao posicionamento ectópico das pálpebras inferiores no pós-operatório.
   B. Pode ser dissecada anterior ou posteriormente ao septo orbitário.
   C. Pode ser realizada com ou sem uma cantotomia lateral e cantólise.
   D. Todas as alternativas.

59. Qual das opções abaixo não é um suporte vertical da face?

   A. Zigomaticomaxilar.
   B. Arco zigomático.
   C. Nasomaxilar.
   D. Pterigomaxilar.

60. Fraturas do seio frontal envolvem geralmente:

   A. Homens jovens envolvidos em disputas interpessoais.
   B. Homens de meia-idade a idosos envolvidos em acidentes com veículo automotor.
   C. Homens jovens envolvidos em acidentes com veículo automotor.
   D. Homens e mulheres igualmente.

61. Paciente de 37 anos com trauma cervical fechado. Quais achados são representados nesta imagem?

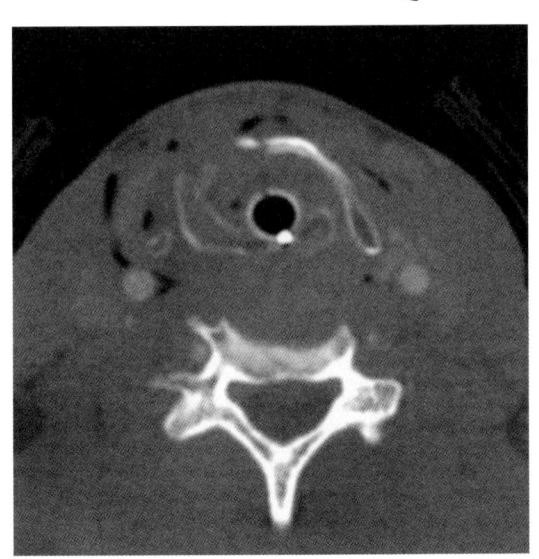

   A. Fratura da cartilagem tireóidea.
   B. Fratura da cartilagem cricoide.
   C. Fraturas multifocais da cartilagem cricoide e tireóidea.
   D. Luxação cricoaritenóidea.
   E. Pseudoaneurisma traumático.

62. Como esta fratura é mais apropriadamente classificada?

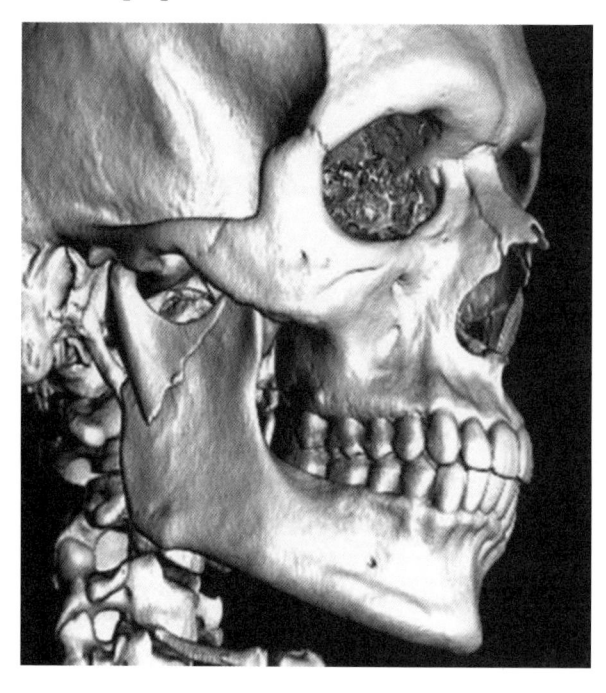

A. Fratura alta do ramo.
B. Fratura do ângulo da mandíbula.
C. Fratura do colo condilar.
D. Fratura subcondilar.
E. Fratura da cabeça condilar.

63. Paciente de 18 anos com traumatismo. Qual das seguintes estruturas permanece intacta?

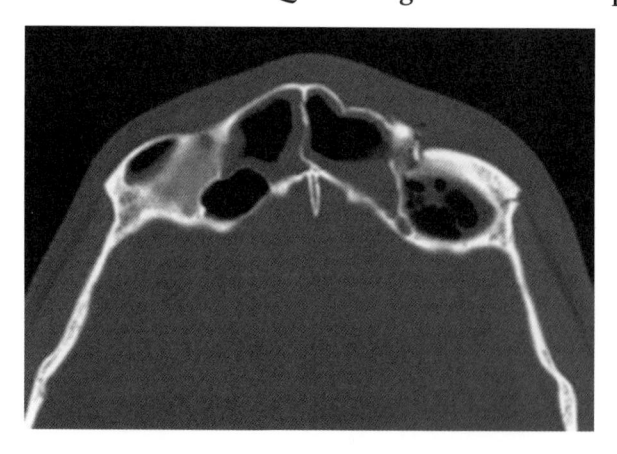

A. Parede lateral da órbita.
B. Teto da órbita.
C. Tábua anterior.
D. Tábua posterior.
E. Septo intersinusal.

64. Paciente de 19 anos com traumatismo. Qual das seguintes afirmações é verdadeira?

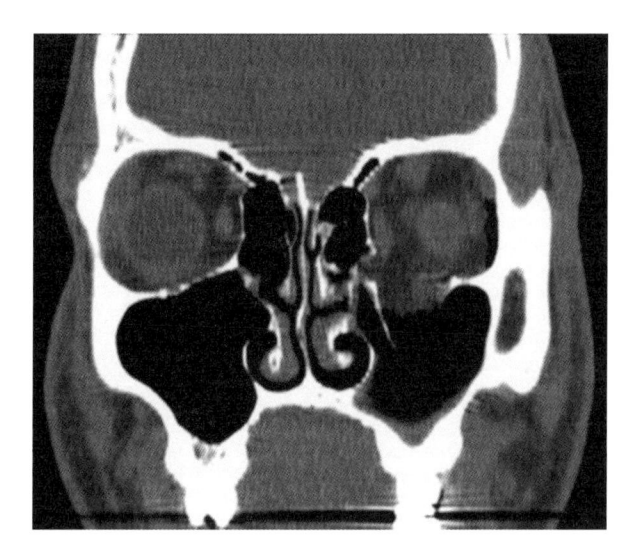

A. Esta fratura é classificada como Le Fort II.
B. Esta fratura deve ser tratada de modo conservador.
C. A lâmina papirácea requer reparo cirúrgico.
D. Esta CT foi adquirida como uma aquisição coronal direta.
E. O músculo reto inferior sofreu herniação através de uma fratura orbitária do tipo *blow-out*.

Respostas do Capítulo 5

1. **Resposta: E.** A avaliação vascular deve ser realizada quando feridas penetrantes se encontram próximas a uma estrutura vascular principal ou quando a ferida se localiza posteriormente ao plano do ângulo mandibular. (PÁGINA 1133)

2. **Resposta: C.** No nível do arco zigomático, o nervo facial é vulnerável à lesão, pois os tecidos são aderentes. Quando acima do arco, o nervo facial encontra-se no interior da fáscia temporoparietal. Quando a dissecção é realizada sob a fáscia temporal profunda, 2 a 3 cm acima do arco, e prossegue sobre o coxim adiposo temporal, o nervo pode ser protegido à medida que o descolamento subperiosteal é realizado para expor o arco. (PÁGINA 1174) O nervo iria provavelmente ser lesionado se o descolamento permanecesse acima da fáscia temporal durante o tempo todo. Embora o nervo se localize sob o plano de dissecção, quando este é superficial à fáscia temporoparietal, o arco não seria exposto. Do mesmo modo, um plano de dissecção profundo ao músculo temporal não iria expor o arco.

3. **Resposta: A.** O canalículo da pálpebra inferior conecta o *punctum* ao saco lacrimal imediatamente abaixo da margem palpebral. (PÁGINA 1117) O septo orbital pode ser lesionado na ocorrência de lacerações palpebrais, mas a significância é menor do que se o sistema canalicular estiver envolvido. A aponeurose do elevador é uma estrutura da pálpebra superior.

4. **Resposta: A.** O sulco labial superior fornece excelente exposição do terço médio inferior da face e dos pilares maxilares medial e lateral, tornando-o ideal para fraturas do complexo zigomaticomaxilar. (PÁGINA 1187) Esta abordagem não expõe o seio frontal, assoalho orbitário ou côndilo mandibular.

5. **Resposta: B.** A abordagem transcaruncular fornece excelente exposição da parede medial da órbita e pode ser combinada com uma incisão transconjuntival da pálpebra inferior para fraturas ou lesões envolvendo a parede medial da órbita e o assoalho orbitário. (PÁGINA 1183) A abordagem transcaruncular não deixa cicatriz externa e tem, em grande parte, substituído a incisão de Lynch. Incisão no sulco labial superior fornece acesso à face maxilar e margem inferior da órbita, porém não é uma abordagem aceitável para a parede medial da órbita. A incisão *gullwing* deve ser evitada, pois a cicatriz resultante é inaceitável.

6. **Resposta: A.** Os achados neste paciente são consistentes com uma fratura orbitária com encarceramento *(trapdoor)* ou por explosão *(white-eyed)*. O paciente apresenta sintomas de reflexo oculocardíaco e deve ser levado à sala de cirurgia em caráter de emergência. (PÁGINA 1281) Em pacientes com encarceramento verdadeiro, porém sem sintomas de reflexo oculocardíaco, a exploração cirúrgica deve ser realizada dentro de 24 a 48 horas. Uma espera superior a 48 horas aumenta o risco de diplopia permanente.

7. **Resposta: E.** Trauma fechado à eminência malar, o aspecto mais proeminente da linha média facial, é responsável pela alta incidência de fraturas do ZMC. (PÁGINA 1211) Fraturas tipo Le Fort e NOE são menos comuns e requerem mais energia para ruptura.

8. **Resposta: C.** Um estudo realizado por Matic *et al.*, em 2007, sugere que o encurvamento do reto inferior na CT pode ser preditivo do desenvolvimento de enoftalmia tardia. (PÁGINA 1231) (Matic DB, Tse R, Banerjee A *et al.* Rounding of the inferior rectus muscle as a predictor of enophtalmos in orbital floor fractures. *J Craniofac Surg* 2007;18(1):127-132).

9. **Resposta: D.** Queda é a etiologia mais comum de fraturas do teto da órbita em crianças e apresenta, geralmente, achados intracranianos associados. (PÁGINA 1229) Fraturas no assoalho orbitário e na parede medial da órbita apresentam pouca probabilidade de se apresentar com um hematoma palpebral, e o seio frontal ainda não está desenvolvido em uma criança de 7 anos.

10. **Resposta: B.** Esta descrição clínica é característica de um hematoma septal. (PÁGINA 1277) Deve ser imediatamente tratada e sob anestesia geral. Drenagem à beira do leito é pouco tolerada na população pediátrica e pode comprometer a eficácia do tratamento. Tamponamento nasal é pouco tolerado em crianças. *Splints* nasais e pontos de adesão *(quilting sutures)* são bons substitutos para o tamponamento. Se o tratamento for adiado por 7 dias, a paciente apresentará lesão irreversível da cartilagem e estará mais propensa à formação de abscesso ou perfuração septal.

11. **Resposta: D.** Reaquecimento rápido é o primeiro passo no tratamento de geladuras. Isto é realizado com compressas quentes ou imersão da parte do corpo em uma banheira com água mantida a uma temperatura de 37,5°C a 42°C. (PÁGINA 1128) Antibioticoterapia e eventual desbridamento cirúrgico podem ser necessários, mas não são os primeiros passos no tratamento. O reaquecimento gradual pode levar à lesão tecidual adicional e deve ser evitado. Vasodilatação irá ocorrer com o reaquecimento, e a administração de um vasodilatador não é indicada.

12. **Resposta: B.** Mordidas de gato apresentam uma maior taxa de infecção quando comparadas a mordidas de cães, e a *Pasteurella multocida* é responsável por 50 a 75% das infecções provocadas por mordidas de gato. Mordidas de gato podem também ser polimicrobianas. (PÁGINA 1127) Infecções causadas por mordidas de cães são frequentemente polimicrobianas e envolvem as espécies de bactérias listadas nas alternativas A, C, D e E.

13. **Resposta: A.** Hipovolemia (presumidamente relacionada com a hemorragia, até que se prove o contrário) é a forma mais comum de choque no paciente de trauma. (PÁGINA 1098) O choque neurogênico pode ser encontrado em pacientes com disfunção de tronco encefálico ou lesão de medula espinal. Choque cardiogênico está associado a um pneumotórax de tensão, tamponamento cardíaco e contusão miocárdica.

14. **Resposta: B.** Os cinco parâmetros especificados na alternativa B são suficientes para criar um plano de tratamento. (PÁGINA 1257) Fraturas do complexo NOE e orbitárias podem estar associadas a um trauma facial grave, incluindo fraturas no seio frontal, porém não necessariamente fazem parte da maioria das fraturas de seio frontal. A ampla exposição da fratura, geralmente por uma abordagem coronal, é necessária para tratar, de forma adequada, as fraturas de seio frontal, e as lacerações tipicamente não fornecem suficiente acesso para reparo.

15. **Resposta: A.** Retração excessiva do globo durante o reparo de fratura orbitária pode transmitir pressão ao gânglio ciliar, resultando em midríase. (PÁGINA 1238) A retração deve ser liberada, e a recuperação da pupila deve ocorrer antes de se prosseguir com o reparo. A secção do nervo óptico também resultaria em dilatação da pupila, porém seria improvável durante a dissecção ao longo do assoalho orbitário com uma técnica cirúrgica adequada. Embora a oclusão de artéria oftálmica possa se apresentar com uma alteração pupilar aferente e perda da visão, isto é incomum no cenário de um reparo de fratura orbitária.

16. **Resposta: D.** Redução aberta de fraturas condilares é absolutamente indicada em todas as situações listadas, exceto a alternativa D. (PÁGINA 1204, TABELA 80.3) Reparo de fraturas condilares unilaterais associadas a uma única fratura na linha média facial pode não ser necessário, se a altura maxilar vertical for restaurada com o reparo da linha média facial.

17. **Resposta: A.** Feridas por arma de fogo na zona mandibular causam, frequentemente, sangramento, edema e formação de hematoma, com necessidade de intervenção na via aérea. Deve-se considerar a estabilização eletiva das vias aéreas, mesmo na ausência de sintomas. (PÁGINA 1134) Lesão do globo e penetração intracraniana ocorrem mais comumente em lesões na zona maxilar, e lesão vascular deve ser suspeita, quando a ferida de entrada for posterior ao ângulo do plano mandibular.

18. **Resposta: B.** Uma secção de nervo deve ser considerada na ocorrência de paralisia facial imediata após um trauma penetrante, e uma exploração cirúrgica deve ser realizada no paciente, quando a ferida for lateral ao canto lateral. (PÁGINA 1134) Uma contusão envolvendo o nervo facial resultará, mais provavelmente, em uma paralisia de início tardio. A recuperação da função do nervo facial depende do sítio de lesão e na presença de ramificação. O reparo cirúrgico de um ramo de nervo facial seccionado é mais apropriadamente realizado com um reparo primário livre de tensão ou enxerto interfascicular. O prognóstico mais favorável após o reparo primário do nervo ou enxerto interfascicular é um grau 3 a 4 na escala de House-Brackmann.

19. **Resposta: C.** Fraturas nasais são as fraturas faciais mais frequentes. (PÁGINA 1272) Fraturas do seio frontal são incomuns na infância, pois o seio frontal não está completamente desenvolvido até depois dos 15 anos de idade. Fraturas orbitárias são as segundas mais comuns na linha média facial. Fraturas na linha média facial são incomuns e responsáveis por 5 a 10% das fraturas faciais pediátricas.

20. **Resposta: B.** Por definição, a consolidação óssea em uma posição não anatômica é uma má consolidação. (PÁGINA 1153) Instabilidade em 8 a 12 semanas após a fixação é uma consolidação tardia. A união fibrosa ocorre quando a cicatrização da fratura indireta não leva à ossificação. Pseudoartrose é uma união fibrosa móvel o bastante para funcionar como uma articulação.

21. **Resposta: A.** Luxações são mais comumente observadas, onde a cartilagem quadrangular é mais espessa (nas interfaces entre osso e cartilagem), enquanto que as fraturas são mais comuns em áreas onde a cartilagem é mais delgada – a porção central da cartilagem quadrangular acima da crista maxilar.. PÁGINA 1244

22. **Resposta: C.** Fraturas mandibulares são desfavoráveis, quando a musculatura mandibular tende a deslocar os fragmentos da fratura. (PÁGINA 1196) A maioria das fraturas de ângulo mandibular é horizontalmente desfavorável e possibilita o deslocamento de fraturas no plano vertical.

23. **Resposta: B.** Óbitos precoces por traumatismo representam, aproximadamente, um terço de todos os óbitos por traumatismo. Esta estatística enfatiza a importância do tratamento pré-hospitalar e hospitalar coordenado. (PÁGINA 1093) As alternativas A e C são úteis no aumento da sobrevida na parada cardíaca. As alternativas D e E são úteis na prevenção ou minimização do traumatismo.

24. **Resposta: C.** Parafusos de interferência representam uma das maneiras eficazes de comprimir e estabilizar uma fratura. (PÁGINA 1157) Parafusos de transferência são contraindicados nas fraturas cominutivas. O orifício de perfuração proximal à linha de fratura deve ser do diâmetro das estrias do parafuso (furo de deslizamento), e o orifício de perfuração distal à linha de fratura deve ser do diâmetro do eixo do parafuso. O parafuso de interferência deve ser inserido na linha de fratura o mais perpendicular possível.

25. **Resposta: C.** O uso de um parafuso de "emergência" ou de "resgate" é uma ocorrência bastante comum. O maior diâmetro da estria permite que este parafuso prenda o osso de modo estável. (PÁGINA 1157) Se múltiplos orifícios forem desgastados com o uso de parafusos de "resgaste", pode ser necessária a realização de um novo orifício em outro local ou o emprego de uma placa diferente, porém, isso é incomum. A escolha de um parafuso mais longo com estrias do mesmo diâmetro não resultará em estabilidade, se o orifício de perfuração estiver desgastado.

Capítulo 5: Trauma **141**

26. **Resposta: C.** Este padrão de fratura é bastante comum e, pelas fraturas serem lineares, as margens ósseas corticais irão se unir, e uma fixação da distribuição de carga com miniplacas de 2 mm pode ser utilizada. (PÁGINA 1200) Fraturas cominutivas, fraturas em áreas edêntulas e fraturas com defeito ósseo (reabsorção no sítio de não consolidação) são fraturas desafiadoras e não possuem estabilidade intrínseca. Nestas situações, a estabilização do suporte de carga com uma placa de reconstrução de 2,4 ou 2,7 mm é necessária.

27. **Resposta: A.** Fraturas faciais e nasais são menos comuns em crianças do que em adultos. Em relação às fraturas nasais, tanto o exame clínico como o exame de imagem podem ser incertos. O início da cicatrização e união das fraturas ósseas nasais pediátricas é muito mais rápido do que em adultos e, portanto, recomenda-se uma intervenção mais precoce, quando necessária. PÁGINAS 1250-1251

28. **Resposta: D.** Estatisticamente, o côndilo é o sítio mais comumente envolvido nas fraturas mandibulares pediátricas. (PÁGINA 1279) Neste caso, os achados clínicos de desvio do mento para a direita e contato prematuro na região molar direita (provavelmente apresentando, também, uma mordida aberta no lado esquerdo) sugerem uma fratura condilar direita com encurtamento vertical direito na altura mandibular. Uma fratura com deslocamento do ramo ou ângulo pode provocar achados similares, porém são menos comuns. Fraturas nas outras regiões listadas não iriam produzir os achados clínicos observados. Uma avaliação minuciosa deve ser realizada para detectar fraturas associadas da região condilar contralateral ou regiões da parassínfise sempre que uma fratura subcondilar ou condilar unilateral for identificada.

29. **Resposta: D.** O reparo endoscópio das fraturas de tábua anterior é uma técnica de camuflagem utilizada tardiamente. Este reparo é reservado para pacientes com fraturas levemente deslocadas. (PÁGINA 1261) Cominução da tábua anterior, extensão inferior à margem inferior da órbita, deslocamento superior a 6 mm e pele fina tornam a abordagem coronal mais desejável do que a técnica endoscópica.

30. **Resposta: E.** O exame primário deve abordar os "ABCs" do trauma. (PÁGINA 1094-1100) A alternativa A combina as áreas abordadas durante os exames primário e secundário. As áreas na alternativa B são abordadas durante o exame secundário. A alternativa D especifica os achados do exame físico que podem auxiliar na avaliação do paciente, porém não estão especificamente relacionadas com a pesquisa primária.

31. **Resposta: A.** O uso de prótese laríngea deve ser evitado sempre que possível, porém lacerações da comissura anterior e endolaringe podem levar à formação de membrana e perda da configuração normal da laringe. Nestas situações, a inserção de uma prótese deve ser considerada. (PÁGINA 1145) Hematomas nas pregas vocais tipicamente se resolvem sem intervenção. Fraturas estabilizadas da cartilagem laríngea não requerem a inserção de prótese, a menos que lacerações da mucosa sejam extensas. A separação cricotraqueal deve ser reparada primariamente após a estabilização da via aérea com traqueostomia.

32. **Resposta: D.** A CT de cortes finos é a modalidade de imagem de escolha para o diagnóstico. As incidências axial e sagital são adequadas para avaliar a patência do recesso frontal e fornecem informações sobre o contorno frontal. As imagens coronais possibilitam a visualização do assoalho do seio frontal e teto da órbita. Reconstruções tridimensionais fornecem uma excelente visão geral das fraturas e contorno frontal. (PÁGINA 1256) Radiografias simples não são indicadas no diagnóstico de fraturas de seio frontal.

33. **Resposta: B.** Uma alteração recente no alinhamento do nariz externamente e uma obstrução das vias aéreas nasais de início recente são as duas indicações mais importantes para intervenção cirúrgica. Ambas as condições podem ser determinadas com uma anamnese detalhada e exame físico. Embora as radiografias possam corroborar o diagnóstico, não são rotineiramente necessárias para direcionar o tratamento de fraturas ósseas nasais isoladas. PÁGINA 1245

34. **Resposta: C.** A articulação zigomaticoesfenoidal é um complexo tridimensional e o melhor sítio para avaliar a precisão da técnica de redução da fratura do complexo ZMC. (PÁGINA 1215) A sutura zigomaticofrontal é facilmente acessível e fornece um grau razoável de estabilidade quando plaqueada, mas não fornece o melhor alinhamento. A sutura zigomaticomaxilar é facilmente acessada por uma incisão gengivobucal. Esta sutura fornece excelente estabilidade, porém não é o melhor sítio para verificar o alinhamento. A sutura zigomaticotemporal não é tipicamente acessada para fraturas ZMC e ofereceria somente uma assistência limitada com o alinhamento. De modo similar, a margem infraorbitária oferece apenas informação limitada para o alinhamento geral do complexo ZMC.

35. **Resposta: C.** O hematoma auricular clássico se forma no plano subpericondral ou, em traumas mais graves, entre os fragmentos da fratura cartilaginosa. (PÁGINA 1125) A pele é densamente aderente ao pericôndrio subjacente, e o pavilhão auricular não possui quantidade significativa de tecido subcutâneo, tornando as alternativas A, B e E incorretas. Similarmente, a musculatura auricular não exerce nenhum papel na formação dos hematomas auriculares.

36. **Resposta: C.** A classificação de Angle de má oclusão é com base no ponto em que o sulco vestibular do primeiro molar inferior entra em contato com a cúspide mesiovestibular do primeiro molar superior. A alternativa C define a classe II de Angle. (PÁGINA 1161) A alternativa A define a classe III de Angle. A alternativa B define a classe I de Angle. A alternativa D define uma mordida cruzada vestibular e não se correlaciona com a classificação de Angle.

37. **Resposta: C.** Embora raro, um entrópio ou retração palpebral inferior é a complicação mais comum após uma abordagem transconjuntival e frequentemente pode ser atribuído à retração excessiva ou lesão térmica pelo cautério. (PÁGINA 1238) Simbléfaro é uma aderência que se desenvolve entre as conjuntivas palpebral e bulbar. Entrópio geralmente é causado por abordagens transcutâneas na pálpebra inferior. Epífora tem múltiplas etiologias, incluindo lesão ao sistema lacrimal, olho seco e ectrópio com represamento das lágrimas.

38. **Resposta: B.** O paciente está clinicamente estável, com referências anatômicas laríngeas intactas e um pequeno hematoma. O tratamento conservador é indicado. (PÁGINA 1144) Laringoscopia direta não é indicada em virtude dos achados da laringoscopia de fibra óptica e, visto que a via aérea está estável, intubação e traqueostomia são desnecessárias.

39. **Resposta: C.** Este paciente tem comprometimento iminente das vias aéreas, e uma traqueostomia com paciente acordado deve ser realizada sem demora. (PÁGINA 1144) Intubação com fibra óptica deve ser evitada para prevenir trauma adicional em uma laringe já traumatizada. Observação não é relevante neste paciente e poderia resultar na perda da via aérea. Ventilação a jato é recomendada por alguns autores para crianças com menos de 12 anos, porém é difícil no paciente com perda das referências anatômicas laríngeas.

40. **Resposta: C.** Com os achados clínicos descritos, é improvável que este paciente tenha uma deformidade de contorno que necessite de intervenção cirúrgica. (PÁGINA 1282) Fixação transnasal não é indicada, e o paciente apresenta uma distância intercantal normal. Obliteração do seio frontal não é indicada sem comprometimento do recesso frontal e óstio do seio frontal. Encaminhamento para a neurocirurgia não é necessário.

41. **Resposta: B.** Completa remoção da mucosa do seio é essencial para reduzir a incidência de formação tardia de mucocele. (PÁGINA 1268) Diferentes materiais de obliteração têm sido utilizados com sucesso. Placas não são tipicamente aplicadas na tábua posterior do seio frontal. Embora o descolamento atraumático de um retalho pericraniano seja essencial para preservar a integridade do retalho e suprimento sanguíneo, nem todos os casos de obliteração de seio frontal irão necessitar de um retalho pericraniano.

Capítulo 5: Trauma **143**

42. **Resposta: D.** Exploração cirúrgica é indicada em pacientes sintomáticos com trauma penetrante na Zona II e pode ser considerada em pacientes assintomáticos com trauma penetrante na Zona II. Em virtude do alto risco de lesão aos grandes vasos e esôfago nas lesões de Zona I, a angiografia e avaliação esofágica são indicadas. (PÁGINA 1137) Embora a laringoscopia de fibra óptica seja especialmente útil no diagnóstico de lesões de vias aéreas na Zona II, a mesma é capaz de detectar sangue nas vias aéreas mesmo em lesões na Zona I.

43. **Resposta: B.** Embora a incisão transconjuntival supostamente acarrete uma menor incidência de esclera aparente e ectrópio do que uma incisão subciliar ou subtarsal, estas três incisões são realizadas na pálpebra inferior e comportam algum risco de complicações palpebrais. (PÁGINA 1261) A incisão na região lateral do supercílio pode ser utilizada para acessar a sutura zigomaticofrontal e não viola a pálpebra inferior. Não existe risco de ectrópio ou esclera aparente com a incisão na região lateral do supercílio.

44. **Resposta: C.** Déficits de tecidos moles do lábio são causados por falha em reparar adequadamente a camada muscular. (PÁGINA 1126) Falha em reparar de modo apropriado o vermelhão do lábio resulta em irregularidades labiais facilmente visíveis, mas tipicamente não resulta em uma deficiência de tecidos moles profundos.

45. **Resposta: C.** A extremidade cefálica dos ossos nasais é mais espessa que a extremidade caudal. Como resultado, uma maior força é necessária para a ocorrência de uma fratura na extremidade cefálica dos ossos nasais, implicando em um maior risco de fraturas nos ossos faciais. PÁGINA 1242

46. **Resposta: D.** Placas extremamente finas (tipicamente 1 mm) ou fios devem ser utilizados na margem orbitária inferior para evitar visibilidade ou palpabilidade. (PÁGINA 1221) As placas especificadas nas alternativas A, B e C são muito espessas para serem utilizadas na margem inferior. Embora o uso de parafuso de interferência seja teoricamente possível em uma fratura oblíqua da margem inferior, seria tecnicamente difícil de ser aplicado, não sendo utilizado na prática.

47. **Resposta: A.** A liberação de catecolaminas é a reação hormonal mais fundamental do organismo em resposta a um trauma. (PÁGINA 1094) O ADH pode ser liberado em resposta à dor e perda volêmica. A glândula suprarrenal é ativada no trauma.

48. **Resposta: A.** Ancilose é uma das complicações mais temidas das fraturas condilares pediátricas. (PÁGINA 1205) A mobilização precoce diminui a probabilidade desta complicação.

49. **Resposta: C.** O risco primário durante o manejo inicial das vias aéreas é o de movimento do pescoço no cenário de uma fratura oculta na coluna cervical. PÁGINA 1095

50. **Resposta: D.** Em múltiplas séries, lesões de globo ocular são comuns, e uma avaliação oftalmológica deve ser realizada. (PÁGINA 1133) A classificação dos ferimentos por arma de fogo se baseia na proximidade (queima-roupa e longa distância) e não na zona de entrada utilizada para descrever outras lesões penetrantes (incluindo ferimentos provocados por arma de fogo que não seja espingarda). Embora o comprometimento das vias aéreas seja possível nas lesões à queima-roupa envolvendo a mandíbula ou na presença de sangramento significativo na cavidade oral, a necessidade de estabelecimento de via aérea de emergência é incomum em lesões faciais por arma de fogo.

144 Capítulo 5: Trauma

51. **Resposta: B.** O nervo marginal mandibular abandona a parótida e ruma anteriormente para inervar os músculos depressores do lábio inferior. (PÁGINA 1190) À medida que ruma anteriormente, o nervo passa sob a borda mandibular e deve ser protegido durante a exposição da mandíbula por meio de uma incisão cutânea realizada 1,5 a 2 cm inferior à borda mandibular e por meio da realização de dissecção subplatismal à mandíbula. Quando necessário, a veia e artéria faciais podem ser ligadas, seccionadas e retraídas superiormente para proteger o nervo e melhorar a exposição.

52. **Resposta: B.** Em um estudo realizado na Coreia, em 2004, todos os pacientes submetidos ao tratamento cirúrgico de fraturas ósseas nasais isoladas tiveram o septo explorado por uma incisão de hemitransfixação. Naquele estudo, lacerações mucosas, observadas na rinoscopia ou exame endoscópico, foram o achado clínico mais sugestivo de uma fratura de septo associada. PÁGINA 1246

53. **Resposta: B.** A relação dentária anterior normal ocorre quando a dentição maxilar anterior está posicionada 1 a 3 mm anterior à dentição mandibular anterior. (PÁGINA 1161) Um aumento na distância horizontal entre os dentes é denominado de sobressaliência. Um aumento na sobreposição vertical da dentição anterior é chamado de sobremordida. Uma sobreposição dentária anterior insuficiente resulta em uma mordida aberta.

54. **Resposta: B.** A dor e o encarceramento associado neste paciente adolescente sugerem uma fratura orbitária por explosão *(white-eyed)* que aprisiona os tecidos periorbitais e, possivelmente, o músculo reto inferior. (PÁGINA 1231) Os achados radiográficos são geralmente mínimos. Estas fraturas devem ser tratadas urgentemente para prevenir lesão isquêmica irreversível ao reto inferior.

55. **Resposta: B.** Visto que tanto os parafusos absorvíveis como os não absorvíveis tendem a afastar a cartilagem, uma cirurgia cuidadosa com uma técnica sem macheamento com broca de tamanho reduzido é útil. PÁGINAS 1146-1147

56. **Resposta: A.** Um terceiro molar impactado aumenta a probabilidade de fratura no ângulo mandibular decorrente do estoque ósseo reduzido. De modo similar, a região do forame mentoniano é um sítio comum de fratura, geralmente em conjunto com um ângulo mandibular contralateral ou fratura do colo condilar. (PÁGINA 1195) Fraturas coronoides são relativamente incomuns.

57. **Resposta: D.** Das respostas listadas, a LEMG é a ferramenta mais adequada para a diferenciação entre uma lesão do nervo laríngeo recorrente e uma luxação da aritenoide. Além disso, a LEMG pode oferecer informações prognósticas referentes à recuperação espontânea nos casos de lesão do nervo laríngeo recorrente. (PÁGINA 1150) As outras modalidades diagnósticas são exames auxiliares úteis no paciente com traumatismo laríngeo.

58. **Resposta: D.** A abordagem transconjuntival é bastante versátil e apresenta uma menor incidência de ectrópio do que a abordagem subciliar. O plano de dissecção pode ser pré- ou pós-septal. (PÁGINA 1178) Se retração excessiva for necessária para exposição, a adição de uma cantotomia lateral e cantólise inferior devem ser consideradas.

59. **Resposta: B.** O arco zigomático fornece projeção facial anterior e, como tal, não é um suporte vertical. (PÁGINA 1209) Todas as outras opções representam suportes verticais que transmitem as forças de mastigação à base do crânio e fornecem altura facial vertical.

60. **Resposta: C.** O seio frontal é protegido por osso cortical espesso, e fraturas nesta região requerem transferência de alta energia. Isto geralmente ocorre em acidentes com veículo automotor em homens jovens. (PÁGINA 1255) Embora disputas interpessoais possam resultar em fraturas do seio frontal, as forças liberadas nos acidentes com veículo automotor tendem a ser maiores.

61. **Resposta: C.** Há fraturas na linha mediana da cartilagem tireoide, porção posterior direita da cartilagem cricoide e porção lateral direita da cartilagem cricoide. As cartilagens aritenoides não são exibidas nesta imagem, e os vasos estão normais. PÁGINA 1143

62. **Resposta: D.** Fraturas subcondilares se estendem da fossa sigmoide até a margem posterior do ramo. PÁGINA 1203

63. **Resposta: D.** Fraturas são exibidas na tábua anterior esquerda e se estendem pelo septo intersinusal. A porção medial do teto da órbita está envolvida e a fratura se estende ao longo da margem orbitária superior, envolvendo a parede lateral da órbita. PÁGINA 1259

64. **Resposta: E.** Esta CT exibe uma grande fratura orbitária do tipo *blow-out*, que irá necessitar de reparo cirúrgico. O músculo reto inferior sofreu herniação através do defeito para o antro maxilar. Os outros elementos de uma fratura Le Fort II não estão presentes. Grande parte da lâmina papirácea está intacta. Esta CT foi originalmente adquirida no plano axial, como demonstrado pelo artefato dentário. PÁGINAS 1227-1229

6 Otorrinolaringologia Pediátrica

Margaretha L. Casselbrant, MD, PhD ▪ Charles M. Myer III, MD

1. Bebê de 11 meses é levado ao pronto-socorro às 22 h por seus pais em virtude de um aumento da salivação após a ingestão de um objeto de prata. Não há estridor. Uma radiografia de tórax é realizada, exibindo um objeto circular radiopaco na incidência anteroposterior. Na incidência lateral, há uma pequena irregularidade observada no perfil do objeto. Qual o próximo passo mais apropriado?

    A. Endoscopia de emergência e remoção do corpo estranho.
    B. Adiar a esofagoscopia até a manhã seguinte, visto que o paciente não apresenta desconforto respiratório.
    C. CT de tórax para uma melhor caracterização do objeto ingerido.
    D. Remoção fluoroscópica.

2. Qual a incidência de perda auditiva em recém-nascidos por cada 1.000 nascimentos?

    A. 0,02 a 0,04.
    B. 0,2 a 0,4.
    C. 2 a 4.
    D. 20 a 40.
    E. 200 a 400.

3. O vírus mais comumente identificado como uma causa de perda auditiva congênita é:

    A. Adenovírus.
    B. Vírus sincicial respiratório.
    C. Citomegalovírus (CMV).
    D. Rubéola.

4. Qual das seguintes alternativas é a que mais predispõe o neuróporo anterior ao fechamento incompleto?

   A. Suprimento sanguíneo incompleto ao tubo neural anterior.
   B. Fechamento relativamente tardio do tubo neural e baixa concentração de células da crista neural.
   C. Ausência de suporte do estroma extracelular para a migração das células da crista neural.
   D. Apoptose precoce das células do neuróporo anterior.

5. A perda auditiva autossômica recessiva está mais comumente associada a mutações em:

   A. Genes responsáveis pela síndrome de Waardenburg.
   B. Genes responsáveis pela síndrome de Usher.
   C. Gene responsável pela síndrome de Pendred *(SLC26A4)*.
   D. Gene *GJB2* (Conexina 26).

6. O fenômeno de Kasabach-Merritt está associado a que anomalia vascular?

   A. Hemangioma infantil.
   B. Hemangioma congênito.
   C. Hemangioendotelioma kaposiforme.
   D. Granuloma piogênico.

7. Qual das seguintes técnicas cirúrgicas *não* é um tratamento cirúrgico padrão para insuficiência velofaríngea?

   A. Técnica de Bardach de retalhos de palato duro.
   B. Palatoplastia de Furlow.
   C. Modificação de Hogan do retalho de parede posterior da faringe.
   D. Técnica de Hynes de faringoplastia esfincteriana.

8. Qual das seguintes alternativas é o procedimento cirúrgico inicial mais adequado para rinossinusite pediátrica crônica?

   A. Adenoidectomia.
   B. Etmoidectomia anterior.
   C. Antrostomia maxilar.
   D. Etmoidectomia anterior com antrostomia maxilar.

9. Qual das seguintes alternativas é uma vantagem da traqueostomia, quando comparada à intubação endotraqueal prolongada?

   A. A traqueostomia requer um procedimento cirúrgico.
   B. Os tubos de traqueostomia apresentam menor probabilidade de causar lesões laríngeas, incluindo as pregas vocais e a subglote.
   C. A traqueostomia pode ser realizada por uma variedade de profissionais da área de saúde.
   D. Os tubos de traqueostomia levam a um aumento do espaço morto nas vias aéreas.

10. Os principais critérios diagnósticos da síndrome de Apert incluem:

    A. Craniossinostose.
    B. Sindactilia das mãos e pés.
    C. Fronte proeminente.
    D. Todas as alternativas.
    E. Nenhuma das alternativas.

11. Se um paciente pediátrico com rinossinusite crônica continua a apresentar sintomas após uma adenoidectomia, qual dos seguintes é um próximo passo aceitável?

    A. Rastreio de alergias.
    B. Rastreio do sistema imune para deficiências.
    C. CT após um ciclo prolongado de antibióticos de amplo espectro.
    D. Todas as alternativas.

12. Bebê saudável de 4 meses apresenta taquipneia e respiração tipo "máquina de lavar roupas" que piorou com infecções do trato respiratório superior. Uma radiografia da via aérea com o emprego da técnica de alta quilovoltagem provavelmente irá sugerir:

    A. Estenose supraglótica.
    B. Pneumonia.
    C. Estenose traqueal.
    D. Traqueomalacia.

13. Qual das seguintes afirmações é verdadeira com respeito à avaliação diagnóstica de pacientes pediátricos com perda auditiva sensorioneural (SN)?

    A. Todos os pacientes devem ser submetidos a uma avaliação diagnóstica abrangente, incluindo a obtenção de imagens do osso temporal e rastreio genético.
    B. Se as imagens do osso temporal forem normais, não há motivos para solicitar testes genéticos.
    C. O passo inicial na investigação diagnóstica de crianças com SN bilateral grave à profunda deve ser a obtenção de imagens do osso temporal.
    D. Se um aqueduto vestibular alargado ou deformidade de Mondini for identificado na CT, um teste para a identificação do gene *SLC26A4*, ou Pendred, deve ser realizado.

14. Qual das seguintes alternativas é a descrição mais adequada da neurofibromatose 2 (NF2)?

    A. Catarata capsular posterior ocorre em 80% dos pacientes.
    B. Manchas café com leite são achados consistentes.
    C. Neurofibromas cutâneos não são achados consistentes.
    D. A e C.
    E. B e C.

15. Anomalias da terceira e quarta fendas branquiais são caracterizadas por todas as alternativas abaixo, *exceto:*

    A. Podem apresentar-se como abscessos cervicais recorrentes.
    B. Podem ser tratadas com excisão.
    C. Geralmente ocorrem no lado direito do pescoço.
    D. Possuem uma abertura sinusal no seio piriforme.
    E. Podem ser tratadas com cauterização do seio piriforme.

16. Criança com a síndrome velocardiofacial (VCFS) apresenta hipertrofia adenotonsilar, levando a apneia obstrutiva do sono grave. Qual das seguintes anomalias, potencialmente associadas, afeta mais significativamente a intervenção cirúrgica?

    A. Paresia facial.
    B. Medialização da artéria carótida.
    C. Estenose subglótica.
    D. Estenose traqueal.

17. Distúrbios respiratórios do sono (SDB) em crianças têm sido associados a todos os problemas comportamentais abaixo, *exceto:*

    A. Hiperatividade.
    B. Agressão.
    C. Somatização.
    D. Ansiedade.
    E. Hiperfagia.

18. Você atende um recém-nascido ligeiramente hipotenso de 1 dia de idade em quem um pediatra foi incapaz de inserir um cateter 6F pela fossas nasais. Uma CT é realizada, demonstrando um incisivo central maxilar médio solitário e estenose da abertura piriforme nasal. Sua próxima recomendação deve ser:

    A. Traqueostomia.
    B. Reparo transpalatino da estenose congênita da abertura piriforme.
    C. Consulta com um endocrinologista.
    D. Reparo sublabial da estenose da abertura piriforme nasal.

19. Uma ultrassonografia fetal de alta qualidade realizada na 19ª semana gestacional sugere a presença de pulmões dilatados e císticos, ascite e nenhuma outra anormalidade fetal significativa. O próximo passo mais provável no diagnóstico e tratamento é:

   A. Realizar uma amostragem vilocoriônica.
   B. Recomendar o término da gravidez.
   C. Recomendar a terapia intraparto extrauterina (EXIT) para assegurar a via aérea no parto por cesariana.
   D. Recomendar uma MRI fetal e uma avaliação mais aprofundada.

20. A sequência de Robin é caracterizada por:

   A. Micrognatia, fenda palatina e glossoptose.
   B. Micrognatia, fenda palatina e obstrução das vias aéreas.
   C. Fenda palatina, obstrução das vias aéreas e glossoptose.
   D. Micrognatia, glossoptose e obstrução das vias aéreas.

21. Menino de 2 anos ingere acidentalmente uma grande quantidade de soda cáustica. Qual tipo de lesão será causado por este composto?

   A. Necrose de liquefação.
   B. Necrose de coagulação.
   C. Necrose isquêmica.
   D. Necrose asséptica.

22. Qual das seguintes alternativas é o segundo tipo mais comum de fístula traqueoesofágica (TEF)?

   A. TEF proximal com atresia esofágica (EA) distal.
   B. EA proximal com TEF distal.
   C. TEF do tipo H.
   D. TEF proximal e distal com EA.

23. Os principais critérios diagnósticos da sequência de Robin são:

   A. Micrognatia.
   B. Glossoptose.
   C. Fenda platina em forma de U invertido.
   D. Nenhuma das alternativas.
   E. Todas as alternativas.

24. Qual dos seguintes é medicamento adjuvante mais comumente utilizado para papilomatose respiratória recorrente (RRP) entre os membros da *American Society of Pediatric Otolaryngology* (ASPO)?

    A. Bevacizumab (Avastin).
    B. Cidofovir intralesional (Vistide).
    C. Celecoxib (Celebrex).
    D. Interferon.

25. Menino de 2 anos apresenta obstrução nasal crônica e leve aumento do dorso nasal. O paciente foi tratado de modo conservador para um suposto pólipo nasal sem melhora. O exame endoscópico revela massa pulsátil medial ao corneto médio. Qual dos seguintes é o diagnóstico mais provável?

    A. Encefalocele nasoetmoidal sincipital.
    B. Glioma nasal.
    C. Encefalocele basal transetmoidal.
    D. Dermoide nasal.

26. Qual o tamanho da via aérea que desperta preocupações para a presença de estenose subglótica em um recém-nascido prematuro?

    A. > 5,0 mm.
    B. < 7 mm.
    C. < 5 mm.
    D. < 3,5 mm.

27. Qual destes é o diagnóstico mais provável em um neonato com estridor expiratório e tosse metálica?

    A. Estenose subglótica congênita.
    B. Traqueomalacia.
    C. Sequência de Robin.
    D. Paralisia bilateral das pregas vocais.

28. Qual das seguintes afirmações a respeito do loco DFNB1 é verdadeira?

    A. Uma mutação no loco DFNB1 está presente em 10 a 15% dos pacientes com perda auditiva ≥ 70 dB.
    B. Uma mutação no loco DFNB1 está presente em 40% dos pacientes com comprometimento auditivo leve a moderado.
    C. O gene no loco DFNB1 é o *gap junction beta 2 (GJB2)*, que possui uma frequência de portador de 1 em 40 nos Estados Unidos.
    D. Todos os pacientes com DFNB1 possuem uma deleção de uma guanina na posição 35 do nucleotídeo (35delG).

29. Hemangiomas faciais segmentados podem estar associados ao PHACES, que é um acrônimo que significa:

    A. Puberdade precoce, hemangioma, acromegalia, anomalias cardíacas, anomalias oculares e deformidades espinais.
    B. Malformações na fossa craniana posterior, hemangioma, anomalias arteriais, anomalias cardíacas, anomalias oculares e deformidades espinais.
    C. Malformações na fossa craniana posterior, hemangioma, acromegalia, anomalias cardíacas, anomalias oculares e fenda esternal.
    D. Malformações na fossa craniana posterior, hemangioma, anomalias arteriais, anomalias cardíacas, anomalias oculares e fenda esternal.

30. Qual das seguintes alternativas representa uma vantagem do uso de válvulas fonatórias em crianças com traqueostomias capazes de tolerá-las?

    A. A válvula fonatória permite que crianças com tubos de traqueostomia gerem pressões subglóticas mais elevadas, levando à melhora na tosse e função laríngea durante a deglutição.
    B. A válvula fonatória possibilita melhora na comunicação, mesmo nos pacientes em ventilação mecânica com tubos de traqueostomia com balão.
    C. A válvula fonatória melhora a elevação da laringe durante a deglutição.
    D. A válvula fonatória permite que as crianças com tubos de traqueostomia falem mesmo quando apresentam uma estenose subglótica grave.

31. Qual das seguintes alternativas é uma afirmação verdadeira sobre as complicações que ocorrem após a tonsilectomia?

    A. Sangramento secundário é mais comum do que sangramento primário.
    B. Em uma criança com fenda palatina submucosa, a tonsilectomia é contraindicada.
    C. Crianças com menos de 3 anos de idade são mais propensas a complicações respiratórias.
    D. Crianças possuem mais complicações pós-operatórias do que adultos.
    E. A e C.

32. Bebê de 2 meses tem histórico de ligadura do canal arterial patente (PDA) no 1º mês de vida. O choro do bebê é muito fraco e soproso. O bebê está sufocando e engasgando com as mamadas e está sendo alimentado com fórmula engrossada. O que você esperaria encontrar na endoscopia/estroboscopia?

    A. Papilomatose respiratória recorrente.
    B. Pólipo vocal volumoso.
    C. Paralisia unilateral de prega vocal.
    D. Disfonia por tensão muscular.

33. A aquisição de imagem para rinossinusite pediátrica é realizada de forma mais precisa com:

   A. Radiografias simples.
   B. CT.
   C. MRI.
   D. Transiluminação dos seios maxilares.

34. Qual das seguintes alternativas é verdadeira em relação à síndrome de Stickler?

   A. Está associada a mutações nos genes do colágeno.
   B. Perda auditiva é incomum.
   C. É herdada de modo autossômico recessivo.
   D. Anormalidades oculares estão presentes em todos os pacientes.

35. Qual é a taxa de sobrevida geral em 5 anos de crianças com malignidade de glândulas salivares?

   A. < 20%.
   B. 50%.
   C. 75%.
   D. > 90%.

36. Criança com anomalias da segunda fenda branquial (BCA) pode apresentar todos os seguintes, *exceto*:

   A. Fossetas pré-auriculares bilaterais.
   B. Perda auditiva sensorioneural.
   C. Doença renal.
   D. Microtia.
   E. Herança autossômica recessiva.

37. Bebê de 12 meses é levado ao pronto-socorro após ter sido visto engolindo uma moeda. Ele está salivando mais do que o normal e não há estridor. Qual o sítio mais provável de alojamento da moeda?

   A. Esfíncter esofagiano superior.
   B. Esôfago médio.
   C. Esfíncter esofagiano inferior.
   D. Entrada da laringe.

38. A papilomatose respiratória recorrente (RRP) demonstra uma predileção por qual dos seguintes sítios?

    A. Junção dos epitélios ciliado e escamoso.
    B. Face inferior das pregas vocais.
    C. Ventrículo laríngeo.
    D. Todas as alternativas.

39. Infecção com qual das seguintes bactérias resulta, mais provavelmente, em perda auditiva sensorioneural permanente pós-meningite?

    A. *Streptococcus pneumoniae*.
    B. *Haemophilus influenzae* (tipo B) (Hib).
    C. *Neisseria meningitidis*.
    D. *Listeria monocytogenes*.

40. Qual dos seguintes é o distúrbio inflamatório mais comum das glândulas salivares nos Estados Unidos?

    A. Caxumba.
    B. Parotidite recorrente juvenil (JRP).
    C. Artrite reumatoide.
    D. Sarcoidose.

41. Qual das seguintes opções iria, provavelmente, necessitar de intervenção neurocirúrgica via craniotomia durante a ressecção de um trato dermoide nasal próximo à base do crânio?

    A. Presença de um filamento fibroso a uma distância de até 1 mm da base do crânio.
    B. Necessidade de uma abordagem transglabelar, se a exposição via rinoplastia aberta for insuficiente.
    C. Impossibilidade de confirmar o local do término do trato dermoide no exame físico.
    D. Evidência histológica de um trato aberto revestido por epitélio ao nível da base do crânio.

42. Qual estrutura na cóclea gera emissões otoacústicas (OAEs)?

    A. Células ciliadas internas.
    B. Células ciliadas externas.
    C. Células de Deiters.
    D. Estria vascular.
    E. Membrana basal.

43. Contraindicações para um reparo de fenda laringotraqueal por via endoscópica incluem as seguintes, *exceto:*

    A. Neonato de baixo peso ao nascimento.
    B. A fenda se estende para a traqueia cervical.
    C. Micrognatia.
    D. Estenose subglótica concomitante.

44. Paciente com atresia coanal, anomalias da orelha externa, defeitos cardíacos congênitos e uma pupila irregular secundário a um defeito da íris, provavelmente, tem qual dos seguintes defeitos associado?

    A. Mutação no gene *CHD7*.
    B. VACTERL.
    C. Mutação no gene *SHH*.
    D. Síndrome de Pallister-Hall.

45. Qual das seguintes condições pode colocar uma criança "em risco" para atraso no desenvolvimento?

    A. Perda auditiva permanente.
    B. Transtorno de aprendizagem.
    C. Atraso de linguagem.
    D. Cegueira.
    E. Todas as alternativas.

46. Uma eletrorretinografia anormal foi detectada em uma criança de 3 anos com perda auditiva congênita. Esta criança, provavelmente, tem:

    A. Síndrome de Pendred.
    B. Síndrome de Usher.
    C. Síndrome de Jervell e Lange-Nielsen.
    D. Perda auditiva não sindrômica.

47. Quais vacinas são recomendadas para a otite média aguda (AOM) em bebês e crianças?

    A. *Haemophilus influenzae* tipo B.
    B. *Streptococcus pneumoniae*.
    C. Influenza.
    D. A e B.
    E. B e C.

48. Em uma criança, uma massa que separa os ossos nasais e tem um componente intranasal pode ter todas as características abaixo, *exceto:*

    A. Ser um cisto dermoide.
    B. Ser um glioma.
    C. Ser uma encefalocele.
    D. É seguro realizar uma biópsia na consulta inicial.
    E. Pode necessitar de cirurgia que resulta em deformidade nasal significativa.

49. Qual das seguintes alternativas é a mais sugestiva de envolvimento intracraniano das lesões nasais congênitas?

    A. Crista Galli bífida e alargamento do forame cego.
    B. Dorso nasal alargado e hipertelorismo.
    C. Deslocamento lateral das paredes mediais da órbita.
    D. Prévio histórico de meningite.

50. Criança de 18 meses é levada ao hospital 30 minutos após a ingestão acidental de uma pequena quantidade de ácido clorídrico. Ela está hemodinamicamente estável e nenhuma lesão na mucosa oral é observada ao exame. Qual o próximo passo mais apropriado no tratamento desta paciente?

    A. Esofagoscopia diagnóstica 12 a 48 horas após a ingestão.
    B. Ingestão de bário enquanto no pronto-socorro.
    C. Alta hospitalar sem investigação adicional.
    D. CT de pescoço e tórax.

51. O sítio anatômico mais comum de estridor no neonato é:

    A. Laringe.
    B. Traqueia.
    C. Nariz.
    D. Cavidade oral.

52. Qual a bactéria mais comumente isolada na otite média aguda (AOM)?

    A. *Haemophilus influenzae.*
    B. *Staphylococcus aureus.*
    C. *Streptococcus pneumoniae.*
    D. *Moraxella catarrhalis.*
    E. Nenhuma das alternativas.

53. Qual das seguintes alternativas *não* faz parte do resumo descritivo do Guia para Prática Clínica em Tonsilectomia de 2010?

   A. Em crianças com uma polissonografia anormal e tonsilas hipertróficas, a tonsilectomia pode fornecer um meio de melhorar a saúde.
   B. Crianças submetidas a uma tonsilectomia não necessitam de antibióticos perioperatórios.
   C. Crianças submetidas a uma tonsilectomia beneficiar-se-ão com o uso de antibióticos perioperatórios.
   D. Os otorrinolaringologistas devem avaliar anualmente suas taxas de hemorragia pós-operatória primária e secundária.
   E. Uma dose única de dexametasona intravenosa intraoperatória durante a tonsilectomia pode reduzir, de modo significativo, a náusea e o vômito no pós-operatório.

54. Qual a porção mais estreita da via aérea pediátrica?

   A. Traqueia.
   B. Supraglote.
   C. Glote.
   D. Subglote.

55. Das alternativas abaixo, qual é a síndrome mais comumente associada à fenda labiopalatina (CL/P)?

   A. Síndrome de Apert.
   B. Síndrome velocardiofacial.
   C. Síndrome de Van der Woude.
   D. Síndrome de Turner.

56. Qual das seguintes afirmações melhor descreve o tratamento da papilomatose respiratória recorrente (RRP)?

   A. Erradicação completa da doença é essencial.
   B. O objetivo da terapia cirúrgica é manter uma via aérea patente, melhorar a qualidade vocal e evitar danos.
   C. Terapias adjuvantes, como o cidofovir, devem ser utilizadas em crianças com RRP leve que necessitem de intervenção cirúrgica 2 vezes ou menos por ano.
   D. Traqueostomia é a base do tratamento e deve ser considerada em todos os bebês diagnosticados com RRP.

57. Maior taxa de sucesso no tratamento de sialorreia é observada com:

   A. Ligadura dos quatro ductos.
   B. Redirecionamento do ducto submandibular.
   C. Excisão da glândula submandibular e redirecionamento de parótida.
   D. Parotidectomia total bilateral.

58. Anomalias da primeira fenda branquial tipo 2 são caracterizadas por todas as seguintes alternativas, *exceto:*

   A. Geralmente são erroneamente diagnosticadas.
   B. Manifestam-se após uma prévia cirurgia inadequada.
   C. Podem conter tecidos derivados do ectoderma e mesoderma.
   D. Podem conter tecidos derivados apenas do ectoderma.
   E. Requerem dissecção do nervo facial para uma excisão segura e completa.

59. O primeiro passo no tratamento de um neonato com desconforto respiratório é:

   A. Obter uma anamnese detalhada da gravidez e parto.
   B. Realizar uma laringoscopia flexível.
   C. Avaliar rapidamente a condição clínica do paciente.
   D. Obter uma leitura da oximetria de pulso.

60. Bebê de 3 meses apresenta estridor bifásico. Uma membrana laríngea é identificada no exame endoscópico. Qual dos seguintes diagnósticos sindrômicos deve ser considerado?

   A. Síndrome óculo-aurículo-vertebral.
   B. Síndrome de Stickler.
   C. Síndrome de Treacher Collins.
   D. Síndrome velocardiofacial.

61. Criança de 6 anos com queixas de diplopia e desconforto periorbitário direito. O exame exibe uma exoftalmia evidente, estrabismo e uma lesão da pálpebra superior direita. A CT demonstra uma lesão envolvendo a pálpebra superior direita, o tecido mole em torno da margem orbitária lateral direita e uma pequena quantidade de extensão orbitária. Na CT, não há lesões suspeitas que sugiram a presença de doença linfonodal ou metástase. Uma biópsia revela um rabdomiossarcoma. Qual o tratamento mais adequado?

   A. Somente tratamento cirúrgico, com exoneração do olho e excisão do componente de tecidos moles do tumor.
   B. Radioterapia da área afetada e quimioterapia sistêmica.
   C. Radioterapia da área afetada e cadeias linfáticas das regiões parotídea direita e cervical direita.
   D. Excisão local ampla da pele afetada, completa remoção cirúrgica do tecido mole afetado, remoção da parede lateral direita da órbita, parotidectomia direita e esvaziamento cervical.

62. Quais complicações são as causas mais comuns de morbidade e mortalidade relacionadas com a traqueostomia?

    A. Decanulação acidental e oclusão do tubo de traqueostomia.
    B. Pneumotórax e formação de fístula traqueoinominada.
    C. Traqueíte e hemorragia nas vias aéreas.
    D. Decanulação acidental e formação de fístula traqueoinominada.

63. Menino de 5 anos apresenta disfonia há 2 anos. Ele não apresenta tosse ou pigarro. Sua mãe relata que o menino grita muito. Ele tem uma voz rouca soprosa, e a estroboscopia revela lesões bilaterais simétricas na região média da porção membranosa da prega vocal. Qual o passo mais apropriado no tratamento inicial deste paciente?

    A. Endoscopia diagnóstica/cirúrgica.
    B. Fonoterapia.
    C. Cirurgia a *laser*.
    D. Inibidor da bomba de prótons.

64. Menino de 12 anos apresenta linfonodos bilateralmeente aumentados há cerca de 3 meses, sem alteração significativa no tamanho nesse período. Os linfonodos são firmes, elásticos e indolores à palpação. Ele apresenta sintomas associados de febre noturna, mal-estar e perda de peso. Uma radiografia de tórax exibe envolvimento do mediastino. Qual o procedimento diagnóstico mais adequado?

    A. Punção aspirativa por agulha fina.
    B. Biópsia incisional pequena de um único linfonodo com exame por congelação e cultura de amostras.
    C. Biópsia com cortes corados pela hematoxilina e eosina, e exames imuno-histoquímicos e citogenéticos.
    D. Punção aspirativa por agulha do linfonodo aumentado com culturas para fungos e micobactérias atípicas.

65. O distúrbio inflamatório mundialmente mais comum das glândulas salivares é:

    A. Caxumba.
    B. Parotidite recorrente juvenil (JRP).
    C. Artrite reumatoide.
    D. Sarcoidose.

66. Qual das seguintes alternativas é a causa mais comum de estridor no recém-nascido?

    A. Laringomalacia.
    B. Estenose subglótica.
    C. Traqueomalacia.
    D. Paresia das pregas vocais.

67. Escleroterapia com OK-432 para anomalias da fenda branquial está associada a todas as alternativas abaixo, *exceto*:

   A. Febre.
   B. Altamente bem-sucedida para lesões multiloculares.
   C. Odinofagia.
   D. Uma taxa de resposta completa de, aproximadamente, 60%.
   E. Dor.

68. Qual das seguintes alternativas é um fator de risco para otite média?

   A. Fenda palatina.
   B. Histórico familiar positivo para otite média.
   C. Aleitamento materno por um período inferior a 6 meses.
   D. Exposição passiva ao fumo.
   E. Todas as alternativas.

69. Qual das seguintes é a maneira mais segura de realizar uma traqueostomia em uma criança?

   A. Na sala de cirurgia, porém com o paciente acordado e respirando espontaneamente.
   B. Na sala de cirurgia, sob anestesia geral, com a via aérea protegida via uma sonda endotraqueal ou broncoscópio rígido.
   C. Na unidade de terapia intensiva pediátrica com uma técnica percutânea.
   D. Na sala de cirurgia com uma máscara laríngea (LMA) devidamente posicionada.

70. Qual destas é a malignidade de glândulas salivares mais comum em crianças?

   A. Carcinoma de células acinares.
   B. Carcinoma de células escamosas.
   C. Carcinoma mucoepidermoide (ME).
   D. Tumor de Warthin.

71. Menina de 3 anos apresenta massa de 2 cm no lado direito do pescoço. De acordo com a mãe, houve rápido desenvolvimento da massa inicialmente, com um aumento mais gradual nas últimas 2 semanas. Não há febre ou outros sintomas constitucionais associados. A pele que recobre a massa tem um tom vermelho violáceo e é muito delgada. Um teste cutâneo com derivado proteico purificado é positivo, e uma radiografia torácica exibe anormalidades nodulares hilares. Como você trata essa massa?

   A. Excisão cirúrgica.
   B. Radioterapia na região do pescoço e quimioterapia sistêmica para lesões torácicas.
   C. Antibioticoterapia multiagente por, no mínimo, 12 meses.
   D. Observação, visto que a lesão é autolimitante e irá se resolver espontaneamente.

72. As características dos hemangiomas congênitos incluem:

   A. Não coram para transportador de glicose tipo 1.
   B. Involuem rapidamente após o nascimento.
   C. Não involuem.
   D. Todas as alternativas.

73. Criança de 2 anos apresenta um histórico de 5 dias de aumento linfonodal bilateral. Sua mãe relata que a criança teve dor de garganta e febre baixa 1 semana atrás, que se resolveram. No exame, há múltiplos linfonodos pequenos (cerca de 1 cm de diâmetro) e sensíveis bilateralmente. Não há áreas de flutuação ou alterações da pele sobrejacente. O exame demonstra, também, leve eritema na orofaringe posterior e tonsilas ligeiramente aumentadas, sem exsudatos. Também há rinorreia serosa associada. Qual a melhor opção terapêutica?

   A. Observação com tratamento sintomático da febre e dor de garganta.
   B. Ciclo de uma semana de amoxicilina.
   C. Internação hospitalar para administração de antibióticos IV até afebril por pelo menos 48 horas e, depois, mudar para um antibiótico oral como a amoxicilina associada ao ácido clavulânico.
   D. Biópsia excisional de linfonodo com quimioterapia sistêmica.

74. Qual dos seguintes fatores predispõe a uma evolução clínica mais grave em crianças com papilomatose respiratória recorrente (RRP) juvenil?

   A. Diagnóstico de RRP em uma idade inferior a 3 anos.
   B. Papilomavírus humano (HPV) subtipo 6.
   C. História materna de condiloma.
   D. História familiar de RRP.

75. Menina de 6 anos é encaminhada para sua clínica pelo médico da família com um histórico de 6 meses de sibilância, que é refratária aos tratamentos de primeira linha para asma. Não há histórico de aspiração de corpo estranho ou engasgo. Você realiza uma anamnese completa e um exame físico. Qual o próximo passo mais apropriado?

   A. Radiografia de tórax realizada nas fases inspiratória e expiratória.
   B. CT de tórax com contraste para descartar compressão vascular das vias aéreas.
   C. Encaminhamento a um pneumologista para teste e tratamento da asma.
   D. Iniciar medicamentos de segunda linha para o tratamento da asma.

76. Na síndrome CHARGE, qual das seguintes alternativas é a descrição mais adequada?

   A. Atresia coanal está associada em mais de 65% dos casos.
   B. É unilateral em mais de 2/3 dos pacientes.
   C. Em casos unilaterais é mais comum no lado direito.
   D. Somente A.
   E. Somente B e C.

77. Diagnóstico de dissincronia/neuropatia auditiva em um neonato deve ser considerado, se houver:

    A. Presença de emissões otoacústicas (OAEs), presença de microfonismo coclear, ondas anormais/ausentes nos potenciais evocados auditivos de tronco encefálico (ABR).
    B. Ausência de OAEs, presença de microfonismo coclear, ondas anormais/ausentes no ABR.
    C. Ausência de OAEs, presença de microfonismo coclear, presença de ondas no ABR.
    D. Ausência de OAEs, ausência de microfonismo coclear, ondas anormais/ausentes no ABR.

78. Exame genético de uma criança com perda auditiva induzida por aminoglicosídeos provavelmente revelaria:

    A. Uma mutação de herança paterna no gene 12S rRNA.
    B. Uma mutação de herança materna no gene 12S rRNA.
    C. Uma mutação de herança materna no gene *GjB2*.
    D. Uma mutação ligada ao X.

79. Qual bactéria foi especificamente ligada à hipertrofia tonsilar?

    A. *Haemophilus influenzae*.
    B. *Staphylococcus aureus*.
    C. *Prevotella*.
    D. Estreptococos β-hemolíticos do grupo C.
    E. *Acinetobacter*.

80. Todos os neonatos com suspeita de obstrução das vias aéreas devem ser submetidos a:

    A. Endoscopia flexível das vias aéreas.
    B. Fluoroscopia das vias aéreas.
    C. Rápida avaliação da condição clínica do paciente.
    D. Obtenção de uma leitura da oximetria de pulso.

81. Menina de 14 anos com um histórico de asma induzida por exercícios. Ela relata que os sintomas ocorrem durante os jogos de futebol, porém não ocorrem durante o treino. Ela foi, inicialmente, submetida a uma terapia com um fonoaudiólogo; no entanto, continua a apresentar sintomas. Quais seriam os próximos passos apropriados no tratamento desta criança?

    A. MRI de crânio.
    B. Avaliação psiquiátrica ou psicológica.
    C. Endoscopia flexível com a paciente acordada.
    D. Todas as alternativas.

82. Um tratamento médico inicial aceitável da sinusite pediátrica recorrente ou crônica inclui:

    A. Ciclo prolongado de antibióticos orais de amplo espectro.
    B. *Sprays* nasais de esteroides.
    C. Irrigação nasal.
    D. Todas as alternativas.

83. Atresia coanal bilateral pode causar um desconforto respiratório significativo no recém-nascido devido a qual destas afirmações?

    A. Bebês com atresia coanal apresentam geralmente anomalias cardíacas concomitantes.
    B. Bebês são inicialmente respiradores nasais obrigatórios.
    C. A laringe do neonato é menor e colapsa facilmente.
    D. Neonatos possuem baixas reservas de oxigênio.

84. Qual das seguintes alternativas melhor caracteriza a ordem da embriogênese do neuróporo anterior?

    A. Migração da crista neural, formação do canal neural, fechamento do tubo neural.
    B. Migração da crista neural, fechamento do tubo neural, formação do canal neural.
    C. Formação do canal neural, fechamento do tubo neural, migração da crista neural.
    D. Formação do canal neural, migração da crista neural, fechamento do tubo neural.

85. As atuais metas nacionais para a triagem auditiva foram desenvolvidas pelo programa federal dos Estados Unidos *Early Hearing Detection and Intervention* (EHDI). Como estas metas são chamadas?

    A. Planos 1-2-3.
    B. Planos 3-6-9.
    C. Planos 1-3-6.
    D. Planos 2-4-8.

86. Todos os pares abaixo entre qualidade e etiologia da tosse estão corretos, *exceto:*

    A. Tosse ladrante ("de cachorro") → Crupe.
    B. Tosse entrecortada *(staccato)* → Psicogênica.
    C. Tosse paroxística → Paracoqueluche.
    D. Tosse com produção de rolhas de secreção → Bronquite plástica.
    E. Tosse convulsiva → Coqueluche.

87. Qual grupo de pacientes apresenta menor probabilidade de decanulação bem-sucedida?

   A. Crianças com obstrução de via aérea por estenose subglótica.
   B. Crianças com displasia broncopulmonar decorrente da prematuridade.
   C. Crianças com comprometimento neurológico.
   D. Crianças com anormalidades craniofaciais.

88. Qual afirmação sobre a audiometria de reforço visual (VRA) é *falsa*?

   A. Pode ser utilizada no bebê desde os 5 a 6 meses de idade.
   B. Não fornece informações sobre os limiares de resposta.
   C. Estímulos de fala e de tons puros podem ser utilizados.
   D. Audiometria em campo livre e com fones são possíveis.
   E. Requer a cooperação do bebê para participar nas tarefas.

89. Se seu paciente apresenta sistema imune normal sem alergias, mas sua adenoidectomia foi malsucedida, seu próximo passo seria proceder com:

   A. Etmoidectomias anterior e posterior.
   B. Etmoidectomias anterior e posterior e antrostomia maxilar.
   C. CT dos seios paranasais após um ciclo prolongado (20 dias) de antibióticos orais.
   D. Ciclo prolongado de antibióticos IV.

90. Qual das seguintes alternativas é, atualmente, a indicação mais comum para traqueostomia na população pediátrica?

   A. Fornecimento de acesso para toalete pulmonar.
   B. Obstrução de via aérea por estenose subglótica.
   C. Obstrução de via aérea por anormalidades craniofaciais.
   D. Insuficiência respiratória e dependência de ventilador.

91. Menino de 2 anos com uma traqueostomia é avaliado para decanulação. Ele apresenta um histórico de esofagite eosinofílica e já foi submetido a prévias tentativas endoscópicas de reparo. A endoscopia revela uma estenose subglótica firme de grau III, que não envolve as pregas vocais. Qual intervenção cirúrgica seria a menos provável de ser bem-sucedida?

   A. Reconstrução laringotraqueal em único estágio com enxerto de cartilagem costal anteroposterior.
   B. Ressecção endoscópica com *laser*.
   C. Ressecção cricotraqueal.
   D. Reconstrução laringotraqueal em dois estágios com enxerto de cartilagem costal anteroposterior.

92. Qual das seguintes alternativas é verdadeira em relação ao tratamento da tosse em crianças?

   A. Um ciclo de 10 dias de antibióticos reduz a persistência da tosse de curta e média durações.
   B. Em crianças cuja tosse responde a antibióticos, a nasofaringe geralmente é colonizada por *Streptococcus pneumoniae*.
   C. Combinações de anti-histamínicos e descongestionantes não são eficazes no tratamento de tosse aguda em crianças.
   D. A e C.
   E. Todas as alternativas.

93. A incidência de fenda labial é mais elevada em qual dos seguintes subgrupos étnicos?

   A. Afro-americanos.
   B. Caucasianos.
   C. Nativos americanos.
   D. Asiáticos.

94. Paciente de 2 anos apresenta leve aspiração com a ingestão de líquidos. Todos os exames diagnósticos não revelaram nada digno de nota. Laringoscopia direta e palpação da laringe revelaram uma deiscência acima do nível da cricoide através da musculatura aritenoide. Qual o grau da fenda laríngea desta criança?

   A. Grau I.
   B. Grau II.
   C. Grau III.
   D. Grau IV.

95. Ultrassonografia pré-natal relevou uma grande massa cérvico-facial com componentes císticos e sólidos. Uma MRI fetal, realizada na 35ª semana de gestação, demonstrou uma massa bem circunscrita heterogênea com características de sinal variáveis e sólidas do componente sólido, achados consistentes com teratoma. O laudo radiológico não indica obstrução completa direta da via aérea, porém, expressou preocupação decorrente da massa volumosa na região do pescoço. Qual o seu próximo passo?

   A. Esperar pelo parto natural.
   B. Induzir o parto imediatamente para evitar crescimento adicional, que poderia comprometer o parto vaginal natural.
   C. Ter a equipe de manejo das vias aéreas disponível no parto por cesariana.
   D. Planejar o uso de terapia intraparto extrauterina (EXIT).

96. Todas as alternativas abaixo são associações apropriadas nas avaliações radiológicas, *exceto*:

    A. Sinal de "campânula" – laringotraqueíte.
    B. Sinal da "impressão digital" – epiglotite.
    C. Aprisionamento de ar na radiografia torácica – imobilidade de pregas vocais.
    D. Espessamento do tecido mole sobrejacente à coluna cervical – fleimão/abscesso retrofaríngeo.

97. O momento ideal para a realização de enxerto ósseo alveolar é mais adequadamente descrito para qual situação abaixo?

    A. No paciente adolescente esqueleticamente maduro.
    B. No paciente com dentição primária, antes da erupção da dentição permanente.
    C. A qualquer momento durante a vida do paciente.
    D. No paciente com dentição mista, antes da erupção dos caninos no lado fissurado.

98. Qual o tipo mais comum de estenose laríngea em crianças?

    A. Estenose subglótica adquirida.
    B. Estenose subglótica congênita.
    C. Membrana laríngea congênita.
    D. Anéis traqueais completos.

99. Qual das seguintes estruturas é completamente desenvolvida ao nascimento?

    A. Tuba auditiva.
    B. Antro mastóideo.
    C. Ponta da mastoide.
    D. Cadeia ossicular.

100. Menino de 10 anos com "rouquidão" de longa duração. Ele apresenta tosse crônica e pigarro. A endoscopia revela espessamento e eritema de pregas vocais e pequenos nódulos. Ele está sendo tratado com inibidores da bomba de prótons (PPI) por 3 meses. Qual seria o próximo passo apropriado nessa terapia?

    A. Encaminhamento a um gastroenterologista para esofagogastroduodenoscopia (EGD), biópsia e teste de impedância intraluminal.
    B. Aumento da dose do PPI.
    C. Adição de ranitidina.
    D. Pulsoterapia esteroide.

101. Bebê de 3 meses, que nasceu prematuramente com 26 semanas e tem histórico de 2 meses de intubação, apresenta estridor bifásico. Qual teste ou procedimento seria o mais adequado para estabelecer o diagnóstico?

   A. Nasofaringoscopia flexível.
   B. Microlaringoscopia e broncoscopia.
   C. Radiografia com alta quilovoltagem.
   D. CT da traqueia/via aérea.

102. Quando a *watchful waiting* não é indicada no tratamento de otite média aguda (AOM)?

   A. < 6 meses de idade.
   B. Temp ≥ 39°C.
   C. AOM bilateral.
   D. Otorreia.
   E. Todas as alternativas.

103. Qual afirmação sobre as emissões otoacústicas (OAEs) é *falsa*?

   A. É uma medida objetiva.
   B. A condição das orelhas média e externa influencia os resultados da emissão.
   C. Uma medida precisa dos níveis auditivos pode ser prevista.
   D. Em bebês pequenos, a emissão de baixa frequência pode ser reduzida.
   E. A presença de emissões não garante uma audição normal.

104. Em pacientes com fenda palatina (CP) completa, as três inserções anormais do músculo elevador do véu palatino (LVP) são:

   A. Músculo da úvula, palatofaríngeo e constritor superior da faringe.
   B. A margem posterior do palato duro, aponeurose do músculo tensor e músculo constritor superior da faringe.
   C. Músculo estilofaríngeo, músculo palatoglosso e vômer.
   D. Músculo tensor do véu palatino, mucosa nasal lateral e músculo constritor lateral da faringe.

105. Qual o percentual de bebês com perda auditiva significativa identificado pelo rastreio com base apenas em indicadores de alto risco?

   A. 5%.
   B. 10%.
   C. 25%.
   D. 50%.
   E. 75%.

106. Genes ligados ao cromossomo Y são mais adequadamente descritos por qual das seguintes frases?

    A. Ocorrem somente em indivíduos do sexo masculino.
    B. São transmitidos a todos os filhos e nenhuma das filhas.
    C. Existe um número muito pequeno de genes conhecidos por estarem definitivamente no cromossomo Y.
    D. Nenhuma das alternativas.
    E. Todas as alternativas.

107. Qual das seguintes alternativas é a causa mais comum de disfonia em crianças em idade escolar?

    A. Nódulos nas pregas vocais.
    B. Papiloma nas pregas vocais.
    C. Paresia de pregas vocais.
    D. Membrana nas pregas vocais.

108. As diretrizes universais para a triagem de perda auditiva em recém-nascidos recomendam que se um bebê não passa no teste de rastreio inicial, o teste confirmatório deve ser realizado em não mais do que:

    A. 3 meses.
    B. 6 meses.
    C. 12 meses.
    D. 18 meses.

109. A síndrome de Sturge-Weber está associada a:

    A. Malformações capilares.
    B. Malformações venosas.
    C. Hemangiomas congênitos.
    D. Malformações arteriovenosas.

110. Qual a causa mais comum de disfonia pediátrica?

    A. Reconstrução das vias aéreas.
    B. Paralisia unilateral de prega vocal.
    C. Disfunção paradoxal de pregas vocais.
    D. Nódulos nas pregas vocais.

111. Hemangiomas infantis com distribuição "em barba" podem ser problemáticos, pois:

    A. Podem estar associados a hemangiomas nas vias aéreas.
    B. Podem causar obstrução das vias aéreas nasais.
    C. Não involuem como outros hemangiomas infantis.
    D. Não respondem ao tratamento médico.

112. Qual das seguintes bactérias não foi observada em uma quantidade significativa no tecido adenoide/tonsilar com doença?

    A. *Haemophilus influenzae.*
    B. *Staphylococcus aureus.*
    C. *Prevotella.*
    D. Estreptococos β-hemolíticos do grupo C.
    E. *Acinetobacter.*

113. Os sintomas de apresentação mais comuns em crianças com papilomatose respiratória recorrente (RRP) são:

    A. Disfagia e baixo ganho de peso.
    B. Dispneia aos esforços.
    C. Disfonia progressiva e estridor.
    D. Odinofagia.

114. Menino de 3 anos com massa cervical de crescimento rápido. Essa massa é, provavelmente, diagnosticada em qual categoria patológica?

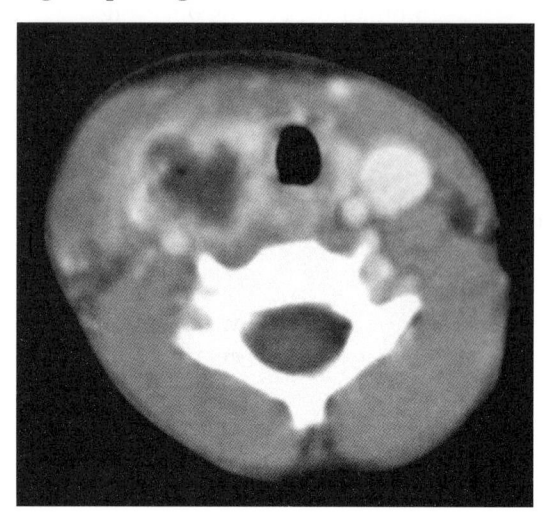

A. Superinfecção de malformação congênita.
B. Adenopatia supurativa.
C. Malignidade.
D. Neoplasia benigna.
E. Trauma.

115. Menina de 3 anos com massa cervical. Qual o diagnóstico mais provável?

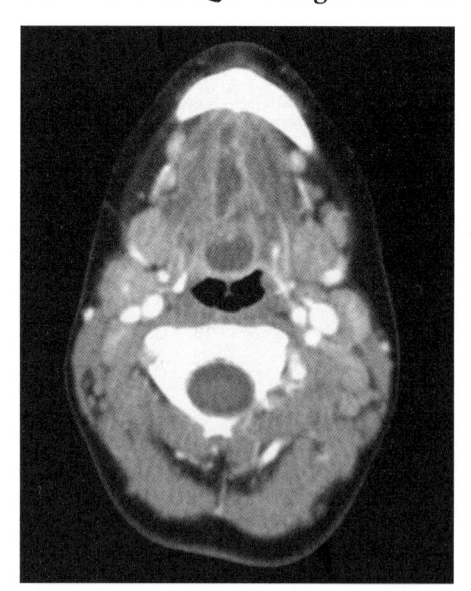

A. Cisto do ducto tireoglosso.
B. Anomalia de fenda branquial.
C. Linfadenopatia supurativa.
D. Hemangioma infantil.
E. Malformação linfática.

Respostas do Capítulo 6

1. **Resposta: A.** Em pacientes assintomáticos, a endoscopia pode ser adiada por 12 a 24 horas. Existem duas exceções importantes a este princípio. A primeira é a presença de um corpo estranho que aparenta ser uma bateria. A segunda é quando o objeto estranho é cortante e/ou tem o potencial de perfurar o esôfago, como um alfinete aberto. PÁGINA 1406

2. **Resposta: C.** Dados obtidos de programas de triagem neonatal auditiva demonstram que a incidência da perda auditiva é duas vezes mais alta do que a incidência de todas as outras doenças rastreadas no nascimento, ocorrendo em cerca de 2 a 4 recém-nascidos por cada 1.000 nascimentos. PÁGINA 1507

3. **Resposta: C.** Exposição pré-natal ao CMV, um vírus herpes-β, é a infecção viral congênita mais comum e, atualmente, a causa viral mais comum de perda auditiva sensorioneural congênita. PÁGINA 1527

4. **Resposta: B.** O neuróporo anterior é o ponto mais distal de migração das células da crista neural; a ausência de células da crista neural e o fechamento relativamente tardio do tubo predispõem esta região a defeitos de desenvolvimento. PÁGINA 1445

5. **Resposta: D.** Etiologia genética da perda auditiva. Mutações no gene Pendrin (PDS, *SLC26A4*) causam a síndrome de Pendred, porém também são responsáveis por uma forma não sindrômica da perda auditiva sensorioneural recessiva, a DFNB4. PÁGINA 1535

6. **Resposta: C.** Este processo é uma condição rara e potencialmente fatal associada a dois subtipos específicos de tumores vasculares, o angioma em tufos e o hemangioendotelioma kaposiforme. O fenômeno de Kasabach-Merritt não está associado aos hemangiomas infantis. Na verdade, o tumor aprisiona e destrói as plaquetas e está associado a outras coagulopatias. PÁGINA 1579

7. **Resposta: A.** As alternativas B (palatoplastia de Furlow), C (modificação de Hogan) e D (faringoplastia de Hynes) são os procedimentos recomendados. PÁGINA 1568

8. **Resposta: A.** A maioria dos otorrinolaringologistas pediátricos recomendaria a adenoidectomia como o primeiro passo. Sejam as adenoides pequenas ou grandes e obstrutivas, a adenoidectomia deve melhorar os sintomas. PÁGINAS 1459-1460

9. **Resposta: B.** As vantagens da traqueostomia, quando comparada à intubação endotraqueal prolongada, incluem: um tubo de maior diâmetro e mais curto pode ser usado, redução do espaço morto das vias aéreas, menor lesão à laringe, mais confortável para o paciente, permite que a criança receba alta hospitalar mesmo quando em ventilação mecânica, e os cuidados com a traqueostomia podem ser realizados por cuidadores/membros familiares treinados que não sejam profissionais da área de saúde. PÁGINA 1385

10. **Resposta: D.** Acrocefalossindactilia tipo 1. As características desta síndrome autossômica dominante incluem craniossinostose da sutura coronal. PÁGINAS 1622-1623

11. **Resposta: D.** Quando a terapia médica máxima e a adenoidectomia falham, um rastreio completo de alergias e/ou distúrbios imunológicos deve ser realizado, bem como uma CT obtida, para avaliar a indicação de cirurgia nasossinusal. PÁGINA 1459

12. **Resposta: C.** Crianças com estenose traqueal geralmente exibem um padrão de respiração bifásica anormal denominada de respiração em "máquina de lavar roupas". Este padrão se resolve transitoriamente com a tosse. PÁGINA 1361

13. **Resposta: D.** O gene que causa a síndrome de Pendred foi identificado e é chamado de *SLC26A4* (ou PDS). O comprometimento auditivo na síndrome de Pendred está associado a uma alteração do metabolismo do iodo, o que tipicamente resulta em um bócio eutireóideo. PÁGINA 1546

14. **Resposta: D.** Manchas café com leite e neurofibromas cutâneos não são achados consistentes da NF2. Efélides axilares são incomuns. Outros tumores neurogênicos são comuns, como schwannomas, meningiomas intracranianos ou espinais, e astrocitomas. Nódulos de Lisch estão ausentes na NF2. Cataratas posteriores são comuns (80%). PÁGINA 1630

15. **Resposta: C.** Mais de 90% das anomalias da terceira e quarta fendas branquiais ocorrem no lado esquerdo. PÁGINAS 1609-1610

16. **Resposta: B.** Antes de realizar uma adenotonsilectomia, deve-se sempre palpar o palato para verificar a presença de uma fenda submucosa e avaliar a orofaringe quanto à presença de vasos pulsáteis anormais. Isto é especialmente importante em crianças sindrômicas, de modo que a cirurgia pode ser modificada apropriadamente. PÁGINA 1301

17. **Resposta: E.** SDB são conhecidos por aumentar o risco de hiperatividade e dos sintomas do transtorno de déficit de atenção e hiperatividade (ADHD). As crianças podem apresentar enurese, problemas comportamentais, baixo rendimento escolar, qualidade de vida reduzida e problemas de crescimento. PÁGINA 1436

18. **Resposta: C.** Além de obstrução nasal, distúrbios hipofisários, assim como anomalias dentárias e faciais, são observados com a estenose da abertura piriforme nasal. PÁGINA 1316

19. **Resposta: D.** Atualmente, a ultrassonografia é o meio mais importante e mais comumente utilizado para o diagnóstico de doença no trato aerodigestório, pois é uma técnica anatômica, fisiológica e não invasiva. Entretanto, o uso de MRI está aumentando e existem relatos documentando a utilidade desta modalidade no diagnóstico de anormalidades do trato aerodigestório, que é capaz de predizer desconforto respiratório no parto. PÁGINA 1309

20. **Resposta: D.** Os achados de micrognatia e glossoptose no neonato com obstrução de vias aéreas são patognomônicos da sequência de Robin. Fenda palatina é observada em, aproximadamente, 50% destes pacientes. PÁGINA 1331

21. **Resposta: A.** Agentes alcalinos causam necrose de liquefação, em que a mucosa se desintegra, permitindo que o agente penetre nos tecidos adjacentes. PÁGINA 1399

22. **Resposta: C.** Cinco configurações anatômicas são descritas tipicamente com a TEF: EA com TEF distal (85%), EA isolada (8%), TEF isolada (TEF do tipo H) (4%), EA com TEF proximal e distal (3%) e EA com TEF proximal (1%). PÁGINA 1322

23. **Resposta: E.** Os principais critérios diagnósticos da sequência de Robin são micrognatia, glossoptose e fenda palatina em forma de U invertido. A sequência de Robin é bastante heterogênea, com uma prevalência de 1 em 8.500 nascimentos. PÁGINA 1631

Capítulo 6: Otorrinolaringologia Pediátrica

24. **Resposta: B.** Recomendações específicas foram feitas pela Força Tarefa em PRR da ASPO no que diz respeito ao uso de cidofovir. Um consentimento informado deve ser obtido dos pais do paciente, pois este fármaco está sendo utilizado de forma *off-label*. PÁGINA 1421

25. **Resposta: A.** Encefaloceles sincipitais, também conhecidas como encefaloceles frontoetmoidais, constituem 15% das encefaloceles (três tipos). Estas ocorrem entre o osso frontal e o osso etmoide no forame cego, imediatamente anterior à placa cribriforme. Estas lesões geralmente são pulsáteis e, classicamente, exibem expansão com o choro, ou compressão da veia jugular (sinal de Furstenberg). PÁGINA 1449

26. **Resposta: D.** A parte mais estreita da via aérea de um recém-nascido é a subglote, normalmente medindo de 4 a 7 mm. Um diâmetro inferior a 4 mm em um recém-nascido ou 3,5 mm em um recém-nascido prematuro é diagnóstico de estenose subglótica. PÁGINA 1343

27. **Resposta: B.** Pacientes com obstrução traqueobrônquica, incluindo traqueomalacia, geralmente, apresentam choro normal, estridor expiratório, tosse metálica e, ocasionalmente, sibilância. Na obstrução grave, o estridor pode-se tornar bifásico. PÁGINA 1334

28. **Resposta: C.** O gene no loco DFNB1 é o *gap junction beta 2 (GJB2)*, que produz uma proteína chamada conexina 26. O DFNB1 foi o primeiro loco gênico autossômico recessivo a ser mapeado e caracterizado. PÁGINA 1544

29. **Resposta: D.** Esta associação de achados é muito mais comum em indivíduos do sexo feminino. Mais de 50% dos pacientes são afetados por sequelas neurológicas, incluindo convulsões, AVE, atraso no desenvolvimento e migrânea. PÁGINA 1577

30. **Resposta: A.** Em crianças capazes de tolerá-las, as válvulas fonatórias podem ajudar com a comunicação verbal e com a deglutição. As contraindicações ao uso de válvulas fonatórias incluem estenose laríngea significativa ou outras formas de obstrução das vias aéreas, que impediriam uma exalação adequada e uma disfunção neurológica grave. PÁGINA 1396

31. **Resposta: E.** A hemorragia pode ser primária (em até 24 horas da cirurgia) ou e secundária (mais de 24 horas após a cirurgia). A incidência de hemorragia primária varia de 0,2 a 2,2%, enquanto a de hemorragia secundária varia de 0,1 a 3%. PÁGINA 1439

32. **Resposta: C.** Paralisia unilateral de prega vocal é mais comum do que paralisia bilateral e, em virtude do trajeto mais longo do nervo recorrente esquerdo, a paralisia do lado esquerdo é mais comum do que do lado direito. PÁGINA 1377

33. **Resposta: B.** A CT se tornou o padrão ouro para a avaliação de sinusite crônica em crianças. Há uma crescente preocupação de que as crianças estejam recebendo doses significativas de radiação com a técnica de CT. Radiologistas pediátricos atualmente praticam o princípio ALARA (tão baixo quanto razoavelmente possível). PÁGINAS 1456-1457

34. **Resposta: A.** A síndrome de Stickler tipo 1 (STL1) é o fenótipo clássico. Está associada a uma mutação no gene *COL2A1*, que codifica um colágeno fibrilar que é disposto de forma escalonada para formar fibras. A síndrome de Stickler tipo 2 (STL2) é causada por uma mutação no gene *COL11A1*. PÁGINA 1549

35. **Resposta: D.** O prognóstico de neoplasias salivares malignas na população pediátrica depende do tipo e grau. Um estudo recente demonstrou que a taxa de sobrevida geral em 5 anos para malignidade de glândulas salivares era de 93, e 26% desenvolveram recorrência. PÁGINA 1474

36. **Resposta: E.** Pacientes com uma combinação de fístulas pré-auriculares bilaterais, anomalias bilaterais da segunda ou terceira fenda branquial no pescoço, e doença renal provavelmente possuem a síndrome brânquio-otorrenal. Esta é uma síndrome autossômica dominante com penetrância variável. A perda auditiva pode ser condutiva ou sensorioneural. PÁGINA 1611

37. **Resposta: A.** Crianças com corpos estranhos alojados no esfíncter esofagiano superior frequentemente apresentam sintomas precoces de disfagia e sialorreia. Como resultado, uma intervenção cirúrgica precoce é tipicamente recomendada. PÁGINA 1405

38. **Resposta: D.** As lesões da RRP ocorrem geralmente nos sítios anatômicos em que o epitélio ciliado e escamoso se encontre justaposto. Os sítios mais comuns de RRP são o *limen vestibuli*, a superfície nasofaríngea do palato mole, a linha média da superfície laríngea da epiglote, as margens superior e inferior do ventrículo, a face inferior das pregas vocais, carina e bifurcações da árvore bronquial. PÁGINA 1410

39. **Resposta: A.** Embora a meningite por Hib tenha sido a causa mais comum em uma metanálise e revisão sistemática realizada, em 2010, a perda auditiva ocorre, mais comumente, após a meningite pneumocócica. PÁGINA 1530

40. **Resposta: B.** JRP é o distúrbio inflamatório mais comum das glândulas salivares em crianças nos Estados Unidos, perdendo apenas para a caxumba, que é a mais comum mundialmente. PÁGINA 1469

41. **Resposta: D.** Ao abordar a base do crânio, a lesão deve estar livre ou terminar em um filamento fibroso. Se houver qualquer dúvida sobre o filamento representando um trato revestido por epitélio penetrando na base do crânio, uma biópsia de congelação pode ser obtida da extensão extracraniana mais superior. PÁGINA 1453

42. **Resposta: B.** As células ciliadas externas ou sensoriais, presentes no órgão de Corti, são supostamente responsáveis pela geração de OAEs, especificamente a eletromotilidade das células ciliadas externas. A presença de uma emissão fornece uma garantia razoável de que os limiares auditivos são iguais ou superiores a 30-40 dB no intervalo de frequência em que a emissão está presente. PÁGINA 1512

43. **Resposta: B.** Um reparo endoscópico das fendas laríngeas pode ser considerado se o paciente não possui estenose subglótica concomitante ou outras limitações das vias aéreas. Isto incluiria recém-nascidos de baixo peso ao nascimento, indivíduos com anomalias craniofaciais, especialmente micrognatia, e fendas que se estendem para além do segundo anel traqueal. PÁGINA 1321

44. **Resposta: A.** As anomalias descritas são observadas na síndrome CHARGE. Mutações no gene *CHD7 (8q12.2)* causam mais da metade dos casos da síndrome CHARGE. PÁGINA 1317

45. **Resposta: E.** Os fatores de risco para dificuldades de desenvolvimento incluem perda auditiva permanente independente de otite média com efusão, suspeita ou diagnóstico de transtorno ou atraso na fala e de linguagem, transtorno do espectro autista e outros transtornos invasivos do desenvolvimento, distúrbios craniofaciais que incluem atrasos cognitivos e linguísticos, cegueira ou comprometimento visual não corrigido e fenda palatina com ou sem uma síndrome. PÁGINA 1494

Capítulo 6: Otorrinolaringologia Pediátrica

46. **Resposta: B.** Uma avaliação oftalmológica é importante para o diagnóstico da síndrome de Usher. Foi relatado que os resultados dos exames eletrorretinográficos são subnormais em pacientes de 2 a 3 anos de idade, antes que anormalidades funcionais ou fundoscópicas possam ser detectadas. O diagnóstico precoce da síndrome de Usher pode ter implicações importantes na reabilitação de uma criança afetada e no planejamento educacional. PÁGINA 1547

47. **Resposta: E.** Atualmente, as vacinas contra a bactéria *Streptococcus pneumoniae* (Pneumovax, Prevnar e Prevnar 13) são as únicas vacinas bacterianas disponíveis nos Estados Unidos para otite média. Outros vírus respiratórios, como o vírus sincicial respiratório, influenza, adenovírus, parainfluenza e rinovírus, foram isolados de efusões de orelha média por meio da técnica de reação em cadeia da polimerase (PCR). A vacina contra influenza é a única vacina viral disponível recomendada capaz de influenciar na otite média. PÁGINA 1488

48. **Resposta: D.** Em uma criança, quando uma massa com aspecto de cisto ocorre no dorso do nariz ou na deformidade da região intranasal, o diagnóstico diferencial inclui dermoide, glioma e encefalocele. Visto que a massa possa ter uma extensão intracraniana, uma biópsia ou excisão da massa sem uma prévia CT e, possivelmente, MRI deve ser condenada, decorrente do risco de fístula liquórica e meningite. PÁGINA 1614

49. **Resposta: A.** A presença de uma crista Galli bífida e alargamento do forame cego é altamente sugestiva de envolvimento intracraniano, exigindo uma consulta com um neurocirurgião. PÁGINA 1451

50. **Resposta: A.** O momento da endoscopia é crucial. Se o exame for realizado antes de 12 horas após a ingestão, tempo adequado pode não ter decorrido para a completa manifestação da lesão. Consequentemente, o exame pode subestimar a extensão da lesão. No entanto, um exame durante o período de fraqueza estrutural da parede esofágica irá aumentar o risco de lesão iatrogênica durante o exame. Como resultado, uma endoscopia deve ser realizada entre 12 e 48 horas após a ingestão para alcançar o grau mais elevado de segurança do paciente, ao mesmo tempo em que fornece o máximo de informações. PÁGINA 1401

51. **Resposta: A.** A laringe é o sítio anatômico mais comum de estridor no neonato. Respiração ruidosa **decorrente** de uma obstrução da **via** aérea nasal é tipicamente descrita como estertores. PÁGINA 1332

52. **Resposta: C.** Embora tenha havido algumas mudanças na frequência relativa de microrganismos isolados de orelhas com AOM, a bactéria *Streptococcus pneumoniae* continua sendo o microrganismo recuperado com maior frequência. Entretanto, houve aumento relativo na frequência de *H. influenzae*. PÁGINA 1486

53. **Resposta: C.** Com base em estudos clínicos, crianças submetidas à tonsilectomia *não* se beneficiam com a antibioticoterapia perioperatória. PÁGINA 1441, TABELA 95.4

54. **Resposta: D.** A subglote é a parte mais estreita da via aérea em decorrência da estrutura anelar completa da cartilagem cricoide. PÁGINA 1356

55. **Resposta: C.** A síndrome mais comum com a CL/P é a síndrome de Van der Woude, uma síndrome autossômica dominante caracterizada por CL/P e fossetas do lábio inferior. PÁGINA 1557

56. **Resposta: B.** Nenhuma modalidade foi consistentemente eficaz na erradicação da RRP. Como resultado, o padrão atual do tratamento cirúrgico é a manutenção da via aérea com melhora da voz, ao mesmo tempo em que se evitam complicações. Uma terapia cirúrgica excessivamente zelosa pode resultar em uma cicatriz significativa, que pode levar a problemas nas vias aéreas e vocais, mesmo após a remissão da doença. PÁGINA 1415

57. **Resposta: C.** Uma recente metanálise constatou uma taxa de sucesso cirúrgico geral de 81,6% em todos os estudos. A taxa de sucesso mais alta foi obtida com a excisão bilateral da glândula submandibular e redirecionamento de parótida. PÁGINA 1476

58. **Resposta: D.** Uma lesão da primeira fenda branquial tipo 2 conterá derivados de duas camadas germinativas, o ectoderma e mesoderma. PÁGINA 1608

59. **Resposta: C.** No caso de um neonato com desconforto respiratório, o médico deve inicialmente decidir se a via aérea precisa ser tratada com emergência ou se é seguro proceder com uma anamnese detalhada e exame físico. PÁGINA 1328

60. **Resposta: D.** Dentre as várias síndromes consideradas, as anormalidades laríngeas geralmente são encontradas em crianças com a síndrome velocardiofacial. PÁGINA 1295

61. **Resposta: B.** Em rabdomiossarcomas grandes ou extensos da cabeça e pescoço, em que a morbidade da ressecção cirúrgica é excessiva ou a ressecção completa é inalcançável, ou ambos, o tratamento combinado com quimio e radioterapia é indicado. Em alguns tumores orbitários limitados, a remoção cirúrgica pode ser utilizada. A radioterapia é também evitada em certas circunstâncias. PÁGINA 1602

62. **Resposta: A.** As taxas de decanulação acidental são provavelmente mais altas do que as relatadas na literatura, visto que muitos episódios não são documentados, exceto na ocorrência de morbidade significativa ou necessidade de retornar à sala de cirurgia para uma revisão do estoma. Obstrução/entupimento do tubo de traqueostomia tende a ocorrer com maior frequência em bebês e recém-nascidos prematuros, quando comparado a crianças com mais de 1 ano de idade, e está, provavelmente, relacionado com o menor diâmetro dos tubos de traqueostomia utilizados nesta população. PÁGINAS 1386, 1387, 1392

63. **Resposta: B.** O tratamento inicial de crianças com nódulos, cistos e pólipos nas pregas vocais, geralmente, envolve um ciclo de fonoterapia com um fonoaudiólogo especializado em disfonia. A maioria das crianças com idade igual ou superior a 4 anos e desenvolvimento normal pode participar ativamente na fonoterapia. PÁGINA 1376

64. **Resposta: C.** Mais da metade das malignidades cervicais pediátricas é constituída por linfomas. Os linfomas se manifestam em dois tipos clínicos e histopatológicos distintos, a doença de Hodgkin e a doença não Hodgkin. O prognóstico a longo prazo depende do estágio da doença no momento do diagnóstico. PÁGINA 1601

65. **Resposta: A.** A caxumba é o distúrbio inflamatório mais comum mundialmente das glândulas salivares; a JRP é o distúrbio inflamatório mais comum das glândulas salivares em crianças nos Estados Unidos. PÁGINA 1469

66. **Resposta: A.** A anomalia laríngea mais comum é a laringomalacia, que, sob alguns aspectos, é considerada normal no desenvolvimento da supraglote de neonatos. Embora a etiologia seja debatida, as pesquisas mais recentes sugerem que a integração sensório-motora imatura e o tônus podem ser os fatores mais responsáveis. PÁGINA 1296

67. **Resposta: B.** Lesões uniloculares apresentam uma taxa de sucesso mais elevada do que as lesões multiloculares, que possuem uma resposta somente parcial ou nenhuma resposta ao OK-432. PÁGINA 1607

68. **Resposta: E.** Os fatores de risco podem estar relacionados com o hospedeiro (idade precoce, sexo masculino, caucasiano, prematuridade, alergia, imunocompetência, fenda palatina e anormalidades craniofaciais, predisposição genética), bem como a fatores ambientais (infecções do trato respiratório superior, aleitamento materno, baixo nível socioeconômico, uso de chupeta e obesidade), e são considerados importantes na ocorrência, recorrência e persistência da doença de orelha média. PÁGINA 1482

69. **Resposta: B.** Uma LMA pode ser utilizada quando a intubação não for possível ou quando um broncoscópio rígido não puder ser passado ou não estiver disponível. PÁGINA 1386

70. **Resposta: C.** O MEC é a malignidade de glândulas salivares mais comum na população pediátrica (46 a 55%). Foi relatado que a maioria dos MECs ocorre nas glândulas salivares maiores. PÁGINA 1474

71. **Resposta: C.** O quadro clínico é mais consistente com uma infecção por *Mycobacterium tuberculosis*. Antibióticos antituberculose multiagente por 12 a 18 meses constituem o tratamento padrão. PÁGINA 1595

72. **Resposta: D.** Hemangiomas congênitos são uma variante incomum dos hemangiomas infantis. Eles diferem dos hemangiomas infantis no comportamento clínico, aparência e histopatologia, e, ocasionalmente, se desenvolvem durante a vida intrauterina. Os hemangiomas congênitos se apresentam como lesões completamente crescidas e não passam por crescimento adicional no pós-natal. Alguns deles demonstram rápida involução, e outros não involuem. PÁGINA 1575

73. **Resposta: A.** O cenário clínico é mais consistente com uma infecção do trato respiratório superior. O tratamento sintomático é suficiente. PÁGINA 1594

74. **Resposta: A.** Foi constatado que crianças cuja RRP tenha sido diagnosticada em idades mais precoces (menos de 3 anos de idade) são 3,6 vezes mais propensas a necessitar de mais de quatro cirurgias por ano, e quase 2 vezes mais propensas a ter dois ou mais sítios anatômicos afetados do que as crianças, cuja RRP tenha sido diagnosticada em idades mais avançadas (mais de 3 anos). PÁGINA 1409

75. **Resposta: A.** O exame não invasivo mais importante para verificar a presença de corpos estranhos é a radiografia torácica. Todavia, até 25% das radiografias simples em crianças com corpos estranhos são interpretadas como normais. Isto pode ser causado pelo fato de que os sinais radiográficos característicos associados à aspiração de corpos estranhos, como o desvio de mediastino e aprisionamento de ar, são demonstrados com maior facilidade somente em radiografias realizadas na fase expiratória ou na fluoroscopia, ao contrário de uma única radiografia em fase inspiratória. Como resultado, geralmente recomenda-se a realização de radiografias torácicas nas fases inspiratória e expiratória. PÁGINA 1403

76. **Resposta: D.** Os componentes da CHARGE são: *C* (coloboma ocular), *H* (defeitos cardíacos), *A* (atresia das coanas), *R* (retardo do crescimento e/ou desenvolvimento), *G* (anomalias genitais) e *E* (anomalias da orelha, surdez ou ambas). Atresia coanal está associada a mais de 65% dos casos. É bilateral em mais de 2/3 pacientes. Em casos unilaterais, é mais comum no lado esquerdo. PÁGINA 1624

77. **Resposta: A.** A neuropatia/dissincronia auditiva responde por até 10% das perdas auditivas em bebês. Em um bebê com neuropatia/dissincronia auditiva, OAEs robustas podem estar presentes, porém nos traçados do ABR somente um microfonismo coclear, seguido por ondas indistintas ou anormais no ABR, será observado. Portanto, não importa qual teste é usado para o rastreio, os testes diagnósticos de seguimento devem utilizar ambas as modalidades. PÁGINA 1525

78. **Resposta: B.** Herança mitocondrial é distintivamente matrilinear e afeta igualmente os filhos dos sexos masculino e feminino. Mutações mitocondriais foram associadas à perda auditiva não sindrômica e ototoxicidade. Foi constatado que os pacientes com mutação no gene 12SrRNA possuem uma predisposição genética à perda auditiva induzida por aminoglicosídeos. PÁGINA 1551

79. **Resposta: A.** Estudos suportam uma etiologia bacteriana para a hipertrofia tonsilar. Alguns autores argumentam que a *H. influenzae* tem um papel etiológico na patogênese da hipertrofia tonsilar em crianças. PÁGINA 1433

80. **Resposta: A.** Uma parte padrão do exame físico em qualquer neonato com suspeita de obstrução das vias aéreas deve ser a endoscopia flexível com um laringoscópio pediátrico flexível. PÁGINA 1329

81. **Resposta: D.** O tratamento envolve as habilidades de um fonoaudiólogo e de um psicólogo para ajudar a paciente a compreender o que está desencadeando a condição. Para casos recalcitrantes, exames adicionais e tratamento são necessários, podendo incluir uma MRI de crânio, injeções de toxina botulínica e um teste para miastenia grave. PÁGINA 1379

82. **Resposta: D.** A base do tratamento médico da sinusite crônica continua sendo um ciclo prolongado de antibióticos de amplo espectro, irrigação com soro fisiológico e a aplicação tópica de *sprays* nasais de esteroides. PÁGINA 1458

83. **Resposta: B.** Na obstrução completa das vias aéreas nasais do recém-nascido, episódios cianóticos são frequentes e podem ser aliviados durante o choro, um fenômeno conhecido como cianose cíclica. PÁGINA 1330

84. **Resposta: A.** À medida que o fechamento do tubo neural progride, as células da crista neural presentes nas porções laterais do tubo neural migram entre o tubo e o ectoderma superficial até o mesênquima, que, eventualmente, formará osso e cartilagem. O neuróporo anterior é o ponto mais distal da migração de células da crista neural; a ausência de células da crista neural e o fechamento relativamente tardio do tubo predispõem essa região a defeitos de desenvolvimento. PÁGINA 1445

85. **Resposta: C.** O plano 1-3-6 envolve o seguinte: (1) todos os recém-nascidos serão rastreados para perda auditiva até 1 mês de idade, preferencialmente antes da alta hospitalar; (2) todos os recém-nascidos com um resultado positivo serão submetidos a uma avaliação audiológica diagnóstica antes de completar 3 meses de idade; e (3) todos os bebês com uma perda auditiva identificada serão submetidos a intervenções precoces apropriadas aos 6 meses de idade. PÁGINA 1525

86. **Resposta: B.** Uma tosse ladrante/metálica geralmente é encontrada na traqueomalacia, crupe ou na tosse habitual. Uma tosse tipo *honking* crônica ocorre geralmente por causas psicogênicas. Uma tosse paroxística, eventualmente convulsiva, geralmente é observada na coqueluche, paracoqueluche ou como uma tosse psicogênica. Uma tosse em *staccato* está comumente associada à *Chlamydia* em bebês. PÁGINA 1349

87. **Resposta: C.** A indicação subjacente para uma traqueostomia influencia na probabilidade de uma decanulação bem-sucedida. Consequentemente, crianças com comprometimento neurológico, em que o processo patológico subjacente frequentemente evolui, têm uma menor taxa de decanulação bem-sucedida e uma taxa de mortalidade mais elevada do que aquelas sem comprometimento neurológico. PÁGINA 1395

88. **Resposta: B.** Em crianças de 5 a 6 meses, é possível medir os limiares auditivos usando a VRA. PÁGINAS 1513-1514

Capítulo 6: Otorrinolaringologia Pediátrica **179**

89. **Resposta: C.** Um rastreio completo de alergia e/ou problemas imunes deve ser realizado na ocorrência de falha com a terapia clínica máxima e a adenoidectomia; uma CT também deve ser realizada para avaliar a necessidade de cirurgia nasossinusal. PÁGINA 1459

90. **Resposta: D.** As três principais indicações para traqueostomia na população pediátrica são: insuficiência respiratória e necessidade prevista de ventilação prolongada, obstrução da via aérea superior e fornecimento de acesso para o descongestionamento dos pulmões. PÁGINA 1383

91. **Resposta: B.** Fatores predisponentes para o fracasso no tratamento de estenose subglótica com um *laser* de CO_2 incluem falha de prévios procedimentos endoscópicos, perda significativa de estrutura cartilaginosa, estenose laringotraqueal combinada, cicatrização circunferencial, tecido cicatricial fibrótico na área interaritenóidea da comissura posterior, tecido cicatricial abundante > 1 cm na dimensão vertical, infecção bacteriana grave da traqueia após a traqueostomia, exposição do pericôndrio ou cartilagem durante a excisão com *laser* de CO_2 predispondo à pericondrite e condrite, e doença traqueal concomitante. PÁGINA 1363

92. **Resposta: D.** Uma revisão de Cochrane concluiu que um ciclo de 10 dias de antibióticos reduz a duração da tosse de curto e médio prazos. Não há evidências de que o uso de anti-histamínicos/descongestionantes seja mais eficaz do que o placebo. PÁGINAS 1353-1354

93. **Resposta: C.** Para fenda labial e/ou palatina (CL/P), a prevalência varia entre os subgrupos étnicos: 3,6 por 1.000 em nativos americanos, 2,1 por 1.000 em asiáticos, 1 por 1.000 em caucasianos e 0,41 por 1.000 em afro-americanos. PÁGINA 1556

94. **Resposta: A.** Fendas laríngeas são classificadas como Grau 1 quando envolve apenas o músculo interaritenóideo, Grau II quando envolve parte da cartilagem cricoide, Grau II quando envolve toda a cartilagem cricoide, e Grau IV quando se estende até a traqueia. PÁGINA 1345

95. **Resposta: D.** Com o diagnóstico pré-natal de uma massa volumosa, com que se espera uma obstrução potencialmente fatal das vias aéreas, um procedimento EXIT é planejado a fim de proteger a via aérea através de uma cesariana com perfusão placentária contínua. PÁGINA 1600

96. **Resposta: C.** Crianças com imobilidade das pregas vocais geralmente apresentam um exame radiográfico normal. Radiografias bifásicas podem revelar hiperinsuflação em consequência de lesões obstrutivas ou doença das vias aéreas inferiores, como infiltrados ou pneumonia. PÁGINA 1339

97. **Resposta: D.** Enxertos ósseos de defeitos maxilares ou alveolares devem ser realizados durante o período de dentição mista, antes da erupção dos caninos e incisivos laterais permanentes. Os pacientes se beneficiam do tratamento ortodôntico pré-cirúrgico para expandir o arco dentário e otimizar a posição dos dentes próximo à fissura. PÁGINA 1568

98. **Resposta: A.** Com o advento da intubação nasotraqueal prolongada para o controle de vias aéreas instáveis de neonatos, a estenose subglótica adquirida que resulta deste processo é agora mais comum do que a estenose congênita na faixa etária pediátrica. PÁGINA 1359

99. **Resposta: D.** Além da cadeia ossicular, a membrana timpânica apresenta as dimensões do adulto ao nascimento. No entanto, em razão da ossificação incompleta do meato acústico externo, a membrana timpânica encontra-se em uma posição quase horizontal, comprometendo sua visualização no exame otoscópico de rotina. PÁGINA 1292

100. **Resposta: A.** Quando a disfonia e sintomas relacionados persistem, o paciente deve ser encaminhado a um gastroenterologista para uma EGD, um teste de impedância intraluminal e biópsias. Estes procedimentos diagnósticos irão diferenciar entre refluxo faringolaríngeo, esofagite eosinofílica e outros distúrbios. PÁGINA 1374

101. **Resposta: B.** A laringoscopia com fibra óptica flexível fornece informações sobre a função dinâmica das pregas vocais. No entanto, e endoscopia rígida com telescópios de lentes cilíndricas Hopkins fornece o melhor exame possível para o estabelecimento de um diagnóstico de estenose subglótica. PÁGINA 1358

102. **Resposta: E.** As contraindicações absolutas para a observação em crianças com AOM incluem idade < 6 meses, distúrbio imune ou imunodeficiência, enfermidade grave ou falha do tratamento, ou incapacidade de garantir seguimento e antibioticoterapia de resgate. As contraindicações relativas incluem uma recidiva em até 30 dias do tratamento, otorreia, doença bilateral quando < 2 anos de idade, ou uma malformação craniofacial. PÁGINA 1491

103. **Resposta: C.** A previsão dos limiares auditivos não é possível por meio da medida de OAEs. A ausência de OAE pode estar associada à perda auditiva de grau leve a moderado, e a presença não garante uma audição normal. PÁGINA 1512

104. **Resposta: B.** Em pacientes com CP, o LVP possui três inserções anormais: o constritor superior da faringe, a aponeurose do músculo tensor e a margem posterior do palato duro. PÁGINA 1560, FIGURA 103.2

105. **Resposta: D.** O rastreio com base em indicadores de risco identifica apenas 50% dos bebês com perda auditiva significativa. PÁGINA 1508

106. **Resposta: E.** Genes ligados ao cromossomo Y ocorrem somente em indivíduos do sexo masculino e são transmitidos a todos os filhos e nenhuma das filhas. Há um número muito pequeno de genes identificado no cromossomo Y. PÁGINA 1619

107. **Resposta: A.** Nódulos nas pregas vocais são a causa mais comum de disfonia em crianças em idades pré-escolar e escolar, porém um exame da laringe é justificado para descartar outras etiologias mais graves, como papilomas respiratórios recorrentes. PÁGINA 1301

108. **Resposta: A.** A instituição precoce da amplificação sonora, idealmente entre 6 semanas e 3 meses de idade, é o objetivo dos programas universais de triagem auditiva neonatal. PÁGINA 1298

109. **Resposta: A.** A síndrome de Sturge-Weber tipicamente se apresenta com manchas em vinho do porto na distribuição oftálmica do nervo trigêmeo, glaucoma e anormalidades vasculares do olho, bem como com malformações vasculares intracranianas ipsolaterais. Estes pacientes desenvolvem, geralmente, sintomas neurológicos progressivos, incluindo convulsões, migrâneas, episódios similares a AVE, dificuldades de aprendizagem ou retardo mental, comprometimento do campo visual ou hemiparesia. PÁGINA 1584

110. **Resposta: D.** Nódulos nas pregas vocais são a causa mais comum de disfonia pediátrica (5 a 40%). Os pacientes apresentam geralmente uma voz grossa soprosa, e, normalmente, têm alcance de *pitch* limitado. Estas crianças podem ser usuárias excessivas da voz ou realizadoras de abusos vocais que gritam e berram frequentemente. PÁGINA 1375

111. **Resposta: A.** Sessenta e cinco por cento dos pacientes com hemangiomas com distribuição "em barba" (ou seja, queixo, mandíbula e áreas pré-auriculares) apresentam envolvimento associado das vias aéreas, e a maioria dos hemangiomas nas vias aéreas está localizada nas regiões supraglótica e subglótica. PÁGINA 1578

112. **Resposta: E.** *Acinetobacter* não foi identificada no tecido adenoide/tonsilar obtido de amostras pós-operatórias. PÁGINA 1433

113. **Resposta: C.** Além de disfonia e estridor, crianças com RRP grave podem apresentar dispneia progressiva. PÁGINA 1414

114. **Resposta: A.** A chave para este caso é reconhecer que a massa inflamatória está no interior da glândula tireoide. Abscessos na glândula tireoide são geralmente atribuíveis a uma anomalia da fenda branquial inferior. Superinfecções causando abscessos e celulite chamam a atenção médica para a anomalia. Uma fratura da glândula tireoide seria mais linear. PÁGINA 1610

115. **Resposta: E.** A chave para este caso é reconhecer que a massa cística não está limitada à língua e se estende para o assoalho da boca. Uma massa transespacial sugere uma malformação venolinfática. PÁGINAS 1584-86

7 Cirurgia de Cabeça e Pescoço

Christine G. Gourin, MD, MPH, FACS ▪ Jonas T. Johnson, MD
Anna M. Pou, MD, FACS

1. O tratamento ideal do carcinoma nasofaríngeo (NP) em estágio avançado é:

    A. Cirurgia e radioterapia pós-operatória.
    B. Quimioterapia de indução e radioterapia (CRT).
    C. CRT concomitante.
    D. CRT adjuvante.
    E. Radioterapia e braquiterapia.

2. Homem de 62 anos apresenta uma massa que se estende superiormente da prega vocal verdadeira direita até o ventrículo e a falsa prega vocal. A massa é um carcinoma de células escamosas comprovado por biópsia. A prega vocal verdadeira está fixa. Há apenas doença unilateral. Qual a melhor opção de tratamento?

    A. Quimiorradioterapia.
    B. Ressecção a *laser*.
    C. Laringectomia supraglótica.
    D. Laringectomia supracricoide.

3. A realização de exames de imagem em pacientes cN0 resulta em uma taxa significativa de resultados falso-positivos e em um potencial tratamento excessivo do pescoço em alguns pacientes. Verdadeiro ou falso?

    A. Verdadeiro.
    B. Falso.

4. Qual condição *não* faz parte da síndrome MEN IIa?

    A. Carcinoma medular da tireoide.
    B. Feocromocitoma.
    C. Hiperparatireoidismo primário.
    D. Hábito marfanoide.

5. Paciente de 48 anos é submetido a uma cirurgia para um câncer escamoso T2N0 da região lateral da língua. A patologia revela que as margens são negativas. Não há tumor perineural, e 5 dos 24 linfonodos estão envolvidos com extensão extracapsular. A melhor evidência sugere que o paciente necessita:

   A. Não precisa de terapia adicional.
   B. Radioterapia convencional.
   C. Radioterapia hiperfracionada.
   D. Quimiorradioterapia.

6. Qual sítio laríngeo está em maior risco para o desenvolvimento de radionecrose?

   A. Cricoide.
   B. Lâmina da cartilagem tireoide.
   C. Aritenoide.
   D. Epiglote.

7. A utilidade da biópsia de linfonodo sentinela é mais alta em pacientes com tumores no:

   A. Assoalho da boca.
   B. Língua oral.
   C. Gengiva inferior.
   D. Base da língua.
   E. Laringe.

8. Qual a causa mais comum de fracasso da fonoterapia em voz traqueoesofágica (TE)?

   A. Microstomia.
   B. Falha da válvula.
   C. Prega hipofaríngea.
   D. Granuloma.

9. Qual das seguintes alternativas é a primeira prioridade na seleção de opções reconstrutivas para defeitos labiais de espessura total de qualquer tamanho?

   A. Preservar e restaurar a função dinâmica do lábio.
   B. Restaurar a competência do esfíncter oral.
   C. Aperfeiçoar o resultado estético.
   D. Manter a capacidade de usar dentaduras.
   E. Reconstrução em um único estágio.

10. Paciente de 47 anos com massa submucosa firme, localizada adjacente ao primeiro molar superior. Qual o diagnóstico mais provável?

    A. Câncer escamoso.
    B. Tumor de glândulas salivares menores.
    C. Tumor odontogênico.
    D. Hiperplasia pseudoepiteliomatosa.

11. Quais estruturas o cirurgião de cabeça e pescoço deve incluir durante a ressecção de um tumor da parede posterior da faringe capaz de provocar uma disfagia significativa?

    A. Fáscia pré-vertebral.
    B. Constritores faríngeos.
    C. Plexo faríngeo.
    D. Músculos cricoaritenóideos.

12. O desenvolvimento de uma malignidade cutânea está associado à exposição crônica a:

    A. Amônia.
    B. Arsênico.
    C. Cromo.
    D. Benzeno.

13. Uma paratireoidectomia bem-sucedida geralmente é prevista por:

    A. Localização com ultrassom.
    B. Biópsia de congelação.
    C. Redução intraoperatória ao nível normal do paratormônio (PTH).
    D. Cálcio sérico ionizado.

14. Menino de 15 anos apresenta epistaxe e proptose orbitária direita com diplopia. Os exames radiográficos, incluindo uma CT com ou sem contraste e uma MRI com contraste, são consistentes com um angiofibroma nasofaríngeo juvenil avançado se estendendo intracranialmente à direita, com invasão da fissura orbitária inferior e fossa craniana média. Seu manejo cirúrgico proposto deve incluir:

    A. Ressecção endoscópica.
    B. Ressecção endoscópica após embolização angiográfica.
    C. Ressecção endoscópica e aberta combinada.
    D. Ressecção transfacial após embolização angiográfica com potencial ressecção transcraniana de seguimento.

15. Qual das seguintes afirmações é verdadeira a respeito da terapia de preservação de órgãos para um carcinoma de células escamosas da laringe T4aN1?

    A. Está associada a uma sobrevida reduzida decorrente da doença metastática a distância.
    B. É mais provável quando o cetuximabe é adicionado à radioterapia.
    C. É mais provável de necessitar de laringectomia de resgate.
    D. É mais provável com o uso de quimioterapia de indução, seguido por radioterapia.

16. Qual das seguintes neoplasias salivares está mais associada à dor e disseminação perineural do tumor?

    A. Câncer de células acinares.
    B. Câncer adenoide cístico.
    C. Câncer mucoepidermoide de alto grau.
    D. Câncer de células escamosas.

17. Em um paciente com níveis séricos elevados de cálcio, níveis elevados de paratormônio e níveis elevados de cálcio na urina, o diagnóstico mais comum é:

    A. Um adenoma único de paratireoide.
    B. Hiperplasia de paratireoide.
    C. Hipercalcemia hipocalciúrica.
    D. Hiperparatireoidismo secundário.

18. Qual a vantagem da radioterapia de intensidade modulada (IMRT) sobre a 3D?

    A. Dose reduzida às glândulas paratireoides e outros tecidos normais.
    B. Dose maior ao tumor.
    C. Tempo de tratamento mais curto.
    D. Todas as alternativas.

19. Qual procedimento diagnóstico é o padrão ouro no diagnóstico de linfoma em pacientes apresentando aumento de linfonodo cervical?

    A. Biópsia excisional.
    B. Punção aspirativa por agulha fina (FNA).
    C. Biópsia *core needle* (CNB).
    D. CT com contraste.

20. Qual subtipo de melanoma demonstra neurotropismo, baixa taxa de metástases linfonodais e frequentemente é tratado com radioterapia pós-operatória?

    A. Disseminação superficial.
    B. Nodular.
    C. Lentigo maligno.
    D. Desmoplásico.

21. Qual das seguintes alternativas representa indicações para o uso de radioterapia em pacientes com malignidade traqueal?

    A. Margens cirúrgicas positivas.
    B. Tumores ressecados de alto grau.
    C. Tumores ressecados que demonstram invasão perineural.
    D. Metástase para linfonodos regionais.
    E. Todas as alternativas.

22. Quando comparados aos controles pareados por idade, qual o risco relativo para o desenvolvimento de linfoma na glândula parótida envolvida dos pacientes com a doença de Sjögren?

    A. 10 vezes.
    B. 20 vezes.
    C. 30 vezes.
    D. 40 vezes.

23. Esvaziamento cervical em um paciente com câncer no lábio inferior esquerdo bem diferenciado T3N0 cuja XRT não é indicada deve envolver:

    A. Esvaziamento cervical seletivo do nível I à direita e níveis I-III à esquerda.
    B. Esvaziamento cervical seletivo da parótida esquerda dos níveis I-III à esquerda.
    C. Esvaziamento cervical radical (I-V) modificado à esquerda.
    D. Esvaziamento cervical seletivo dos níveis I-III à esquerda.
    E. Nenhum esvaziamento cervical, visto que o risco de metástase cervical é baixo.

24. Qual o indicador mais importante de melhores resultados funcionais na cirurgia conservativa para tumores supraglóticos?

    A. Estado da função pulmonar.
    B. Idade.
    C. Tipo de abordagem cirúrgica.
    D. Extensão da ressecção.

25. Qual das seguintes alternativas é uma limitação importante à aplicação da técnica de microcirurgia transoral a *laser* (TLM) para ressecção de câncer supraglótico precoce?

   A. Idade avançada.
   B. Acesso inadequado.
   C. Tumor recorrente.
   D. Envolvimento questionável do espaço pré-epiglótico.

26. Indicações para a quimiorradioterapia adjuvante incluem:

   A. Disseminação extracapsular.
   B. Três ou mais linfonodos envolvidos pelo tumor.
   C. Doença de estágio IV.
   D. Invasão perineural.

27. Pode-se esperar uma disfunção salivar permanente da glândula parótida após qual dose total de radiação (dose média à parótida)?

   A. 10 Gy.
   B. 25 Gy.
   C. 55 Gy.
   D. 70 Gy.

28. Fístula quilosa se desenvolve após um esvaziamento cervical. Na exploração do pescoço para o controle da fístula, seria previsto que o ducto torácico estivesse localizado:

   A. Anterior à carótida e posterior à veia jugular.
   B. Anterior à carótida e veia jugular.
   C. Posterior ao tronco tireocervical.
   D. Posterior à artéria carótida.
   E. Entre a artéria e veia subclávias.

29. Qual destas afirmações melhor descreve a linfocintigrafia?

   A. Radioterapia da cadeia linfática.
   B. Uso de coloide radioativo para mapear a via linfática.
   C. Um tipo de tomografia por emissão de pósitrons para visualizar os linfonodos.
   D. Uso de radioterapia externa para identificar linfonodos sentinela.

30. Para o carcinoma de células escamosas cutâneo, qual dos seguintes locais é considerado de alto risco para fins de estadiamento?

   A. Junção da aba do nariz e prega nasolabial.
   B. Queixo.
   C. Orelha.
   D. Área cantal medial.

31. Qual é o método mais confiável para prevenir espasmo faríngeo durante a punção traqueoesofágica (TE) primária?

   A. Fechamento da faringe em camada única.
   B. Injeção de Botox.
   C. Miotomia do constritor da faringe.
   D. Neurectomia do plexo faríngeo.

32. Qual destes subtipos de melanoma também é referido como melanoma *in situ*?

   A. Disseminação superficial.
   B. Nodular.
   C. Lentigo maligno.
   D. Desmoplásico.

33. Pacientes que foram submetidos à quimiorradioterapia são mais propensos a:

   A. Desenvolver problemas na ferida após a cirurgia de resgate.
   B. Desenvolver trombose venosa profunda após a cirurgia de resgate.
   C. Desenvolver recorrência local do que se tratados apenas por radioterapia.
   D. Sofrer perda do retalho livre após a cirurgia de resgate.
   E. Manter seu peso corporal durante o tratamento.

34. Qual das seguintes afirmações é verdadeira?

   A. Sarcomas osteogênicos, os mais comuns se originando a partir da mandíbula em cabeça e pescoço, são primariamente tratados por excisão ampla do campo afetado com reconstrução, seguido de radioterapia adjuvante para melhores resultados.
   B. Condrossarcomas, que se originam a partir de estruturas cartilaginosas, são tratados com excisão ampla do campo afetado e radioterapia pós-operatória, se estruturas vitais estiverem envolvidas.
   C. Rabdomiossarcomas dos seios paranasais são tratados com quimioterapia intratecal tripla, radioterapia holocraniana e radioterapia da medula espinal nas populações pediátricas e adultas.
   D. Fibrossarcomas, que se originam a partir de fibroblastos, são tratados com quimiorradioterapia de indução, seguido de radioterapia de campo amplo.

35. Qual das seguintes artérias pode ser uma fonte de hemorragia secundária ou sangramentos maiores durante a ressecção transoral a *laser* de um tumor supraglótico?

A. Artéria laríngea inferior.
B. Artéria laríngea superior.
C. Artéria faríngea ascendente.
D. Artéria tireóidea superior.

36. Fumante de 40 anos apresenta disfonia há 4 meses. A laringoscopia por fibra óptica realizada no consultório revela uma lesão hiperqueratótica superficial no terço anterior da prega vocal direita. A mobilidade da prega é normal. Qual seria o próximo passo lógico no tratamento?

A. MRI.
B. Administração de agentes antirrefluxo e fonoaudiologia.
C. Laringoscopia direta com biópsia excisional via microcirurgia transoral a *laser* (TLM).
D. Laringoscopia por fibra óptica após 1 mês.

37. Paciente de 45 anos com uma massa cervical esquerda em nível II. A massa mede 28 mm e possui um centro cístico e parede espessa. A punção aspirativa por agulha demonstra fluido acelular. Qual o provável diagnóstico?

A. Cisto da fenda branquial previamente infectado.
B. Tumor de Warthin.
C. Linfangioma.
D. Metástase de orofaringe.

38. A artéria oftálmica é um ramo da artéria carótida interna, que emerge na região medial imediatamente após a artéria carótida interna deixar o seio cavernoso e anéis durais. Qual o trajeto da artéria oftálmica até alcançar o nervo óptico localizado no canal óptico?

A. Inferolateral.
B. Supralateral.
C. Inferomedial.
D. Supralateral.

39. O carcinoma de células de Merkel é altamente específico para qual dos seguintes imunomarcadores?

A. S100.
B. Sinaptofisina.
C. CK-20.
D. Enolase neurônio-específica.

40. Qual dos seguintes tumores de glândulas salivares está associado à maior taxa de metástases cervicais?

    A. Câncer adenoide cístico.
    B. Câncer mucoepidermoide de alto grau.
    C. Câncer de ducto salivar.
    D. Câncer de células escamosas.

41. A causa mais comum de resultados falso-positivos para paratormônio intraoperatório (IOPTH) é:

    A. Adenoma duplo.
    B. Hiperplasia multiglandular.
    C. Depuração de PTH inadequada.
    D. Comprometimento renal.

42. Como o paciente sendo submetido à quimioterapia e radioterapia como terapia definitiva para carcinoma de hipofaringe deve ser orientado para minimizar a ocorrência de uma disfagia significativa?

    A. Encaminhamento para a fonoaudiologia, com administração e realização de exercícios terapêuticos.
    B. Manutenção de um nível mínimo de ingestão por via oral para evitar disfagia prolongada.
    C. A e B.
    D. Nem A nem B.

43. Os seguintes aspectos ultrassonográficos de um nódulo de tireoide estão associados a uma alta probabilidade de malignidade, *exceto*:

    A. Hiperecogenicidade.
    B. Hipoecogenicidade.
    C. Aumento da vascularidade intranodular.
    D. Microcalcificação.

44. Qual afirmação é a mais precisa?

    A. Pacientes com invasão orbitária rapidamente desenvolvem sintomas oculares, como proptose, diplopia, baixa acuidade visual, diminuição da motilidade, edema labial e epífora.
    B. Erosão óssea da lâmina papirácea é uma indicação absoluta para invasão orbitária.
    C. Ressecção da parede inferior da órbita, porém não da parede medial, produz enoftalmia e hipoftalmia.
    D. Para melhor restaurar a anatomia orbitária e prevenir lagoftalmia, decorrente do ectrópio, o canto lateral deve ser reinserido 1 cm superior ao sítio anatômico de inserção.

45. Qual dos seguintes pacientes mais provavelmente se beneficiará do esvaziamento cervical eletivo dos níveis I ao IV?

   A. Neoplasia de prega vocal verdadeira esquerda de estágio T1No.
   B. Neoplasia de prega vocal verdadeira direita de estágio T2No.
   C. Neoplasia de nasofaringe de estágio T2No.
   D. Neoplasia da região lateral direita da língua de estágio T2No.

46. Qual dos seguintes tratamentos é a terapia mais apropriada para um paciente com um câncer orofaríngeo T2N1 positivo para papilomavírus humano?

   A. Quimioterapia de indução com docetaxel, cisplatina e 5-FU, seguido por radioterapia.
   B. Quimiorradioterapia concomitante com cisplatina e cetuximabe.
   C. Apenas radioterapia.
   D. Quimiorradioterapia concomitante com cisplatina e 5-FU.

47. Qual é a causa mais comumente encontrada para câncer escamoso da base da língua?

   A. Exposição ao tabaco.
   B. Infecção pelo papilomavírus humano (HPV) tipo 16.
   C. Fumante passivo.
   D. Consumo crônico de bebidas alcoólicas.

48. Após a conclusão da quimioterapia e radioterapia para carcinoma de células escamosas relacionado com o HPV T2N2B da tonsila esquerda, qual o tratamento de acompanhamento inicial que você recomendaria?

   A. CT de pescoço 2 a 3 meses após o tratamento.
   B. Tonsilectomia de estadiamento 2 a 3 meses após o tratamento.
   C. Esvaziamento cervical modificado no lado esquerdo 2 a 3 meses após o tratamento.
   D. Tomografia por emissão de pósitrons (PET)/CT 3 meses após o tratamento.

49. Qual das seguintes alternativas *não* é uma indicação para o tratamento com iodo radioativo?

   A. Carcinoma papilar de tireoide T1N0M0, mulheres de 30 anos de idade.
   B. Metástase pulmonar de carcinoma papilar de tireoide.
   C. Carcinoma papilar de tireoide de 4 cm com extensão extratireoidiana.
   D. Homem de 70 anos com carcinoma papilar de tireoide de 2 cm tratado com tireoidectomia total.

50. Na técnica de ressecção oncológica, qual a principal diferença entre ressecção transoral a *laser* e cirurgia oncológica clássica?

    A. Ressecção de margens tumorais em monobloco menor.
    B. Incapacidade de visualizar as margens profundas.
    C. Corte transtumoral e ressecção em múltiplos blocos.
    D. Análise da biópsia de congelamento das margens ressecadas.

51. De acordo com o *The Bethesda System for Reporting Thyroid Cytophatology* de 2009, qual é o risco de malignidade de lesão folicular de significância indeterminada (FLUS)?

    A. 5 a 15%.
    B. < 5%.
    C. 20 a 30%.
    D. > 50%.

52. Qual afirmação descreve mais adequadamente as metas da cirurgia reconstrutiva e da reabilitação?

    A. Embora a reabilitação funcional seja importante após a remoção cirúrgica de tumores de seios paranasais, os resultados estéticos devem prevalecer.
    B. A obliteração do espaço do seio maxilar é essencial após uma maxilectomia total para um resultado cosmético e funcional ideal.
    C. Frequentemente, um procedimento de transferência de tecido livre em estágios para separar a cavidade intracraniana do trato aerodigestório é preferível ao fechamento primário com retalhos locais, a fim de permitir o reconhecimento de complicações pós-operatórias nas primeiras 24 horas após a cirurgia.
    D. Reabilitação após ressecção cirúrgica de tumores de seios paranasais pode ser realizada com uma prótese dentária ou retalhos reconstrutivos, como retalhos do músculo temporal com e sem a inclusão de osso craniano, retalhos miocutâneos livres microvasculares ou pediculados (p. ex., peitoral maior, grande dorsal, trapézio) e retalhos cutâneos (p. ex., fronte, escalpo, deltopeitoral).

53. Quais as duas aparências apresentadas na CT com contraste de linfonodos cervicais envolvidos por linfomas?

    A. Linfonodos aumentados com aparência homogênea e baixo realce de contraste.
    B. Linfonodos com menos de 1 cm em diâmetro com baixo realce de contraste.
    C. Linfonodos aumentados com realce de contraste heterogêneo.
    D. Linfonodos aumentados com necrose central frequente.

54. Qual o melhor tratamento de resgate para pacientes submetidos a uma quimiorradioterapia primária malsucedida?

    A. Radioterapia.
    B. Quimioterapia.
    C. Quimiorradioterapia.
    D. Cirurgia.
    E. Terapia fotodinâmica.

55. A avaliação laboratorial de pacientes com carcinoma de hipofaringe e cervical deve incluir:

    A. Níveis de ferro.
    B. Níveis de vitamina.
    C. Parâmetros nutricionais (pré-albumina, transferrina).
    D. Hemograma.
    E. Todas as alternativas.

56. Superexpressão de *BcL-2* e *BcL-X* resulta em qual destas situações?

    A. Redução da apoptose celular (morte).
    B. Superexpressão de *p53*.
    C. Proliferação vascular.
    D. Aumento de células-tronco cancerígenas.

57. Criança de 3 anos apresenta hipoglobulia e uma lesão no rebordo orbitário superior. Uma punção aspirativa por agulha fina realizada na clínica revela histiócitos dendríticos consistentes com uma histiocitose de células de Langerhans. Qual o próximo passo no tratamento?

    A. Cirurgia com remoção conservadora.
    B. Cirurgia com remoção radical.
    C. Cintilografia óssea.
    D. Radioterapia.

58. O tratamento de um cisto dentígero requer:

    A. Enucleação.
    B. Remoção do dente impactado e enucleação.
    C. Mandibulectomia segmentar.
    D. Radioterapia pós-operatória.

59. Qual das seguintes afirmações é correta em relação ao tipo, sítio e distribuição por gênero mais comuns dos tumores labiais?

   A. Carcinoma de células basais geralmente afeta o lábio inferior e é mais comum em mulheres.
   B. Carcinoma de células basais geralmente afeta o lábio inferior e é mais comum em homens.
   C. Carcinoma de células escamosas (SCCA) geralmente afeta o lábio superior e é mais comum em mulheres.
   D. SCCA geralmente afeta o lábio inferior e é mais comum em homens.
   E. Adenoma pleomórfico geralmente afeta o lábio inferior e é mais comum em homens.

60. Durante uma abordagem anterolateral na osteotomia orbitozigomática, todas as regiões anatômicas abaixo devem ser abordadas, *exceto*:

   A. Cápsula da articulação temporomandibular.
   B. Rebordo orbitário superior.
   C. Fissura orbitária inferior.
   D. Fissura orbitária superior.
   E. Todas as áreas mencionadas acima.

61. Mulher de 45 anos apresenta zumbido pulsátil e instabilidade ocasional. Um audiograma demonstra perda auditiva mista e investigações radiográficas adicionais são consistentes com um paraganglioma no osso temporal se estendendo até a cápsula ótica e substituindo o bulbo jugular, com erosão da espinha jugulotimpânica. Sua recomendação de tratamento cirúrgico deve incluir uma discussão sobre:

   A. Perda auditiva condutiva e paralisia facial.
   B. Perda auditiva sensorioneural (SNHL), paralisia facial temporária, possível risco de AVE.
   C. Perda auditiva condutiva, paralisia facial temporária, paralisia de nervo craniano inferior e risco de AVE.
   D. SNHL, paralisia facial temporária, paralisia de nervo craniano inferior, incluindo aspiração e risco de AVE.

62. Qual dos seguintes pacientes apresenta um maior risco para paraganglioma maligno?

   A. Mulher de 28 anos recém-diagnosticada com tumores bilaterais do corpo carotídeo.
   B. Homem de 40 anos com um tumor do corpo carotídeo ipsolateral e um paraganglioma vagal contralateral.
   C. Mulher de 34 anos com um feocromocitoma e um tumor de corpo carotídeo.
   D. Paciente com um histórico familiar de feocromocitoma e uma mutação conhecida no PGL-4.

63. Qual é o gene mais frequentemente mutado no câncer de cabeça e pescoço?

    A. *p53*.
    B. *p16*.
    C. *p13kca*.
    D. *MET*.

64. Qual é o cisto odontogênico mais comum?

    A. Radicular.
    B. Dentígero.
    C. Odontogênico calcificante.
    D. Odontogênico glandular.

65. Qual é uma contraindicação potencial para ressecção transoral de um câncer tonsilar T2N0?

    A. Trismo grave.
    B. Positivo para papilomavírus humano (HPV).
    C. Negativo para HPV.
    D. Idade inferior a 40 anos.

66. Um toro é considerado:

    A. Crescimento exagerado do desenvolvimento.
    B. Tumor.
    C. Hamartoma.
    D. Sarcoide de baixo grau.

67. Displasia fibrosa comumente é tratada com:

    A. Observação.
    B. Remodelamento e cirurgia plástica.
    C. Excisão local ampla.
    D. Quimioterapia.

68. Qual das seguintes alternativas é uma desvantagem do esvaziamento cervical eletivo (END) quando comparada à radioterapia cervical eletiva (ENI)?

    A. Incapacidade de tratar adequadamente dos linfonodos retrofaríngeos e parafaríngeos.
    B. Resultados de sobrevida significativamente piores para pacientes sendo submetidos à END.
    C. Recorrência regional é mais facilmente detectada em pacientes submetidos à ENI.
    D. ENI resulta em uma morbidade significativamente menor durante o tratamento e no pós-tratamento.

69. A maior incidência de carcinoma nasofaríngeo (NP) está entre os:

   A. Norte-africanos.
   B. Caucasianos.
   C. Chineses do sul.
   D. Inuítes.
   E. Japoneses.

70. Homem de 70 anos com um histórico de 2 semanas de uma massa assintomática de crescimento rápido no lábio superior direito. O exame físico revela uma lesão circunscrita ulcerada de 2 cm, com margens elevadas ou onduladas, uma região central queratinizada e uma base endurecida. O laudo da biópsia inicial fornecido pelo médico solicitante foi lido como "suspeito para carcinoma de células escamosas". O próximo passo mais adequado no controle é:

   A. Realizar uma segunda biópsia incisional na margem da lesão.
   B. Observação por 3 meses e biópsia excisional, caso a lesão persista.
   C. Ressecção em cunha com margens de 3 mm e fechamento primário.
   D. Radioterapia definitiva no sítio primário.
   E. Encaminhar para ressecção de Mohs.

71. Qual é a margem de ressecção apropriada para um melanoma de escalpo de 2,2 mm de espessura?

   A. 0,5 cm.
   B. 1 cm.
   C. 2 cm.
   D. 4 cm.

72. Paciente de 44 anos apresenta um adenoma pleomórfico na cauda da glândula parótida direita. Qual é a intervenção mais apropriada?

   A. Radioterapia.
   B. Enucleação.
   C. Parotidectomia parcial.
   D. Parotidectomia superficial completa.

73. A indicação mais importante para cirurgia no hiperparatireoidismo primário é:

   A. Nível de cálcio renal elevado.
   B. Idade inferior a 50 anos.
   C. Osteopenia.
   D. Alívio dos sintomas.

74. Qual das seguintes afirmações é verdadeira para osteorradionecrose?

    A. Resulta de uma infecção da mandíbula.
    B. É mais adequadamente tratada com oxigênio hiperbárico (HBO).
    C. Ocorre mais comumente na maxila do que na mandíbula.
    D. Requer transferência de tecido livre quando avançada.
    E. Pode ser tratada apenas com terapia local.

75. Qual destes é o sintoma de apresentação mais comum do carcinoma de células escamosas (SCCA) da traqueia?

    A. Massa cervical.
    B. Febre.
    C. Dispneia.
    D. Disfagia.
    E. Tosse com hemoptise.

76. Qual das seguintes afirmações descreve, da melhor forma, a desvantagem da radioterapia cervical eletiva (ENI) quando comparada ao esvaziamento cervical eletivo (END)?

    A. Resultados de sobrevida significativamente piores para pacientes sendo submetidos à ENI.
    B. Resultados funcionais significativamente piores para pacientes sendo submetidos à radioterapia do sítio primário e ENI, bem como aqueles sendo submetidos ao tratamento cirúrgico.
    C. Informações prognósticas derivadas da histopatologia não são conhecidas.
    D. ENI não é capaz de tratar todos os níveis do pescoço que podem ser abordados com a END.

77. Qual a complicação mais comum da restauração da voz traqueoesofágica (TE)?

    A. Granulação no local da punção TE.
    B. Artrite esternoclavicular.
    C. Necrose da parede posterior da traqueia.
    D. Falha na aquisição da fala TE.

78. Oito horas após uma orbitotomia lateral para biópsia de um tumor orbitário, seu paciente nota uma dor persistente progressiva e quemose. O que deve ser considerado como uma causa desta dor?

    A. Hematoma retrobulbar.
    B. Tração intraoperatória no nervo orbitário inferior.
    C. Secção do nervo orbitário superior.
    D. Infecção no sítio de reparo por miniplacas.

79. Qual afirmação descreve da melhor forma os melanomas nasossinusais?

    A. Radioterapia pós-operatória pode ser benéfica no melanoma de mucosa nasossinusal, embora seu impacto sobre a sobrevida e controle local não tenha sido abordado em ensaios científicos.
    B. Em virtude da natureza obstrutiva do tumor, o melanoma de mucosa nasossinusal geralmente é encontrado precocemente e completamente excisado.
    C. Metástase a distância é a causa mais comum de falha no tratamento do melanoma mucoso na cavidade nasal e seios paranasais.
    D. Invasão linfática e vascular precoce é raramente encontrada nos melanomas mucosos da cavidade nasal e seios paranasais.

80. Homem de 70 anos foi submetido a uma ressecção de Mosh de uma lesão na região do vértex que produziu um defeito de 4 cm. O diagnóstico patológico é de angiossarcoma, e as margens patológicas são questionáveis. No exame, observam-se lesões vasculares até 2 cm distal da margem da ressecção. O tratamento cirúrgico deve ser:

    A. Nenhum tratamento adicional, e o paciente deve ser tratado com quimioterapia e radioterapia adjuvante.
    B. Ressecção adicional de 1 cm além da margem atual.
    C. Ressecção adicional de 2 cm além da margem atual, com controle por biópsia de congelação.
    D. Ressecção adicional de, pelo menos, 4 cm além da margem, independente do controle por biópsia de congelação.

81. A partícula mais comumente utilizada para radioterapia é:

    A. Fóton.
    B. Próton.
    C. Elétron.
    D. Nêutron.

82. Qual o tipo mais comum de carcinoma de células basais (BCC)?

    A. Nodular.
    B. Morfeiforme.
    C. Pigmentado.
    D. Esclerosante.

83. O tratamento ideal para um carcinoma de nasofaringe (NP) recorrente de pequenas dimensões após a radioterapia é:

    A. Segundo ciclo de radioterapia.
    B. Quimioterapia e radioterapia.
    C. Ressecção cirúrgica radical.
    D. Terapia direcionada.
    E. Excisão local e radioterapia pós-operatória.

84. Durante um esvaziamento cervical ocorre um sangramento venoso profuso na área abaixo do ventre posterior do digástrico e anterior à veia jugular. À medida que múltiplas pinças são aplicadas para controlar o sangramento, qual dos seguintes nervos está em maior risco de lesão?

    A. O acessório espinhal.
    B. O glossofaríngeo.
    C. O hipoglosso.
    D. O vago.
    E. O nervo laríngeo superior.

85. Paciente de 48 anos apresenta um carcinoma de células escamosas pouco diferenciado de 1,5 cm, comprovado por biópsia, na orelha esquerda. Qual dos seguintes é o estágio mais apropriado do tumor primário (T)?

    A. T1.
    B. T2.
    C. T3.
    D. T4.

86. Reirradiação como forma única de tratamento é uma terapia bem definida para a recorrência de:

    A. Câncer de laringe.
    B. Câncer da base da língua.
    C. Câncer de nasofaringe.
    D. Câncer da base do crânio.
    E. Câncer de pele.

87. As toxicidades agudas mais comuns observadas após a radioterapia oral são:

    A. Mucosite, osteonecrose e xerostomia.
    B. Mucosite, endarterite de carótida e xerostomia.
    C. Mucosite, disfagia e xerostomia.
    D. Mucosite, fibrose e xerostomia.

88. Qual artéria está em maior risco de lesão durante a ressecção endoscópica endonasal da base do crânio anterior?

   A. Artéria frontopolar.
   B. Artéria fronto-orbitária.
   C. Artéria cerebral anterior.
   D. Artéria comunicante anterior.
   E. Artéria etmoidal anterior.

89. Qual a característica das metástases linfáticas paratraqueais e paraesofágicas de carcinoma de hipofaringe?

   A. Envolvimento da porção lateral do seio piriforme.
   B. Envolvimento retrofaríngeo.
   C. Paralisia das pregas vocais.
   D. Envolvimento tumoral da área pós-cricoide.

90. Qual o sítio mais comumente envolvido por um linfoma presente no anel de Waldeyer?

   A. Tonsilas.
   B. Base da língua.
   C. Nasofaringe.
   D. Língua oral.

91. O genoma humano, na sua forma diploide, contém quantos pares de bases?

   A. 6.000.000.
   B. 60.000.000.
   C. 600.000.000.
   D. 6.000.000.000.

92. A preservação da laringe em um paciente com câncer de hipofaringe T3N2C é mais provável de ser bem-sucedida com qual destes tratamentos quimioterápicos?

   A. Quimiorradioterapia concomitante com cisplatina e 5-FU.
   B. Quimiorradioterapia concomitante com cisplatina e cetuximabe.
   C. Quimioterapia de indução usando cisplatina e 5-FU, seguida por radioterapia.
   D. Quimioterapia de indução com docetaxel, cisplatina e 5-FU, seguida por radioterapia.

93. Qual é a taxa de sobrevida geral em 5 anos do câncer de laringe?

   A. 48%.
   B. 63%.
   C. 75%.
   D. 92%.

94. Paciente com um carcinoma de células escamosas T3N0 no assoalho lateral da boca é submetido ao tratamento cirúrgico. Qual das seguintes alternativas é um esvaziamento cervical apropriado neste caso?

   A. Esvaziamento cervical seletivo dos níveis I e II (esvaziamento supra-hióideo).
   B. Esvaziamento cervical seletivo dos níveis I, II e III (esvaziamento supraomo-hióideo).
   C. Esvaziamento cervical seletivo dos níveis II, III e IV (esvaziamento lateral).
   D. Esvaziamento cervical radical modificado, preservando a veia jugular e o nervo acessório espinhal.
   E. Radical modificada, preservando o nervo acessório espinhal.

95. Qual das seguintes afirmações é correta em relação à quimioterapia?

   A. A adição de quimioterapia à radioterapia aumenta a sobrevida de pacientes com câncer de nasofaringe em estágio IIa.
   B. A quimioterapia combinada aumenta de modo significativo a sobrevida de pacientes com doença recorrente quando comparada ao uso de um único agente quimioterápico.
   C. Quimioterapia de indução seguida por radioterapia é o procedimento padrão para doença irressecável.
   D. Os padrões de cuidados atuais se baseiam em dados de estudos fase III.

96. Transferência de tecido livre após ablação de câncer de orofaringe recorrente resultará em:

   A. Uma melhora do estado funcional pré-operatório.
   B. Uma taxa de recorrência inferior àquela obtida com o uso de um retalho pediculado.
   C. Menores custos hospitalares.
   D. Diminuição de doença metastática.
   E. Menor necessidade de cirurgia adicional.

97. Homem de 65 anos sendo tratado para carcinoma de células escamosas da laringe T3N2c com quimiorradioterapia adjuvante apresenta dor significativa durante a quinta semana de radiação, necessitando de hospitalização para a administração de hidratação intravenosa e controle da dor. O que deveria ser feito com o tratamento do paciente durante a hospitalização?

   A. Descontinuar a radioterapia e não retomá-la.
   B. Adiar a radioterapia até que o paciente receba alta hospitalar.
   C. Continuar a radioterapia, enquanto o paciente está internado.
   D. Interromper a quimioterapia.

98. Qual a principal vantagem do retalho de transposição gástrica em relação ao retalho jejunal na reconstrução do esôfago?

   A. Melhor resultado vocal.
   B. Menor morbidade.
   C. Anastomose única.
   D. Vasos de maior calibre para anastomose microvascular.

99. Após uma ressecção endoscópica endonasal de um craniofaringioma, o paciente apresentou uma concentração sérica de sódio de 155 mEq/mL, alto débito urinário e uma gravidade específica da urina de 1.001. Qual o diagnóstico e a melhor opção terapêutica?

   A. Secreção inapropriada do hormônio antidiurético/1-deamino-8-D-arginina vasopressina (DDAVP).
   B. Secreção inapropriada do hormônio antidiurético/restrição de líquidos.
   C. Diabetes insípido/DDAVP.
   D. Diabetes insípido/restrição de líquidos.

100. No hiperparatireoidismo secundário, o objetivo da cirurgia é:

   A. Normalizar o cálcio sérico.
   B. Aumentar a função renal.
   C. Controlar o paratormônio (PTH).
   D. Reduzir os eventos cardiovasculares.

101. O tratamento ideal da metástase linfática cervical recorrente no carcinoma de nasofaringe é:

   A. Segundo ciclo de radioterapia.
   B. Esvaziamento cervical modificado.
   C. Esvaziamento cervical radical.
   D. Esvaziamento cervical radical seguido por radioterapia.
   E. Quimioterapia e radioterapia.

102. Qual destes ossos da órbita contribui para os rebordos orbitários?

   A. Esfenoide.
   B. Zigomático.
   C. Palatino.
   D. Lacrimal.

103. Qual das alternativas abaixo é o indicador mais preciso de sobrevida relacionada com a doença para pacientes com carcinoma de células escamosas de cabeça e pescoço?

   A. Estágio T.
   B. Consumo atual de bebidas alcoólicas e/ou tabaco.
   C. Presença de metástase linfática cervical.
   D. Presença de doença cardiopulmonar comórbida significativa.

104. Biópsia de linfonodo sentinela deve ser realizada quando um paciente apresenta:

   A. Melanoma de escalpo de 0,75 mm de espessura sem ulceração e sem evidência clínica de metástases linfonodais.
   B. Melanoma de escalpo de 3,5 mm de espessura sem ulceração e sem evidência clínica de metástases linfonodais.
   C. Melanoma de escalpo de 3,5 mm de espessura sem ulceração e com metástases linfonodais em dois linfonodos cervicais.
   D. Melanoma de escalpo de 3,5 mm de espessura sem ulceração, sem evidência clínica de metástases linfonodais e com metástases a distância na medula espinal.

105. O método radiológico mais preciso para estadiar o pescoço N0 no câncer oral é com:

   A. CT.
   B. MRI.
   C. Tomografia por emissão de pósitrons (PET)/CT.
   D. Palpação.

106. Rituximabe representa qual tipo de droga usada no tratamento de certos linfonodos?

   A. Pequenas moléculas inibidoras da tirosina quinase.
   B. Anticorpo monoclonal anti-CD20.
   C. Inibidores da protease.
   D. Inibidores de proteassoma.

107. Homem de 72 anos apresenta uma massa de 25 mm na cauda da glândula parótida esquerda. A CT exibe uma segunda massa de 20 mm no lado direito. Qual o diagnóstico mais provável?

   A. Tumor de Warthin bilateral.
   B. Adenoma pleomórfico multifocal.
   C. Adenopatia.
   D. Metástase para um sítio primário desconhecido.

108. Paciente de 28 anos é submetido a uma parotidectomia parcial com dissecção de nervo facial para um tumor de 22 mm. O exame patológico demonstra um carcinoma mucoepidermoide de baixo grau. As margens são negativas. O pescoço é radiologicamente negativo. Qual terapia você recomenda?

   A. Nenhuma terapia adicional, observação.
   B. Conclusão da parotidectomia total.
   C. Parotidectomia total, radioterapia adjuvante.
   D. Parotidectomia total, esvaziamento cervical.

109. O tratamento primário para ameloblastoma intraósseo requer:

   A. Extração dentária.
   B. Enucleação.
   C. Enucleação e curetagem.
   D. Ressecção com margem óssea de 1,0 a 1,5 cm.

110. O sintoma de apresentação mais comum do carcinoma de nasofaringe (NP) é.

   A. Epistaxe.
   B. Perda auditiva causada por otite média serosa.
   C. Aumento de linfonodo cervical.
   D. Obstrução nasal.
   E. Paralisia do nervo abducente.

111. Mulher de 35 anos apresenta histórico de diplopia progressiva há 3 meses. No exame, você observa uma acuidade normal, porém há paralisia do VI nervo craniano à esquerda. Qual o próximo passo?

   A. Realizar MRI e CT.
   B. Eletromiografia do reto lateral.
   C. Exame clínico seriado em 2 semanas.
   D. Iniciar tratamento com altas doses de esteroides.

112. Homem de 55 anos apresenta uma massa cervical de 3 cm à direita. A laringoscopia flexível mostra uma massa se originando na prega ariepiglótica direita e se estendendo superiormente sobre a epiglote. Ambas as pregas vocais são móveis. A CT exibe invasão do espaço paraglótico e múltiplos linfonodos à direita, sendo que nenhum é maior que 3 cm. Qual é o estágio TNM?

    A. T2N2aM0.
    B. T2N2bM0.
    C. T3N2aM0.
    D. T3N2bM0.

113. Qual é o método padrão ouro/de eleição para a fala alaríngea?

    A. Uso de eletrolaringe.
    B. Fala esofágica.
    C. Fala traqueoesofágica (TE).
    D. Desvio de tecidos moles.

114. As indicações para o tratamento eletivo do pescoço incluem todas as alternativas abaixo, *exceto:*

    A. SSCa labiais primário T3-T4.
    B. SSCa labiais recorrente.
    C. Carcinoma de células basais (BCC) localmente avançado.
    D. Quando uma reconstrução com retalho livre é necessária.
    E. Histologia exibindo SSCa pouco diferenciado.

115. Durante uma abordagem infratemporal lateral à base do crânio, a exposição do segmento petroso da artéria carótida requer:

    A. Lateralização do nervo mandibular e da artéria meníngea média.
    B. Sacrifício do nervo mandibular e da artéria meníngea média.
    C. Sacrifício do nervo maxilar e da artéria meníngea média.
    D. Lateralização do nervo oftálmico e sacrifício da artéria meníngea média.
    E. Sacrifício do nervo vidiano e da artéria esfenopalatina.

116. Qual das seguintes afirmações em relação às neoplasias de traqueia é verdadeira?

    A. A duração dos sintomas antes do diagnóstico é mais longa no carcinoma de células escamosas (SCCA) do que no carcinoma adenoide cístico.
    B. A duração dos sintomas antes do diagnóstico é mais longa no carcinoma adenoide cístico do que no SSCA.
    C. O SSCA apresenta maior probabilidade de sibilância do que o carcinoma adenoide cístico.
    D. O carcinoma adenoide cístico apresenta maior probabilidade de hemoptise do que o SSCA.
    E. O uso prolongado de corticosteroides é incomum no câncer de traqueia previamente ao diagnóstico.

117. Qual das seguintes afirmações sobre tumores da bainha neural não é precisa?

   A. A maioria dos tumores da bainha de nervos periféricos se origina na cavidade nasal e seios paranasais.
   B. Os tumores da bainha de nervos periféricos nos seios paranasais, comparados aos do meato acústico interno ou do pescoço, são tumores de crescimento rápido e sintomáticos em um estágio inicial.
   C. Os tumores da bainha de nervos periféricos na cavidade nasal e seios paranasais não são encapsulados, com células neoplásicas que se descolam da mucosa respiratória adjacente.
   D. O tratamento de tumores da bainha neural da cavidade nasal e seios paranasais é realizado com radioterapia seguida por excisão cirúrgica.

118. Qual é o principal retrator da pálpebra inferior?

   A. Ligamento de Whitnall.
   B. Fáscia capsulopalpebral.
   C. Músculo oblíquo inferior.
   D. Orbicular do olho.

119. O tratamento de eleição do carcinoma adenoide cístico limitado à traqueia, sem evidência de doença metastática a distância e envolvendo 3 cm da traqueia é:

   A. Broncoscopia com ressecção com *laser* neodímio-YAG.
   B. Ressecção da traqueia com reconstrução pela técnica de transferência de tecido livre.
   C. Broncoscopia com crioablação.
   D. Ressecção de traqueia com reparo primário.

120. Qual sítio oral é o mais comumente afetado por câncer?

   A. Língua.
   B. Assoalho da boca.
   C. Alvéolo.
   D. Base da língua.

121. Qual destes é o sintoma de apresentação mais comum do carcinoma adenoide cístico de traqueia?

   A. Hemoptise.
   B. Dispneia.
   C. Febre.
   D. Disfagia.
   E. Massa cervical.

122. Qual das seguintes alternativas é uma indicação para quimiorradioterapia concomitante após um esvaziamento cervical?

    A. Múltiplos linfonodos histologicamente positivos.
    B. Linfonodos positivos em múltiplos níveis.
    C. Um linfonodo positivo além do primeiro grupo de drenagem.
    D. Disseminação extracapsular do tumor.
    E. Margens próximas de ressecção.

123. Paciente apresenta um câncer escamoso T2N2A na tonsila esquerda, positivo para papilomavírus humano. Qual tratamento você recomendaria?

    A. Tonsilectomia radical com esvaziamento cervical (ND) à esquerda.
    B. Tonsilectomia transoral com ND à esquerda.
    C. Quimiorradioterapia (CRT).
    D. Tonsilectomia transoral com ND à esquerda e CRT.

124. Paciente de 52 anos é submetido a uma ressecção de um câncer bucal. O laudo patológico final relata um tumor primário de 19 mm com invasão perineural, 2 de 21 linfonodos envolvidos com depósitos tumorais microscópicos e ausência de disseminação extracapsular. Qual o estágio patológico?

    A. T1N0.
    B. T2N1.
    C. T1N2a.
    D. T1N2b.

125. Qual é a alteração genética mais frequente encontrada no câncer diferenciado da tireoide?

    A. BRAF.
    B. FLUS.
    C. Tireoglobulina.
    D. CEA.

126. Qual é a única contraindicação absoluta à punção traqueoesofágica primária?

    A. Obesidade.
    B. Prévia radioterapia.
    C. Faringectomia parcial.
    D. Rompimento da parede divisória entre a traqueia e o esôfago.

127. Mulher de 53 anos com hiperparatireoidismo. Qual a localização do adenoma?

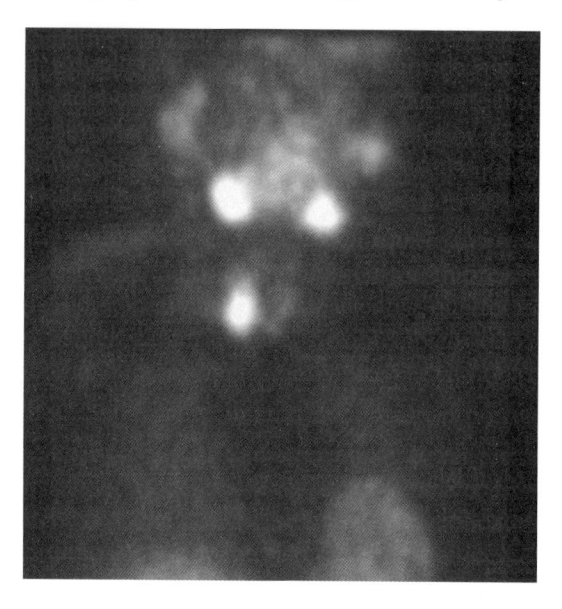

A. Pescoço direito, próximo à glândula tireoide.
B. Pescoço esquerdo, próximo à glândula tireoide.
C. Lado direito do mediastino superior.
D. Lado esquerdo do mediastino superior.
E. Nenhum adenoma é demonstrado.

128. Homem de 23 anos com massa cervical. Qual o tipo deste paraganglioma?

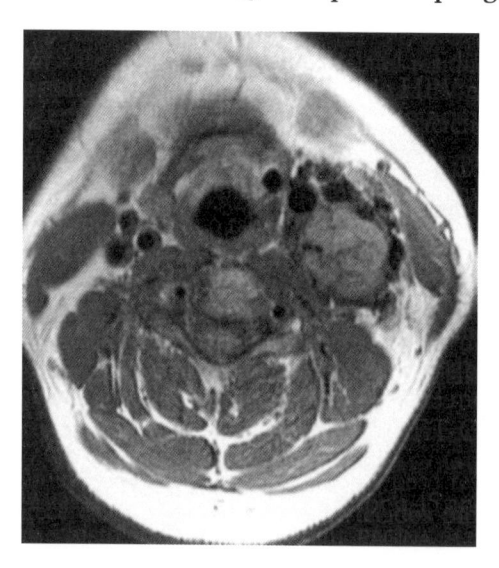

A. Tumor do corpo carotídeo.
B. Glomo timpânico.
C. Glomo jugular.
D. Glomo vagal.
E. Paraganglioma laríngeo.

129. Homem de 43 anos com paragangliomas familiares. Qual é a classificação de Shamblin destes tumores?

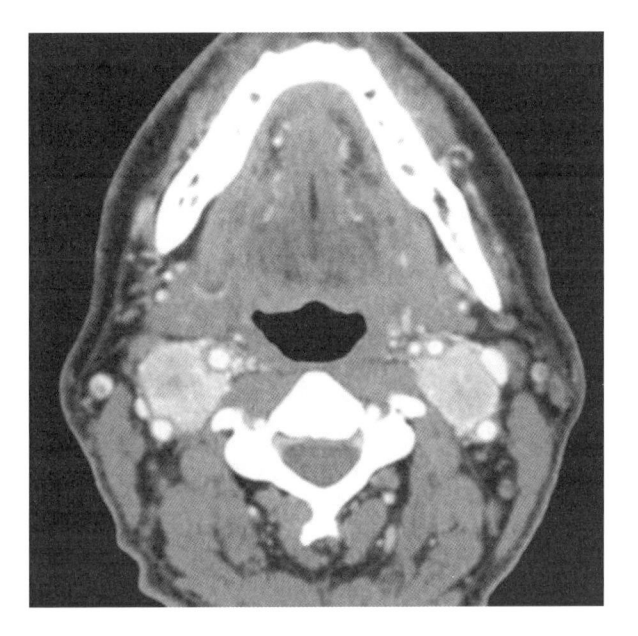

A. Grupo I de Shamblin bilateral.
B. Grupo II de Shamblin bilateral.
C. Grupo III de Shamblin bilateral.
D. Esquerdo 1; direito 2.
E. Esquerdo 2; direito 3.

130. Mulher de 28 anos com aumento da tireoide. Com base nesta imagem ultrassonográfica transversa, qual o diagnóstico mais provável?

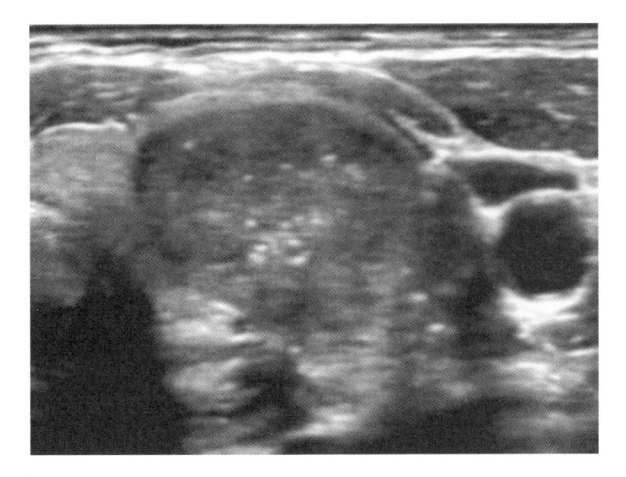

A. Carcinoma papilar de tireoide.
B. Carcinoma folicular de tireoide.
C. Carcinoma medular de tireoide.
D. Carcinoma anaplásico de tireoide.
E. Bócio multinodular.

131. Homem de 40 anos com uma tumefação na mandíbula. Qual o diagnóstico mais provável?

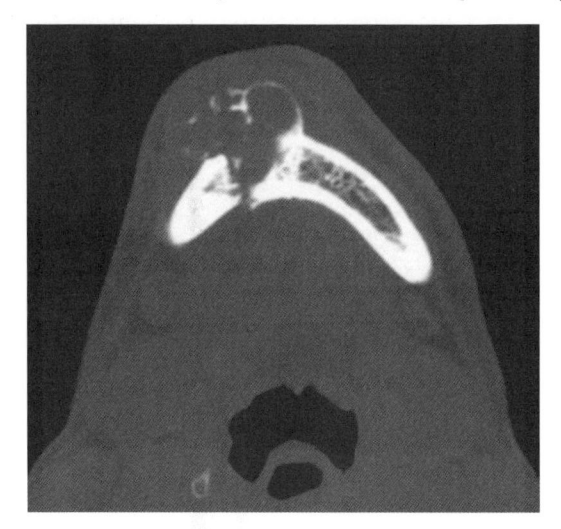

A. Cisto dentígero.
B. Abscesso apical.
C. Tumor odontogênico queratocístico.
D. Carcinoma de células escamosas (SCC).
E. Ameloblastoma.

132. Homem de 48 anos com uma massa nasal. Qual o diagnóstico mais provável?

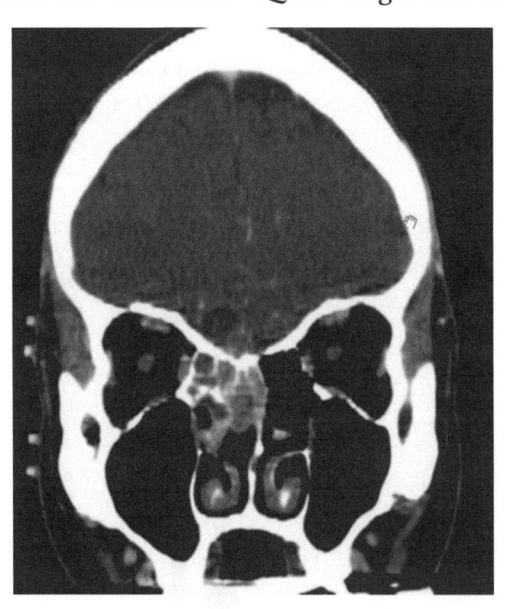

A. Melanoma intranasal.
B. Carcinoma de células escamosas.
C. Tumor de glândulas salivares menores.
D. Estesioneuroblastoma.
E. Carcinoma nasossinusal indiferenciado.

133. Homem de 39 anos com massa cervical. A biópsia aspirativa por agulha fina revela carcinoma de células escamosas, porém a endoscopia é negativa, e nenhuma lesão primária é evidente clinicamente. Qual o sítio mais provável de lesão primária?

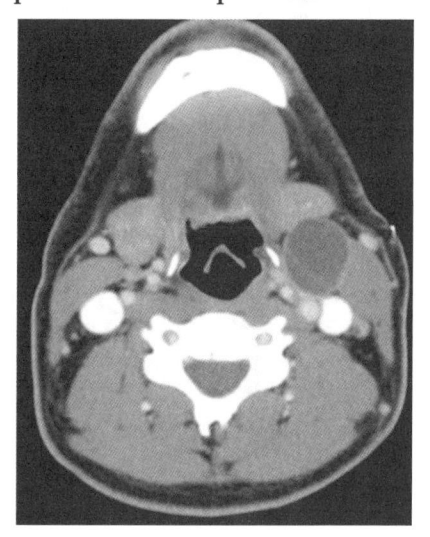

A. Língua oral.
B. Nasofaringe.
C. Orofaringe.
D. Hipofaringe.
E. Laringe.

134. Homem de 39 anos com massa cervical. A biópsia aspirativa por agulha fina revela carcinoma de células escamosas (SCC), porém, a endoscopia é negativa, e nenhuma lesão primária é evidente clinicamente. Qual o sítio mais provável de lesão primária?

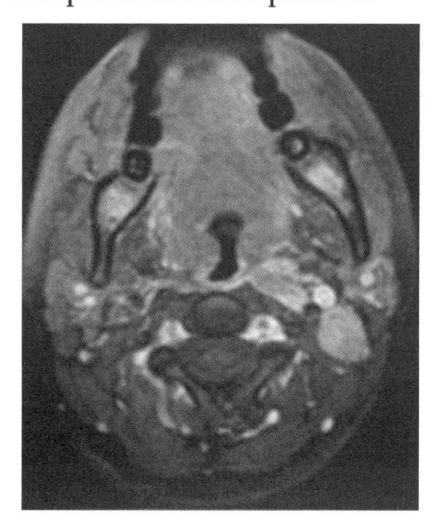

A. Língua oral.
B. Nasofaringe.
C. Orofaringe.
D. Hipofaringe.
E. Laringe.

Respostas do Capítulo 7

1. **Resposta: C.** O carcinoma NP avançado é tecnicamente inoperável. Múltiplos estudos demonstraram que a CRT concomitante tem os melhores resultados quando comparada à CRT neoadjuvante ou à cirurgia seguida pela CRT adjuvante. PÁGINAS 1887-1888

2. **Resposta: A.** Estudos retrospectivos sugeriram que cirurgias com conservação da voz podem igualar ou exceder a quimiorradioterapia (CRT) no contexto de um câncer de laringe em estágio III. Atualmente, contudo, a melhor evidência (nível 1) é para a CRT em termos de controle da doença. Estudos comparativos dos resultados funcionais estão pendentes. PÁGINA 1695

3. **Resposta: A.** Os critérios radiológicos para linfonodos suspeitos se baseiam no tamanho, formato e critérios de captação de fluorodesoxiglicose (FDG), não diferenciando entre linfonodos reativos benignos e linfonodos metastáticos. Além disso, estão associados a uma taxa significativa de resultados falso-positivos. A imagem não é tão precisa quanto ao esvaziamento cervical eletivo no estadiamento do pescoço cN0. PÁGINAS 1840-1841

4. **Resposta: D.** O tipo mais comum de MENII é a MENIIa, que é caracterizada pela tríade de MTC, feocromocitoma e hiperparatireoidismo primário. PÁGINA 2127

5. **Resposta: D.** Dados de ensaios clínicos demonstraram que pacientes com características de alto risco, como margens microscopicamente envolvidas ou disseminação extracapsular em linfonodos nas amostras cirúrgicas, se beneficiaram da adição de quimioterapia com base em platina à radioterapia pós-operatória. PÁGINAS 1864-1701

6. **Resposta: C.** Condrorradionecrose ocorre em, aproximadamente, 5% dos pacientes com câncer de laringe, e a cartilagem mais comumente afetada é a aritenoide. PÁGINA 1968

7. **Resposta: B.** Foi demonstrado que a biópsia de linfonodo sentinela é útil no câncer de língua oral. A biópsia de linfonodo sentinela não é tão útil para tumores no assoalho da boca ou gengiva decorrente da proximidade do sítio primário ao pescoço, o que pode obscurecer a identificação de linfonodos no nível I em razão da radioatividade residual no sítio primário, sendo menos útil para neoplasias de orofaringe e laringe decorrente da maior dificuldade de acesso ao sítio primário para injeção e uma maior incidência de drenagem linfática bilateral. PÁGINAS 1814

8. **Resposta: C.** Para que uma fala TE fluente ocorra, deve haver um relaxamento suficiente da faringe. Falha em manter a fala fluente tipicamente ocorre em razão do espasmo do músculo cricofaríngeo e dos músculos constritores inferior e médio na tentativa de fonação. Uma prega hipofaríngea correspondente a estes músculos pode ser observada com a ingestão de bário. Uma coluna de ar distende o esôfago proximal à prega, quando a fonação é tentada. PÁGINA 1980

9. **Resposta: B.** O esfíncter oral é fundamental para a manutenção, que é importante na alimentação, fala e estética. Opções reconstrutivas devem tentar manter ou reconstruir um esfíncter competente, sem sacrificar a extirpação do tumor. PÁGINA 1794

10. **Resposta: B.** Tumores de glândulas salivares menores podem ocorrer em qualquer local na cavidade oral, porém geralmente se originam no palato duro. Tipicamente, estes tumores se apresentam como massas submucosas e podem responder por apresentar 50% dos tumores de palato duro. PÁGINA 1868

11. **Resposta: C.** A ressecção do tumor deve incluir a musculatura pré-vertebral, se a fáscia pré-vertebral estiver envolvida, e uma dissecção de linfonodos retrofaríngeos deve ser realizada nos tumores que envolvem a parede posterior da faringe. Dissecção cirúrgica nesta área leva à denervação do plexo faríngeo, que pode resultar em uma disfagia significativa e aspiração. PÁGINA 1927

12. **Resposta: B.** Exposição crônica a arsênicos (como observado na solução de Fowlers) foi associada ao desenvolvimento de múltiplos carcinomas basais e escamosos. PÁGINA 1723

13. **Resposta: C.** Uma queda nos níveis intraoperatórios de PTH aos níveis normais é preditivo de sucesso cirúrgico. Há uma alta taxa de resultados falso-positivos quando uma redução do PTH intraoperatório a 50% dos níveis pré-operatórios, ao invés dos níveis normais, é utilizada, o que pode estar associado a adenomas duplos ou hiperplasia da paratireoide. Níveis séricos de cálcio ionizado, ultrassonografia intraoperatória e biópsias de congelação não predizem o sucesso bioquímico da cirurgia. PÁGINAS 2138-2139

14. **Resposta: D.** As abordagens pré-auriculares laterais são, em grande parte, reservadas para a extensão intracraniana, podendo ser combinadas com uma abordagem anterior no mesmo contexto ou como um procedimento separado. A abordagem infratemporal pré-auricular lateral fornece acesso contínuo ao longo da fossa craniana média até o seio cavernoso. PÁGINA 2027, TABELA 127.8

15. **Resposta: C.** O *Veteran Affairs Laryngeal Cancer Study* e o *Radiation Therapy Oncology Group 91-11* demonstraram que a doença T4 tem uma maior taxa de laringectomia de salvamento e menor sobrevida, quando a preservação de órgãos é empregada. PÁGINAS 1695-1696

16. **Resposta: B.** O câncer adenoide cístico tem uma propensão para invasão perineural, que é o marco desta doença e, tradicionalmente, causa dor. PÁGINA 1765

17. **Resposta: A.** Um adenoma solitário de paratireoide é a causa mais comum de hiperparatireoidismo primário, sendo mais comum do que hiperplasia ou adenomas duplos. Hipercalcemia não está associada ao hiperparatireoidismo secundário, e a presença de um nível elevado de cálcio na urina descarta a hipercalcemia hipocalciúrica familiar. PÁGINA 2132

18. **Resposta: A.** A IMRT emprega múltiplos feixes de radiação, permitindo o uso de uma dose tumoral eficaz ao mesmo tempo em que reduz a dose aos tecidos não envolvidos. PÁGINA 1687

19. **Resposta: A.** O padrão ouro para o diagnóstico de linfoma na cabeça e pescoço é a biópsia excisional aberta, pois fornece uma quantidade adequada de tecido para o diagnóstico e subclassificação definitiva. Em virtude dos novos esquemas de classificação (classificações da *Revised European-American Lymphoma* e *WHO*), que enfatizam as características imunofenotípicas e citogenéticas em vez dos aspectos arquiteturais na classificação destes tumores, a FNA e a CNB foram investigadas como ferramentas diagnósticas. A FNA não é útil na subclassificação da doença ou no planejamento terapêutico em razão da quantidade insuficiente de tecido; no entanto, a CNB tem demonstrado resultados promissores e é aceita como o procedimento inicial em pacientes com linfonodos situados profundamente, particularmente no mediastino ou abdome. PÁGINAS 2034-2035

20. **Resposta: D.** O melanoma desmoplásico representa menos de 1% dos casos de melanoma, porém até 75% destes tumores ocorrem na região da cabeça e pescoço. A predisposição para invasão perineural é responsável pela alta taxa de recorrência local, apesar das margens negativas. Ressecção mais ampla das margens e radioterapia adjuvante são recomendadas. As diretrizes da *National Comprehensive Cancer Network* também recomendam radioterapia adjuvante para pacientes com doença recorrente, neurotropismo extensivo, linfonodos com extensão extracapsular macroscópica, ≥ 2 linfonodos, ≥ 2 cm de tumor em um linfonodo, ou doença linfonodal irressecável satélite ou em trânsito. Além disso, radioterapia deve ser considerada após excisão dos melanomas mucosos. PÁGINAS 1741-1742, 1751

21. **Resposta: E.** Indicações para o uso de radioterapia em pacientes com malignidades na traqueia incluem aqueles pacientes que não são bons candidatos para a cirurgia (radioterapia primária), aqueles necessitando de radioterapia adjuvante para margens cirúrgicas positivas, histopatologia de alto grau, envolvimento linfático, invasão perineural e invasão que se estende além das vias aéreas. Tomoterapia hipofracionada possibilita a cobertura tridimensional das áreas de alto risco após a ressecção cirúrgica e pode limitar a dose de radiação ao esôfago e traqueia adjacente, pulmão e mediastino, diminuindo, desse modo, os efeitos colaterais da radiação. PÁGINA 1995

22. **Resposta: D.** O risco relativo de pacientes com a doença de Sjögren para o desenvolvimento de linfoma não Hodgkin (NHL) nas glândulas parótidas afetadas é de 40 vezes o de coortes normais pareados por idade. Estes pacientes também têm uma prevalência geral de 4% de NHL. PÁGINA 2038

23. **Resposta: A.** Em pacientes sem evidência clínica de doença linfonodal, o esvaziamento cervical eletivo é indicado para lesões em estágio avançado. Visto que os linfáticos do lábio inferior drenam para os linfonodos submandibulares e submentais ipsolaterais e colaterais, estes linfonodos devem ser abordados na cirurgia, e um esvaziamento cervical seletivo abrangente dos níveis I-III ipsolaterais é indicado. PÁGINAS 1793-1794

24. **Resposta: A.** É evidente que a extensão da cirurgia irá afetar a recuperação funcional após a realização de procedimentos cirúrgicos que preservam a laringe. A essência disso tudo é o fato de que todos os procedimentos de laringectomia parcial horizontal, incluindo as ressecções endoscópicas, causam aspiração, e pacientes sem a reserva funcional para sobreviver sofrerão as consequências. PÁGINA 1949

25. **Resposta: B.** A principal contraindicação à TLM para neoplasias supraglóticas precoces é o acesso transoral inadequado à totalidade do tumor inteiro. Exposição laríngea adequada é a exigência técnica básica para a TLM. Idade, tumor recorrente e envolvimento do espaço supraglótico não são contraindicações à TLM. PÁGINAS 1943, 1951

26. **Resposta: A.** Dados de ensaios clínicos demonstraram que somente pacientes com características de alto risco em amostras patológicas provenientes de cirurgia, como margens microscopicamente envolvidas ou disseminação extracapsular em linfonodos, beneficiaram-se da adição de quimioterapia com base em platina à radioterapia pós-operatória. PÁGINA 1701

27. **Resposta: B.** Diferentes tecidos possuem diferentes níveis de radiotoxicidade. O cristalino é afetado por 10 Gy e o quiasma óptico a 55 Gy. PÁGINA 1685

28. **Resposta: D.** O ducto torácico está localizado na base do pescoço, medialmente e abaixo da artéria carótida e nervo vago. O ducto torácico pode ter múltiplos tributários. PÁGINA 1810

29. **Resposta: B.** A localização e o mapeamento de linfonodos sentinela tipicamente envolvem o uso pré-operatório e intraoperatório de enxofre coloidal marcado com tecnécio-99 m, que é injetado na lesão por via intradérmica. A aquisição de imagem por tomografia computadorizada por emissão de fóton único (SPECT) no pré-operatório pode ajudar a identificar a cadeia linfática em risco e, talvez, o número e localização dos linfonodos sentinela. No intraoperatório, uma sonda gama portátil é utilizada para localizar os linfonodos sentinela. PÁGINA 1746

30. **Resposta: C.** Os sítios tumorais primários da orelha e áreas sem pelos dos lábios são considerados de alto risco para fins de estadiamento. PÁGINA 1728, TABELA 113.2

31. **Resposta: C.** O manejo dos músculos constritores da faringe para prevenir espasmo faríngeo é fundamental para uma fala traqueoesofágica bem-sucedida. O método mais confiável para prevenir espasmo é uma miotomia do constritor da faringe. PÁGINA 1983

32. **Resposta: C.** Lentigo maligno, também conhecido como melanoma *in situ*, é uma lesão pré-maligna que frequentemente, se desenvolve nas regiões da cabeça e pescoço de pacientes idosos. PÁGINA 1740

33. **Resposta: A.** O histórico de prévia quimiorradioterapia está frequentemente associado a um pior desempenho, e um estado nutricional deficiente, fibrose e trombose de pequenos vasos resultam em cicatrização inadequada da ferida. PÁGINAS 1708-1709

34. **Resposta: B.** A terapia primária do condrossarcoma é a excisão ampla do campo afetado. Sarcoma osteogênico pode responder melhor à quimiorradioterapia. Rabdomiossarcomas em adultos são tratados com ampla excisão, quando possível. PÁGINAS 2047-2048

35. **Resposta: B.** O suprimento sanguíneo para a laringe supraglótica deriva da artéria laríngea superior, um ramo da artéria tireóidea superior. A artéria laríngea superior pode ser encontrada durante a realização de cortes no tumor na área da prega faringoepiglótica lateral. A secção desta artéria sem prévia ligadura pode resultar em retração da margem cortada para o interior dos tecidos moles laterais, causando sangramento PÁGINAS 1941, 1948

36. **Resposta: C.** A laringoscopia direta com excisão das lesões via TLM proporciona uma melhor estimativa da profundidade da lesão, aumentando o rendimento diagnóstico. Além disso, essa técnica tem a opção de remover toda a lesão macroscópica no mesmo cenário. "Watchful waiting" e/ou tratamento conservador frequentemente leva à progressão da doença. MRI não está indicada para avaliação de uma lesão supraglótica superficial. PÁGINA 1950

37. **Resposta: D.** O cirurgião deve ficar atento àqueles pacientes sintomáticos que apresentam uma massa cística no pescoço, pois pode se tratar de uma metástase cística. A tomografia por emissão de pósitrons pode ser útil na detecção de um tumor primário oculto na orofaringe. Um cisto da fenda branquial é menos provável nesta faixa etária. Além disso, a prevalência de neoplasias relacionadas com o papilomavírus humano mudou o perfil de risco. PÁGINA 1902

38. **Resposta: A.** A artéria oftálmica é inferolateral ao nervo óptico. PÁGINA 2085

39. **Resposta: C.** As células de Merkel são originadas das cristas neurais e são altamente específicas para as citoqueratinas, incluindo a CK-20. PÁGINA 1736

40. **Resposta: C.** Câncer de ducto salivar é uma malignidade altamente agressiva com uma alta taxa de metástases linfonodais, presentes em mais de 50% dos pacientes no diagnóstico. Este tumor apresenta um prognóstico desfavorável causado pela alta taxa de doença metastática a distância. PÁGINA 1767

41. **Resposta: A.** Adenomas duplos são a causa mais comum de níveis intraoperatórios de PTH falso-positivos. O segundo adenoma pode não ser biologicamente hipersecretor e, portanto, a excisão de um adenoma pode resultar em uma queda igual ou inferior a 50% no IOPTH, porém os níveis de PTH irão se elevar no pós-operatório. PÁGINAS 2138-2139

42. **Resposta: C.** Um estudo realizado na *MD Anderson Cancer Center* (2012) revelou uma taxa de 7% de uso de sonda de gastrostomia 2 anos após tratamento com preservação de órgãos para neoplasias hipofaríngeas primárias. Foi constatado que os pacientes, que foram avaliados e tratados por uma equipe de fonoaudiólogos, realizaram exercícios fisioterápicos e mantiveram alguma ingestão oral durante a quimiorradioterapia foram menos propensos à PEG (gastrostomia endoscópica percutânea) sonda-dependente. PÁGINA 1936

43. **Resposta: A.** Os aspectos dos nódulos benignos incluem calcificação grosseira, margens regulares e cistos puros (hiperecogenicidade). PÁGINA 2118

44. **Resposta: A.** Tanto a CT como a MRI podem ser necessárias para quantificar a extensão da invasão orbitária, porém a erosão óssea não constitui uma indicação absoluta para exenteração. PÁGINA 2057

45. **Resposta: D.** Mais de 20% das neoplasias de língua em estágio inicial apresentam metástases linfonodais ocultas. A probabilidade de metástases linfonodais ocultas é mais alta para um câncer de língua T2 do que para um câncer de glote em estágio inicial, e câncer nasofaríngeo é raramente tratado cirurgicamente. PÁGINAS 1840-1842

46. **Resposta: C.** O subgrupo de pacientes com câncer orofaríngeo T1 ou T2 e doença N1, embora considerada uma doença de estágio III, não parece se beneficiar da adição de quimioterapia à radioterapia. Estes pacientes podem ser tratados apenas com radioterapia. PÁGINA 1698

47. **Resposta: B.** Estudos constataram que a infecção oral pelo HPV está fortemente associada ao carcinoma de células escamosas (SCCA) da orofaringe naqueles pacientes com ou sem fatores de risco de uso de bebidas alcoólicas ou tabaco. Além disso, foi descoberto que há um aumento de 14 vezes no risco de desenvolver SCCA da orofaringe em pacientes soropositivos para HPV 16. A incidência de câncer de base da língua relacionado com o tabaco diminuiu, enquanto a incidência de câncer de base da língua associado ao HPV está aumentando. PÁGINA 1900

48. **Resposta: D.** Recomenda-se a realização de PET-CT na 12ª semana pós-tratamento para verificar a presença de doença residual. O tumor primário e/ou pescoço são tratados de acordo. As técnicas de tonsilectomia de estadiamento e/ou esvaziamento cervical 2 a 3 meses pós-tratamento não são indicadas, a menos que haja evidência clínica (exame físico, PET-CT) de doença. PÁGINA 1904

49. **Resposta: A.** Baixo risco é caracterizado por idade inferior a 45 anos, ausência de metástase cervical, ausência de invasão local e histologia de baixo grau. PÁGINA 2125

50. **Resposta: C.** A microcirurgia transoral a *laser* (TLM) utiliza cortes *transtumorais* para avaliar a profundidade do tumor e ressecção em *múltiplos blocos* ao contrário de uma ressecção tumoral em *monobloco*, que é utilizada em técnicas abertas em que há uma ampla exposição do tumor. A abordagem transoral possibilita a eliminação histológica das margens tumorais, ao mesmo tempo em que a anatomia e a integridade funcional do tecido não envolvido são poupadas. PÁGINA 1943

51. **Resposta: A.** O *Sistema de Bethesda* tem três categorias intermediárias. FLUS apresenta risco de 5 a 15%. Neoplasia folicular apresenta risco de 15 a 30%, e a categoria suspeita apresenta risco de malignidade de 60 a 75%. Patologistas individuais devem estudar e relatar sua própria precisão.
PÁGINA 2118

52. **Resposta: D.** A reconstrução nasossinusal e reabilitação após a cirurgia geralmente requerem uma abordagem em equipe com o emprego de retalhos complexos e dispositivos protéticos. PÁGINA 2050

53. **Resposta: A.** CT com contraste da cabeça, pescoço, tórax, abdome e pelve é rotineiramente realizada para avaliação da presença ou ausência de envolvimento linfonodal por linfomas. Achados sugestivos de linfoma incluem linfonodos volumosos, não captantes e homogêneos, particularmente nas cadeias linfáticas habituais, como os linfonodos retrofaríngeos, occipitais e parotídeos. A ausência de necrose em linfonodos volumosos é sugestiva de linfoma, pois necrose central é tipicamente observada em linfonodos volumosos (> 3 cm) relacionados com carcinomas de células escamosas. Necrose linfonodal pré-tratamento, quando presente, sugere geralmente um linfoma de alto grau.
PÁGINA 2033

54. **Resposta: D.** No contexto de um tratamento de resgate após uma quimiorradioterapia malsucedida, os pacientes com câncer de laringe precoce apresentam melhores resultados após uma laringectomia.
PÁGINA 1710

55. **Resposta: E.** Exames laboratoriais padrão devem ser realizados em todos os pacientes apresentando tumores de hipofaringe, incluindo um hemograma completo e níveis de eletrólitos, hormônio estimulante da tireoide, ferro, pré-albumina, albumina e transferrina. PÁGINA 1921

56. **Resposta: A.** Resistência ao gene *apoptosin* no carcinoma de células escamosas de cabeça e pescoço é conferida, em parte, pela superexpressão de *BcL-2*. Um desequilíbrio entre proliferação celular e morte celular é característico do câncer. Estas proteínas estão atualmente sendo estudadas como alvos para terapia contra o câncer. PÁGINA 1661

57. **Resposta: C.** Histiocitose de células de Langerhans é uma doença causada pela desregulação de fagócitos mononucleares que pode envolver qualquer osso do corpo. O prognóstico está relacionado com a extensão da doença e uma cintilografia óssea, para descartar doença disseminada, é o próximo passo na investigação diagnóstica da doença. PÁGINA 2068

58. **Resposta: B.** Estes cistos benignos relativamente comuns estão geralmente associados a um terceiro molar mandibular impactado. O cisto é unilocular, e uma enucleação bem circunscrita após a remoção do dente geralmente é curativa. PÁGINA 2098

59. **Resposta: D.** SCCA é o câncer de lábio inferior mais comum, representando 90% das malignidades de lábio. É observado mais comumente em homens, em contraste às neoplasias de lábio superior, que são geralmente neoplasias de células basais e mais comuns neste local em mulheres. PÁGINA 1790

60. **Resposta: D.** A abordagem anterolateral não requer osteotomia da fissura orbitária superior. PÁGINA 2090

61. **Resposta: C.** Os paragânglios jugulotimpânicos estão distribuídos no osso temporal em estreita associação ao ramo timpânico do nervo glossofaríngeo (nervo de Jacobson) e o ramo auricular do nervo vago (nervo de Arnold). (PÁGINAS 1999, 2002, VEJA FIGURA 127.3) Nos estágios iniciais, os paragangliomas jugulares e paragangliomas timpânicos se apresentam de modo diferente, porém nos estágios mais tardios, ambos os tipos produzem sintomas similares, incluindo déficits de nervos cranianos. Quando o bulbo jugular está envolvido, uma abordagem temporal/cervical combinada é necessária. Após uma mastoidectomia estendida e abordagem através do recesso facial, esqueletização do seio sigmoide é realizada, e o bulbo jugular é exposto. A artéria carótida interna é dissecada, assim como os nervos cranianos inferiores IX, X e XI, colocando todas estas estruturas em risco de lesão. (PÁGINA 2013) A taxa de AVE para paraganglioma é de 0 a 2%. (PÁGINA 2014) Nos paragangliomas jugulotimpânicos, o déficit de nervo mais comum é o vagal (27%), seguido pelo glossofaríngeo (18%) e o acessório e hipoglosso (8%). PÁGINA 2016

62. **Resposta: D.** A mutação no PGL-4 está associada a uma taxa de malignidade de 54%. A taxa de malignidade é sítio-específica e está listada em ordem decrescente: paragangliomas orbitários e laríngeos (25%), paragangliomas vagais (10%), paragangliomas jugulotimpânicos (5%) e tumores de corpo carotídeo (3 a 6%). Malignidade é confirmada pela presença de tumor nos linfonodos ou em sítios distantes, e não por critérios histológicos. Paragangliomas esporádicos apresentam uma taxa mais elevada de malignidade do que os paragangliomas familiares. PÁGINA 2001

63. **Resposta: A.** A fumaça do tabaco causa mutação preferencialmente no gene *p53*. O alto consumo de tabaco aumenta o risco de câncer em 5,8 vezes. O consumo concomitante de bebidas alcoólicas tem efeito sinérgico, promovendo o aumento do risco. PÁGINA 1646

64. **Resposta: A.** Cisto radicular se desenvolve no ápice de um dente erupcionado em resposta à necrose pulpar. PÁGINA 2097

65. **Resposta: A.** Trismo, altura da mandíbula e a presença de dentes podem impedir a visualização do tumor, impossibilitando uma ressecção adequada. Visualização de todo o tumor e uma margem de ressecção de 1 a 2 cm em todos os lados, incluindo a margem profunda, são necessárias para uma ressecção bem-sucedida do tumor. A idade e o estado de HPV não são contraindicações à ressecção transoral, somente fatores que impedem a visualização/exposição do tumor. PÁGINAS 1905-1906

66. **Resposta: A.** Toros são observados em cerca de 20% dos indivíduos. Parece ser uma resposta ao estresse. PÁGINA 2106

67. **Resposta: A.** Observação pode ser empregada na maioria dos pacientes com displasia fibrosa. Quando as lesões são desfigurantes ou criam comprometimento funcional, o remodelamento é apropriado. Recorrência é mais provável, quando a displasia fibrosa é tratada durante um período de crescimento ativo. PÁGINA 2109

68. **Resposta: A.** A END remove linfonodos em níveis de maior risco de abrigar metástases ocultas. Esta técnica não aborda os linfonodos no espaço retrofaríngeo ou parafaríngeo, que podem abrigar metástases ocultas em tumores da orofaringe, hipofaringe, nasofaringe e cavidade nasal. PÁGINA 1843

69. **Resposta: C.** A maior incidência de câncer NP é observada no Sul da China. Uma taxa intermediária é vista em norte-africanos e Inuítes do Alasca. PÁGINA 1875

70. **Resposta: A.** A descrição histológica de uma lesão circunscrita ulcerada com margens elevadas ou onduladas e uma região central queratinizada é característica do ceratoacantoma, que é uma lesão benigna autolimitante que geralmente regride sem intervenção. A repetição da biópsia das margens é indicada para descartar carcinoma. PÁGINA 1791

71. **Resposta: C.** De acordo com as diretrizes da *National Comprehensive Cancer Network*, a margem de ressecção para tumores entre 2,01 e 4,0 mm de diâmetro é de 2,0 cm. Geralmente, as excisões são limitadas na cabeça e pescoço, se a lesão estiver próxima aos olhos, nariz, orelhas e anatomia perioral. PÁGINA 1749

    Outras margens incluem:
    In situ: 0,5 cm
    ≤ 1 mm (T1): 1,0 cm
    1,0 1 a 2,0 mm (T2): 1 a 2 cm
    2,0 1 a 4,0 mm (T3): 2 cm
    > 4 mm (T4): 2 cm

72. **Resposta: C.** Parotidectomia parcial, com remoção do tumor e preservação do nervo facial, é o procedimento padrão. Taxas mais elevadas de complicações são observadas com a remoção de todo o tecido do lobo superficial, sem que haja nenhum benefício para uma lesão localizada na cauda da glândula. PÁGINA 1761

73. **Resposta: D.** Pacientes sintomáticos com hiperparatireoidismo primário são os mais prováveis de se beneficiarem imediatamente da cirurgia. As diretrizes para a paratireoidectomia em pacientes assintomáticos incluem cirurgia em pacientes com menos de 50 anos de idade, com osteopenia e má função renal. PÁGINA 2136

74. **Resposta: D.** Radionecrose avançada é atribuível à fibrose e oclusão de pequenos vasos, o que resulta em necrose óssea. É mais comum na mandíbula e resulta em fratura patológica. Este processo não responde ao HBO ou a antibióticos, e requer ressecção cirúrgica e transferência de tecido livre para se obter a cicatrização da ferida. PÁGINA 1718

75. **Resposta: E.** O sintoma de apresentação mais comum no SCCA da traqueia é a hemoptise. PÁGINAS 1990-1991, TABELA 126.2

76. **Resposta: C.** Uma vantagem do END é a capacidade de obter informações histológicas da amostra, que fornecem informações prognósticas, que podem ser utilizadas para guiar decisões em relação à necessidade de tratamento adjuvante. A presença de metástase oculta está associada a uma diminuição da sobrevida e, quando presente, pode ser utilizada para selecionar pacientes que irão se beneficiar da radioterapia pós-operatória, ou da quimiorradioterapia, quando houver disseminação extracapsular. PÁGINAS 1840, 1701

77. **Resposta: A.** As complicações mais comuns encontradas após a punção TE primária e secundária incluem perda do sítio de punção por deslocamento do cateter inserido durante a punção, ou extrusão parcial ou completa da prótese, migração do sítio de punção, formação de tecido de granulação, aspiração da prótese, celulite, estenose do estoma e estenose faringoesofágica. As complicações menos comuns incluem artrite esternoclavicular e necrose por pressão manual. Complicações exclusivas da punção TE secundária incluem violação da parede esofágica posterior, passagem do cateter através de uma passagem falsa e perfuração esofágica, que pode resultar em infecções dos espaços cervicais profundos, abscesso epidural, osteomielite vertebral e mediastinite. PÁGINA 1984

78. **Resposta: A.** Dor pós-operatória na ou próximo à órbita, particularmente quando associada à quemose, indica a presença de um hematoma retrobulbar até que se prove o contrário, sendo uma emergência cirúrgica. Quando não tratado, pressões intraoculares elevadas podem provocar lesão isquêmica permanente ao nervo óptico. PÁGINA 2077

79. **Resposta: A.** A sobrevida em 5 anos para o melanoma nasossinusal é de, aproximadamente, 20%. Cirurgia com radioterapia ajuda no controle local. PÁGINA 2047

80. **Resposta: D.** Cirurgia radical com margens negativas é o tratamento de escolha para angiossarcomas. Entretanto, isto é difícil de alcançar, particularmente no escalpo, decorrente da extensa disseminação microscópica do tumor. Para complicar ainda mais, a biópsia de congelação intraoperatória das margens é imprecisa na avaliação da presença de margens microscopicamente positivas. (PÁGINA 2021) Quimioterapia é a opção terapêutica primária para angiossarcoma metastático. Um argumento também pode ser feito para o uso de quimioterapia adjuvante para prevenir metástase distante no contexto de falha local. PÁGINA 2022

81. **Resposta: A.** Fótons são as partículas mais comumente usadas. Elétrons estão amplamente disponíveis, enquanto que os prótons e nêutrons requerem equipamento muito especial e caro. PÁGINA 1683

82. **Resposta: A.** O tipo mais comum de BCC é o nodular (noduloulcerativo). Esta lesão tipicamente se apresenta como uma lesão circular elevada e discreta que geralmente tem uma ulceração central e margens onduladas. A lesão é rosa e brilhante com uma rede de capilares. O tipo morfeiforme (também conhecido como esclerosante) é a forma mais agressiva do BCC. O BCC pigmentado é caracterizado por seu pigmento castanho e difere do BCC nodular apenas pela sua pigmentação acastanhada. PÁGINA 1724

83. **Resposta: C.** A maioria dos pacientes com câncer de NP persistente ou recorrente é inoperável. Aqueles com tumores pequenos podem se beneficiar da cirurgia. Um estudo relata um controle da doença em 2 anos acima de 70%. PÁGINAS 1889-1890

84. **Resposta: C.** O nervo hipoglosso está situado no nível II do pescoço, passando imediatamente abaixo e profundamente ao ventre posterior do tendão do digástrico. Tentativas em controlar um sangramento nesta área sem identificação do nervo colocam o nervo em risco. PÁGINA 1824

85. **Resposta: B.** T2: tumor > 2 cm ou tumor de qualquer tamanho com duas ou mais características de alto risco, que incluem uma profundidade de invasão > 2 mm, nível de Clark IV ou superior, invasão perineural, localização na orelha ou região sem pelos do lábio, e tumor pouco diferenciado ou indiferenciado. PÁGINA 1728, TABELAS 13.1, 13.2

86. **Resposta: C.** Múltiplos estudos demonstraram um controle local em 5 anos de 50 a 60% após a reirradiação do câncer de nasofaringe. PÁGINA 1712

87. **Resposta: C.** Mucosite dolorosa provocando disfagia e ressecamento oral são as toxicidades agudas mais comumente observadas. Radionecrose, fibrose e inflamação de grandes vasos se manifestam como toxicidades tardias. PÁGINA 1689

88. **Resposta: B.** A artéria fronto-orbitária, um ramo da artéria cerebral anterior, corre ao longo da superfície inferior do lobo frontal e, sendo assim, apresenta um maior risco de lesão. PÁGINA 2082

89. **Resposta: D.** Invasão do ápice piriforme (20%), mucosa pós-cricoide (57%) e subglote está associada à metástase nos linfonodos paratraqueais e paraesofágicos. PÁGINA 1921

90. **Resposta: A.** Aproximadamente 50% de todos os linfomas não Hodgkin envolvendo o anel de Waldeyer se originam nas tonsilas palatinas, 20% dos quais são bilaterais. Em ordem decrescente, linfomas nesta região também se originam na tonsila faríngea, base da língua ou tonsila lingual, ou envolvem múltiplos sítios primários. Os sintomas correspondem ao local da doença, e os tumores são tipicamente submucosos, não ulcerativos. PÁGINA 2037

91. **Resposta: D.** No câncer de cabeça e pescoço, em média, 1 a 15 pares de base são mutados para cada exoma. Pode haver 6.000 a 90.000 mutações para os 6,4 bilhões de pares de bases no genoma humano. PÁGINA 1647

92. **Resposta: D.** O estudo GORETEC comparou a quimioterapia de indução com cisplatina e 5-FU à quimioterapia de indução com docetaxel, cisplatina e 5-FU. A preservação da laringe foi maior com o regime de três drogas. PÁGINA 1697

93. **Resposta: B.** Entre 1999 e 2005, a taxa de sobrevida em 5 anos do câncer de laringe estatisticamente diminuiu para 63%. PÁGINAS 1961-1962

94. **Resposta: B.** Esvaziamento cervical seletivo para câncer de cavidade oral dos níveis I a III é apropriado para tumores na cavidade oral, com a exceção do câncer de língua oral, que pode se disseminar para o nível IV e requer esvaziamento dos níveis I a IV. PÁGINAS 1821-1822

95. **Resposta: D.** Ensaios clínicos fase III comparam a resposta de um novo fármaco ao tratamento padrão. Os dados obtidos em ensaios clínicos fase III fornecem evidências de nível I, que são as melhores evidências para apoiar o uso de regimes quimioterápicos. PÁGINA 1694

96. **Resposta: E.** O uso de tecido não irradiado previamente melhora a cicatrização e reduz a necessidade de cirurgia. Não aumenta o controle do câncer. Pode indiretamente reduzir os custos hospitalares em razão de uma melhor cicatrização. PÁGINAS 1710-1711

97. **Resposta: C.** Todos os esforços devem ser feitos para continuar a terapia durante o tratamento da toxicidade. Um período prolongado de tratamento está associado a um menor controle tumoral. PÁGINA 1684

98. **Resposta: C.** Transposição gástrica tem a vantagem de um suprimento sanguíneo robusto e criação de uma única anastomose faríngea. A morbidade com a elevação gástrica é maior do que aquela associada a retalhos livres de jejuno, e os resultados vocais são tipicamente "fracos", enquanto a voz com o retalho livre de jejuno é "molhada". PÁGINA 1932

99. **Resposta: C.** Alto débito urinário de baixa gravidade específica (acima de 250 mL em 2 horas) com alta concentração sérica de cálcio caracteriza a diabetes insípido. PÁGINA 2094

100. **Resposta: D.** A alta mortalidade associada ao hiperparatireoidismo secundário não tratado está primariamente relacionada com complicações cardiovasculares induzidas por calcificações ectópicas. A cirurgia tem como objetivo reduzir a secreção de PTH quando o tratamento médico falha, que está associado a uma menor incidência de eventos cardiovasculares maiores e uma taxa geral de mortalidade reduzida. PÁGINA 2136

222 Capítulo 7: Cirurgia de Cabeça e Pescoço

101. **Resposta: C.** Reirradiação resulta em uma taxa de sobrevida em 5 anos de apenas 20%. Esvaziamento cervical radical alcançou o controle tumoral em mais de 65% dos pacientes. PÁGINA 1888

102. **Resposta: B.** O rebordo orbitário é composto pelos ossos nasal, maxilar, zigomático e frontal. Os ossos esfenoide e lacrimal fazem parte das paredes posterior e medial da cúpula orbitária, enquanto que o osso palatino não faz parte da cúpula orbitária. PÁGINA 2065

103. **Resposta: C.** Embora todas as variáveis acima contribuam com a sobrevida, metástases cervicais são os determinantes primários de sobrevida doença-específica. Muitas séries relatam uma redução de 50% na sobrevida, quando metástases linfonodais estão presentes. PÁGINA 1840

104. **Resposta: B.** Uma biópsia de linfonodo sentinela não está indicada para pacientes com lesões de espessura igual ou inferior a 0,75 mm, ou para aqueles com metástase linfonodal clínica ou metástase a distância. PÁGINA 1746, FIGURA 114.4

105. **Resposta: A.** CT de alta resolução é a técnica de imagem de escolha para estadiar o pescoço cN0 no câncer de cavidade oral, sendo superior à MRI ou à PET-CT na avaliação do pescoço. Evidências de metástases linfonodais clinicamente suspeitas incluem tamanho > 1 cm, necrose central, formato redondo ao invés de oval e bordas pouco definidas, sugestivas de disseminação extracapsular. PÁGINA 1860

106. **Resposta: B.** Rituximabe é um anticorpo monoclonal anti-CD20. Em pacientes sintomáticos, a combinação de quimioterapia e radioterapia é considerada a terapia padrão. A adição de rituximabe com o regime padrão CHOP (R-CHOP) (ciclofosfamida, doxorrubicina, vincristina e prednisona) demonstrou uma melhora significativa nos resultados sem toxicidade adicional, além de ser uma droga bem tolerada em pacientes idosos sintomáticos com comorbidades relevantes. PÁGINA 2036

107. **Resposta: A.** Os tumores de Warthin podem ser multifocais em até 50% dos casos, e tumores de Warthin bilaterais são vistos em mais de 10% dos pacientes. Estes tumores estão comumente associados ao tabagismo e possuem uma aparência clássica na biópsia aspirativa por agulha fina. PÁGINA 1762

108. **Resposta: A.** Excisão cirúrgica completa de câncer mucoepidermoide de baixo grau é curativa e, com margens livres, a terapia adjuvante não é recomendada. Estes tumores apresentam uma baixa incidência de envolvimento linfonodal e, quando o pescoço é radiologicamente negativo, o esvaziamento cervical eletivo não é recomendado para estes tumores. PÁGINA 1764

109. **Resposta: D.** Quando as margens são negativas, a maioria dos pacientes com ameloblastoma pode ser curada. A remoção incompleta está associada a uma taxa de recorrência inaceitável. PÁGINA 2104

110. **Resposta: C.** Os sintomas de apresentação do câncer de NP refletem o tamanho e localização do tumor primário. O sintoma mais comum é uma massa cervical. Envolvimento de nervos cranianos reflete uma disseminação intracraniana. PÁGINA 1877

111. **Resposta: A.** Déficits de nervos cranianos devem sempre levantar a suspeita de malignidade. A aquisição de imagens é o próximo passo para identificar se um tumor de órbita, base do crânio ou intracraniano é responsável pelos déficits neurais. PÁGINAS 2064-2065

112. **Resposta: D.** PÁGINA 1964, TABELA 124.2

113. **Resposta: C.** A fala TE foi classificada como a forma mais desejável de fala alaríngea por fonoaudiólogos e pacientes, e é o método de eleição de fala alaríngea por ouvintes inexperientes. PÁGINA 1987

114. **Resposta: C.** O BCC raramente metastatiza para os linfonodos cervicais. Na ausência de doença linfonodal clínica, o esvaziamento cervical eletivo não é indicado. PÁGINA 1791

115. **Resposta: B.** Exposição do segmento petroso da carótida requer sacrifício do nervo mandibular, artéria meníngea média e tuba auditiva. PÁGINA 2090

116. **Resposta: B.** Tumores de traqueia são tumores de crescimento lento, geralmente com atraso no diagnóstico. A duração média dos sintomas em pacientes com SCCA e carcinoma adenoide cístico foi de 12,2 meses. A duração dos sintomas foi mais longa no carcinoma adenoide cístico do que no SCCA (18,3 meses quando comparado a 4,5 meses) e tumores considerados irressecáveis (carcinoma adenoide cístico irressecável: 23,7 meses; SCCA irressecável: 7,58 meses). PÁGINA 1990

117. **Resposta: C.** Noventa por cento dos tumores de bainha neural são benignos, a maioria sendo schwannomas ou neurofibromas. No trato nasossinusal, eles se apresentam como uma massa submucosa. PÁGINA 2048

118. **Resposta: B.** A fáscia capsulopalpebral é o principal retrator da pálpebra inferior, enquanto que o elevador da pálpebra é o principal retrator da pálpebra superior. O ligamento Whitnall faz parte da anatomia da pálpebra superior, enquanto que o orbicular do olho é responsável pelo fechamento palpebral, e o músculo oblíquo inferior contribui com o movimento do globo ocular. PÁGINAS 2065-2066

119. **Resposta: D.** Ressecção da traqueia com reanastomose primária é o tratamento de eleição para a maioria das neoplasias benignas e malignas e traqueia. (PÁGINAS 1992-1993) Existem fatores ligados ao paciente e ao tumor que determinam se a ressecção da traqueia com anastomose terminoterminal pode ser realizada com segurança. Os fatores ligados ao paciente importantes incluem índice de massa corporal, biótipo e comorbidades médicas como diabetes melito e doença pulmonar obstrutiva crônica. Os fatores tumorais incluem o comprimento de ressecção necessário para remover o tumor com margens. Uma ressecção segmentar maior que 4 cm ou seis anéis traqueais pode colocar tensão na anastomose. Tumores com extensão para o mediastino, esôfago e árvore brônquica podem necessitar de procedimentos cercivotorácicos combinados ou de tratamento não cirúrgico. Radioterapia anterior e prévia traqueotomia com tecido cicatricial resultante (e potencial implantação tumoral da região anterior do pescoço) tornam a ressecção com anastomose primária mais desafiadora. Para aqueles pacientes cuja ressecção é contraindicada, as opções incluem traqueotomia, ablação endoscópica do tumor e colocação de *stent*. PÁGINAS 1992-1993

120. **Resposta: A.** A língua oral é o subsítio mais comum da cavidade oral para o desenvolvimento de câncer (32% dos pacientes), seguida pelo assoalho da boca. Câncer da cavidade oral é o sítio mais comum para câncer de cabeça e pescoço nos Estados Unidos. PÁGINA 1854

121. **Resposta: B.** Os sintomas de sibilância e dispneia são mais comumente observados em pacientes com carcinoma adenoide cístico de traqueia. Geralmente, a sibilância é erroneamente diagnosticada como asma que não responde à terapia com broncodilatadores. PÁGINAS 1990-1991, TABELA 126.2

224 Capítulo 7: Cirurgia de Cabeça e Pescoço

122. **Resposta: D.** Margens microscopicamente positivas e disseminação extracapsular em linfonodos são as duas indicações aceitas para a quimiorradioterapia adjuvante. A análise de resultados dos ensaios examinando a quimiorradioterapia adjuvante, realizados pelo *European Organization for Research and Treatment of Cancer e Radiation Therapy Oncology Group*, demonstrou um benefício na sobrevida para a quimiorradioterapia utilizada no contexto de margens microscopicamente positivas ou disseminação extracapsular, mas não para o envolvimento de múltiplos linfonodos, angioinvasão ou invasão perineural. PÁGINA 1827

123. **Resposta: C.** Ao longo dos últimos anos, o tratamento de tumores orofaríngeos mudou de cirurgia primária para tratamento com CRT ("preservação de órgãos"). Embora tenha havido uma alta taxa de complicações/morbidade com o tratamento não cirúrgico, atualmente ainda é a base do tratamento, particularmente para tumores extensos. (PÁGINA 1903) Evidências sugerem que a CRT oferece controle tumoral similar quando comparada à cirurgia e radioterapia. (PÁGINA 1905) O controle não cirúrgico consiste em radioterapia com ou sem quimioterapia concomitante. A radiação é aplicada por radioterapia de intensidade modulada (60 a 70 Gy), e a maioria dos regimes quimioterápicos é fundamentada em platina. PÁGINA 1905

124. **Resposta: D.** O estadiamento de tumores da cavidade oral é com base no tamanho e extensão da doença no caso de tumores primários, e no tamanho e número de linfonodos no estadiamento cervical. Um tumor menor que 2 cm é de estágio T1, enquanto que a presença de múltiplos linfonodos ipsolaterais menores que 6 cm representa uma doença cervical de estágio N2b. Disseminação extracapsular não é incluída nos algoritmos de estadiamento. PÁGINA 1862

125. **Resposta: A.** Mutações no gene BRAF são identificadas em 40 a 50% dos carcinomas papilares de tireoide, e a mutação no códon B600E do gene BRAF é encontrada em 70 a 80% da variante de células altas. PÁGINA 2116

126. **Resposta: D.** A única contraindicação absoluta à restauração vocal primária é o rompimento da parede divisória no sítio de punção. Isto ocorre quando o cirurgião inadvertidamente rompe a parede ou quando um paciente é submetido a uma laringofaringoesofagectomia total com transposição de tubo gástrico. Se uma punção for realizada após a separação para parede divisória, formação de abscesso, ruptura da parede posterior da traqueia e, possivelmente, mediastinite podem ocorrer. PÁGINA 1981

127. **Resposta: A.** Esta imagem é uma cintilografia com sestamibi em projeção frontal. A captação aumentada é observada no lado direito do paciente (para confirmar que o paciente esteja orientado corretamente, procure por captação no coração). O lobo esquerdo da tireoide é vagamente visível, confirmando a localização na parte inferior do pescoço. A captação nas glândulas salivares é esperada. PÁGINAS 2134-2135

128. **Resposta: D.** A artéria carótida comum e a veia jugular interna estão deslocadas anteriormente. Neste caso, o tumor se originou a partir da região posterior da bainha carotídea, onde o nervo vago normalmente passa. Não há alargamento das artérias carótidas como esperado com os tumores do corpo carotídeo. PÁGINA 1999

129. **Resposta: A.** Ambos os tumores do corpo carotídeo são adjacentes às artérias carótidas internas (ICAs), mas não envolvem 180 graus da circunferência da artéria. Isto atende os critérios do grupo I de Shamblin. Na direita, a artéria carótida externa tem > 180 graus de envolvimento, porém somente a ICA é utilizada para classificação. PÁGINAS 2003-2004

130. **Resposta: A.** Os pequenos pontos brilhantes no meio da massa são microcalcificações, que são específicas para carcinoma papilar de tireoide. A natureza bem definida da massa não exclui malignidade. PÁGINA 2116

131. **Resposta: E.** Massa radiotransparente expandindo a mandíbula com áreas de remodelação cortical e adelgaçamento é mais sugestiva de ameloblastoma; a aparência "bolhosa" das múltiplas loculações é clássica. Tumores odontogênicos queratocísticos são geralmente uniloculares e menos comuns. SCC não provocaria erosão óssea, nem remodelação. Um cisto dentígero iria circundar a coroa de um dente. PÁGINA 2012

132. **Resposta: D.** O achado fundamental nesta imagem é a disseminação tumoral intracraniana acima da placa cribriforme direita. O tumor é cístico em sua superfície superior. Estes achados são fortemente sugestivos de um estesioneuroblastoma. Os outros tumores podem-se manifestar como massas nasais agressivas e, ocasionalmente, atravessarão a base do crânio anterior, mas esta aparência é muito mais sugestiva de estesioneuroblastoma. PÁGINAS 2047-2048

133. **Resposta: C.** Este é um paciente jovem com um linfonodo predominantemente cístico no nível II. A constelação de achados fortemente sugere um carcinoma de orofaringe positivo para papilomavírus humano, tanto de tonsilas palatinas como da base da língua. PÁGINA 1900

134. **Resposta: B.** O achado fundamental neste caso é uma adenopatia retrofaríngea esquerda (além do linfonodo de nível II). O carcinoma nasofaríngeo dissemina-se para os linfonodos retrofaríngeos com uma frequência muito maior do que o SCC, que se origina a partir de outros sítios mucosos. PÁGINAS 1885, 1887

8 Medicina do Sono

Jonas T. Johnson, MD

1. O diagnóstico preciso da síndrome da apneia obstrutiva do sono (OSA) pode ser estabelecido por:

    A. Anamnese minuciosa com uma revisão completa dos sistemas.
    B. Anamnese do companheiro de cama.
    C. Exame físico da via aérea superior.
    D. Um estudo do sono domiciliar ou uma polissonografia realizada em um laboratório do sono.

2. Aproximadamente qual porcentagem de pacientes com síndrome da apneia obstrutiva do sono (OSA) tem outro distúrbio do sono coexistente que possa estar contribuindo para os seus sintomas?

    A. 2%.
    B. 10%.
    C. 20%.
    D. 33%.
    E. 67%.

3. Qual é a prevalência estimada de ronco em homens de meia-idade?

    A. 10%.
    B. 20%.
    C. 30%.
    D. 50%.

4. **Em pacientes com apneia obstrutiva do sono que possuem um desvio de septo nasal e obstrução nasal sintomática, foi demonstrado que a cirurgia nasal consistentemente melhora todas as condições abaixo,** *exceto:*

   A. Qualidade subjetiva do sono.
   B. Sonolência diurna.
   C. Ronco.
   D. Índice de apneia-hipopneia (AHI).
   E. Medidas da qualidade de vida relacionadas com a saúde geral e com uma doença específica.

5. **Em pacientes com apneia obstrutiva do sono, o método mais eficaz de avaliação e acompanhamento da adesão ao tratamento com pressão positiva é:**

   A. Autorrelato do paciente.
   B. Perguntando ao companheiro de cama.
   C. *Software* de monitoramento de cartão de dados.
   D. Escala de sonolência de Epworth (ESS).
   E. Diário de sono.

6. **Em pacientes com má aderência ao tratamento com pressão positiva contínua nas vias aéreas (CPAP) e obstrução nasal, foi demonstrado que a redução da resistência nasal com terapia cirúrgica:**

   A. Aumenta a aderência ao tratamento com CPAP.
   B. Reduz o índice apneia-hipopneia.
   C. Reduz a intensidade de pressão da CPAP.
   D. A e C.
   E. Todas as alternativas.

7. **Homem de 56 anos com sonolência diurna excessiva e ronco de volume alto é diagnosticado com síndrome da apneia obstrutiva do sono (OSA) grave (índice de distúrbio respiratório = 65) pela polissonografia. O tratamento de primeira linha mais adequado é:**

   A. Terapia posicional.
   B. Tratamento com pressão positiva nas vias aéreas.
   C. Intervenção cirúrgica.
   D. Tratamento com aparelhos orais.

8. **Qual das seguintes alternativas é verdadeira em relação à terapia com pressão positiva contínua nas vias aéreas (CPAP) em pacientes pediátricos?**

   A. É primariamente utilizada como terapia adjuvante para pacientes com má resposta à adenotonsilectomia.
   B. O sistema de aplicação em crianças geralmente é uma máscara oral.
   C. Muitas crianças descontinuam a CPAP por ser ineficaz.
   D. Titulação da CPAP não deve ser realizada durante a polissonografia.

9. Os resultados clínicos na avaliação do tratamento da síndrome da apneia obstrutiva do sono (OSA) incluem:

   A. Índice apneia-hipopneia.
   B. Sonolência diurna.
   C. Colapsibilidade das vias aéreas.
   D. Dessaturação de oxigênio.

10. Qual alternativa é considerada o tratamento padrão ouro da apneia obstrutiva do sono em adultos?

    A. Septoplastia nasal.
    B. Terapia com pressão positiva nas vias aéreas.
    C. Uvulopalatofaringoplastia.
    D. Terapia de redução da base da língua.

11. O tratamento clínico e cirúrgico de obstrução nasal sintomática em pacientes com apneia obstrutiva do sono (OSA) geralmente pode resultar em:

    A. Aumento de vazamento pela máscara.
    B. Aumento na adesão ao tratamento com pressão positiva contínua nas vias aéreas (CPAP).
    C. Resolução da apneia do sono.
    D. Sucesso reduzido no tratamento com aparelhos orais.
    E. Maior necessidade do uso de CPAP.

12. As possíveis complicações maiores após a cirurgia de palato, como estenose nasofaríngea e insuficiência velofaríngea, podem ser evitadas por meio de:

    A. Emprego de modificações reconstrutivas com preservação da mucosa.
    B. Administração perioperatória de corticosteroides.
    C. Uso de instrumentos a frio em vez de eletrocautério.
    D. Realização de cirurgia nasal em um momento diferente.
    E. Avanço para uma dieta regular o mais rápido possível no pós-operatório.

13. Obstrução nasal crônica e respiração oral, quando comparadas ao trajeto nasal normal de respiração, estão associadas a:

    A. Arquitetura do sono anormal.
    B. Continuidade do sono anormal.
    C. Aumento de eventos respiratórios obstrutivos.
    D. Alterações craniofaciais mal adaptativas em crianças.
    E. Todas as alternativas.

14. **Qual das seguintes alternativas é um componente necessário na avaliação da via aérea hipofaríngea na apneia obstrutiva do sono?**

    A. Sonoendoscopia no paciente, com sono induzido por drogas.
    B. Imagem por ressonância magnética.
    C. Cefalografia lateral.
    D. Faringolaringoscopia com fibra óptica em paciente acordado.

15. **Qual das seguintes alternativas é verdadeira a respeito do avanço maxilomandibular no tratamento da síndrome da apneia obstrutiva do sono (OSA)?**

    A. Estudos relataram apenas resultados a curto prazo.
    B. Os melhores resultados foram relatados com maiores graus de avanço.
    C. Seu uso é apoiado pela evidência de um ensaio randomizado.
    D. Nunca deve ser utilizado como um tratamento cirúrgico primário para OSA.

16. **Qual das seguintes alternativas representa um procedimento de redução da língua?**

    A. Avanço do músculo genioglosso.
    B. Suspensão do hioide.
    C. Glossectomia de linha média.
    D. Epiglotoplastia.

17. **Os padrões de adesão a longo prazo ao uso de pressão positiva contínua nas vias aéreas (CPAP) são geralmente previstos e determinados:**

    A. Pela idade, gênero e informação demográfica do paciente.
    B. Pelo índice de massa corporal do paciente.
    C. No laboratório do sono durante a titulação da CPAP.
    D. Na primeira semana após o início de CPAP domiciliar.
    E. Após um ano de uso persistente.

18. **O método mais comumente recomendado para o diagnóstico da síndrome da apneia obstrutiva do sono (OSA) no paciente pediátrico é:**

    A. Exame físico.
    B. Polissonografia (PSG).
    C. Cine-MRI.
    D. Teste das latências múltiplas do sono.

19. Para a maioria dos pacientes, o aparelho oral de eleição e mais eficaz atualmente utilizado no tratamento de apneia obstrutiva do sono é um:

    A. Aparelho de reposicionamento da mandíbula.
    B. Aparelho retentor de língua.
    C. Dispositivo de avanço do palato mole.
    D. Expansor palatino.
    E. *Splint* termoplástico pré-fabricado.

20. Na população de pacientes com síndrome da apneia obstrutiva do sono (OSA), qual é o sítio mais comum de obstrução?

    A. Nasal.
    B. Retropalatal.
    C. Retrolingual.
    D. Multinível.

21. Qual das seguintes alternativas descreve, com maior precisão, a cine-MRI?

    A. Proporciona uma visão de alta resolução.
    B. Produz apenas uma pequena quantidade de exposição à radiação.
    C. É particularmente útil para múltiplos sítios de obstrução.
    D. É rotineiramente realizado em crianças sem sedação.

22. Na maioria dos pacientes com apneia obstrutiva do sono que não melhoram após a uvulopalatofaringoplastia (UPP) tradicional, qual é o sítio anatômico primário da obstrução persistente?

    A. Nariz.
    B. Palato.
    C. Tonsilas.
    D. Língua.
    E. Epiglote.

23. Qual dos seguintes é o melhor indicador da presença da síndrome da apneia obstrutiva do sono (OSA) em um adulto?

    A. Uma escala de sonolência de Epworth > 10.
    B. Circunferência cervical > 43 cm.
    C. Um histórico de ronco.
    D. Um histórico de frequente despertar noturno.

24. O *American Academy of Pediatrics* recomenda a internação pós-operatória para pacientes no grupo "de risco". Qual dos seguintes pacientes deve ficar internado por uma noite após a cirurgia?

    A. Crianças previamente internadas na unidade de cuidados intensivos neonatais para icterícia.
    B. Crianças com apneia obstrutiva do sono moderada na polissonografia.
    C. Crianças com asma controlada por medicamentos.
    D. Crianças com menos de 3 anos de idade.

25. Os mecanismos pelos quais o aumento de peso corporal exerce uma função importante na obstrução da hipofaringe incluem:

    A. Aumento na massa de tecidos moles.
    B. Aumento de volume das tonsilas linguais.
    C. Aumento de volume das tonsilas palatinas.
    D. Alteração na posição mandibular.

26. Quais fatores se correlacionam com o alívio da síndrome da apneia obstrutiva dos sono (OSA) após a uvulopalatofaringoplastia (UPPP)?

    A. Tonsilas pequenas, língua pequena.
    B. Tonsilas pequenas, língua grande.
    C. Tonsilas grandes, língua grande.
    D. Tonsilas grandes, língua pequena.

27. A causa mais comum de sonolência diurna excessiva nos Estados Unidos é:

    A. Apneia obstrutiva do sono.
    B. Síndrome das pernas inquietas.
    C. Insônia.
    D. Privação do Sono.

28. Qual tipo de palatoplastia é singularmente adequada para tratar um palato obliquamente orientado com uma parede lateral grande e um padrão de obstrução circunferencial?

    A. Uvulopalatofaringoplastia (UPPP) tradicional.
    B. Retalho uvulopalatal modificado.
    C. Faringoplastia com expansão de esfíncter.
    D. Palatoplastia anterior.
    E. Avanço transpalatal.

29. A polissonografia portátil ou domiciliar para o diagnóstico de apneia obstrutiva do sono é mais apropriada para qual dos seguintes pacientes adultos?

   A. Paciente com um recente acidente cardiovascular.
   B. Paciente com um histórico de ronco e hipertensão.
   C. Paciente com insuficiência cardíaca congestiva grave.
   D. Paciente com doença pulmonar obstrutiva crônica grave.

30. O tratamento de primeira linha da síndrome da apneia obstrutiva do sono (OSA) no paciente pediátrico com OSA moderada deve ser:

   A. Perda de peso.
   B. Pressão positiva contínua nas vias aéreas.
   C. Adenotonsilectomia.
   D. Terapia médica.

Respostas do Capítulo 8

1. **Resposta: D.** A impressão subjetiva do médico da presença ou ausência de um distúrbio do sono é imprecisa. O exame padrão ouro para o diagnóstico da SAOS é um estudo do sono. PÁGINA 2152

2. **Resposta: D.** Síndrome das pernas inquietas e insônia estão comumente associadas à OSA; aproximadamente 1/3 dos pacientes pode apresentar um destes distúrbios do sono. Estas e outras patologias do sono podem contribuir para os sintomas. PÁGINA 2186

3. **Resposta: D.** O *Wisconsin Sleep Cohort Study* relatou que 51% dos homens de meia-idade roncam. Para mulheres de meia-idade, a prevalência é de 31%. PÁGINA 2191

4. **Resposta: D.** Melhora da via aérea nasal resulta em uma melhora objetiva de todos os parâmetros, exceto uma redução estatisticamente significativa no AHI. PÁGINA 2193

5. **Resposta: C.** Monitoramento por cartão de dados com o uso de cartões inteligentes ou tecnologia com base na *web* fornece as informações mais precisas quanto à adesão ao tratamento. (PÁGINA 2178) A ESS é diagnóstica e não fornece informações sobre a adesão ao tratamento. As alternativas A, B e E não são informações confiáveis quando comparadas às informações obtidas pelo relatório de uso do aparelho gerador de pressão positiva contínua nas vias aéreas.

6. **Resposta: D.** Múltiplos estudos demonstram o potencial da cirurgia das vias aéreas nasais para maior conforto e redução da pressão necessária nos usuários da CPAP. PÁGINA 2194

7. **Resposta: B.** Pressão positiva nas vias aéreas, como a pressão positiva contínua nas vias aéreas, é a terapia de primeira linha no tratamento da OSA grave. PÁGINAS 2170-2171

8. **Resposta: A.** O tratamento de escolha para a maioria das crianças com síndrome da apneia obstrutiva do sono (OSA) é a adenotonsilectomia. A CPAP é utilizada como terapia adjuvante na OSA persistente. PÁGINA 2224

9. **Resposta: B.** A OSA é uma doença crônica, sendo raramente "curada". Obviamente, a pressão positiva contínua nas vias aéreas alivia, mas não cura, a OSA. A resolução dos sintomas após a cirurgia é o resultado mais importante. PÁGINA 2210

10. **Resposta: B.** A cirurgia foi considerada uma alterativa para pacientes incapazes ou relutantes ao uso de pressão positiva. PÁGINA 2192

11. **Resposta: B.** O tratamento de obstrução nasal pode resultar em necessidades reduzidas de pressão e no uso mais confortável do CPAP. As alternativas A, D e E estão incorretas, pois denotam resultados negativos causados pelo tratamento de obstrução nasal em pacientes com OSA. PÁGINAS 2179, 2183

12. **Resposta: A.** As complicações são, em grande parte, atribuídas à remoção excessiva de tecidos moles. Pode ocorrer estenose por contração, quando uma remoção circunferencial de tecidos moles é realizada. PÁGINA 2197

13. **Resposta: E.** A obstrução nasal crônica afeta o sono de muitas maneiras. PÁGINAS 2193-2194

14. **Resposta: D.** Todas as avaliações podem contribuir para que o cirurgião identifique o sítio de obstrução durante os eventos apneicos. Endoscopia com fibra óptica é essencial. Os outros exames também podem ajudar a planejar o tratamento; no entanto, a endoscopia flexível permite uma avaliação tridimensional. O valor da endoscopia no paciente sob sono induzido e da MRI continua controverso. PÁGINA 2207

15. **Resposta: B.** O avanço esquelético pode melhorar a via aérea. Um avanço maior está associado a melhores resultados. Estudos sugerem que os resultados são mantidos, exceto em casos de ganho de peso. PÁGINA 2216

16. **Resposta: C.** Glossectomia resulta em redução da língua. Outros procedimentos a reposicionam, sem reduzir os tecidos moles. PÁGINAS 2210-2214

17. **Resposta: D.** A aceitação e adesão à terapia por um indivíduo podem ser estabelecidas logo após o início do tratamento. Portanto, o fornecimento de instruções por uma equipe capacitada é a chave para o sucesso. PÁGINA 2179

18. **Resposta: B.** O exame físico pode alertar o médico da possibilidade de OSA. A PSG permanece o método tradicional e padrão ouro para o diagnóstico. PÁGINAS 2221-2222

19. **Resposta: A.** O aparelho de reposicionamento da mandíbula é, sem dúvida, o mais comumente empregado. Dados sugerem que estes aparelhos são os mais eficazes. PÁGINAS 2180-2181

20. **Resposta: D.** Obstrução multinível, incluindo retropalatal e retrolingual, está presente em 70 a 80% dos pacientes com OSA. PÁGINA 2191

21. **Resposta: C.** O cine-MRI exibe as vias aéreas como um "filme em tempo real", possibilitando a avaliação da obstrução. Esta técnica requer sedação e, naturalmente, não resulta em exposição à radiação. PÁGINA 2227

22. **Resposta: B.** Estudos relataram que obstrução retropalatal residual foi observada em mais de 80% dos pacientes após a UPPP tradicional. PÁGINAS 2195-2196

23. **Resposta: B.** A melhor maneira de estabelecer o diagnóstico de OSA é por meio de uma polissonografia (PSG). Circunferência cervical > 43,2 cm (ou 36,8 cm em mulheres) é o melhor indicador nesta questão. Outros problemas, como sono insuficiente, podem influenciar a escala de Epworth. PÁGINAS 2151-2152

24. **Resposta: D.** As diretrizes exigem o monitoramento hospitalar dos grupos de alto risco, como crianças morbidamente obesas e aquelas com distúrbios craniofaciais, incluindo aquelas com menos de 3 anos de idade. PÁGINA 2226

25. **Resposta: A.** Está amplamente provado que o ganho de peso resulta em depósitos de gordura na língua e faringe. Isto parece exacerbar o colapso dos tecidos moles. PÁGINA 2206

26. **Resposta: D.** Os sistemas de Mallampati e Friedman enfatizam como a remoção de tonsilas volumosas na presença de uma língua normal (pequena) é um indicador altamente confiável do sucesso da UPPP. A presença de uma língua volumosa ou OSA em um paciente com tonsilas pequenas sugere um sítio de obstrução retrolingual. PÁGINA 2196

27. **Resposta: D.** Existem mais de 80 distúrbios do sono específicos atualmente classificados. A causa mais comum de sonolência diurna continua a privação de sono básica. PÁGINA 2152

28. **Resposta: C.** A faringoplastia com expansão de esfíncter é especificamente adaptada para pacientes com um palato obliquamente orientado, com possibilidade de uma UPPP malsucedida. PÁGINA 2199

29. **Resposta: B.** Uma polissonografia monitorada mede mais parâmetros e permite a intervenção durante o exame. A avaliação portátil é mais adequada para uma avaliação em um cenário não agudo. PÁGINA 2170

30. **Resposta: C.** Adenotonsilectomia é o tratamento de escolha para muitas crianças. Obesidade mórbida e anomalia craniofacial representam uma população de tratamento mais difícil. PÁGINA 2225

9 Otologia

Barry E. Hirsch, MD ▪ Robert K. Jackler, MD

1. Qual procedimento deve ser realizado em uma criança de 1,5 ano de idade com atresia aural bilateral?

   A. Tratamento cirúrgico da atresia em pelo menos uma orelha aos 3 anos.
   B. Prótese auditiva ancorada ao osso (BAHA) com faixa elástica *(Softband)*.
   C. Implante BAHA aos 2 anos.
   D. Reabilitação aural-oral.

2. Homem de 55 anos queixa-se de cefaleia frontal intermitente. A anamnese e exame físico não revelam nada digno de nota e não há histórico de doença neurológica. Uma CT do osso temporal revela expansão óssea regular. Uma MRI de crânio com contraste é realizada, revelando uma lesão não captante no ápice petroso direito, hipointensa em T1 e hiperintensa em T2. Qual técnica de imagem forneceria as informações mais úteis para a diferenciação entre esta e outras lesões que ocorrem nesta região?

   A. Sequências de MRI ponderadas em T1 com supressão de gordura.
   B. Angiografia cerebral digital por subtração.
   C. Sequências de MRI de inversão-recuperação com supressão de liquor (FLAIR).
   D. Sequências de MRI spin-eco rápidas ponderadas em T2.

3. Qual das seguintes alternativas é verdadeira em relação às terminações em cálice no neuroepitélio vestibular?

   A. Inervam as células ciliadas tipos I e II.
   B. São igualmente distribuídas pelo epitélio.
   C. São vistas somente nos neurônios aferentes em forma de cálice.
   D. Não expressam calretinina.
   E. Recebem informações aferentes pós-sinápticas.

4. Ao realizar uma incisão retroauricular na cirurgia de mastoide em um bebê, a incisão deve ser feita mais posteriormente do que em um adulto por qual destas razões?

   A. O antro mastóideo está localizado mais posteriormente.
   B. A mastoide é pequena, e o nervo facial pode emergir diretamente através do córtex.
   C. Em bebês, a veia emissária emerge diretamente da mastoide.
   D. Em bebês, o suprimento sanguíneo para o pavilhão auricular pode ser comprometido, se a incisão for muito anterior.

5. Na reconstrução da membrana timpânica, qual consideração é única no contexto de uma mastoidectomia aberta?

   A. Planejamento minucioso das incisões no meato acústico.
   B. Necessidade de palpar e inspecionar a cadeia ossicular para avaliar a mobilidade.
   C. Aplicação dos princípios de acoplamentos ossicular e acústico.
   D. Necessidade de selar diretamente o espaço entre a parede epitimpânica anterior e o recesso supratubário e orelha média.

6. Qual das seguintes alternativas é verdadeira a respeito da fístula liquórica provocada por uma fratura de osso temporal?

   A. Uma CT de alta resolução exibe os sítios potenciais de fístula liquórica em menos da metade dos casos.
   B. A fístula liquórica provocada por trauma do osso temporal raramente se fecha com tratamento conservador.
   C. Antibióticos profiláticos devem ser administrados em todos os pacientes com fraturas de osso temporal.
   D. O fator de risco mais significativo para meningite após uma fratura de osso temporal é a duração da fístula liquórica.

7. Programas de conservação auditiva são exigidos pela *Occupational Safety and Health Administration* para trabalhadores cuja média ponderada pelo tempo (TWA) da exposição aos níveis de ruído seja de, pelo menos, quantos decibéis?

   A. 80.
   B. 82.
   C. 85.
   D. 87.
   E. 90.

8. Em um paciente com prévio histórico de otorreia crônica não responsiva a antibióticos, o início recente de cefaleia, letargia e febre alta, sem sintomas meníngeos, é mais preocupante para qual dos seguintes processos patológicos?

   A. Abscesso epidural.
   B. Tromboflebite de seio sigmoide.
   C. Empiema subdural.
   D. Síndrome de Gradenigo.
   E. Meningite.

9. Toxicidade por chumbo resulta em perda auditiva por qual dos seguintes mecanismos?

   A. Lesão de células ciliadas externas.
   B. Lesão da estria vascular.
   C. Comprometimento da transmissão neural nas vias auditivas.
   D. Formação de espécies reativas de oxigênio.
   E. Todas as alternativas.

10. Qual das seguintes alternativas é a recomendação atual para o tratamento primário de doença autoimune da orelha interna?

    A. Ciclofosfamida a uma dose inicial de 1 mg/kg/dia por via oral durante 4 a 6 semanas.
    B. Terapia sistêmica com metotrexato, administrado por via intratimpânica.
    C. Terapia com corticosteroide sistêmico, com redução gradual da dose de acordo com a resposta do paciente.
    D. Etanercept sistêmico por 4 semanas.

11. As modalidades de monitoramento da ototoxicidade incluem:

    A. Audiometria de tons puros padrão.
    B. Audiometria de alta frequência.
    C. Emissões otoacústicas (OAEs) por produto de distorção.
    D. Todas as alternativas.
    E. A e C.

12. Qual medida não é utilizada no cálculo de deficiência auditiva de acordo com as diretrizes da AMA?

    A. Audição da melhor orelha.
    B. 3.000 Hz.
    C. 2.000 Hz.
    D. 500 Hz.
    E. Índice de reconhecimento da fala.

13. A maioria dos casos de perda auditiva sensorioneural súbita (SSNHL) é causada por:

    A. Traumatismo no osso temporal.
    B. Predisposição genética.
    C. Doença neurológica.
    D. Fonte não identificável.

14. Qual dos seguintes fatores apresenta *menor probabilidade* de afetar o resultado funcional de uma pessoa com uma hipofunção vestibular periférica direita?

    A. Idade.
    B. Um histórico de migrânea.
    C. Um histórico de ansiedade.
    D. Um histórico de estrabismo.

15. Qual dos seguintes exames é o *menos* útil na tentativa de estabelecer o prognóstico de recuperação da paralisia de Bell?

    A. Teste de excitabilidade nervosa.
    B. Teste de estimulação máxima.
    C. Eletrogustometria.
    D. Eletroneuronografia.
    E. Exame físico.

16. Uma massa com captação de contraste, rapidamente expansiva do meato acústico interno (MAI) com neuropatias cranianas progressivas do sétimo e oitavo nervos associadas, é, mais provavelmente, causada por:

    A. Lipoma.
    B. Schwannoma facial.
    C. Câncer de mama metastático.
    D. Schwannoma vestibular.

17. Criança com perda auditiva sensorioneural (SNHL) grave apresenta febre, cefaleia, náuseas e vômitos, e fotofobia um dia após ser diagnosticada com otite média aguda (AOM). A imagem do osso temporal demonstra, mais provavelmente:

    A. Deiscência do tégmen mastóideo.
    B. Fissura timpanomeníngea patente.
    C. Malformação de Mondini.
    D. Colesteatoma congênito.
    E. Deiscência do bulbo jugular.

18. Qual dos seguintes ramos do nervo facial é mais proximal?

    A. Ramo para o digástrico.
    B. Corda do tímpano.
    C. Ramo para o platisma.
    D. Nervo petroso superficial maior.
    E. Ramo para o estapédio.

19. Qual das seguintes alternativas é uma falha potencial inerente à ossiculoplastia com um enxerto de interposição de bigorna esculpida?

    A. Alto risco de extrusão do enxerto.
    B. Cirurgia de revisão desafiadora em razão da integração com fixação à cabeça do estribo.
    C. Registro estabelecido de resultados auditivos insatisfatórios na literatura médica.
    D. Incapacidade de envolver o martelo como parte da reconstrução ossicular.

20. O meato acústico externo (EAC) se desenvolve a partir:

    A. Do primeiro sulco branquial mesodérmico, entre os arcos mandibular (I) e hioide (II).
    B. Do primeiro sulco branquial ectodérmico, entre os arcos mandibular (I) e hioide (II).
    C. Da segunda bolsa faríngea, unindo-se ao primeiro sulco faríngeo.
    D. Do segundo sulco branquial, unindo-se à segunda bolsa faríngea.
    E. Completamente a partir do terceiro sulco branquial ectodérmico.

21. A cóclea de mamíferos contém células ciliadas, células de suporte e neurônios do gânglio espiral. Quais tipos de células são necessários a uma função auditiva normal?

    A. Células ciliadas.
    B. Células de suporte.
    C. Neurônios do gânglio espiral.
    D. A e C.
    E. Todas as alternativas.

22. Implantes ativos de orelha média são apropriados em todas as seguintes condições, exceto:

    A. Índice de reconhecimento da fala superior a 40%.
    B. Ausência de doença na orelha média.
    C. Perda auditiva condutiva bilateral moderada à grave.
    D. Desempenho limitado com amplificação convencional.
    E. Perda auditiva sensorioneural bilateral moderada à grave.

23. Hérnia cerebral associada a um colesteatoma geralmente é o resultado de:

   A. Lesão cirúrgica anterior ao tégmen.
   B. Osteíte infecciosa com reabsorção óssea.
   C. Extensão direta do colesteatoma através da dura.
   D. Propagação da tromboflebite venosa.
   E. Hidrocefalia.

24. Qual das seguintes camadas embrionárias contribui com a membrana timpânica?

   A. Ectoderma.
   B. Mesoderma.
   C. Endoderma.
   D. A e C.
   E. Todas as alternativas.

25. Qual dos seguintes pacientes terá dificuldade em desempenhar os exercícios de movimentos de olhos/cabeça que são comumente utilizados na reabilitação vestibular?

   A. Pacientes com histórico de migrânea.
   B. Pacientes com histórico de ansiedade.
   C. Pacientes que tenham medo de cair.
   D. A e C.
   E. Todas as alternativas.

26. Na tomografia computadorizada do osso temporal de pacientes com SNHL congênita, as anormalidades morfológicas do labirinto ósseo são identificadas em qual porcentagem de casos?

   A. 0 a 20%.
   B. 20 a 40%.
   C. 40 a 60%.
   D. 60 a 80%.

27. Exames diagnósticos aceitáveis para otite externa necrosante (NEO) incluem *todos* os testes listados em qual alternativa?

   A. Cultura de secreções do meato acústico externo, tomografia por emissão de pósitrons-tomografia computadorizada da porção petrosa dos ossos temporais e cintilografia com metileno difosfonato marcado com tecnécio 99 mTc.
   B. Cultura de secreções do meato acústico, CT da porção petrosa dos ossos temporais, cintilografia com tecnécio 99 mTc, cintilografia com gálio-67 e cintilografia planar com leucócitos marcados com índio-111.
   C. Cultura de secreções do meato acústico externo, CT da porção petrosa dos ossos temporais, cintilografia com gálio-67 e MRI/MRA da base do crânio.
   D. Cultura de secreções do meato acústico externo, MRI/MRA da base do crânio, cintilografia com metileno difosfonato marcado com tecnécio 99 mTc e cintilografia planar com leucócitos marcados com índio-111.
   E. Cultura de secreções do meato acústico, cintilografia planar com leucócitos marcados com índio-111, cintilografia com gálio-67 e MRI/MRA da base do crânio.

28. Linfocintilografia e biópsia de linfonodo sentinela devem ser realizadas em pacientes quando:

   A. Uma biópsia demonstra uma profundidade de Breslow > 2 mm.
   B. Uma biópsia demonstra uma profundidade de Breslow > 0,76 mm, porém < 2 mm.
   C. O cirurgião acredita que o procedimento irá oferecer um benefício na sobrevida.
   D. Não há evidência clínica ou radiográfica de metástase cervical.

29. Qual das seguintes alternativas é verdadeira em relação à timpanomastoidectomia com conservação da parede do meato acústico externo para colesteatoma?

   A. A taxa de colesteatoma recorrente é alta.
   B. Reconstrução do ático não é necessária.
   C. Fornece uma visualização prolongada do antro mastóideo.
   D. Apresenta resultados auditivos piores do que a timpanomastoidectomia aberta.
   E. Não é aconselhável em crianças.

30. Paciente com petrosite apical e diplopia geralmente apresenta um déficit em qual nervo craniano?

   A. III.
   B. IV.
   C. VI.
   D. VII.

31. Qual das seguintes alternativas é característica da BPPV (vertigem posicional paroxística benigna) do canal semicircular posterior direito?

    A. Com a orelha direita posicionada em direção ao chão na manobra de Dix-Hallpike, o nistagmo resultante é geotrópico horizontal puro.
    B. Com a orelha direita posicionada em direção ao chão na manobra de Dix-Hallpike, o nistagmo resultante é vertical para baixo, geotrópico e torsional.
    C. Com a orelha direita posicionada em direção ao chão na manobra de Dix-Hallpike, o nistagmo resultante é vertical para baixo, ageotrópico e torsional.
    D. Com a orelha direita posicionada em direção ao chão na manobra de Dix-Hallpike, o nistagmo resultante é vertical para cima, geotrópico e torsional.
    E. Com a orelha direita posicionada em direção ao chão na manobra de Dix-Hallpike, o nistagmo resultante é vertical para cima, ageotrópico e torsional.

32. As medidas para prevenir a meningite pós-implantação coclear incluem todas as seguintes, exceto:

    A. Vacinação contra *Pneumococcus*.
    B. Evitar o uso de um posicionador de eletrodos intracocleares separado.
    C. Revestir a matriz com soluções antibióticas.
    D. Selar a cocleostomia.

33. A perda auditiva em adultos pode resultar em:

    A. Isolamento social.
    B. Comprometimento da comunicação.
    C. Comprometimento da saúde geral.
    D. Afastamento de situações sociais.
    E. Todas as alternativas.

34. Qual das seguintes alternativas seria considerada uma timpanoplastia tipo II com o uso dos critérios modificados de Wullstein/Zollner?

    A. Colocação de um retalho em ilha composto de pericôndrio-cartilagem diretamente sobre a cabeça do estribo.
    B. Uso de uma prótese Applebaum entre um processo longo da bigorna erodida e a cabeça do estribo.
    C. TORP (prótese para reposição ossicular total) de titânio situado entre a platina do estribo e a membrana timpânica reconstruída.
    D. Enxerto de interposição de bigorna esculpida, colocado entre o colo do martelo e a cabeça do estribo.
    E. Colocação de uma PORP de HA-titânio composta sobre a cabeça do estribo até a membrana timpânica.

35. Mulher de 75 anos apresenta perda auditiva sensorioneural assimétrica. Qual o passo mais importante em sua avaliação e tratamento?

    A. MRI.
    B. Avaliação da prótese auditiva.
    C. CT.
    D. Avaliação laboratorial.
    E. Potencial evocado auditivo do tronco encefálico.

36. Qual achado objetivo representa uma maior garantia de recuperação durante a avaliação de um paciente com fratura de osso temporal e paralisia facial?

    A. O limiar de estimulação máxima no lado fraturado é maior que 3,5 mA quando comparado ao lado não fraturado.
    B. O potencial de ação muscular composto evocado demonstra um declínio de 92% no 5º dia após a lesão.
    C. O limiar de estimulação do nervo facial no lado fraturado é de 2 mA superior ao do lado não fraturado 1 semana após a lesão.
    D. O limiar de estimulação do nervo facial no lado fraturado é igual àquele do lado não fraturado 1 dia após a lesão.
    E. O potencial de ação muscular composto evocado demonstra um declínio de 74% no 2º dia após a lesão.

37. Criança de 6 anos sofreu uma leve concussão e relata uma perda auditiva recente e tontura posicional. Um audiograma exibe uma perda auditiva sensorioneural de configuração plana e unilateral de 70 dB, e a CT demonstra deformidade de Mondini. O diagnóstico mais provável é:

    A. Vertigem posicional paroxística benigna (BPPV).
    B. Concussão labiríntica.
    C. Síndrome de Ménière pós-traumática.
    D. Fístula perilinfática.
    E. Hemorragia intralabiríntica.

38. Paciente apresenta perda auditiva condutiva em baixas frequências do lado direito. Reflexos estapedianos estão presentes. Qual das seguintes alternativas é o próximo passo no tratamento?

    A. Prótese auditiva.
    B. Cirurgia do estapédio.
    C. CT dos ossos temporais.
    D. Observação.
    E. Timpanometria.

39. Qual das seguintes alternativas é a anormalidade de nervo facial mais comum na atresia aural congênita?

   A. Segmento horizontal do nervo facial deslocado inferiormente à janela oval.
   B. Segmento vertical do nervo facial deslocado anteriormente/lateralmente.
   C. Ângulo mais obtuso do nervo facial no segundo joelho.
   D. Deiscência do segmento vertical do nervo facial.
   E. Aumento do gânglio geniculado.

40. Qual dos seguintes agentes tem um potencial papel na etiologia de otosclerose (OS)?

   A. Vírus influenza.
   B. Vírus do sarampo.
   C. Vírus da caxumba.
   D. Vírus Epstein-Barr.

41. A finalidade de uma grande quantidade de estudos vestibulares para vertigem, tontura e desequilíbrio é:

   A. Estabelecer um diagnóstico.
   B. Determinar a extensão e sítio da lesão.
   C. Determinar a funcionalidade e incapacidade.
   D. Determinar o trajeto ideal de tratamento.

42. Qual das seguintes alternativas é uma técnica de monitoramento de campo distante utilizada para monitoramento intraoperatório do sistema auditivo durante as ressecções de schwannoma vestibular?

   A. Eletrococleografia.
   B. Sistema não invasivo de monitoramento contínuo da pressão arterial.
   C. Potencial evocado auditivo do tronco encefálico (ABR).
   D. Monitoramento intraoperatório do nervo facial.

43. Qual dos seguintes é o melhor método de monitoramento e/ou medida da integridade do suprimento sanguíneo coclear?

   A. Eletrococleografia (ECochG).
   B. Sistema não invasivo de monitoramento contínuo da pressão arterial.
   C. Potencial evocado auditivo do tronco encefálico.
   D. Monitoramento intraoperatório do nervo facial.

44. Qual das seguintes alternativas pode ser deduzida a partir do tipo de fratura presente na CT?

   A. Pacientes com fraturas que poupam a cápsula ótica são menos propensos a apresentar fístula liquórica.
   B. Lesão de nervo facial é mais provável quando a cápsula ótica não está envolvida.
   C. Perda auditiva sensorioneural não está relacionada com o tipo de fratura presente.
   D. Fraturas que poupam a cápsula ótica geralmente resultam de um golpe na região occipital.

45. Todas as alternativas abaixo são características da patologia vestibular periférica, *exceto*:

   A. Nistagmo é suprimido pela fixação visual.
   B. Nistagmo é aumentado pela fixação visual.
   C. Nistagmo geralmente é um nistagmo com sacadas em rotação horizontal.
   D. Nistagmo positivo após a sacudida de cabeça.
   E. Ttestes oculomotores normais.

46. O tratamento inicial de pacientes se apresentando em até 72 horas do início da paralisia de Bell deve incluir:

   A. Esteroides, antivirais e cuidados oculares.
   B. Esteroides e cuidados oculares.
   C. Antivirais e cuidados oculares.
   D. Cuidados oculares sem tratamento adicional (prognóstico não melhora).
   E. Nenhum tratamento adicional (prognóstico não melhora).

47. Onde é o sítio mais frequente de deiscências do nervo facial?

   A. Segmento mentual.
   B. Segmento timpânico.
   C. Segmento labiríntico.
   D. Segmento mastóideo.

48. Qual é o único padrão de eletromiografia (EMG) intraoperatória que corresponde à deterioração da função do nervo facial?

   A. Atividade prolongada e audível nos padrões de EMG.
   B. Trem C.
   C. Trem A.
   D. *Burst*.

49. Homem de 42 anos chega à clínica para avaliação de queixas de cefaleia e diplopia. Seu exame físico revela uma massa na submucosa na linha média da nasofaringe. Uma avaliação diagnóstica adicional provavelmente exibiria:

   A. Sinusite esfenoide crônica em uma CT dos seios paranasais.
   B. Células fisalíferas vacuolizadas em uma biópsia nasofaríngea profunda.
   C. Aneurisma da artéria carótida interna em uma angiotomografia.
   D. Células Antoni A com corpos de Verocay em uma biópsia nasofaríngea profunda.

50. Qual das seguintes alternativas melhor descreve o modificador ou amplificador coclear?

   A. Um processo passivo na cóclea que ocorre em razão da rigidez da membrana tectória.
   B. Um processo ativo envolvendo o sistema de células ciliadas internas para sintonizar a membrana basilar.
   C. É afetado por distorções que ocorrem causadas por alta relação sinal-ruído.
   D. É dependente da motilidade das células ciliadas externas e das propriedades mecânicas dos estereocílios e membrana tectória.
   E. Permite que o som que chega seja sintonizado por uma ampla banda de frequência espectral, de modo que todas as frequências sejam estimuladas igualmente.

51. Crianças em aquisição de linguagem idealmente devem apresentar audibilidade até qual largura de banda?

   A. 2.000 Hz.
   B. 3.000 Hz.
   C. 4.000 Hz.
   D. 6.000 Hz.
   E. 8.000 Hz.

52. Onde é o sítio de origem mais comum do colesteatoma congênito?

   A. Epitímpano.
   B. Quadrante posterior-superior da orelha média.
   C. Quadrante anterior-superior da orelha média.
   D. Antro mastóideo.

53. Paciente apresenta perda auditiva flutuante à esquerda, plenitude aural e vertigem episódica. Qual dos seguintes resultados é mais consistente com os sintomas apresentados?

   A. Teste calórico normal.
   B. Relação potencial de somação/potencial de ação (SP/AP) > 0,5.
   C. Perda auditiva condutiva de baixa frequência do lado esquerdo.
   D. Redução do limiar do potencial evocado miogênico vestibular (VEMP) cervical à esquerda.

54. Qual dos seguintes grupos de paciente é o *mais provável* de se beneficiar do uso de SSRI (inibidor seletivo da recaptação de serotonina) para o controle de seus sintomas de tontura?

    A. Pessoas com a doença de Ménière.
    B. Pessoas com neurite.
    C. Pessoas com labirintite.
    D. Pessoas com ansiedade e tontura.

55. Durante uma estapedectomia de revisão, observa-se que a prótese em pistão previamente colocada está desalojada, e o processo lenticular e a porção distal do processo longo estão ausentes, porém, grande parte do processo longo ainda está presente. Qual a melhor maneira de proceder?

    A. Utilizar uma prótese chanfrada em "alça de balde" entre o processo longo da bigorna e a estapedotomia.
    B. Utilizar uma prótese para reposição ossicular total entre a platina do estribo e o martelo.
    C. Utilizar uma prótese para reposição ossicular parcial entre a platina do estribo e a bigorna.
    D. Colocar uma prótese em pistão no colo do martelo até a platina do estribo.
    E. Utilizar uma prótese em pistão mais curta da bigorna distal até a estapedotomia.

56. Qual dos seguintes é *verdadeiro* em relação à otossífilis?

    A. A cápsula ótica não está envolvida durante os estágios secundário e/ou terciário da infecção.
    B. O exame físico revelará sinais consistentes com uma perda auditiva sensorioneural (SNHL) e uma disfunção vestibular periférica.
    C. Perda auditiva está sempre presente na sífilis congênita e raramente se apresenta em pacientes com neurossífilis.
    D. Perda auditiva secundária à sífilis é reversível com um tratamento antimicrobiano apropriado.

57. Qual destes são os medicamentos que mais comumente causam ototoxicidade?

    A. Diuréticos de alça.
    B. Aminoglicosídeos.
    C. Cisplatina.
    D. Vancomicina.
    E. B e C.

58. Mulher de 78 anos apresenta desequilíbrio crônico, quedas recorrentes e dificuldade em caminhar no escuro. Ela foi tratada com antibióticos intravenosos para uma fratura de quadril um ano atrás. Qual o diagnóstico mais provável dessa paciente?

    A. Neurite vestibular.
    B. Insuficiência vertebrobasilar.
    C. Vestibulopatia bilateral.
    D. Vertigem associada à migrânea.

59. **Qual das seguintes causas de paralisia facial aguda apresenta prognóstico mais favorável para recuperação?**

    A. Otite média aguda (AOM).
    B. Trauma penetrante.
    C. Fratura de osso temporal decorrente de um trauma fechado.
    D. Câncer metastático.
    E. Síndrome de Ramsay Hunt.

60. **Paralisia facial bilateral aguda é incomum, mas qual das seguintes alternativas não é uma causa potencial?**

    A. Doença de Lyme.
    B. Carcinoma metastático.
    C. Osteomielite da base do crânio.
    D. Síndrome de Guillain-Barré.
    E. AVE.

61. **Homem de 35 anos se queixa de eventos espontâneos de vertigem de 1 a 2 horas de duração associados à fotofobia, com sintomas auditivos ausentes e migrânea diagnosticada. Testes vestibulares são realizados. Os resultados demonstram significativo nistagmo posicional para a direita, com todos os outros exames sendo normais. Qual seria a interpretação integrada mais provável da informação fornecida acima?**

    A. Envolvimento do sistema vestibular periférico não pode ser descartado, porém tontura relacionada com a migrânea é o diagnóstico mais provável.
    B. Desenvolvimento de lesão labiríntica no lado esquerdo, em virtude da direção fixa do nistagmo posicional.
    C. Envolvimento do sistema vestibular periférico na forma de uma lesão irritativa no lado direito ou lesão parética no lado esquerdo, fonte da lesão indeterminada.
    D. O nistagmo posicional com fotofobia durante as crises seria altamente sugestivo de envolvimento do sistema vestibular central.

62. **A prova rotatória proporciona qual das seguintes situações?**

    A. Uma expansão da investigação do envolvimento do sistema vestibular periférico.
    B. Possibilita a avaliação isolada dos canais semicirculares horizontais à esquerda e à direita.
    C. Uma investigação dedicada da função do sistema vestibular central.
    D. Localização de uma lesão no sistema vestibular periférico à direita ou à esquerda.

63. Se a audição em ambientes com presença de ruído de fundo for essencial a seu paciente, qual das seguintes alternativas seria uma boa sugestão?

   A. Uso de prótese auditiva em tempo integral.
   B. Uso bilateral de próteses auditivas na perda auditiva bilateral.
   C. Microfones direcionais.
   D. Dispositivos auxiliares de audição.
   E. Todas as alternativas.

64. Recuperação espontânea da audição após perda auditiva sensorioneural súbita, quando ocorre, ocorre dentro de qual prazo?

   A. 3 dias.
   B. 2 semanas.
   C. 2 meses.
   D. 6 meses.

65. O teste de organização sensorial (SOT) da posturografia permite:

   A. Estudo adicional do sítio de lesão para separar o envolvimento vestibular periférico do envolvimento vestibular central.
   B. Avaliação para determinar o envolvimento dos canais semicirculares verticais.
   C. Avaliação a interação entre os canais semicirculares e os órgãos otolíticos.
   D. Avaliação de função dedicada do uso integrado da visão do paciente, de uma plataforma de apoio fixa sob os pés e de estímulos dos sistemas vestibulares periférico e central.

66. Qual das seguintes afirmações sobre atenuação interaural está *incorreta*?

   A. É dependente da frequência.
   B. É independente da natureza da perda auditiva.
   C. É dependente do tipo de fone auricular.
   D. É maior para a condução óssea do que para a condução aérea.
   E. Deve ser considerada nos exames audiométricos de perda auditiva assimétrica.

67. Qual potencial coclear não é gerado por estímulos sonoros?

   A. Potencial endococlear.
   B. Potencial de somação.
   C. Potencial de ação total do nervo.
   D. Microfonismo coclear.
   E. Nenhuma das alternativas.

68. Qual a alteração mais comum observada no teste de potencial evocado miogênico vestibular (VEMP) em idosos?

   A. Limiares reduzidos.
   B. Amplitude reduzida.
   C. Latência reduzida.
   D. Amplitude aumentada.

69. Qual das seguintes alternativas é uma afirmação verdadeira em relação à paralisia facial e otite média crônica (COM)?

   A. Paralisia facial associada à COM geralmente é decorrente de uma infecção pelo *Haemophilus influenzae* tipo B.
   B. Paralisia facial associada à COM apresenta um prognóstico desfavorável mesmo com tratamento apropriado.
   C. Paralisia facial associada à COM geralmente é causada por um colesteatoma e envolve o segmento timpânico do nervo.
   D. Paralisia facial associada à COM geralmente é causada por um colesteatoma e envolve o gânglio geniculado.
   E. B e C.

70. Qual afirmação está *incorreta* com respeito às emissões otoacústicas (OAEs)?

   A. Representam um teste de audição abrangente.
   B. Refletem a função das células ciliadas externas.
   C. São geralmente normais na neuropatia auditiva.
   D. Podem ser utilizadas para monitorar a ototoxicidade.
   E. Podem diferenciar a patologia coclear da retrococlear.

71. Você acabou de completar a manobra de reposicionamento canicular em um paciente com BPPV (vertigem posicional paroxística benigna) de canal posterior de longa duração. Qual das alternativas abaixo você diria ao seu paciente após a manobra?

   A. Sua percepção do eixo vertical em relação ao solo pode estar imprecisa por alguns dias.
   B. Eles serão capazes de enxergar melhor.
   C. Eles podem ter déficits de equilíbrio por alguns dias até alguns meses após o reposicionamento.
   D. A e C.
   E. Todas as alternativas.

72. Mulher de 34 anos com diabetes tipo I dependente de insulina apresenta histórico de 2 dias de perda auditiva sensorioneural (SNHL) de configuração plana e grau moderado a grave à esquerda. Os níveis glicêmicos estavam bem controlados antes da perda auditiva. Qual das seguintes alternativas representa a melhor opção de tratamento?

   A. Dexametasona transtimpânica.
   B. Valaciclovir.
   C. Esteroides orais.
   D. Inalação de carbogênio.

73. Qual destas afirmações é verdadeira em relação às emissões otoacústicas (EOAs)?

   A. Provam que a cóclea é um sistema passivo.
   B. Espontâneas são medidas sem estímulos sonoros, ocorrendo em 80 a 90% dos indivíduos.
   C. Utilizadas para fornecer níveis de audição de frequência específicos quando evocadas no modo transiente e/ou por produtos de distorção.
   D. Sons que podem ser auscultados com o estetoscópio, correlacionando-os com zumbido objetivo.
   E. Sons detectados por uma sonda situada na orelha média em resposta aos estímulos sonoros e não requerem uma cadeia ossicular ou membrana timpânica intacta.

74. Medidas da orelha real com microfone-sonda *(real ear probe)* no meato acústico externo são:

   A. Um modo não confiável de verificar o ajuste da prótese auditiva.
   B. Mais bem utilizadas para programação de próteses auditivas, utilizando diretrizes publicadas de próteses auditivas em pacientes adultos e pediátricos.
   C. Extremamente demorado.
   D. Impossível de completar em crianças pequenas.
   E. Nenhuma das alternativas.

75. Qual o maior limiar médio de condução óssea pelo qual a implantação osteointegrada ainda é possível?

   A. 35 dB HL.
   B. 45 dB HL.
   C. 55 dB HL.
   D. 65 dB HL.

76. Qual é a anormalidade ossicular mais comum na atresia aural congênita?

   A. Platina do estribo fixa.
   B. Complexo bigorna-estribo fundido.
   C. Complexo martelo-bigorna fundido.
   D. Processo longo da bigorna ausente.

77. Qual das seguintes afirmações a respeito da anatomia do sistema vestibular é verdadeira?

   A. Os canais semicirculares anteriores bilaterais respondem às mesmas rotações angulares, porém fora de fase em 180 graus.
   B. O nervo sacular e nervos dos canais anterior e lateral seguem para o ramo anterior do nervo vestibular.
   C. Os corpos celulares das fibras nervosas aferentes vestibulares estão situados próximo ao joelho do sétimo nervo.
   D. Fibras nervosas aferentes vestibulares projetam-se para os núcleos vestibulares, córtex cerebelar e núcleos cerebelares.
   E. As polaridades das células ciliadas em todos os canais semicirculares estão dispostas de tal modo que a rotação ampulífuga é excitatória.

78. Células ciliadas sensoriais são caracterizadas por qual destas alternativas?

   A. Expressam *Atoh1*.
   B. São responsivas à estimulação mecânica.
   C. Formam conexões sinápticas com terminações neurais dos neurônios ganglionares espirais.
   D. Contêm estereocílios em forma de escada.
   E. Todas as alternativas.

79. Qual é a causa mais comum de tontura em pacientes idosos?

   A. Doença de Ménière.
   B. Vertigem posicional paroxística benigna (BPPV).
   C. Acidente vascular encefálico (AVE).
   D. Distúrbio neurológico central.

80. Vertigem posicional paroxística benigna (BPPV) de canal posterior, provocada pela manobra de Dix-Hallpike, produz nistagmo com os seguintes aspectos, *exceto*:

   A. Início tardio, aparecendo vários segundos após o posicionamento da cabeça.
   B. Nistagmo vertical para baixo.
   C. Fatigável, tornando-se mais fraco com repetições da manobra.
   D. Transitório, geralmente durando 40 segundos ou menos.

81. Pessoa submetida a uma rotação prolongada com velocidade constante no escuro eventualmente terá a percepção que não está girando. Este efeito é causado por:

   A. A física dos canais semicirculares.
   B. Modulação eferente das células ciliadas vestibulares.
   C. Depleção do neurotransmissor nas células ciliadas vestibulares.
   D. Adaptação das fibras nervosas vestibulares.
   E. Adaptação do sistema nervoso central.

82. Homem de 65 anos sem histórico médico prévio significativo, apresenta ataxia com piora progressiva. Sua fala, caminhada e movimentos oculares estão envolvidos. Ele apresenta um nistagmo para baixo. O histórico social é significativo para tabagismo e consumo de bebidas alcoólicas. Não há histórico familiar de distúrbios do equilíbrio. Qual diagnóstico diferencial é mais provável?

    A. Ataxia de Friedreich.
    B. Esclerose múltipla (MS) com lesão na zona de entrada da raiz.
    C. Ataxia associada à migrânea.
    D. Degeneração cerebelar paraneoplásica associada a anticorpos antineuronais.
    E. Vertigem posicional paroxística benigna (BPPV), variante de canal horizontal.

83. Qual das seguintes afirmações melhor descreve a avaliação de zumbido não pulsátil?

    A. Deve sempre incluir um potencial evocado auditivo do tronco encefálico (ABR).
    B. Nunca inclui uma MRI.
    C. Sempre inclui uma CT de osso temporal e ABR.
    D. Deve sempre incluir um audiograma e outros exames, conforme indicado pelo histórico e exame físico.

84. Qual princípio de medida é utilizado para determinar a candidatura a um implante coclear?

    A. Média de três frequências tonais puras.
    B. Média de quatro frequências tonais puras.
    C. Teste HINT (teste de reconhecimento de fala em ruído).
    D. Índice de reconhecimento da fala na orelha de melhor audição.
    E. Índice de reconhecimento da fala com amplificação binaural.

85. Todas as alternativas seguintes podem indicar achados físicos em um paciente com patologia de terceira janela, *exceto*?

    A. Sinal de fístula.
    B. Compressão do trago.
    C. Manobra de Valsalva contra a glote fechada.
    D. Hiperventilação.
    E. Fenômeno de Tullio.

86. Qual dos seguintes achados de CT é o determinante mais importante para definição da indicação cirúrgica na atresia aural congênita?

    A. Grau de pneumatização da mastoide.
    B. Tamanho e posição dos ossículos.
    C. Espessura do osso atrésico.
    D. Dimensões da orelha média.

87. Nistagmo para baixo espontâneo geralmente se origina de:

   A. Crista ampular de um dos canais semicirculares posterior.
   B. Úvula ou lobos floculonodulares do cerebelo.
   C. Campo frontal dos olhos no lado ipsolateral do nistagmo.
   D. Porção dorsolateral do tronco encefálico (síndrome de Wallenberg).
   E. Máculas utriculares ou saculares (órgãos otolíticos).

88. Qual das seguintes alternativas melhor descreve a perda auditiva associada à doença de Paget?

   A. Apenas condutiva, secundária à destruição de ossículos.
   B. Apenas sensorioneural, secundária a alterações na densidade óssea e geometria da orelha interna.
   C. Condutiva e sensorioneural, secundária à destruição de ossículos e compressão do nervo coclear.
   D. Condutiva e sensorioneural, secundária a alterações na densidade óssea e geometria nas orelhas média e interna.

89. O diagnóstico de doença autoimune da orelha interna (AIED) é estabelecido com base em:

   A. Padrão clínico e resposta terapêutica consistentes com a doença.
   B. Provas sorológicas.
   C. Anamnese e achados no exame físico.
   D. Histórico clínico e aquisição de imagens por tomografia por emissão de pósitrons (PET).

90. Qual dos seguintes pacientes *não* é um candidato adequado de implante coclear para o desenvolvimento de reconhecimento de fala em conjunto aberto?

   A. Paciente adulto com perda auditiva profunda bilateral, cóclea patente e um histórico recente de meningite.
   B. Homem de 25 anos com perda auditiva sensorioneural (SNHL) profunda congênita e ausência de língua falada.
   C. Criança de 1 ano com mutações no gene da conexina 26 e SNHL profunda.
   D. Homem de 80 anos com SNHL progressiva profunda à moderada e ausência de benefício com a amplificação convencional através de próteses auditivas.

91. Qual das seguintes alternativas é verdadeira em relação à presença de fístula no canal semicircular secundária à erosão pelo colesteatoma?

   A. A maioria dos pacientes se queixa de vertigem.
   B. A maioria envolve o canal semicircular posterior.
   C. Remoção da matriz de uma fístula inevitavelmente resulta em uma orelha anacústica.
   D. É mais adequadamente tratada com neomicina tópica.
   E. Em uma fístula extensa em contato com a mastoide, um procedimento aberto é o mais adequado.

92. O órgão de Corti está localizado em qual dos seguintes compartimentos líquidos?

   A. Escala vestibular.
   B. Escala média.
   C. Escala timpânica.
   D. Espaço da orelha média.

93. Qual dos seguintes seria o indicador mais sugestivo de um distúrbio vestibular central?

   A. Um nistagmo torsional para cima, que bate para baixo na direção do chão (geotrópico) na posição de cabeça pendente.
   B. Sinais autonômicos associados à vertigem: náusea, vômito, palidez da pele e sudorese fria.
   C. Inclinação ocular, desvio oblíquo com diplopia e uma divisão vertical da imagem.
   D. Um início súbito de completa incapacidade de deambular, mesmo com ajuda, em situações em que o paciente normalmente conseguia andar sozinho.
   E. Um teste de Romberg positivo, com lateropulsão com os olhos fechados.

94. Qual das seguintes alternativas é uma desvantagem associada à timpanoplastia com enxerto de cartilagem?

   A. Sempre apresenta resultados auditivos insatisfatórios, quando comparada ao enxerto de fáscia, decorrente da espessura e rigidez.
   B. Opacidade pode complicar a avaliação otoscópica no pós-operatório.
   C. Inadequado para uso no ambiente hostil na orelha média.
   D. Não pode ser utilizado para reparo total de membrana timpânica.

95. Qual das seguintes soluções pode ser apropriada para um indivíduo com surdez unilateral?

   A. Prótese auditiva ancorada ao osso.
   B. Prótese CROSS (envio contralateral de sinais).
   C. Sistema de modulação de frequência com envio do sinal para a orelha com audição normal.
   D. A, B e C.
   E. Nenhuma das alternativas.

96. Qual dos seguintes é o sítio mais comum de deiscência do canal de Falópio?

    A. Superiormente à janela oval.
    B. No forame estilomastóideo.
    C. No segundo joelho.
    D. No recesso facial.

97. Acentuação do nistagmo com olhar na direção da fase rápida descreve:

    A. Lei de Ewald.
    B. Vertigem posicional paroxística benigna (BPPV) de canal semicircular posterior (SCC).
    C. BPPV de SCC horizontal.
    D. Lei de Alexander.
    E. Um teste do impulso da cabeça positivo.

98. Mulher de 20 anos apresenta episódios de vertigem espontânea. A paciente notou, também, a ocorrência de diplopia ao olhar para o lado direito, e ela possui um histórico de perda de visão em seu olho direito. No exame, ela apresenta oftalmoplegia internuclear e atrofia de disco óptico no lado direito. Qual dos seguintes estudos é mais importante para diagnosticar sua condição?

    A. Uma CT de crânio com contraste.
    B. Uma MRI com FLAIR (inversão-recuperação com supressão de liquor).
    C. Um audiograma com timpanometria.
    D. Potenciais evocados miogênicos vestibulares.
    E. Eletronistagmografia vestibular.

99. O uso de qual dos seguintes agentes paralisantes é aceitável durante a indução quando o monitoramento intraoperatório do nervo facial está sendo utilizado?

    A. Succinilcolina.
    B. Vecurônio.
    C. Galamina.
    D. Atracúrio.

100. Ao contrário da mastoidectomia fechada, a técnica aberta requer:

    A. Identificação meticulosa do canal de Falópio.
    B. *Blue-lining* do seio sigmoide.
    C. Saucerização das margens da mastoidectomia.
    D. Adelgaçamento do osso do tégmen mastóideo.

101. Qual das seguintes *não* é uma categoria da presbiacusia descrita por Schuknecht?

    A. Neural.
    B. Condutiva.
    C. De estria.
    D. Central.

102. Quais arcos branquiais contribuem para o desenvolvimento da aurícula?

    A. Primeiro e segundo.
    B. Segundo e terceiro.
    C. Terceiro e quarto.
    D. Primeiro, segundo e terceiro.

103. No meato acústico externo, a *unidade apopilossebácea* é composta de:

    A. Folículos pilosos e glândulas sebáceas e endócrinas.
    B. Folículos pilosos, epitélio escamoso descamado e glândulas apócrinas.
    C. Folículos pilosos e glândulas sebáceas e apócrinas.
    D. Cerume esfoliado, folículos pilosos e glândulas sebáceas.
    E. Secreções glandulares, cerume e epitélio descamado.

104. Exposição ocupacional ao ruído é responsável por qual porcentagem de deficiência auditiva em adultos norte-americanos (todas as idades, ambos os sexos)?

    A. 5 a 10%.
    B. 10 a 20%.
    C. 20 a 40%.
    D. 40 a 60%.
    E. Mais de 60%.

105. Qual das seguintes alternativas descreve mais apropriadamente a hipertensão intracraniana idiopática?

    A. Pode ser tratada com diuréticos.
    B. Não se resolverá após procedimentos de derivação liquórica.
    C. É melhorada após o ganho de peso.
    D. Não pode ser diagnosticada por punção lombar.

106. Homem saudável de 74 anos apresentou perda auditiva sensorioneural (PASN) moderada em altas frequências à direita, de início súbito 2 dias antes da avaliação e audiometria. Neste paciente, o melhor indicador de prognóstico positivo para recuperação espontânea da audição é:

   A. Ausência de sintomas vestibulares.
   B. Perda auditiva em altas frequências.
   C. Idade do paciente.
   D. Ausência de comorbidades sistêmicas.

107. Paciente apresenta perda auditiva condutiva (CHL) com reflexos acústicos presentes. Uma estapedotomia é realizada, sem melhora da audição. Qual a causa mais provável deste resultado insatisfatório?

   A. Deslocamento da prótese.
   B. Prótese é muito curta.
   C. Fixação da cadeia lateral não diagnosticada.
   D. Terceira janela na orelha interna.

108. Qual das seguintes alternativas foi ou ainda é associada a distúrbios vestibulares?

   A. Um aumento na prevalência de quedas.
   B. Tonturas aos movimentos.
   C. Ansiedade aos movimentos.
   D. B e C.
   E. Todas as alternativas.

109. Quais características são mais comuns no colesteatoma adquirido do que no colesteatoma congênito?

   A. Extensão para a cavidade craniana.
   B. Origem no mesotímpano anterossuperior.
   C. Espessura da matriz epitelial e proliferação de células inflamatórias periféricas.
   D. Sinal hiperintenso nas imagens ponderadas em T2.

110. Quais são os quatro princípios fundamentais do tratamento da otite externa em todos os estágios?

   A. Aplicação de gotas otológicas apropriadas, controle da dor, evitar a manipulação da orelha e evitar a exposição à água.
   B. Aplicação de gotas otológicas apropriadas, um antibiótico oral de amplo espectro, controle da dor e evitar exposição à água.
   C. Aplicação de, pelo menos, duas gotas otológicas apropriadas, cada uma de diferente classe de antibióticos, tratamento da dor e inflamação associada e recomendações para a prevenção de futuras infecções.
   D. Limpeza meticulosa e completa da orelha, uso de antibióticos orais e/ou tópicos apropriados, tratamento da dor, evitar a manipulação da orelha e evitar a exposição à água.
   E. Limpeza da orelha, acidificação da orelha, desbridamento da orelha, uso prolongado de uma gota otológica apropriada.

111. Qual das seguintes relações anatômicas é fundamental para a identificação cirúrgica do saco endolinfático?

   A. Posterior ao canal semicircular lateral.
   B. Posterior e inferior ao canal semicircular posterior.
   C. Inferior à janela redonda.
   D. Posterior à janela redonda.

112. Qual das seguintes alternativas descreve, da melhor maneira, o teste do impulso da cabeça?

   A. Detecta anormalidades utriculares.
   B. Envolve o movimento linear da cabeça.
   C. Requer um movimento inferior a 2.000 graus/segundo^2.
   D. Envolve movimentos de rotação da cabeça.
   E. O movimento da cabeça é direcionado no plano perpendicular ao canal semicircular sendo testado.

113. Aspectos clínicos que suportam o diagnóstico de otite externa necrosante (SOB) incluem:

   A. Otalgia persistente por mais de 1 mês, pólipo solitário no meato acústico externo seco, paciente não diabético.
   B. Otalgia persistente por mais de 1 mês, purulência persistente, perfuração da membrana timpânica, paciente mais jovem.
   C. Otalgia extrema e aguda por 24 a 48 horas, secreção purulenta proveniente do meato acústico externo, meato acústico externo edemaciado, linfadenopatia periauricular palpável.
   D. Otalgia extrema e aguda por 1 semana, secreção purulenta proveniente do meato acústico externo, meato acústico externo edemaciado, estado imunocomprometido.
   E. Otalgia extrema e aguda por mais de 1 mês, tecido de granulação purulento persistente, diabetes melito, idade avançada, estado imunocomprometido.

114. Radiograficamente, o meningioma do ângulo pontocerebelar pode ser diferenciado de forma mais confiável do schwannoma vestibular pelo achado de:

   A. Realce durante a injeção de contraste intravenoso.
   B. Extensão do tumor para o meato acústico interno.
   C. Padrão em sal e pimenta na MRI com contraste.
   D. Hiperostose do osso petroso adjacente.

115. O processo de inibição lateral regula a diferenciação das células em células ciliadas e células de suporte na cóclea em desenvolvimento, sendo regulado, principalmente, por:

   A. Fator de crescimento derivado do cérebro.
   B. Via de sinalização Wnt.
   C. Via de sinalização Notch.
   D. *Atoh1*.

116. Qual é o sítio de estimulação para um implante auditivo no tronco encefálico?

   A. Núcleo coclear dorsal.
   B. Complexo olivar superior.
   C. Núcleo central do colículo inferior.
   D. Nervo coclear.
   E. Núcleo do trato solitário.

117. Os potenciais evocados auditivos de estado estável (ASSR) diferem dos potenciais evocados auditivos do tronco encefálico (ABR) conforme descrito por qual das afirmações abaixo?

   A. ABR é um exame mais adequado para avaliação do desempenho de aparelhos auditivos.
   B. ABR pode ser utilizado para avaliação da criança ou adulto candidatos ao implante coclear, enquanto o exame de ASSR é indicado apenas para adultos.
   C. ASSR pode ser utilizado para medir informações por frequência específica em níveis de intensidade > 120 dB.
   D. ABR é mais eficaz em termos de tempo (mais limiares medidos em um menor período de tempo).
   E. ABRs são provocados pelo fornecimento de uma transmissão contínua e constante de som à orelha interna.

118. A perda auditiva induzida pelo ruído (NIHL) e a perda auditiva relacionada com a idade (presbiacusia) compartilham todas as características gerais abaixo, *exceto:*

   A. Sensorioneural.
   B. Acelerada.
   C. Simétrica.
   D. Altas frequências.
   E. Predominância masculina.

119. Atresia aural congênita envolve todas as estruturas embrionárias seguintes, *exceto:*

   A. Cápsula ótica.
   B. Primeiro sulco branquial.
   C. Primeiro arco branquial.
   D. Segundo arco branquial.

120. Paciente com um histórico longo de perda auditiva unilateral e otorreia intermitente se queixa de vertigem quando exposto a sons altos e sempre que manipula sua orelha. A explicação mais provável destes sintomas é:

   A. Síndrome da deiscência do canal semicircular superior.
   B. Hidropisia endolinfática relacionada com uma prévia labirintite serosa.
   C. Doença de Ménière pós-inflamatória.
   D. Fístula no canal semicircular decorrente do colesteatoma.
   E. Labirintite supurativa.

121. Anormalidades na prova do rastreio pendular e/ou pesquisa dos movimentos sacádicos são representativas de:

   A. Envolvimentos vestibulares central e periférico mistos.
   B. Uma indicação de possível envolvimento vestibular periférico.
   C. Lesão definitiva nas vias do sistema vestibular central.
   D. Uma indicação de possível envolvimento vestibular central.

122. Durante a avaliação inicial de um paciente com suspeita de fratura do osso temporal, qual das seguintes alternativas não é indicada?

   A. Avaliação da audição à beira do leito.
   B. Avaliar o meato acústico externo após remoção de *debris* por irrigação.
   C. Avaliação da função do nervo facial.
   D. Exame oftalmológico para verificar a presença de nistagmo.

123. O uso na "vida real" de dispositivos de proteção auditiva geralmente irá fornecer, no mínimo, qual grau de atenuação eficaz (em dB)?

   A. 0.
   B. 10.
   C. 20.
   D. 30.
   E. 40.

124. Na avaliação de um paciente com uma fratura de osso temporal, qual apresentação é mais indicativa de uma paralisia de nervo facial secundária a uma descontinuidade anatômica do nervo?

   A. Paciente com apresentação inicial de movimentos faciais reduzidos.
   B. Paciente com apresentação inicial de ausência de movimentos faciais voluntários.
   C. Paciente com uma escala de coma de Glasgow inicial de 3.
   D. Paciente que inicialmente tinha movimentos faciais, porém progride para nenhum movimento facial ao longo dos próximos dias.

125. Paciente de 30 anos apresenta desequilíbrio crônico, e uma MRI de crânio com contraste revela uma lesão captante de 2 cm em sua maior dimensão, que preenche o meato acústico interno (IAC) esquerdo com extensão para o ângulo pontocerebelar (CPA). A média de tons puros é de 5 dB à direita e de 75 Db à esquerda, e os índices de reconhecimento de palavras foram de 100% à direita e 30% à esquerda. Este paciente iria se beneficiar mais com uma:

   A. Abordagem translabiríntica e suboccipital combinada.
   B. Ressecção da massa via translabiríntica.
   C. Abordagem na fossa craniana média com secção do seio petroso superior e ressecção tumoral completa.
   D. Abordagem retrolabiríntica ao CPA.

126. Qual dos seguintes sinais está frequentemente presente no infarto da artéria cerebelar anteroinferior (AICA), mas não no infarto da artéria cerebelar posteroinferior (PICA) ou síndrome de Wallenberg?

   A. Vertigens espontânea e rotacional com nistagmo.
   B. Paralisia facial.
   C. Perda auditiva profunda.
   D. Ataxia troncular com dificuldade ou incapacidade de deambular.
   E. Síndrome de Horner (miose da pupila ipsolateral).

127. Schwanomas vestibulares geralmente se originam de:

   A. Componentes neurais dos nervos vestibulares.
   B. Células de Schwann medial à zona de Obersteiner-Redlich.
   C. Componente neurais do nervo coclear.
   D. Nervos vestibulares intracaniculares e podem-se estender para o ângulo pontocerebelar.

128. Onde é o sítio de origem mais comum do colesteatoma adquirido?

   A. Epitímpano anterior.
   B. Epitímpano posterior.
   C. Mesotímpano posterior.
   D. Mesotímpano anterior.
   E. Mesotímpano inferior.

129. Todos os patógenos a seguir podem causar perda auditiva sensorioneural, *exceto:*

   A. Vírus da imunodeficiência humana (HIV).
   B. Citomegalovírus.
   C. Vírus Coxsackie.
   D. Vírus varicela-zóster.

130. Durante uma estapedectomia de rotina, observa-se a cobertura total da platina do estribo pelo nervo facial. Qual a melhor opção neste cenário?

   A. Descomprimir o nervo facial e realizar uma estapedotomia.
   B. Descomprimir o nervo facial e realizar uma estapedectomia.
   C. Amplificação com prótese auditiva.
   D. Estapedotomia entre o nervo facial e a janela redonda.

131. Mulher de 46 anos relata um histórico de 9 anos de perda auditiva progressiva na orelha direita. Um audiograma demonstra perda auditiva sensorioneural leve à moderada na orelha direita, e uma MRI de crânio exibe uma massa captante no lado direito que causa erosão da superfície posterior do osso petroso. Quais outros exames diagnósticos seriam apropriados nesta paciente?

   A. Ecocardiografia.
   B. Teste genético para avaliar a presença de mutação no cromossomo 22.
   C. Ultrassonografia renal.
   D. Exame de potenciais evocados miogênicos vestibulares.

132. Doença autoimune da orelha interna (AIED) é definida como:

   A. Uma perda auditiva sensorioneural (SNHL) unilateral progressiva que responde à terapia imunossupressora.
   B. Uma SNHL bilateral progressiva que responde à terapia imunossupressora.
   C. Uma SNHL bilateral progressiva que não responde à terapia imunossupressora.
   D. Uma SNHL bilateral súbita que responde à terapia imunossupressora.

133. Células-tronco são caracterizadas por:

    A. Divisão assimétrica.
    B. Capacidade de autorrenovação.
    C. Pluripotência.
    D. Todas as alternativas.

134. Qual das seguintes afirmações descreve da melhor forma os tratamentos para zumbido não pulsátil?

    A. São uma perda de tempo e dinheiro.
    B. Nunca devem ser utilizados no contexto de doença psiquiátrica.
    C. Podem incluir acupunctura, meditação e massagem.
    D. Podem piorar o zumbido.

135. Menina de 13 anos apresenta cefaleia generalizada, rigidez do pescoço e diplopia 2 semanas após um ciclo de amoxicilina para otite média aguda. MRI realçada por gadolínio com MRV demonstrará mais provavelmente:

    A. Oclusão de seio sigmoide com dilatação ventricular.
    B. Oclusão de seio sigmoide sem dilatação ventricular.
    C. Abscesso no ápice petroso.
    D. Abscesso epidural.
    E. Abscesso cerebral.

136. Mutações em qual dos genes abaixo foram identificadas como associadas à síndrome de Pendred?

    A. *GJB2*.
    B. *COCH*.
    C. *SLC26A4*.
    D. *PAX3*.

137. Qual *não* é uma função dos músculos da orelha média?

    A. Proteger contra ruídos de alta intensidade.
    B. Contribuir com o suprimento sanguíneo da cadeia ossicular.
    C. Diminuir o alcance dinâmico da orelha média.
    D. Reduzir o ruído causado pela mastigação e vocalização.
    E. Melhorar a relação sinal-ruído para sinais de alta frequência.

138. Paciente apresenta uma perda auditiva condutiva e um teste de Rinne negativo (BC > AC). Também foi relatada a ocorrência de vertigem episódica, zumbido de frequência grave e plenitude auricular. Qual a opção de tratamento mais adequada para a perda auditiva deste paciente?

    A. Estapedotomia.
    B. Amplificação com prótese auditiva.
    C. Estapedectomia parcial.
    D. Mobilização do estribo.

139. Qual das seguintes manobras pode necessitar do restabelecimento de um valor basal intraoperatório do potencial evocado auditivo do tronco encefálico (ABR) antes da manipulação do sistema auditivo?

    A. Retração do cerebelo.
    B. Abertura da dura.
    C. Irrigação.
    D. Mascaramento do som de perfuração.

140. Qual das seguintes drogas quimioterápicas contendo platina causa a menor ototoxicidade?

    A. Cisplatina.
    B. Oxaliplatina.
    C. Nedaplatina.
    D. Carboplatina.

141. Espera-se que ocorra com maior frequência qual complicação após uma técnica de timpanoplastia lateral *(overlay)*, quando comparada à timpanoplastia medial *(underlay)*?

    A. Fixação do martelo à parede anterior do meato por tecido cicatricial.
    B. Falha do enxerto decorrente de um deslocamento medial.
    C. Aderências pós-operatórias excessivas na orelha média.
    D. Efusão pós-operatória na orelha média.

142. Os exames de imagem de eleição para a avaliação inicial de uma suspeita de paraganglioma são:

    A. MRI e CT de alta resolução.
    B. Angio e CT de alta resolução.
    C. Arteriografia e CT de alta resolução.
    D. MRI e cintilografia com octreotide.

143. Os fatores de risco para zumbido não pulsátil incluem:

   A. Doença psiquiátrica.
   B. Otosclerose (OS) estapediana.
   C. Perda auditiva sensorioneural (SNHL).
   D. Todas as alternativas.

144. Qual das seguintes respostas eletrococleográficas é atípica para a patologia associada?

   A. Relação potencial de somação/potencial de ação (SP/AP) reduzida na deiscência do canal semi-circular superior.
   B. Relação SP/AP aumentada na doença de Ménière.
   C. Relação SP/AP aumentada na fístula perilinfática.
   D. Ausente na perda auditiva sensorioneural profunda.

145. Criança saudável de 7 anos com um exame otológico normal sofre uma perda auditiva mista unilateral súbita, documentada pela audiometria de tons puros. O exame adicional mais apropriado é:

   A. Potenciais evocados auditivos de tronco encefálico.
   B. Emissões otoacústicas evocadas por produtos de distorção.
   C. MRI.
   D. Ultrassonografia.
   E. Timpanotomia exploratória.

146. Qual destes fatores é quase tão importante quanto à exposição ocupacional ao ruído como uma causa de perda auditiva em adultos norte-americanos?

   A. Uso de MP3 *players*.
   B. Ototoxicidade.
   C. Traumatismo craniano.
   D. Tiro recreativo.
   E. Tumores acústicos.

147. Paciente de 65 anos tem histórico de 1 ano de zumbido pulsátil à esquerda. Uma MRI revela uma lesão difusa com alta captação de contraste no forame jugular esquerdo com múltiplos vazios de fluxo. Durante a ressecção cirúrgica dessa massa, o controle venoso proximal e distal é obtido. Qual vaso apresenta maior probabilidade de gerar complicações durante a ressecção cirúrgica desta massa?

   A. Seio cavernoso.
   B. Artéria basilar.
   C. Seio petroso inferior.
   D. Seio petroso superior.

148. A suscetibilidade a aminoglicosídeos é afetada por qual das seguintes formas de herança genética?

    A. Autossômica dominante.
    B. Autossômica recessivo.
    C. Ligada ao X.
    D. Mitocondrial.
    E. Nenhuma das alternativas.

149. Na malformação congênita do meato acústico externo e orelha média, quando comparado ao trajeto normal, o trajeto do nervo facial é, tipicamente:

    A. Deslocado mais anteriormente.
    B. Deslocado mais anteriormente e lateralmente (superficialmente).
    C. Deslocado mais superiormente.
    D. Deslocado mais superiormente e medialmente (profundamente).

150. Qual das alternativas seguintes descreve da melhor forma o zumbido pulsátil durante a gravidez?

    A. Não irá se resolver após o parto.
    B. Indica pré-eclâmpsia.
    C. Ocorre decorrente de um estado de alto fluxo.
    D. Pode ser tratado por plasmaférese.

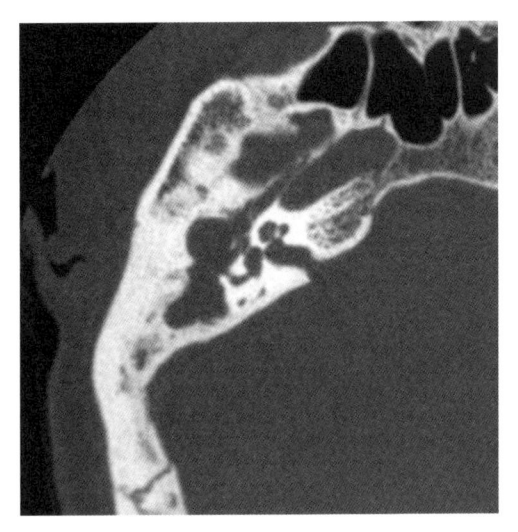

151. Homem de 31 anos com otite média crônica colesteatomatosa. Qual complicação é exibida nesta imagem?

   A. Fístula no canal semicircular lateral.
   B. Erosão do tégmen timpânico.
   C. Erosão do tégmen mastóideo.
   D. Erosão do canal de Falópio.
   E. Abscesso cerebral.

152. Adulto jovem com microtia. Qual estrutura cirurgicamente importante é exibida pela seta?

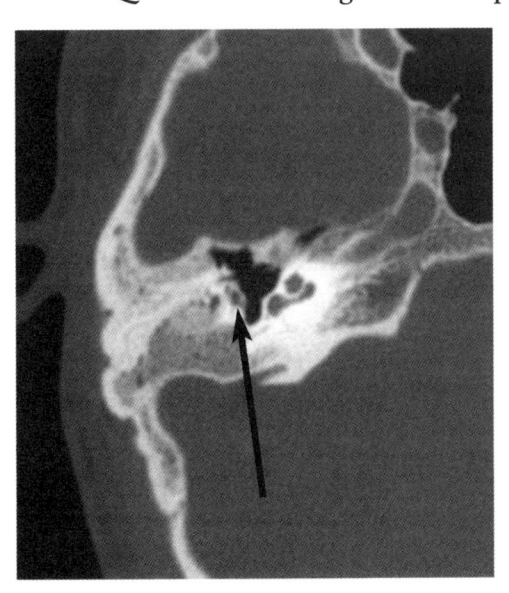

   A. Canal semicircular posterior.
   B. Nervo facial lateralizado.
   C. Ossículos dismórficos.
   D. Aqueduto vestibular alargado.
   E. Esclerose da platina do estribo.

153. Paciente de 60 anos com perda auditiva. Qual padrão de perda auditiva pode-se esperar com esta aparência na CT?

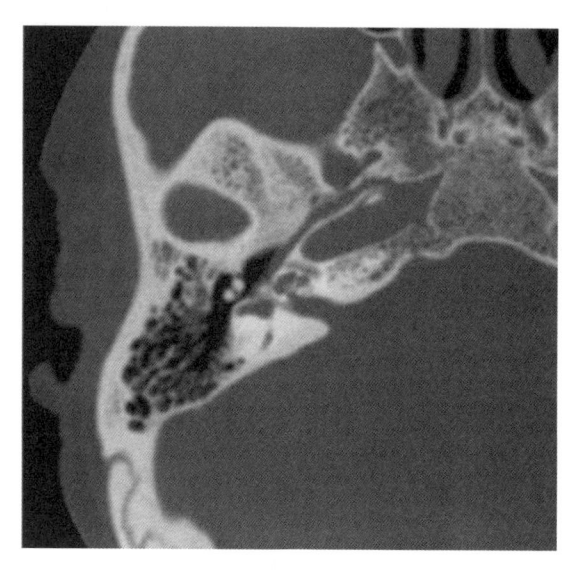

A. Perda auditiva condutiva.
B. Perda auditiva sensorioneural.
C. Perda auditiva mista.
D. Audição normal.
E. Fenômeno de Tullio.

154. Paciente de 8 anos com traumatismo. A seta indica:

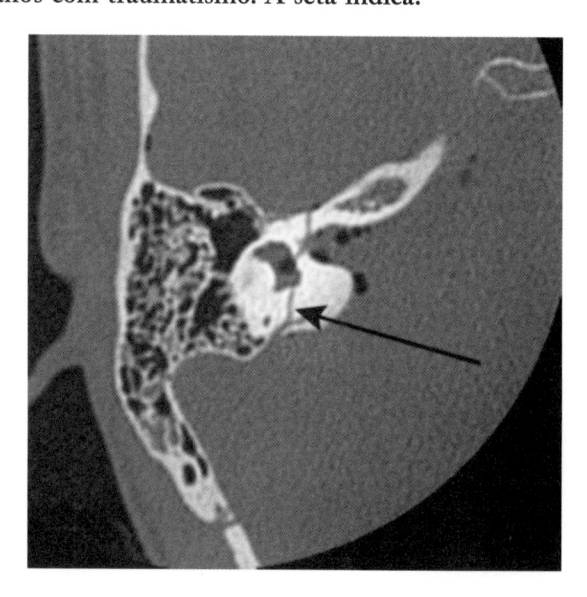

A. Uma linha de sutura normal.
B. O aqueduto vestibular.
C. A veia petrosa superior.
D. O canal subarqueado.
E. Uma fratura no osso temporal com violação da cápsula.

155. Homem de 89 anos que sofre um acidente com veículo automotor. Qual a causa mais provável de sua perda auditiva?

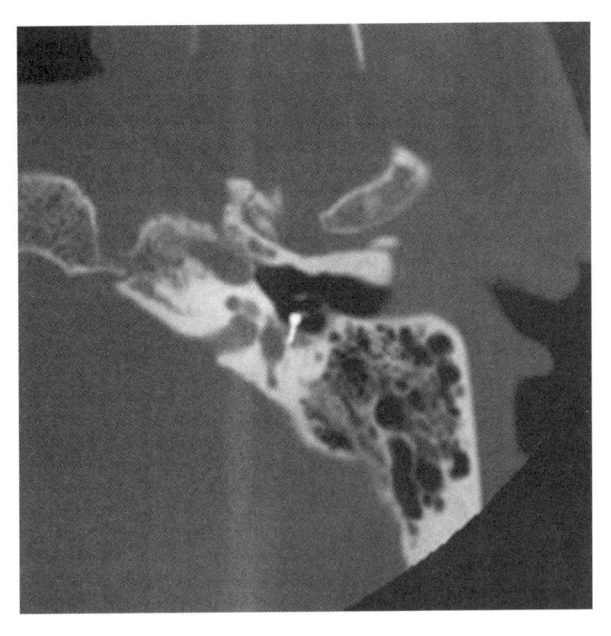

A. Colesteatoma recorrente.
B. Fratura no osso temporal com violação da cápsula.
C. Descolamento da prótese de estribo.
D. Otosclerose.
E. Fístula perilinfática.

Respostas do Capítulo 9

1. **Resposta: B.** O procedimento mais adequado é o adiamento da cirurgia da atresia até a idade de 6 a 7 anos, com o uso de uma prótese auditiva com vibrador ósseo até que a criança alcance essa idade. Atualmente, a idade mínima para o implante BAHA é de 5 anos de acordo com as diretrizes da FDA. Uma "faixa elástica", que estabiliza o processador de som externo BAHA firmemente contra o crânio, pode ser utilizada por bebês. PÁGINAS 2389, 2396

2. **Resposta: C.** A lesão descrita é, provavelmente, um cisto aracnoide. Este cisto é caracterizado como sendo hipointenso em T1 e hiperintenso em T2. Outras lesões que apresentam estes sinais característicos incluem cordomas e condrossarcomas. No entanto, estas lesões são tumores infiltrativos destrutivos e não aparecem como uma lesão não captante regular. As imagens adquiridas por MRI com sequência FLAIR irão aparecer hipointensas nos cistos aracnoides. PÁGINA 2577

3. **Resposta: E.** Com base na morfologia de suas terminações periféricas, os neurônios aferentes vestibulares são classificados como um de três tipos distintos: botão, cálice ou dismórfico. Os neurônios aferentes do tipo cálice, com suas terminações caliciformes, terminam exclusivamente nas células ciliadas de tipo I, onde podem inervar qualquer local a partir de uma a cinco células ciliadas. PÁGINA 2295

4. **Resposta: B.** A mastoide e os ossos timpânicos são pouco desenvolvidos em bebês e, desse modo, o forame estilomastóideo e o nervo facial estão situados mais próximos à superfície cutânea do que em adultos. PÁGINA 2451, FIGURAS 152.1, 152.5

5. **Resposta: D.** No contexto de uma mastoidectomia aberta, um aspecto frequentemente negligenciado durante a criação de uma nova membrana timpânica é que a exteriorização do epitímpano geralmente envolve a abertura da comunicação entre o epitímpano anterior e o recesso supratubário. Se esta abertura, localizada anterior e superiormente ao tendão do músculo tensor do tímpano, não for reconhecida e separada com material de enxerto, a separação de barreira entre a mucosa úmida da orelha média e a cavidade epitelizada da mastoide aberta não ocorrerá. Isto geralmente resulta em uma perfuração da membrana timpânica e mucossalização da orelha média à cavidade mastóidea, causando exsudação e cuidados mais frequentes com a cavidade. PÁGINA 2477

6. **Resposta: D.** A incidência de meningite em pacientes com fístula liquórica varia de 2 a 88%. A ampla gama na incidência resulta de múltiplos fatores, o mais significativo sendo a duração da fístula. PÁGINA 2424

7. **Resposta: C.** Este é um limiar estabelecido de 85 dBA, em que um programa de conservação auditiva deve ser iniciado quando a média ponderada pelo tempo da exposição ao ruído durante uma jornada de trabalho de 8 horas igual ou exceda aquele nível. PÁGINA 2538

8. **Resposta: B.** Trombose de seio sigmoide pode-se apresentar com o início rápido de sintomas otológicos proeminentes (otorreia, otalgia e dor/eritema retroauricular), cefaleia intensa, torcicolo e a febre típica da septicemia com leucocitose, de picos febris altos em "cerca de estacas". PÁGINA 2406

9. **Resposta: C.** Estudos experimentais sugerem que o mecanismo de toxicidade por envenenamento pelo chumbo é neurogênico, não ocorrendo no órgão de Corti. PÁGINA 2544

10. **Resposta: C.** O tratamento primário inicial para uma suposta doença autoimune da orelha interna é realizado com esteroides orais, com modificação da dose de acordo com o peso e resposta ao tratamento do paciente. Os outros métodos de imunossupressão para terapia esporádica e de resgate incluem ciclofosfamida, metotrexato, etanercept e esteroides intratimpânicos. PÁGINAS 2525-2526

11. **Resposta: D.** Os três métodos podem ser utilizados para monitorar uma potencial ototoxicidade. Perdas em altas frequências ocorrem no início do processo de ototoxicidade. OAEs refletem a integridade das células ciliadas externas, que são mais suscetíveis à ototoxicidade. PÁGINA 2547

12. **Resposta: E.** O primeiro passo deve ser a determinação do grau de perda auditiva sensorioneural em quatro frequências (500, 1.000, 2.000 e 3.000 Hz) do audiograma. No entanto, os índices de reconhecimento de palavras funcionalmente importantes não são considerados no cálculo de comprometimento auditivo. PÁGINA 2277

13. **Resposta: D.** Aproximadamente 10 a 15% dos casos são causados por uma etiologia identificável. (PÁGINA 2589) Os pacientes são encaminhados para um exame de MRI, que geralmente é normal. A utilidade de exames metabólicos é limitada. A fisiopatologia da SSNHL inclui uma causa vascular (isquêmica), ruptura de membrana da orelha interna e infecção viral. Estas causas não podem ser verificadas com as ferramentas diagnósticas existentes.

14. **Resposta: A.** Migrânea, ansiedade e estrabismo podem influenciar, negativamente, a recuperação de um distúrbio vestibular periférico. Somente a idade não afeta a compensação (PÁGINA 2739), devendo ser acompanhada por outros distúrbios, como disfunção cerebelar, hipoestesia periférica (propriocepção alterada) ou visão comprometida.

15. **Resposta: C.** A eletrogustometria, embora avalie informações transmitidas pelo nervo da corda do tímpano, é uma medida insensível da função e recuperação do nervo facial. Os testes de excitabilidade do nervo, estimulação máxima e eletroneuronografia fornecem evidências da integridade e função do nervo. Exame físico exibindo evidência de movimento residual da musculatura facial é um sinal prognóstico favorável. PÁGINA 2507

16. **Resposta: C.** Lipomas e schwannomas faciais e vestibulares são tumores de crescimento lento do IAC. Câncer de mama metastático possui apresentação e padrão de crescimento mais agressivo. PÁGINA 2578

17. **Resposta: C.** O rápido início de meningite com a AOM em uma criança com SNHL pode indicar a presença de uma malformação de orelha interna que possibilita a comunicação da orelha média com o vestíbulo, cóclea e meato acústico interno através das janelas oval e redonda. Consequentemente, a imagem do osso temporal pode revelar malformação de Mondini, aqueduto vestibular alargado, malformação da cavidade comum ou fixação congênita da platina do estribo. PÁGINA 2405

18. **Resposta: D.** O nervo petroso superficial maior é mais proximal, seguido pelo ramo estapédico, corda do tímpano, ramo para o digástrico e ramo para o platisma. PÁGINAS 2503-2504

19. **Resposta: B.** As desvantagens (da interposição de bigorna) são a baixa possibilidade de necrose contínua, a eventual não disponibilidade da bigorna em todos os casos e fato de que os enxertos ossiculares autólogos tendem a se unir fortemente, envolvendo ossículos nativos ou outras estruturas adjacentes, de modo que a cirurgia de revisão pode ser desafiadora. PÁGINAS 2479-2480

20. **Resposta: B.** O EAC é derivado do primeiro sulco branquial ectodérmico entre os arcos mandibular (I) e hioide (II). PÁGINA 2333

21. **Resposta: E.** Células ciliadas (internas e externas) e neurônios do gânglio espiral fornecem a via auditiva para a transmissão elétrica de som. As células de suporte são cruciais para a homeostasia do ambiente estrutural do órgão de Corti. As células de suporte podem ser capazes de se diferenciar em células ciliadas. PÁGINAS 2747, 2749

22. **Resposta: C.** Os implantes de orelha média são uma opção apropriada para pacientes com perda auditiva sensorioneural moderada à grave, simétrica e não progressiva, com discriminação da fala superior a 40%, ausência de evidências de doença na orelha média e que tenham tido benefícios limitados com as próteses de aparelhos auditivas convencionais. Atualmente, estes implantes são contraindicados pelas diretrizes da FDA em pacientes com perda auditiva condutiva. No momento da escrita deste texto, existem ensaios atuais investigando se o implante do dispositivo SoundBridge na janela redonda é benéfico para a perda auditiva condutiva não tratável por outras cirurgias ou próteses auditivas. PÁGINAS 2641-2646

23. **Resposta: A.** Herniação cerebral pode-se desenvolver após procedimentos prévios na mastoide, apresentando-se na forma de uma encefalocele ou meningoencefalocele através de um defeito no tégmen timpânico ou tégmen mastóideo. A etiologia é supostamente secundária a um broqueamento agressivo, que tenha exposto e traumatizado a dura durante uma cirurgia mastóidea prévia. PÁGINA 2444

24. **Resposta: E.** A membrana timpânica tem uma origem trilaminar de ectoderma a partir do assoalho da primeira fenda branquial (correspondendo lateralmente à camada epidérmica), endoderma da primeira bolsa faríngea (correspondendo à camada da mucosa) e mesênquima derivado da crista neural com mesoderma cefálico interposto (correspondendo à camada fibrosa). PÁGINA 2241

25. **Resposta: E.** Todas estão corretas. Pacientes com migrânea geralmente são intolerantes a atividades que exigem um movimento visual maior na visão periférica. Ansiedade e medo de quedas impedem a participação destes pacientes em exercícios complexos de movimento e oculares. PÁGINA 2736

26. **Resposta: A.** Uma classificação prática divide as anomalias de orelha interna entre aquelas que afetam os labirintos ósseo e membranoso e aquelas que afetam apenas o labirinto membranoso. Até 20% dos pacientes com perda auditiva sensorioneural congênita pertencem à primeira categoria, que pode ser identificada com técnicas radiológicas. PÁGINA 2248

27. **Resposta: B.** O uso de cintilografia óssea com 99 mTc e Ga-67 foi defendido na avaliação de NEO. A sensibilidade destas técnicas para a presença de infecção é muito maior do que a especificidade para a causa. A cintilografia com 99 mTc proporciona excelentes informações sobre a função óssea, porém pouca informação a respeito da estrutura óssea. PÁGINA 2341

28. **Resposta: B.** A linfocintilografia com biópsia de linfonodo sentinela foi recomendada em candidatos cirúrgicos apropriados, com profundidade de Breslow ≥ 0,76 mm, e está se estabelecendo como o procedimento padrão. PÁGINA 2368

29. **Resposta: A.** Com altas taxas de recorrência ou doença recidivante, especialmente com os procedimentos abertos e de reconstrução da parede do canal, o monitoramento da mastoide para a presença de colesteatoma se tornou extremamente importante. PÁGINA 2437

30. **Resposta: C.** A petrosite apical é classicamente caracterizada por dor retro-orbitária profunda, paralisia de nervo abducente e otorreia (síndrome de Gradenigo). A dor é, provavelmente, transmitida pelo V nervo craniano, porém esta não foi uma opção fornecida na pergunta. PÁGINA 2458

Capítulo 9: Otologia **275**

31. **Resposta: D.** A direção do nistagmo na BPPV do canal posterior *direito* é vertical para cima (em direção à fronte), geotrópico (bate em direção ao chão) e torsional (anti-horário). PAGINA 2693

32. **Resposta: C.** O *Centers for Disease Control and Prevention* fornece diretrizes atualizadas para a vacinação antipneumocócica em pacientes que receberão ou receberam um implante coclear (discussão sobre *S. pneumoniae* e a FDA na PÁGINA 2673). O orifício de entrada na cóclea, seja através da janela redonda ou de uma cocleostomia separada, deve ser selado com um enxerto autólogo. O revestimento da matriz com antibióticos não confere proteção contra uma infecção subsequente. Havia uma alta taxa de meningite, quando um posicionador em separado era utilizado para tracionar o eletrodo para mais próximo ao modíolo. (PÁGINAS 2625, 2637; 2625 – REF 49) (PÁGINA 2637 discute sobre "melhores resultados obtidos com os implantes cocleares" na seção de Resultados Clínicos [coluna da direita]).

33. **Resposta: E.** A perda da audição pode ocasionar problemas de isolamento social, comprometimento da comunicação e da saúde geral. (PÁGINA 2654) O afastamento de cenários sociais pode exacerbar os sintomas de demência e doença de Alzheimer.

34. **Resposta: B.** A prótese Applebaum é um reparo de cadeia ossicular tipo II. As outras alternativas são reparos de tipo III. O leitor é encorajado a revisar esta classificação modificada, visto que está diferente do sistema de classificação original, baseando-se em métodos de reconstrução não disponíveis naquele período. PÁGINA 2479

35. **Resposta: A.** A resposta a essa pergunta é fundamental para a avaliação de uma SNHL assimétrica inexplicável. Suporte para a resposta correta é fornecida na PÁGINA 2611. Exames radiológicos podem ser solicitados quando considerados necessários, especialmente na ocorrência de queixas otológicas assimétricas. A MRI é o teste mais sensível para a determinação de perda auditiva retrococlear. A avaliação laboratorial tem pouca utilidade. A CT seria capaz de demonstrar doença retrococlear no caso de um tumor volumoso. Avaliação da prótese auditiva é prematura no plano de tratamento. ABR não é tão sensível quanto à MRI.

36. **Resposta: C.** No teste de excitabilidade nervosa, os ramos do nervo facial são estimulados no lado lesionado e no lado contralateral, que serve como um controle. A corrente utilizada é aumentada de modo incremental até que o limiar seja alcançado, o que se manifesta por espasmos faciais, e este nível mínimo é registrado para cada lado individualmente. Uma diferença no limiar igual ou superior a 3,5 mA entre os lados afetado e não afetado da face sugere degeneração neural significativa. Um declínio de 92% na resposta 5 dias após a lesão tem um prognóstico desfavorável para recuperação completa. Uma redução de 74% na resposta aos 2 dias é prematura para estimar o grau da lesão. PÁGINA 2418

37. **Resposta: D.** A deformidade de Mondini apresenta uma maior probabilidade de trauma, causando extravasamento de CSF e perilinfa proveniente da orelha interna à média. (PÁGINA 2706) BPPV e concussão labiríntica não se apresentam com perda auditiva. Concussão da cóclea, uma opção não fornecida, descreve a perda auditiva causada por trauma.

38. **Resposta: C.** Os reflexos estão ausentes na perda auditiva condutiva causada por alterações na orelha média (líquido ou alteração ossicular). A presença do reflexo estapediano sugere um distúrbio de terceira janela. Uma CT em janela óssea com cortes finos deve identificar a doença. Visto que o paciente, provavelmente, procurou o médico com uma queixa, a observação não é apropriada, e uma avaliação é necessária. PÁGINAS 2710-2711

39. **Resposta: B.** Anormalidades de nervo facial são comuns em pacientes com atresia significativa. As anormalidades previstas incluem deiscência completa do segmento timpânico, deslocamento inferior do segmento timpânico e deslocamentos anterior e lateral do segmento mastóideo. PÁGINA 2394

40. **Resposta: B.** Diversos achados apontam para uma etiologia viral da OS. Antígenos e RNA do vírus do sarampo, bem como estruturas nucleocapsídicas idênticas a este vírus, foram identificados em lesões de OS. Níveis elevados de anticorpos IgG específicos para sarampo foram também detectados na perilinfa de pacientes com OS submetidos à estapedectomia. Ainda não se sabe se o vírus do sarampo está envolvido no desenvolvimento de OS, e a patogênese ainda precisa ser elucidada. PÁGINA 2488

41. **Resposta: B.** Determinação da extensão e sítio da lesão nos sistemas vestibulares central e periférico. PÁGINA 2303

42. **Resposta: C.** Vários estudos tentaram avaliar o valor prognóstico do ABR intraoperatório, embora sua significância seja incerta, porém determinados padrões intraoperatórios do ABR estão associados aos resultados auditivos pós-operatórios. Persistência da onda V na conclusão do procedimento tem sido associada a uma audição aproveitável. De modo similar, a eliminação completa ou perda irreversível e progressiva da onda V indica uma alta probabilidade de perda auditiva pós-operatória. PÁGINA 2317

43. **Resposta: A.** Clinicamente, a ECochG pode ser utilizada para prever a audição no pós-operatório e é sensível a mudanças no suprimento sanguíneo coclear. PÁGINA 2318

44. **Resposta: A.** Quando comparado a fraturas que poupam a cápsula ótica, há um aumento de duas a dez vezes na incidência de fístula liquórica em pacientes com fraturas que rompem a cápsula ótica, assim como um risco bem mais elevado de lesões intracranianas. PÁGINA 2412

45. **Resposta: B.** Nistagmo vestibular periférico é suprimido pela fixação visual, geralmente é provocado pela rotação horizontal da cabeça, pode ser mais facilmente detectado após uma sacudida da cabeça e possui testes oculomotores normais. (PÁGINA 2694, TABELA 165.5 resume bem os sintomas e achados no exame físico da doença vestibular periférica, quando comparada à doença do sistema nervoso central).

46. **Resposta: A.** Cuidados oculares são importantes para prevenir problemas na córnea/conjuntiva provocados pela secura e exposição. Foi demonstrado que a intervenção precoce com medicamentos antivirais e esteroides orais proporciona uma melhor oportunidade de recuperação quando realizada nas primeiras 72 horas. Após este período, não é claro que os medicamentos antivirais forneçam algum benefício. PÁGINA 2512

47. **Resposta: B.** Tratar o nervo facial como se fosse deiscente até que se prove o contrário, especialmente no segmento timpânico. Isto é importante na cirurgia de orelha média e do estapédio. PÁGINA 2327

48. **Resposta: C.** Foi demonstrado que o trem A é o único padrão intraoperatório da EMG associado à deterioração da função do nervo facial. PÁGINA 2327

49. **Resposta: B.** Cordomas são divididos em subtipos histológicos, porém os principais aspectos microscópicos são de células em "bolhas de sabão" ou fisalíferas vacuolizadas, estreladas e intermediárias em uma matriz mucoide que se arranjam em ninhos, cordões ou trabéculas. A marcação imuno-histoquímica é positiva para citoqueratina e antígeno de membrana epitelial, o que ajuda a diferenciar o cordoma do condrossarcoma. PÁGINA 2374

50. **Resposta: D.** Os fatores que podem contribuir para a amplificação coclear incluem a motilidade das células ciliadas externas e as propriedades mecânicas dos estereocílios e membrana tectória. PÁGINA 2258

51. **Resposta: E.** Uma largura de banda de 8.000 a 9.000 Hz é necessária à correta percepção dos sons por crianças pequenas. PÁGINA 2664

52. **Resposta: C.** Dois terços dos colesteatomas congênitos de orelha média são observados na forma de uma massa branca no quadrante anterior-superior. PÁGINA 2433

53. **Resposta: B.** Uma resposta positiva na eletrococleografia é uma elevada relação SP/AP > 0,5. O teste calórico identifica, geralmente, uma resposta calórica reduzida no lado envolvido, e os limiares do VEMP se encontram elevados. A hidropisia endolinfática precoce pode-se apresentar com uma perda condutiva em baixas frequências, porém o achado mais provável é de uma perda auditiva sensorioneural de baixas frequências e configuração ascendente. PÁGINA 2703

54. **Resposta: D.** SSRIs são antidepressivos e podem oferecer alívio àqueles com ansiedade e tontura. Estes medicamentos podem beneficiar pacientes com variantes de migrânea, porém esta opção não está disponível nas respostas. Pacientes com vertigem visual e desconforto ao espaço e movimento respondem bem a esta classe de medicamentos. (PÁGINA 2740) Os SSRIs não fornecem ajuda significativa àqueles com doença de Ménière, neurite ou labirintite.

55. **Resposta: A.** Supondo que o procedimento original tenha sido bem-sucedido, a questão sugere que a prótese migrou para fora da abertura da janela oval, causando erosão da bigorna distal. Se uma quantidade suficiente da bigorna permanecer fixa no pistão, a mesma poderia ser utilizada novamente (E), contudo, o comprimento deve ser mais longo e não mais curto. Dentre as opções fornecidas, uma prótese chanfrada em alça de balde seria a mais adequada, embora o aumento da abertura da estapedotomia e a obtenção de um enxerto de tecido possam ser necessários. As outras alternativas estão incorretas, visto que indicam reparo na platina residual. Visto que havia osteosclerose, o reparo inicial deve ser realizado no vestíbulo. PÁGINA 2499

56. **Resposta: B.** Levando em conta a apresentação de otossífilis, perda auditiva e perda vestibular periférica podem ser identificadas. SNHL é comum na sífilis congênita e na sífilis adquirida tardia. A cápsula ótica pode estar envolvida nos estágios secundário e/ou terciário da infecção. Perda auditiva pode não estar presente na sífilis congênita. A perda auditiva pode ser estabilizada com antibioticoterapia, mas foi relatado que há uma melhora da perda auditiva em menos de 1/3 dos pacientes tratados. PÁGINA 2521

57. **Resposta: E.** Aminoglicosídeos e cisplatina são bem conhecidos por causar perda auditiva sensorioneural predominantemente em altas frequências. (PÁGINA 2543) Diuréticos de alça são uma causa rara de perda auditiva, porém sua ototoxicidade pode ser intensificada na presença de função renal comprometida, prematuridade e uso concomitante de aminoglicosídeos. PÁGINA 2544

58. **Resposta: C.** Desequilíbrio crônico define uma disfunção em curso, provavelmente do sistema vestibular. Neurite vestibular, insuficiência vertebrobasilar e vertigem associada à migrânea são eventos agudos de curta duração que podem ser recorrentes. Vestibulopatia bilateral é uma condição crônica e, possivelmente, causada por medicamentos ototóxicos. PÁGINA 2620

59. **Resposta: A.** Uma paralisia facial causada por AOM tipicamente responde à drenagem e antibióticos. Paralisia facial tardia secundária a um trauma no osso temporal apresenta um prognóstico favorável. A resolução de trauma penetrante e câncer metastático são improváveis. O prognóstico da síndrome de Ramsay Hunt é desfavorável em termos de uma recuperação satisfatória a normal. PÁGINA 2513

60. **Resposta: E.** O AVE afeta um hemisfério cerebral e o lado contralateral da face. Doença de Lyme, carcinoma metastático, osteomielite da base do crânio e síndrome de Guillain-Barré podem causar paralisia facial bilateral. Outros processos patológicos que podem apresentar paralisia facial bilateral incluem trauma grave com fraturas bilaterais do osso temporal, sarcoide, e infecção intracraniana. PÁGINA 2507, TABELA 155.3

61. **Resposta: A.** Veja o histórico de um caso análogo. PÁGINA 2311

62. **Resposta: A.** Rotação total do corpo no eixo – cadeira giratória: A finalidade do teste é expandir a investigação do sistema vestibular periférico através da aplicação de movimentos cefálicos naturais e do uso de três parâmetros de resultados para caracterizar o sistema vestibular periférico. PÁGINA 2307

63. **Resposta: E.** Boa audição em ambiente ruidoso pode ser um desafio. Uma melhor função da prótese em situações com ruído pode ser mais fácil em pessoas que se sentem confortáveis com o uso das próteses auditivas em todos os ambientes, naquelas utilizando próteses auditivas bilaterais com microfones direcionais ou naquelas utilizando dispositivos auxiliares de adição (sistemas infravermelho ou FM). PÁGINAS 2665, 2670

64. **Resposta: B.** Pacientes sem melhora audiométrica em um prazo de 2 semanas da apresentação apresentam baixa probabilidade de recuperação. PÁGINA 2594

65. **Resposta: D.** A finalidade do SOT é determinar a capacidade do indivíduo em utilizar estímulos visuais, proprioceptivos/somatossensoriais e vestibulares para manter uma postura estável. PÁGINA 2309

66. **Resposta: D.** Na estimulação por condução óssea, a atenuação interaural é < 10 dB. PÁGINA 2276

67. **Resposta: A.** Ao contrário de outros potenciais cocleares, o potencial endococlear não é gerado em resposta à estimulação acústica. PÁGINA 2262

68. **Resposta: B.** No idoso, as alterações na função vestibular avaliadas pelo VEMP revelam redução na amplitude. (PÁGINA 2618) Os limiares e latência não são caracteristicamente alterados.

69. **Resposta: C.** Quando a paralisia facial ocorre em virtude do colesteatoma, o sítio de lesão depende da anatomia do colesteatoma. Normalmente, o nervo é comprometido no segmento timpânico decorrente da erosão óssea causada pelo colesteatoma. PÁGINA 2404

70. **Resposta: A.** OAEs geralmente não são detectadas em pacientes com patologia na orelha média e perda auditiva condutiva. PÁGINA 2284

71. **Resposta: D.** A migração das otoconias do canal semicircular posterior para o vestíbulo com a manobra de reposicionamento pode causar desorientação no espaço e aos movimentos. Isto pode ser manifestado por alteração de percepção do eixo vertical em relação ao solo e problemas com navegação. PÁGINA 2737

72. **Resposta: A.** Das alternativas oferecidas, a injeção transtimpânica de esteroide é a melhor escolha. A dose fornecida por esteroides sistêmicos pode ser insuficiente para o peso corporal, se a paciente for dependente de insulina. Medicamentos antivirais não demonstraram eficácia na SNHL idiopática súbita. (PÁGINA 2593) O carbogênio (5% dióxido de carbono, 95% oxigênio) é considerado um vasodilatador e aumenta a tensão do oxigênio na perilinfa. Suporte científico para uso de oxigênio hiperbárico é limitado. PÁGINAS 2592-2593

73. **Resposta: C.** OAEs também são amplamente utilizadas em situações clínicas. As respostas são geradas por estimulação sonora. As técnicas de emissões otoacústicas evocadas transientes e emissões otoacústicas evocadas por produtos de distorção se complementam. PÁGINA 2269

74. **Resposta: B.** Medidas com sonda no meato acústico externo fornecem um modo objetivo e confiável de programar uma prótese auditiva, é um procedimento relativamente rápido e são mais adequadas em crianças pequenas. PÁGINA 2667

75. **Resposta: D.** Atualmente, cada fabricante define seus próprios limiares para um implante osteointegrado. No momento da escrita deste texto, o Cordell (processador BAHA carregado junto ao corpo) pode ser utilizado com um limiar ósseo médio de 65 dB. PÁGINA 2639

76. **Resposta: C.** Em casos importantes de atresia, o achado esperado é um complexo martelo-bigorna fundido o e deformado. PÁGINA 2394

77. **Resposta: D.** Os ramos axonais centrais dos neurônios aferentes primários se ramificam nos núcleos vestibulares. Terminais aferentes provenientes de diferentes órgãos-alvo primariamente inervam as várias divisões dos núcleos vestibulares, embora terminações aferentes vestibulares sejam observadas no cerebelo, bem como em outros núcleos do tronco encefálico. PÁGINA 2299

78. **Resposta: E.** Células ciliadas sensoriais possuem todos os atributos fornecidos pelas quatro alternativas da questão. Elas possuem estereocílios em forma de escada com um único cinocílio, conectam-se às terminações neurais proximais das células ganglionares espirais, são responsivas à estimulação mecânica e expressam *Atoh1*. PÁGINAS 2747, 2749

79. **Resposta: B.** BPPV é considerada a causa mais comum de tontura em idosos. Vestibulopatia idiopática, tontura associada à migrânea e doença de Ménière vêm logo atrás. AVE são relativamente raros. PÁGINA 2615

80. **Resposta: B.** A direção do nistagmo na BPPV de canal posterior é para cima (em direção à fronte), geotrópica (bate em direção ao chão) e torsional. É um nistagmo de início tardio, fatigável e de curta duração. Nistagmo vertical para baixo sugere um distúrbio no tronco encefálico. PÁGINAS 2708-2709

81. **Resposta: A.** O modelo de pêndulo de torção de Steinhausen prevê que a deflexão da cúpula é proporcional à velocidade da cabeça, desde que a frequência da velocidade da cabeça oscile entre 0,1 e 10 Hz. Além dos limites desta faixa de frequência, no entanto, a sensibilidade do canal semicircular à velocidade diminui à medida que a deflexão cupular sob estas condições não é tão alta. A uma frequência de 0 Hz, que corresponde a uma rotação em velocidade constante, o modelo de pêndulo de torção prevê a ausência de resposta. PÁGINAS 2297-2298

82. **Resposta: D.** A apresentação deve levantar suspeitas de um processo paraneoplásico desencadeando ataxia cerebelar subaguda. (PÁGINA 2729) Dado o histórico de tabagismo, um carcinoma de pulmão de células pequenas deve ser considerado. Ataxia de Friedreich é observada na população jovem nas primeiras três décadas. (PÁGINA 2729) O histórico e os achados neurológicos deste paciente não são consistentes com uma lesão na zona de entrada da raiz provocada pela MS. Estas não são manifestações clínicas de BPPV de qualquer canal.

83. **Resposta: D.** A avaliação do zumbido começa com uma anamnese detalhada e exame físico. Um audiograma é necessário para fornecer uma importante visão da função do sistema auditivo. Exames subsequentes, incluindo de imagem, são determinados pelas informações inicialmente obtidas. PÁGINA 2601

84. **Resposta: C.** HINT é uma medida fundamental do desempenho auditivo utilizada para rastrear indivíduos deficientes auditivos para candidatos com implante coclear. PÁGINA 2278

85. **Resposta: D.** A compressão do trago e o fenômeno de Tullio (onda sonora amplificada com compressão da membrana timpânica) causam aumento da pressão nas orelhas média e interna. A manobra de Valsalva aumenta a pressão intracraniana, bem como a tosse ou o levantamento de peso, causando estimulação ampulípeta em um canal semicircular superior deiscente. (PÁGINAS 2697-2698) Hiperventilação não intensifica uma alteração de terceira janela, porém afeta a perfusão cerebral, com queda de CO_2, vasoconstrição e redução da pressão intracraniana. Pode induzir tontura em pacientes com ansiedade ou doença desmielinizante. PÁGINA 2698

86. **Resposta: D.** Hipoplasia do espaço da orelha média, variando de leve a grave, ocorre na maioria dos casos de atresia congênita e pode-se esperar uma correlação direta entre o desenvolvimento ossicular e as dimesões da orelha média. O risco de complicações cirúrgicas será minimizado, e as chances de um resultado auditivo bem-sucedido elevadas, se as dimesões da orelha média e mastoide forem de, pelo menos, 2/3 do tamanho normal e se os três ossículos, embora deformados, puderem ser identificados. PÁGINA 2388

87. **Resposta: B.** Nistagmo para baixo representa geralmente lesões na junção cervicomedular e linha média do cérebro. As doenças incluem ataxia cerebelar, isquemia vertebrobasilar, esclerose múltipla e malformação de Arnold-Chiari. Esta última cria um aumento de pressão na região floculonodular. (PÁGINAS 2720-2721) O paciente com síndrome de Wallenberg pode apresentar movimentos oculares sacádicos na direção do AVE medular dorsolateral. PÁGINAS 2725-2726

88. **Resposta: D.** A Doença de Paget afeta a cápsula ótica, criando remodelamento ósseo e podendo causar perda auditiva sensorioneural e condutiva. Um crescimento ósseo exagerado que invade os ossículos da orelha média pode contribuir para a perda da audição. O nervo coclear não é comprimido, e os ossículos não são destruídos. Ocorre desmineralização da cápsula ótica, que causa ambos os tipos de perda. PÁGINA 2526

89. **Resposta: A.** O diagnóstico é construído no contexto de um exame físico normal e perda auditiva sensorioneural profunda e progressiva que responde ao tratamento imunossupressor. Não há marcadores consistentes para AIED (provas sorológicas), bem como exame físico ou achados de imagem (PET) patognomônicos. PÁGINA 2524

90. **Resposta: B.** As alternativas A, C e D representam candidatos apropriados para o implante coclear. Um adulto com surdez pré-lingual sem linguagem oral não é um bom candidato para o implante coclear. PÁGINA 2628

91. **Resposta: E.** A maioria dos pacientes com erosão do canal não apresenta vertigem. A erosão afeta predominantemente o canal semicircular horizontal. Com cuidado, a matriz pode ser removida, se o defeito for pequeno e localizado. Neomicina é ototóxica e deve ser evitada. Se a fístula envolver um dos canais semicirculares e a mastoide for pequena, uma mastoidectomia aberta, deixando a matriz na fístula, será apropriada. PÁGINA 2443

92. **Resposta: B.** O órgão de Corti situa-se na escala média, que contém endolinfa. As escalas vestibular e timpânica contêm perilinfa e nenhuma estrutura neural. PÁGINA 2751

93. **Resposta: D.** O quadro clínico de um paciente com desequilíbrio de início súbito e incapacidade de deambular sugere um evento central agudo, como o AVE de Wellenberg. (PÁGINA 2717) As alternativas A, B, C e E podem ser observadas em um evento vestibular periférico agudo.

Capítulo 9: Otologia **281**

94. **Resposta: B.** A aparência pós-operatória da membrana timpânica após reconstrução total do tímpano com um retalho em ilha composto de pericôndrio e cartilagem exibe opacidade da timpanoplastia com cartilagem-enxerto. PÁGINA 2483, FIGURA 153.10

95. **Resposta: D.** As três alternativas estão disponíveis e são apropriadas para um indivíduo com surdez unilateral. Isto também é verdadeiro para outros dispositivos implantáveis osteointegrados (Pronto, Alpha 2) e para o SoundBite. (PÁGINAS 2656-2657) Provavelmente haverá outros implantes e dispositivos disponíveis no futuro.

96. **Resposta: A.** O nervo facial é deiscente em, aproximadamente, 50% dos casos na porção imediatamente superior à janela oval em seu segmento timpânico. PÁGINA 2453

97. **Resposta: D.** Nistagmo acentuado é a definição da lei de Alexander. (PÁGINA 2685) As três leis de Ewald descrevem o efeito do nistagmo em relação à estimulação do SCC. (PÁGINA 2687) BPPV posterior e horizontal apresentam nistagmo provocado por alteração na posição, caso as otocônias flutuem livremente ou estejam aderidas à crista ampular. Um teste do impulso da cabeça positivo também é obtido pela movimentação da cabeça (na avaliação do SCC) e não envolve a direção do olhar.

98. **Resposta: B.** Os sintomas e sinais são sugestivos de esclerose múltipla. A MRI com FLAIR é o teste mais sensível entre as opções fornecidas. (PÁGINA 2728) Uma CT com contraste, audiograma ou outros testes vestibulares não fornecem respostas específicas capazes de identificar a doença.

99. **Resposta: A.** Succinilcolina é utilizada para indução em razão de seu efeito de curta duração, com recuperação completa do bloqueio neuromuscular em até 15 minutos. O atracúrio e o vecurônio induzem tipicamente paralisia por até 30 minutos. PÁGINA 2326

100. **Resposta: C.** Saucerização torna a cavidade rasa ao permitir o prolapso para dentro dos tecidos moles adjacentes. PÁGINA 2455

101. **Resposta: D.** Schuknecht identificou quatro categorias de presbiacusia com base em alterações clínicas e histopatológicas na cóclea. São elas: sensorial, condutiva, de estria e neurais. Ele não definiu presbiacusia central. PÁGINA 2617

102. **Resposta: A.** A partir da quinta semana de gestação, três saliências se originam no primeiro arco branquial (mandibular) (saliências 1-3), e três surgem no segundo arco branquial (hióideo) (saliências 4-6) no lado oposto da primeira fenda branquial. PÁGINA 2239

103. **Resposta: C.** A pele do meato cartilaginoso contém muitas células ciliadas e glândulas sebáceas e apócrinas, como as glândulas ceruminosas. Juntas, estas três estruturas anexiais fornecem uma função protetora e são denominadas de *unidade apopilossebácea*. PÁGINA 2333

104. **Resposta: A.** Foi estimado que a exposição a ruído ocupacional e não ocupacional causa, *cada uma*, 5 a 10% das perdas auditivas em adultos nos Estados Unidos. PÁGINA 2534

105. **Resposta: A.** A hipertensão intracraniana se resolve com a tomada de medidas para reduzir a fonte de produção ou a presença de pressão liquórica elevada. Frequentemente é observada em mulheres com sobrepeso e pode ser melhorada com a perda de peso. É diagnosticada com punção lombar e pode ser tratada com diuréticos. Quando o tratamento é malsucedido, uma derivação ventriculoperitoneal reduzirá a pressão. PÁGINA 2610

106. **Resposta: A.** A associação de sintomas vestibulares à SNHL idiopática súbita sugere um dano maior à orelha interna, com menor probabilidade de recuperação. O paciente é idoso, o que pode prejudicar a sua recuperação. Neste cenário, o melhor indicador positivo seria a ausência de sintomas vestibulares. PÁGINA 2594

107. **Resposta: D.** A presença de reflexos estapedianos com uma CHL significativa justifica a avaliação para a presença de uma terceira janela na orelha interna (ou seja, deiscência do canal semicircular superior). PÁGINA 2490

108. **Resposta: E.** Esta questão enfatiza a relação de sobreposição entre os distúrbios vestibulares e a intolerância ao movimento, a ansiedade e a tendência a quedas. Todos os distúrbios mencionados são agravados pela disfunção vestibular subjacente. PÁGINA 2738

109. **Resposta: C.** Colesteatoma congênito origina-se na mesotímpano anterossuperior, enquanto que o colesteatoma adquirido se origina no epitímpano ou mesotímpano posterior. PÁGINA 2363

110. **Resposta: D.** Os quatro princípios fundamentais no tratamento de otite externa em todos os estágios são limpeza frequente e completa, uso judicioso de antibióticos apropriados, tratamento da dor e inflamação associada e recomendações em relação à prevenção de futuras infecções. PÁGINAS 2337-2338

111. **Resposta: B.** À medida que a placa da fossa posterior é adelgaçada, o saco endolinfático fica visível na região posteroinferior ao canal semicircular posterior. PÁGINA 2457

112. **Resposta: D.** O teste do impulso da cabeça é um meio de detectar hipofunção vestibular unilateral ou bilateral. Os movimentos são realizados no plano paralelo aos canais semicirculares. Os canais semicirculares são estimulados com aceleração angular. O movimento deve ser acelerado a mais de 2.000 graus por segundo quadrado. (PÁGINAS 2687-2688) A função utricular detecta movimentos gravitacionais e lineares e não é avaliada pelo teste do impulso.

113. **Resposta: E.** Osteomielites da base do crânio surgem geralmente a partir de uma otite externa aguda que não se resolve, apesar do tratamento médico. O histórico é significativo para uma infecção de longa duração do meato acústico externo, acompanhada por secreção auricular e dor profunda severa. A doença geralmente é encontrada em pacientes diabéticos idosos com controle metabólico insatisfatório, embora possa ser encontrada em qualquer paciente cronicamente enfermo, debilitado ou imunocomprometido. O estado de HIV do paciente deve ser conhecido. PÁGINA 2341

114. **Resposta: D.** Calcificação no tumor ou hiperostose associada corroboram o diagnóstico de meningioma. Schwannomas vestibulares são isodensos ou hipodensos em relação ao cérebro e exibem realce inomogêneo e ausência de calcificação ou hiperostose. Uma MRI de um schwannoma vestibular irá, mais provavelmente, exibir erosão do meato acústico interno, onde o tumor se origina e um realce pronunciado com a injeção de contraste intravenoso. PÁGINA 2380

115. **Resposta: C.** Células ciliadas em desenvolvimento expressam ligantes de Notch e ativam a via de sinalização Notch. O gene *Atoh1* promove o desenvolvimento de células ciliadas. O Notch controla a expressão de *Atoh1* e, desse modo, regula o desenvolvimento/regeneração das células ciliadas. (PÁGINA 2749) As proteínas de sinalização Wnt são importantes na comunicação entre células durante o desenvolvimento embrionário.

Capítulo 9: Otologia

116. **Resposta: A.** O implante auditivo de tronco encefálico faz contato direto com o núcleo coclear dorsal. O núcleo olivar superior, colículo inferior e nervo coclear fazem parte da via auditiva, porém não os sítios de contato com este dispositivo. O núcleo do trato solitário recebe estímulos das fibras gustativas (nervos cranianos 7, 9 e 10) e vísceras (corpo carotídeo, faringe e abdome). PÁGINA 2648

117. **Resposta: C.** ASSR podem fornecer informações dos limiares de forma frequência-específica em níveis de intensidade iguais ou superiores a 120 dB. PÁGINAS 2270-2271

118. **Resposta: B.** A NIHL não é acelerada e não progride após o término da exposição. A maioria da perda ocorre nos primeiros 10 anos de exposição. A presbiacusia ARHL é uma perda auditiva sensorioneural em altas frequências, mais comum em homens e que acelera com a idade. PÁGINA 2539

119. **Resposta: A.** A embriologia da cápsula ótica é distinta daquela das orelhas média e externa, derivadas do arco branquial. PÁGINA 2384

120. **Resposta: D.** Quando sintomas estão presentes, estes consistem em vertigem secundária à manobra de Valsalva ou esforço, vertigem provocada por movimento ou posição, fenômeno de Tullio (vertigem secundária a estímulos auditivos), vertigem com manipulação do pavilhão auricular ou do meato acústico externo e graus variados de perda auditiva. PÁGINA 2403

121. **Resposta: D.** A pesquisa dos movimentos sacádicos, bem como a avaliação da estabilidade do olhar, pode ser utilizada para sugerir a localização das lesões no sistema vestibular central. PÁGINAS 2304-2305, 2312

122. **Resposta: B.** A orelha é examinada de forma mais asséptica possível. Sangue e cerume no meato acústico externo não devem jamais ser removidos por irrigações (lavagem). PÁGINA 2413

123. **Resposta: B.** O uso apropriado de proteção auditiva pode fornecer mais de 20 dB de proteção, especialmente quando plugues e conchas são utilizados em conjunto. Em um sentido prático, a quantidade usual de proteção concedida é próximo de 10 dB. PÁGINA 2538

124. **Resposta: B.** O início imediato de paralisia facial (ausência de movimentos voluntários) indica uma lesão aguda grave. Isto sugere uma possível ruptura do nervo. As alternativas A e D descrevem a função residual no início do quadro e paralisia de início tardio, respectivamente. A escala de coma de Glasgow não tem um impacto preditivo sobre o estado ou recuperação do nervo facial. Ela aborda a função motora e a resposta à dor. PÁGINA 2413

125. **Resposta: B.** Uma abordagem translabiríntica é a mais direta para a ressecção tumoral. Uma abordagem na fossa média não é apropriada em razão das grandes dimensões e audição deficiente. Uma abordagem retrolabiríntica fornece acesso limitado ao IAC e CPA. Uma abordagem retrossigmóidea fornece um acesso adequado, porém esta não é uma das alternativas. PÁGINA 2564

126. **Resposta: C.** A síndrome de Wallenberg não afeta a orelha interna (artéria auditiva interna) ou os núcleos cocleares. Perda auditiva e vertigem prolongada são características de uma isquemia no território do AVE de AICA. Fraqueza facial e vertigem podem ocorrer em ambos. PÁGINA 2725

127. **Resposta: D.** O sítio de origem mais comum é no meato acústico interno lateral, próximo do gânglio de Scarpa. Há uma concepção errônea de que os tumores se desenvolvem na junção glial-células de Schwann (zona de Obersteiner-Redlich). PÁGINA 2558

128. **Resposta: B.** Os locais de origem mais comuns dos colesteatomas em ordem decrescente de frequência são o epitímpano posterior, o mesotímpano posterior e o epitímpano anterior. PÁGINA 2436

284 Capítulo 9: Otologia

129. **Resposta: C.** O vírus Coxsackie tipo A causa ulcerações orais e doença da mão-pé-boca. Os vírus tipo B causam pleurodinia. Ambos os tipos A e B podem afetar as meninges e o miocárdio. Não existem evidências convincentes do vírus Coxsackie causando perda auditiva, ao contrário dos vírus HIV, citomegalovírus e varicela-zóster. PÁGINAS 2519-2520

130. **Resposta: C.** Um canal de falópio deiscente ou deslocado inferiormente, com ou sem um nervo facial prolapsado, pode ocasionalmente obscurecer a janela oval. Se a remoção da platina do estribo e colocação de prótese puderem ser realizadas com segurança, a cirurgia deve ser continuada. Se o cirurgião acreditar que o nervo está em perigo, o procedimento deve ser abortado. PÁGINA 2499

131. **Resposta: C.** Adenocarcinoma papilar agressivo do saco endolinfático pode causar erosão da face posterior do osso petroso e pode estar associado à doença de von Hippel-Lindau, cisto renal ou tumores. PÁGINA 2371

132. **Resposta: B.** A fim de considerar o diagnóstico de AIED, deve haver envolvimento bilateral, e este deve ser progressivo e responsivo à imunossupressão. Não é uma doença unilateral. Perda progressiva que *não* responde à imunossupressão *não* satisfaz a definição de AIED. PÁGINA 2523

133. **Resposta: D.** Células-tronco são células não especializadas com a capacidade de se renovar. Elas podem, também, se diferenciar em qualquer célula especializada do corpo, em células sanguíneas, nervosas, ósseas ou células de outro tecido específico. Células-tronco podem realizar divisão assimétrica. No caso do órgão de Corti, as células de suporte podem-se dividir e se diferenciar em células ciliadas. PÁGINA 2750

134. **Resposta: C.** Medidas eficazes estão disponíveis para modificação do zumbido. O tratamento da doença psiquiátrica pode atenuar a carga do zumbido. Não é comum o agravamento do zumbido. Acupuntura, meditação e massagem exercem um papel no controle de zumbido. (Um algoritmo de diagnóstico e tratamento para zumbido não pulsátil é apresentado na PÁGINA 2601, FIGURA 161.3. Na PÁGINA 2604, há uma discussão sobre terapias como *neurofeedback* e estimulação magnética transcraniana e direta transcraniana).

135. **Resposta: B.** MRI com MRV/MRA é mais sensível para a detecção de trombose do seio sigmoide, delineando a extensão do trombo e integridade da circulação contralateral ao mesmo tempo em que também identifica outras complicações intracranianas. PÁGINA 2407

136. **Resposta: C.** Como parte da síndrome de Pendred, um aqueduto vestibular alargado pode estar associado a um distúrbio na organificação tireoidiana causado por mutações no *SLC26A4*, um gene transportador de cloreto/iodeto. PÁGINA 2249

137. **Resposta: C.** Uma das funções dos músculos da orelha média é proteger a cóclea de sons de alta intensidade. As funções seguintes foram atribuídas aos músculos da orelha média. Algumas destas funções incluem o fornecimento de força e rigidez à cadeia ossicular; contribuição ao suprimento sanguíneo da cadeia ossicular; redução do ruído fisiológico causado pela mastigação e vocalização; melhora da relação sinal-ruído para sinais de alta frequência, especialmente sons de fala de alta frequência, como sons fricativos surdos, por meio da atenuação do ruído de fundo de alto nível e baixa frequência; funciona como um controle de ganho automático e aumento do alcance dinâmico da orelha; e atenuação de irregularidades na função de transferência da orelha média. PÁGINA 2256

138. **Resposta: B.** A doença de Ménière é uma contraindicação absoluta para estapedectomia/estapedotomia. Quando o espaço endolinfático é dilatado (hidropisia endolinfática), o sáculo pode ser alargado até o ponto em que se adere à face inferior da platina do estribo. Um procedimento no estribo pode causar lesão ao sáculo e resultar em uma perda auditiva sensorioneural profunda. PÁGINA 2489

Capítulo 9: Otologia

139. **Resposta: B.** Manobras atraumáticas, como a abertura da dura, alteram os padrões de condução do ABR, que aparecem como alterações no monitor; nestas situações, o restabelecimento de um valor basal intraoperatório pode ser necessário previamente a uma nova manipulação no sistema auditivo. PÁGINA 2316

140. **Resposta: B.** Oxaliplatina é um análogo da cisplatina de terceira geração que não está associado à nefrotoxicidade ou ototoxicidade. PÁGINA 2543

141. **Resposta: A.** No reparo lateral *(overlay)*, o *blunting* pode ser funcionalmente compreendido como uma cicatrização densa da membrana timpânica anterior que resulta em redução da área de superfície funcional da membrana timpânica e "pseudofixação do martelo" causada pela aderência entre o manúbrio e a parede do canal anterior. PÁGINA 2476

142. **Resposta: A.** A CT caracteriza as alterações ósseas, e a MRI os aspectos relativos aos tecidos moles, bem como as extensões cervical e intracraniana. PÁGINA 2362

143. **Resposta: D.** Perda auditiva é o fator de risco mais prevalente do zumbido. Este está associado à doença psiquiátrica e SNHL. (PÁGINA 2598) A otosclerose estapediana pode provocar zumbido pulsátil ou não pulsátil. A otosclerose coclear pode causar zumbido. PÁGINA 2611

144. **Resposta: A.** Elevações similares na relação SP/AP têm, entretanto, sido relatadas na fístula perilinfática, na doença autoimune de orelha interna e na deiscência do canal semicircular superior. PÁGINA 2283

145. **Resposta: C.** Uma MRI seria apropriada em um adulto. Imagens adquiridas com uma MRI de alta resolução em T2 são excelentes para a detecção de malformações na orelha interna e apresentam a vantagem de exibir também o 8º nervo e o tronco encefálico. Além disso, não possuem radiação ionizante. Uma consideração para a escolha da CT pode ser a necessidade de anestésico geral em uma criança muito nova para a MRI. PÁGINA 2591

146. **Resposta: D.** Adultos não utilizam MP3 *players* com tanta frequência quanto os jovens e adolescentes. Não há evidências suficientes de perda auditiva induzida pelo ruído (NIHL) provocada por sistemas de som pessoais. A fonte não ocupacional mais importante de NIHL é a prática do disparo de armas de fogo. (PÁGINA 2535) Ototoxicidade e schwannomas vestibulares são relativamente raros.

147. **Resposta: C.** O tumor provavelmente descreve um glomo jugular. O controle proximal isola o seio sigmoide e incluiria o seio petroso superior. O seio cavernoso está afastado desta área. O seio petroso inferior fornece drenagem venosa para a face medial do tumor vascular e é encontrado durante a ressecção do corpo do tumor. PÁGINAS 2580-2581

148. **Resposta: D.** Pacientes com susceptibilidade mitocondrial hereditária podem sofrer perda auditiva sensorioneural no caso de administração intravenosa ou transtimpânica de aminoglicosídeos. O padrão de herança é através de um defeito mitocondrial transmitido pela mãe, a mutação do gene *A1555G*. PÁGINA 2545

149. **Resposta: B.** Nas orelhas com defeitos congênitos das orelhas externa e média, a implicação deste padrão de desenvolvimento é que o nervo facial situa-se mais anterior e superficialmente no osso temporal lateral. PÁGINA 2444

150. **Resposta: C.** Gravidez está associada à hipervolemia e um débito cardíaco elevado. O zumbido se resolve no pós-parto e não é uma indicação de pré-eclâmpsia. Plasmaférese não é aconselhável.
PÁGINA 2609

151. **Resposta: A.** O revestimento ósseo do ramo anterior do canal semicircular lateral sofre erosão pela massa de tecidos moles que preenche a orelha média. O tégmen não é exibido nesta imagem axial mais inferior. O revestimento ósseo do segmento timpânico do nervo facial está intacto.

152. **Resposta: B.** Na atresia aural, o segmento timpânico do nervo facial pode estar deslocado para o lado lateral da orelha média, onde fica em risco durante a cirurgia. Este achado deve sempre ser buscado no pré-operatório.

153. **Resposta: C.** Perda óssea na região adjacente à cóclea e na região da *fissula ante fenestram* é sugestiva de otosclerose, que, classicamente, manifesta-se com perda auditiva mista. O fenômeno de Tullio está mais associado a um canal semicircular superior deiscente.

154. **Resposta: E.** Há muitas translucências normais que podem ser observadas na CT do osso temporal e que não devem ser confundidas com fratura. Contudo, neste caso, há uma fratura que se estende da região anteroposterior até a cápsula ótica. A presença de ar no vestíbulo e no meato acústico interno é um sinal secundário importante de fratura.

155. **Resposta: C.** A prótese de estribo nesta imagem está deslocada posteriormente em relação à janela oval. Não há evidência de fratura, de massa de tecidos moles ou de gás na orelha interna. A densidade da cápsula ótica é normal.

Cirurgia Plástica e Reconstrutiva da Face

10

Grant S. Gillman, MD, FRCS ▪ J. David Kriet, MD, FACS
Jonathan M. Sykes, MD, FACS

1. Qual é o nome da área em que o septo se articula com os ossos nasais?

   A. Ponte.
   B. Keystone.
   C. Fixter.
   D. Crista.
   E. Base.

2. Onde o osso hioide está idealmente localizado?

   A. No nível da primeira e segunda vértebras cervicais.
   B. Proximal e anteriormente no pescoço.
   C. No nível da terceira e quarta vértebras cervicais.
   D. Distal e posteriormente no pescoço.

3. Qual das seguintes alternativas é verdadeira em relação ao ângulo nasofrontal (NFA)?

   A. Mulheres tendem a ter um NFA mais agudo.
   B. O vértice deve estar alinhado ao limbo superior.
   C. Elevação cirúrgica da posição do subnásio superiormente irá encurtar o comprimento do nariz.
   D. Todas as alternativas.

4. Um cirurgião plástico planeja utilizar um expansor de tecido para o escalpo. Qual a camada ideal para colocação do expansor de tecido?

   A. Na pele, entre a epiderme e a derme.
   B. Entre a pele e o tecido subcutâneo.
   C. Entre o tecido subcutâneo e a gálea aponeurótica.
   D. Entre a gálea aponeurótica e o pericrânio.
   E. Entre o pericrânio e o crânio.

5. Qual é uma contraindicação absoluta para a realização de *peelings* químicos?

   A. Histórico de cicatrização hipertrófica ou formação de queloides.
   B. Fumante ativo.
   C. Histórico de exposição cutânea à radiação.
   D. Uso de isotretinoína nos últimos 6 meses.

6. Qual das alternativas seguintes é a melhor opção de iluminação para a fotografia realizada no consultório?

   A. Luzes fluorescentes e câmera com *flash* de preenchimento.
   B. Luz ambiente proveniente da janela do consultório.
   C. Câmera com *flash* de anel *(ring flash)*.
   D. Kit de estúdio com luz contínua duo com *softbox*.

7. A correção da microtia/atresia deve começar com:

   A. Enxerto cutâneo na orelha com remoção do vestígio micrótico.
   B. Correção da atresia por um otorrinolaringologista.
   C. Procedimento combinado em conjunto com o otologista.
   D. Extração de cartilagem autóloga com a criação de um arcabouço.
   E. Esperar até que a criança tenha 18 anos para decidir por si mesmo(a).

8. Qual dos seguintes aspectos anatômicos predispõe um paciente candidato a uma rinoplastia à obstrução pós-operatória da via aérea nasal?

   A. Ossos nasais longos.
   B. Cavidade cartilaginosa superior ampla.
   C. Contorno convexo das cartilagens laterais inferiores.
   D. Crura lateral posicionada cefalicamente.

9. Qual das seguintes afirmações melhor descreve o pogônio?

    A. É utilizado para calcular o ângulo face inferior-garganta e o ângulo mentocervical.
    B. É a face mais anterior do queixo.
    C. Deve aproximar a linha do meridiano zero em homens.
    D. Todas as alternativas.

10. Enxertos cartilaginosos estruturais são necessários para:

    A. Prevenir colapso e obstrução das vias aéreas.
    B. Resistir à retração cefálica da cartilagem alar.
    C. Fornecer projeção para a ponta nasal.
    D. Todas as alternativas.

11. Após uma lesão de Sunderland de grau IV, a recuperação espontânea geralmente é:

    A. Razoável.
    B. Impossível.
    C. Modesta.
    D. Insatisfatória.

12. O princípio de subunidades estéticas serve para:

    A. Aumentar a camuflagem de cicatrizes.
    B. Auxiliar na excisão de malignidades cutâneas.
    C. Guiar o posicionamento de enxertos de estruturação alar.
    D. Ditar a indicação da cirurgia de Mosh.

13. Qual das tríades de músculos miméticos faciais abaixo é uma exceção, com trajeto *abaixo* do trajeto do nervo facial?

    A. Zigomático maior, zigomático menor e bucinador.
    B. Bucinador, mentoniano e elevador do lábio superior.
    C. Masseter, mentoniano e bucinador.
    D. Levantador do ângulo da boca, mentoniano e bucinador.
    E. Masseter, mentoniano e orbicular do olho.

14. Na seleção de um implante apropriado para o defeito ou deformidade de um paciente, qual das seguintes alternativas é a consideração mais importante?

    A. Tamanho do defeito.
    B. Tipo de pele do paciente.
    C. Resistência à deformação.
    D. Facilidade de implantação.
    E. Biocompatibilidade tecidual.

15. O ângulo nasofacial é o ângulo formado pela interseção de:

    A. Uma linha traçada entre o násio e o ponto definidor da ponta nasal e uma segunda linha traçada entre o násio e a junção alar-facial.
    B. Uma linha traçada entre o násio e o subnásio e uma segunda linha traçada entre o násio e o ponto definidor da ponta nasal.
    C. Uma linha traçada entre o násio e o ponto definidor da ponta nasal e uma segunda linha traçada entre a glabela e o pogônio.
    D. Uma linha traçada entre a glabela e a ponta nasal e uma segunda linha traçada entre a glabela e o subnásio.

16. Assimetria transversal do mento frequentemente está associada a:

    A. Síndrome de Treacher Collins.
    B. Sequência de Pierre Robin.
    C. Síndrome de Van der Woude.
    D. Espectro óculo-auriculovertebral (OAV).

17. Qual das seguintes afirmações explica como a anti-hélice pode ser criada?

    A. Fixação da cartilagem da hélice dobrada com suturas de colchoeiro horizontais pela técnica de Mustarde.
    B. Fresagem da cartilagem da hélice anteriormente.
    C. Removendo feixes finos da cartilagem da hélice com uma abordagem posterior.
    D. Todas as alternativas.

18. Uma raiz posicionada caudalmente (desproporção baixa da raiz) terá qual destes efeitos?

    A. Tornará o ângulo nasofacial mais agudo e, desse modo, fará com que a ponta nasal pareça relativamente hiperprojetada.
    B. Tornará o ângulo nasofacial mais obtuso e, desse modo, fará com que a ponta nasal pareça relativamente subprojetada.
    C. Tornará o ângulo nasofacial mais agudo e, desse modo, fará com que a ponta nasal pareça relativamente subprojetada.
    D. Tornará o ângulo nasofacial mais obtuso e, desse modo, fará com que a ponta nasal pareça relativamente hiperprojetada.

19. Se uma reação cutânea com eritema, formação de vesículas e exsudato se formar, especificamente, em todas as áreas tratadas com a pomada utilizada para tratamento da ferida, o paciente deve, inicialmente:

    A. Interromper o uso da pomada.
    B. Aplicar mais pomada.
    C. Aplicar pomada e creme esteroide.
    D. Aplicar vaselina e hidratante.

20. Qual dos seguintes sítios anatômicos da face é mais sensível à cicatrização por segunda intenção?

    A. Têmpora.
    B. Canto medial.
    C. A e B.
    D. Nenhuma das alternativas.

21. Qual das seguintes lentes de reflexo de lente única (SLR) é mais apropriada à fotografia padronizada de antes e depois quando uma câmera digital SLR é utilizada?

    A. Macro de 60 mm.
    B. Macro de 105 mm.
    C. Fixa de 35 mm.
    D. Zoom de 24 a 120 mm.

22. Qual dos seguintes não é um mecanismo de suporte principal da ponta nasal?

    A. Comprimento e força das cartilagens laterais inferiores.
    B. Inserção da crura medial no septo caudal.
    C. Espinha nasal.
    D. Inserção da margem cefálica da crura lateral na margem caudal da cartilagem lateral superior.

23. Mandíbula pequena ou posicionada posteriormente designada é:

    A. Microgenia.
    B. Prognatia.
    C. Retrognatia.
    D. Má oclusão de classe II.

24. Qual alternativa é verdadeira em relação aos coxins adiposos da pálpebra superior?

   A. O coxim adiposo lateral é mais profundo do que o coxim adiposo medial.
   B. Remoção agressiva do coxim adiposo central sempre melhora os resultados estéticos.
   C. Os coxins adiposos se situam abaixo do septo orbitário.
   D. Reflexão da aponeurose do músculo levantador expõe os coxins adiposos subjacentes.

25. Recuperação da função após tratamento com toxina botulínica envolve:

   A. Desenvolvimento de novos axônios colaterais.
   B. Formação de axônios colaterais temporários, seguido pela recuperação da transmissão através da porção terminal do nervo primário.
   C. Recuperação da transmissão neural através da porção terminal do nervo original.
   D. Regeneração da acetilcolina no terminal nervoso pré-sináptico.

26. Qual das seguintes afirmações a respeito das complicações que ocorrem após a otoplastia é falsa?

   A. A deformidade conhecida como orelha em telefone pode resultar da falha em corrigir um lóbulo e raiz da hélice proeminentes e deslocados lateralmente.
   B. Infecção é a complicação mais comum.
   C. Necrose cutânea é uma complicação rara.
   D. Piora da dor após o 3º dia pós-operatório sugere infecção.

27. Técnicas de dermoabrasão esfoliam a pele até que pontos de sangramento sejam observados. Isto corresponde a que profundidade da pele?

   A. Diretamente subdérmica.
   B. Derme reticular.
   C. Derme papilar.
   D. Tecido subcutâneo.

28. Qual o tratamento mais adequado para microgenia?

   A. Osteotomia e desbridamento ósseo.
   B. Miotomia supra-hióidea.
   C. Cirurgia ortognática para correção da má oclusão.
   D. Aumento aloplástico.

29. Qual das seguintes estruturas separa os coxins adiposos medial e central da pálpebra inferior?

    A. Músculo reto lateral.
    B. Canal nasolacrimal.
    C. Músculo oblíquo inferior.
    D. Músculo reto inferior.
    E. Nervo infraorbitário.

30. Onde é o centro de crescimento cartilaginoso no septo nasal?

    A. Pericôndrio do septo ósseo anterior.
    B. Crista maxilar.
    C. Área de Keystone.
    D. Ponta nasal.
    E. Dorso ósseo.

31. Qual é a quantidade de pele que deveria ser preservada entre o supercílio e a margem palpebral superior após a blefaroplastia superior?

    A. 15 mm.
    B. 20 mm.
    C. 25 mm.
    D. 30 mm.

32. Qual das seguintes técnicas demonstrou uma redução na contaminação bacteriana antes da inserção de um implante?

    A. Imersão em solução antibiótica.
    B. Irrigação com iodopovidona (Betadine)*.
    C. Infiltração sob sucção de uma solução antimicrobiana.
    D. Antibióticos intravenosos pré-operatórios.

33. A técnica mais adequada para a camuflagem de uma cicatriz retilínea e delgada de 5 cm com trajeto perpendicular às linhas de tensão da pele relaxada ao longo da bochecha é:

    A. Fechamento geométrico com quebra do alinhamento.
    B. Z-plastia seriada.
    C. Excisão fusiforme.
    D. Dermoabrasão.

---

*N. do T.: Não existe Betadine tópico no Brasil. O nome Betadine é de uma medicação antivertiginosa.

34. Pacientes que apresentam o diagnóstico de depressão podem ser descritos por qual das seguintes alternativas?

    A. Podem ser submetidos à cirurgia plástica com segurança.
    B. Demonstram melhora na pontuação obtida no Inventário de Depressão de Beck após a cirurgia plástica.
    C. Pode inicialmente sofrer intensificação de seus sintomas depressivos após a cirurgia plástica.
    D. Todas as alternativas.

35. Qual dos seguintes é característico dos hemangiomas?

    A. Ausência ao nascimento.
    B. Aumento no tamanho com o crescimento do paciente.
    C. Taxa normal de crescimento de células endoteliais.
    D. Ausência de hiperplasia endotelial.

36. Qual o procedimento mais adequado para prevenção de hiperpigmentação pós-inflamatória após reepitelização da pele?

    A. Pré-tratamento com tretinoína tópica.
    B. Pré-tratamento com hidroquinona.
    C. Pré- e pós-tratamento com protetor solar e prevenção de exposição ao sol.
    D. Todas as alternativas.

37. Os *lasers*, caracteristicamente, produzem luz:

    A. Monocromática.
    B. Pulsada.
    C. Colimada.
    D. A e B.
    E. A e C.

38. Identifique o sistema vascular dérmico regulado pelo sistema nervoso simpático:

    A. Esfíncter pré-*shunt*.
    B. Esfíncter pré-capilar.
    C. Arcada reticulovascular.
    D. *Shunts* venosos papilares.

39. Qual termo melhor descreve a relação de tensão-deformação da pele?

   A. Linear.
   B. Parabólica.
   C. Infinita.
   D. Não linear.

40. Em qual idade a orelha alcança seu tamanho adulto?

   A. 3 anos.
   B. 5 anos.
   C. 7 anos.
   D. 10 anos.

41. A necessidade de enxertos cartilaginosos é mais provável para defeitos cutâneos envolvendo:

   A. Metade inferior/lateral do nariz, ou seja, a asa e a parede lateral.
   B. Ponta nasal.
   C. Subunidade dorsal.
   D. Não necessário para defeitos exclusivamente cutâneos, desde que a cartilagem não tenha sido sacrificada.

42. No paciente submetido a um *lifting* facial, qual das seguintes condições pode aumentar o risco de formação de hematomas no pós-operatório?

   A. Tosse.
   B. Pressão sanguínea não controlada.
   C. Dor não controlada.
   D. Náusea e vômito.
   E. Movimento excessivo da cabeça.
   F. Todas as alternativas.

43. A causa dominante de falha após transferência de tecido livre para reanimação facial é:

   A. Falha microvascular.
   B. Penetração neural inadequada.
   C. Inserção inadequada de sutura no modíolo atrofiado.
   D. Vetor de tensão incorreto.

44. Qual das seguintes alternativas é verdadeira em relação ao retalho de Juri para restauração capilar?
    A. O retalho de Juri é mais apropriado para cobertura da coroa do que para a restauração da linha frontal de implantação dos cabelos.
    B. O retalho de Juri pode ser extraído em um único estágio, se a ultrassonografia Doppler revelar um forte suprimento arterial.
    C. O retalho de Juri é pediculado na artéria occipital e a artéria temporal superficial (STA).
    D. O retalho de Juri pode fornecer excelente densidade à linha de implantação capilar frontal, embora os cabelos possam ser orientados posteriormente, resultando em uma aparência incomum.

45. Paciente submetida à avaliação cirúrgica demonstra uma preocupação excessiva com uma assimetria muito discreta das narinas. Isso é tão incômodo que ela usa uma máscara em público e não é capaz de manter o emprego. Esta paciente pode estar sofrendo de:
    A. Transtorno de personalidade borderline.
    B. Transtorno dismórfico corporal (BDD).
    C. Transtorno de personalidade narcisista.
    D. Transtorno de personalidade histriônica.

46. Qual das seguintes afirmações em relação à realização de tarsorrafia para lagoftalmo paralítico é mais precisa?
    A. Fornece uma melhor proteção do que o implante de peso de ouro na pálpebra e retalho tarsal inferior.
    B. Rende o resultado mais agradável esteticamente.
    C. É tecnicamente mais difícil de executar do que outras técnicas de reanimação palpebral.
    D. A taxa de revisão é comparável àquela do implante de mola palpebral.

47. A emissão estimulada de radiação ocorre quando:
    A. Fótons em um sistema colidem com os átomos no meio do *laser* e elevam um elétron para um nível de energia mais alto.
    B. Um átomo no estado excitado reemite um fóton, e o elétron retorna para o nível de energia mais baixo.
    C. Um átomo no estado de energia mais alto é atingido por um fóton adicional com a emissão de dois fótons.
    D. Fótons em um sistema colidem com os átomos no meio do *laser* e reduzem um elétron para um nível de energia mais baixo.

48. Qual das seguintes incisões é necessária a uma abordagem com exposição alar total *(delivery)* à ponta nasal?

   A. Uma incisão intercartilaginosa acoplada a uma incisão transcolumelar.
   B. Uma incisão marginal acoplada a uma incisão intercartilaginosa que se conecta a uma incisão de transfixação total.
   C. Uma incisão retrógrada acoplada a uma incisão marginal se conectando a uma incisão de hemi-transfixação.
   D. Uma incisão da margem acoplada a uma incisão intercartilaginosa que se conecta a uma incisão de Killian total.

49. Qual nervo é mais comumente lesionado durante o *lifting* facial?

   A. Ramo mandibular marginal do nervo facial.
   B. Ramo frontal do nervo facial.
   C. Nervo auricular magno.
   D. Nervo occipital menor.
   E. Nervo occipital maior.

50. De acordo com o modelo de tripé da dinâmica na ponta nasal, qual das seguintes alternativas é falsa?

   A. Encurtamento da crura lateral aumenta a rotação da ponta.
   B. Encurtamento da crura medial diminui a projeção da ponta.
   C. Aumento no comprimento da crura medial aumenta a rotação da ponta.
   D. Alongamento da crura medial e encurtamento da crura lateral diminuem a rotação da ponta.

51. Neurofibromas solitários podem-se desenvolver e não estão associados a uma síndrome específica. No entanto, um paciente com múltiplos neurofibromas ou um neurofibroma plexiforme deve ser encaminhado para avaliação de qual síndrome?

   A. von Recklinghausen.
   B. Peutz-Jeghers.
   C. Klippel-Trénaunay.
   D. Osler-Rendu-Weber.
   E. Cowden.

52. A matriz extracelular é fundamental à ligação das células aos implantes. Qual das seguintes alternativas é o elemento mais importante para este passo na matriz extracelular?

   A. Triglicerídeos.
   B. Glicosaminoglicanos.
   C. Aminoácidos.
   D. Polilactida.
   E. Poligalactida.

53. Qual é uma vantagem do uso de uma solução fenólica em relação ao ácido tricloroacético (TCA)?

    A. Ausência de toxicidade cardíaca.
    B. Ausência de necessidade de sedação.
    C. Facilidade de avaliar a profundidade adequada de penetração.
    D. Melhora nos tempos de cicatrização.

54. Quando utilizado como um implante para aumento de tecidos moles, a derme acelular humana apresenta qual habilidade para o preenchimento de um defeito?
    A. Matriz para o crescimento de novo tecido.
    B. Estimulação para espessamento da derme.
    C. Formação óssea subjacente.
    D. Volume permanente no defeito.
    E. Neuromodulação.

55. Mulher de 33 anos se consulta com seu cirurgião para uma rinoplastia. O exame revela ossos nasais curtos. Como resultado da rinoplastia, ela corre o risco de sofrer:

    A. Obstrução da via aérea nasal.
    B. Bossas na ponta nasal.
    C. Deformidade de nariz em sela.
    D. Deformidade em teto aberto.

56. Durante a realização de uma redução da giba dorsal, o cirurgião deve levar em conta qual das seguintes variações na espessura cutânea ao longo da região dorsal do nariz?

    A. No terço superior do nariz a pele é mais espessa no násio e mais delgada no rínio.
    B. No terço superior do nariz a pele é mais espessa no rínio e mais delgada no násio.
    C. No terço superior do nariz a pele tem a mesma espessura entre o násio e o rínio, tornando-se progressivamente mais espessa em direção à ponta.
    D. A pele é mais delgada na ponta.

57. Qual das seguintes afirmações é verdadeira sobre a rápida expansão intraoperatória de tecidos?

    A. Depende do arrasto biológico.
    B. Um ganho de 3 cm no comprimento do retalho pode ser alcançado.
    C. O expansor geralmente é insuflado e desinflado uma vez.
    D. Ocorrem alterações metabólicas e fisiológicas menores em vários níveis cutâneos.
    E. É mais popular do que a expansão tecidual a longo prazo convencional.

58. O risco de formação de bossas nasais é elevado em pacientes com:

    A. Bifidez de ponta nasal, pele delgada e cartilagens laterais inferiores fortes.
    B. Bifidez de ponta nasal, pele espessa e cartilagens laterais inferiores fortes.
    C. Bifidez de ponta nasal, pele delgada e cartilagens laterais inferiores fracas.
    D. Bifidez de ponta nasal, pele espessa e cartilagens laterais inferiores fracas.

59. O padrão de sorriso mais comum nos humanos é:

    A. Sorriso com dentição completa.
    B. Sorriso com o músculo zigomático maior.
    C. Sorriso canino.
    D. Sorriso com o músculo risório.

60. O melhor sítio doador para a obtenção de um retalho cutâneo de grande volume em um paciente com um baixo índice de massa corporal (BMI) é:

    A. Músculo reto.
    B. Músculo grande dorsal.
    C. Face anterolateral da coxa.
    D. Região lateral do braço.

61. A seleção apropriada de um *laser* é altamente dependente de:

    A. Absorção de um comprimento de onda específico por um determinado tecido.
    B. Temperatura de coagulação e um determinado tecido.
    C. Conteúdo de água de um determinado tecido.
    D. Densidade de potência do *laser*.

62. Qual das seguintes células cutâneas é a mais sensível à lesão pelo frio quando nitrogênio líquido é utilizado para crioterapia?

    A. Ceratinócitos.
    B. Melanócitos.
    C. Células nervosas.
    D. Células de Merkel.
    E. Fibroblastos.

63. Mentoplastia de aumento com um implante aloplástico comumente corrige:

    A. Assimetria transversal do mento.
    B. Deficiência horizontal do mento.
    C. Excesso vertical de mento.
    D. Um sulco labiomentoniano profundo.

64. Homem de 23 anos com alopecia moderada da região frontal do escalpo e coroa realiza uma consulta para cirurgia de restauração capilar. Qual das seguintes afirmações é mais adequada com respeito ao tratamento deste paciente?

    A. A cirurgia de restauração capilar deve ser primeiramente direcionada para a região da coroa, visto que o transplante nessa área fornecerá a melhor cobertura com um estilo apropriado.
    B. A terapia médica é contraindicada neste paciente por causa de sua idade.
    C. A cirurgia de restauração capilar deve ser primeiramente direcionada para a região frontal do escalpo, visto que o transplante nessa área fornecerá a melhor cobertura com um estilo apropriado.
    D. É necessária cautela no transplante deste paciente em virtude do risco e incerteza de futura perda capilar.

65. A deformidade de "dupla convexidade" é uma indicação para qual procedimento durante a blefaroplastia?

    A. Remoção do coxim adiposo central.
    B. Excisão cutânea.
    C. Cantoplastia.
    D. Remodelamento da pálpebra inferior.
    E. Transposição de gordura.

66. Qual das seguintes alternativas é verdadeira em relação à rinoplastia revisional complexa?

    A. Uma rinoplastia malsucedida apresenta alta probabilidade de provocar raiva e frustração em quase todos os pacientes, incluindo indivíduos bem ajustados.
    B. Pacientes submetidos a uma rinoplastia revisional geralmente exibem uma familiaridade surpreendente com os jargões da rinoplastia e técnicas cirúrgicas.
    C. Cirurgia de revisão em até 1 ano da cirurgia inicial é contraindicada.
    D. A revisão de um nariz com pele muito espessa geralmente é de execução mais fácil do que a de um nariz com pele muito delgada.
    E. Somente A e B.

67. Antes do uso definitivo, um teste cutâneo é recomendado para qual dos seguintes preenchedores?

    A. Ácidos hialurônicos.
    B. Ácido poli-L-láctico (Sculptra).
    C. Polimetilmetacrilato (Artefill).
    D. Silicone.

68. Qual a complicação mais comum do *lifting* facial?

    A. Orelha de sátiro ou de duende.
    B. Hematoma.
    C. Alopecia temporal por queda de tufos de cabelo.
    D. Lesão do nervo facial.
    E. Embolia pulmonar.

69. A tríade de adenoma sebáceo, retardo mental e epilepsia é característica de qual síndrome autossômica dominante?

    A. Esclerose tuberosa.
    B. Neurofibromatose.
    C. Sturge-Weber.
    D. Osler-Rendu-Weber.
    E. Carney.

70. Após blefaroplastia superior, uma paciente apresenta esclera aparente quando fecha os olhos. Como esse achado é chamado?

    A. Blefaroptose.
    B. Dermatocalásio.
    C. Proptose.
    D. Lagoftalmo.

71. Mioplastia não é possível com qual dos seguintes métodos de *lifting* da fronte?

    A. *Lifting* coronal.
    B. *Lifting* direto de supercílio.
    C. *Lifting* indireto de supercílio.
    D. *Lifting* endoscópico da fronte.

72. Implantes paciente-específicos utilizam qual das seguintes tecnologias?

   A. Testes de compatibilidade tecidual ao antígeno leucocitário humano.
   B. Codificação do RNA mensageiro.
   C. Tomografia por emissão de pósitrons.
   D. Desenho e confecção assistidos por computador.
   E. MR.

73. O sítio doador que fornece o osso de melhor qualidade para implantes osteointegrados é:

   A. Fíbula.
   B. Crista ilíaca.
   C. Retalho escapular com base na artéria circunflexa escapular.
   D. Retalho da artéria toracodorsal na ponta da escápula.

74. O candidato mais adequado para um *lifting* coronal da fronte ou uma de suas modificações é:

   A. Mulher jovem com uma fronte ampla/linha de implantação capilar alta.
   B. Mulher mais velha com uma fronte curta/linha de implantação capilar baixa.
   C. Homem mais jovem com fronte curta e um histórico familiar de alopecia androgênica.
   D. Homem mais velho com uma fronte ampla e nenhum histórico de alopecia androgênica.

75. O ponto anterior mais proeminente no queixo é conhecido como:

   A. Labro superior.
   B. Mento.
   C. Pogônio.
   D. Rínio.

76. O principal motivo para proceder com o enxerto de nervo logo após a lesão é:

   A. Potencial biológico regenerativo.
   B. Aspectos práticos/técnicos da cirurgia.
   C. Resultado funcional.
   D. Todas as alternativas.

77. Com a expansão tecidual a longo prazo convencional, ocorre arrasto biológico em todos os níveis cutâneos. Qual das seguintes alternativas é um fenômeno fisiológico observado na expansão tecidual a longo prazo convencional?

    A. Uma diminuição na atividade mitótica na epiderme.
    B. Espessamento de todas as camadas da derme em 50%.
    C. Aumento na atividade metabólica de fibroblastos.
    D. Aumento no número de folículos pilosos e distorção do padrão de crescimento capilar.
    E. Atrofia dos capilares, vênulas e arteríolas.

78. Uma Z-plastia desenhada com um ângulo de 60° aumentará o comprimento da cicatriz em:

    A. 10%.
    B. 25%.
    C. 50%.
    D. 75%.

79. O comprimento ideal do segmento para fechamento geométrico com quebra do alinhamento é:

    A. 1 mm.
    B. 5 mm.
    C. 7 mm.
    D. 10 mm.

80. Aspectos faciais proporcionais são descritos por qual destas afirmações?

    A. Estão dentro dos valores normais mensurados.
    B. São necessários para alcançar um resultado estético agradável.
    C. Maior probabilidade de se harmonizarem entre si, produzindo um resultado estético agradável.
    D. A e C estão corretas.

81. Ao tirar uma fotografia no modo manual, aumento da exposição fotográfica pode ser obtido por todas as manobras seguintes, *exceto*:

    A. Mudando a abertura de f/8 para f/16.
    B. Mudando a velocidade do obturador de 1/125 para 1/60 de segundo.
    C. Mudando a configuração ISO de ISO 100 para ISO 200.
    D. Aumentando a luz ambiente.

82. A técnica de deprojeção da ponta nasal com uma incisão de transfixação total não é eficaz com qual das seguintes variantes anatômicas?

   A. Crura medial longa e forte.
   B. Espinha nasal pequena.
   C. Ponta nasal bulbosa.
   D. Pele fina.

83. Qual das seguintes é a temperatura aproximada do osso durante a perfuração no preparo para um implante osteointegrado com que foi demonstrada causar morte osteoblástica?

   A. 20°C.
   B. 30°C.
   C. 50°C.
   D. 70°C.
   E. 80°C.

84. Cicatrizes que se estendem além das bordas naturais das margens da ferida são classificadas com maior precisão como:

   A. Cicatrizes atróficas.
   B. Cicatrizes hipertróficas.
   C. Queloides.
   D. Fibroides.

85. Ausência de decussação platismal pode predispor um paciente a:

   A. Deformidade em "pescoço de cobra".
   B. Deformidade em "pescoço de peru".
   C. Banda platismal.
   D. Ângulo cervicomental obtuso.

86. Qual sítio doador requer avaliação pré-operatória do suprimento vascular?

   A. Gastromental e jejuno.
   B. Reto.
   C. Radial do antebraço e fíbula.
   D. Região anterolateral da coxa.

87. Qual dos seguintes aumentará a profundidade de campo na fotografia?

    A. Mudando de uma lente 60 mm f/8 para uma lente 300 mm f/8.
    B. Afastando-se do sujeito.
    C. Mudando a velocidade do obturador de 1/60 para 1/125 de segundo.
    D. Mudando a abertura de f/16 para f/8.

88. Qual das seguintes modificações cria a ilusão de uma menor rotação da ponta nasal?

    A. Um enxerto de aumento dorsal.
    B. Um aumento no ângulo nasolabial.
    C. Uma redução de uma columela pendente.
    D. Uma sobreposição da crura lateral.

89. Qual das seguintes afirmações é verdadeira sobre o aumento do mento com um implante?

    A. Os implantes causam geralmente reabsorção óssea anterior da mandíbula.
    B. Os implantes são preferencialmente colocados por uma abordagem intraoral.
    C. A incidência relatada de discinesia do músculo mentoniano é de 25%.
    D. Implantes pequenos no formato similar ao de um botão esteticamente causam menos complicações do que os implantes mais amplos.

90. Qual dos seguintes fatores fornece uma forte justificativa para a recusa da rinoplastia revisional?

    A. Um objetivo estético exigente e bem definido em nome do paciente.
    B. A demonstração de raiva ou frustração pelo paciente durante a consulta inicial.
    C. Familiaridade do paciente com a terminologia fundamental da rinoplastia e estratégias comuns de tratamento.
    D. Habilidades cirúrgicas insuficientes do cirurgião para alcançar o objetivo estético aproximado.
    E. Todas as alternativas.

91. Estudos examinando o período de tempo necessário para aderência entre o crânio e o periósteo sobrejacente ou entre o periósteo e a gálea sobrejacente demonstraram que a força biomecânica do retalho dissecado corresponde ao controle de qual período de tempo?

    A. 1 a 2 semanas.
    B. 2 a 4 semanas.
    C. 4 a 6 semanas.
    D. 6 a 8 semanas.

92. Quais são os elementos anatômicos da válvula nasal interna?

    A. A margem caudal da cartilagem lateral superior (ULC), a cabeça anterior da concha nasal inferior e o septo adjacente.
    B. A margem cefálica da ULC, a cabeça anterior da concha inferior e o septo adjacente.
    C. A margem cefálica da ULC, as cruras mediais das cartilagens laterais inferiores e o septo posterior.
    D. A margem caudal da ULC, a cabeça anterior da concha inferior e a borda alar.

93. Quais das seguintes afirmações são verdadeiras em relação ao transtorno dismórfico corporal (BDD)?

    A. Os indivíduos acometidos pelo BDD correm um risco significativamente maior de suicídio.
    B. Muitos pacientes com BDD são delirantes e não têm consciência a respeito de suas preocupações com imperfeições estéticas triviais.
    C. Cirurgia plástica geralmente é contraindicada em pacientes com BDD.
    D. A e C.
    E. Todas as alternativas.

94. Qual é o plano de dissecção para a abordagem transconjuntival pré-septal na blefaroplastia?

    A. Entre a conjuntiva e os retratores da pálpebra inferior.
    B. Entre os retratores da pálpebra inferior e a gordura orbitária.
    C. Entre a pele e o músculo orbicular do olho.
    D. Entre o músculo orbicular do olho e o septo orbitário.
    E. Diretamente através da conjuntiva e retratores da pálpebra inferior situados próximo ao fórnice conjuntival.

95. Qual a largura mínima de cartilagem que deve permanecer para um suporte adequado da estrutura em L *(L-strut)*?

    A. 15 mm.
    B. 20 mm.
    C. 10 mm.
    D. 30 mm.
    E. 25 mm.

96. Exemplos de retalhos de vizinhança incluem:

   A. Retalho de rotação, transposição e interpolação.
   B. Retalho de rotação, avanço e ilhado.
   C. Retalho bilobado, V-Y e de interpolação.
   D. Retalho de avanço, articulado e romboide.

97. Enxertos de espessura total sobrevivem, inicialmente, por difusão de nutrientes advindos de fluidos no sítio receptor, um processo conhecido como:

   A. Embebição plasmática.
   B. Inosculação vascular.
   C. Neovascularização.
   D. Nenhuma das alternativas.

98. Qual das seguintes alternativas é o método mais apropriado de estabilização da base nasal em um paciente com uma columela retraída?

   A. Enxerto de extensão septal caudal.
   B. Estaca *(strut)* columelar.
   C. Retroceder as cruras mediais sobre o septo caudal (técnica *tongue-in-groove*).
   D. Estaca columelar estendida fixa à espinha nasal.

99. Em relação à aparência nasal, uma raiz hiperprojetada (superficial) irá:

   A. Exagerar a altura do dorso nasal, criando a ilusão de uma "pseudogiba".
   B. Tornar o nariz visualmente mais longo.
   C. Fazer com que a ponta nasal pareça mais rotacionada.
   D. Fazer com que a ponta nasal pareça mais projetada.

100. Qual o tratamento mais adequado das irregularidades de contorno observadas 1 semana após a lipoaspiração cervical e platismaplastia anterior?

   A. Reexploração.
   B. Injeções de esteroides.
   C. Massagem.
   D. Tranquilização.

101. Qual complicação do *lifting* facial é considerada como significativamente mais frequente em homens do que em mulheres?

    A. Hematoma.
    B. Lesão nervosa.
    C. Necrose cutânea.
    D. Hipoestesia.
    E. Orelha de duende.

102. Verdadeiro ou Falso: Quanto maior o arco de rotação do retalho, menor o comprimento efetivo do retalho?

    A. Verdadeiro.
    B. Falso.

103. Você é solicitado para avaliar um recém-nascido com atresia e microtia bilateral. Qual é a sua recomendação mais importante?

    A. CT de alta resolução.
    B. Potenciais evocados auditivos de tronco encefálico.
    C. Adaptação de uma prótese auditiva de condução óssea.
    D. Planejar a realização de uma correção cirúrgica na 10ª semana de vida.
    E. Moldagem de talas no vestígio remanescente.

104. Qual das seguintes alternativas caracteriza da melhor forma uma orelha proeminente?

    A. Dobra anti-hélice ausente.
    B. Dobra anti-hélice ausente e cavidade conchal grande.
    C. Dobra anti-hélice ausente e defeito do terço superior da hélice.
    D. Dobra anti-hélice ausente e aspecto de bolsa da hélice.

105. Blefarocalásio refere-se a:

    A. Excesso de pele da pálpebra inferior.
    B. Ptose da pálpebra inferior.
    C. Um raro distúrbio inflamatório recorrente das pálpebras.
    D. Pseudo-herniação de gordura orbitária.
    E. Esclera aparente.

106. Durante a cirurgia de *lifting* de supercílios, o ramo temporal do nervo facial pode ser preservado seguramente:

   A. Com dissecção endoscópica assistida da região lateral ao rebordo orbitário e arco zigomático.
   B. Pela dissecção ao longo da face inferior da fáscia temporoparietal.
   C. Pela identificação da "veia sentinela" e permanecendo em um plano profundo à fáscia temporoparietal.
   D. Pela dissecção medial em um raio de 3 cm do rebordo orbitário lateral.

107. Qual das seguintes afirmações melhor descreve o efeito Tyndall?

   A. Pode ser tratado com gotas oftálmicas α-adrenérgicas para estimular o músculo de Mueller.
   B. É observado com a injeção bem superficial de polimetilmetacrilato.
   C. Pode necessitar de tratamento com hialuronidase.
   D. Resulta de uma injeção intra-arterial de um preenchedor dérmico.

108. Qual das seguintes afirmações em relação a ressecções excessivas em cirurgia plástica nasal não é correta?

   A. A pele não complacente não afeta a revisão bem-sucedida nos casos de ressecção excessiva da ponta nasal.
   B. A redução da altura do septo dorsal exacerba a sequela na ressecção excessiva da ponta.
   C. A deformidade em "V" invertido pode ocorrer sem uma ressecção excessiva do dorso.
   D. A preservação de 6 mm da largura da crura lateral nem sempre previne o colapso crural.
   E. Todas as alternativas.

109. Qual tipo de iluminação reproduz, da melhor forma, a luz solar natural para a observação de desvios no formato do nariz?

   A. *Flash* anterior.
   B. *Flash* suspenso.
   C. *Flash* lateral.
   D. *Flash* inferior.
   E. *Flash* posterior.

110. Qual tipo de reconstrução faríngea total fornece os melhores resultados para a fala e a deglutição?

   A. Gastromental.
   B. Região anterolateral da coxa.
   C. Jejuno.
   D. Músculo grande dorsal de um paciente com um alto índice de massa corporal.

111. Em geral, o tamanho de enxertos compostos deve ser limitado a:

    A. 2 cm.
    B. 5 mm.
    C. 1 cm ou menos em cada borda da ferida.
    D. Toda a unidade estética deve ser substituída.

112. Mulher grávida de 27 anos chega ao pronto-socorro com um histórico de 3 semanas de uma pápula friável de coloração avermelhada e de crescimento rápido que sangra facilmente na comissura lateral da boca. Como o médico atendente, você, astutamente, estabelece o diagnóstico clínico de:

    A. Pápula fibrosa.
    B. Carcinoma de células basais.
    C. Angioma.
    D. Granuloma piogênico.
    E. Hiperplasia sebácea.

113. Paciente é deixado com um defeito de 10 cm² do escalpo após ressecção de um carcinoma de células basais. Um cirurgião reconstrutivo planeja utilizar um expansor de tecido para reconstruir o defeito. Qual é a área de superfície ideal da base do expansor que deveria ser utilizada?

    A. 5 cm².
    B. 10 cm².
    C. 20 cm².
    D. 30 cm².
    E. 40 cm².

114. Qual das seguintes alternativas não é uma consequência da crura lateral posicionada cefalicamente?

    A. Colapso da parede lateral.
    B. Deformidade em parênteses.
    C. Aumento da largura do terço médio nasal.
    D. Ponta nasal ptótica.

115. Qual dos seguintes músculos é um depressor da sobrancelha?

    A. Corrugator *procerus*.
    B. Depressor *supercilii*.
    C. Depressor *oculi*.
    D. *Oculi supercilii*.

116. O preenchedor injetável com maior probabilidade de ser visível na CT é:

    A. Ácido hialurônico (Juvéderm).
    B. Hidroxiapatita de cálcio (CaHA) (Radiesse).
    C. Ácido poli-L-láctico (Sculptra).
    D. Silicone.

117. Qual das seguintes alternativas é falsa a respeito do tratamento médico de alopecia?

    A. Finasterida é um inibidor da 5α-redutase do tipo II utilizado para o tratamento de alopecia androgenética.
    B. Um efeito colateral do minoxidil oral utilizado para o tratamento de hipertensão é hipertricose.
    C. Finasterida tem efeitos benéficos para o tratamento de alopecia androgenética em homens e mulheres.
    D. A combinação de finasterida e minoxidil é frequentemente utilizada para o tratamento de alopecia androgenética em homens.

118. Qual destas estruturas faz parte da válvula nasal externa?

    A. Crura lateral.
    B. Glabela.
    C. Dorso.
    D. Corneto médio.
    E. Septo.

119. As técnicas de moldagem da orelha podem ser descritas por qual destas afirmações?

    A. Mais bem-sucedida em recém-nascidos com menos de 1 semana.
    B. Mais bem-sucedida na correção de orelhas proeminentes.
    C. Não deve ser realizada em bebês com mais de 3 meses.
    D. Mais bem-sucedida na correção de orelhas gravemente comprimidas.

120. Como a reflexão do septo orbitário no rebordo orbitário superior é chamada?

    A. Ligamento de Whitnall.
    B. Elevador da pálpebra superior.
    C. Placa tarsal.
    D. Arco marginal.

121. Qual das seguintes alternativas é verdadeira em relação às técnicas de extração de unidades foliculares (FUE) para o tratamento de alopecia?

   A. Toda a unidade folicular é visualizada antes da extração do enxerto, a fim de minimizar a secção.
   B. *Punchs* cortantes e rombos de 1 mm são utilizados para extrair as unidades foliculares.
   C. A região posterior do escalpo é a única área doadora que pode ser utilizada para a FUE.
   D. A cicatriz linear que resulta da FUE tende a ser menos visível do que as cicatrizes que resultam do método de remoção em faixa do couro cabeludo doador.

122. A deformidade em "V" invertido é criada por:

   A. Estreitamento excessivo da ponta nasal secundário à colocação de sutura transdômica.
   B. Ressecção excessiva da crura lateral durante a redução da ponta.
   C. Necrose isquêmica do septo causada por um hematoma septal não tratado.
   D. Rompimento da ligação entre as cartilagens laterais superiores (ULCs) e o septo durante a redução da giba dorsal.

123. Qual é o efeito de concentrações elevadas de óleo de cróton em uma solução fenólica a 88%?

   A. Epidermólise mais profunda.
   B. Redução do efeito dérmico.
   C. Aumento dos tempos de cicatrização.
   D. Redução dos tempos de cicatrização.

124. Qual das seguintes alternativas é incorreta em relação às fotografias de antes e depois?

   A. A mesma distância entre a câmera e o sujeito deve ser mantida.
   B. O paciente deve ser colocado no plano horizontal de Frankfort.
   C. Na incidência oblíqua, a cabeça do paciente deve ser colocada em um ângulo de 45°, enquanto o torso encara a câmera.
   D. O cabelo deve ser colocado atrás das orelhas e as bijuterias removidas.

125. No evento de necrose cutânea no neopavilhão auricular, qual alternativa é a mais adequada para uma perda de 5 mm de pele?

   A. Aplicação diária de pomada até o fechamento da ferida.
   B. Aplicação de nitrato de prata 2 vezes ao dia.
   C. Curativos adesivos de hidrogel.
   D. Extração de retalho de fáscia temporoparietal.
   E. Enxerto cutâneo de espessura parcial na cartilagem exposta.

126. Qual das seguintes alternativas é falsa em termos de complicações da cirurgia de restauração capilar?

   A. Infecções após a cirurgia de restauração capilar são comuns e facilmente tratadas com antibióticos orais.
   B. Quando não planejadas apropriadamente, as cirurgias de redução de couro cabeludo podem resultar em uma direção anormal de crescimento dos fios.
   C. Cicatrizes amplas no sítio doador são mais comuns, quando um segmento grande de tecido é extraído na região posterior do couro cabeludo.
   D. Cistos podem ocorrer no sítio receptor, quando os enxertos são colocados sob a derme.

127. Genioplastia óssea não corrige:

   A. Microgenia vertical.
   B. Discinesia do músculo mentoniano.
   C. Assimetrias transversais do mento.
   D. Macrogenia horizontal.

128. Durante uma rinoplastia, o cirurgião inicia uma osteotomia lateral muito inferiormente (baixa) na abertura piriforme. Qual resultado pode-se esperar?

   A. Medialização da cabeça do corneto inferior.
   B. Perda de suporte da ponta nasal.
   C. Epistaxe pós-operatória.
   D. Estenose da válvula nasal externa.

129. Qual o primeiro passo no tratamento de um hematoma retro-orbitário decorrente de uma blefaroplastia?

   A. Administração de 2 L de oxigênio.
   B. Administração de manitol intravenoso.
   C. Abertura de todas as incisões e exploração.
   D. Cantotomia lateral e cantólise.
   E. Betabloqueadores tópicos.

130. O sítio doador ósseo que possui mais opções de tecido mole e o pedículo mais longo é:

   A. Fíbula.
   B. Crista ilíaca.
   C. Retalho escapular com base na artéria circunflexa escapular.
   D. Retalho da artéria toracodorsal na ponta da escápula (TDAST).

131. Qual o manejo correto de um paciente com uma projeção do mento normal e deformação de classe II da região cervical?

    A. Ritidectomia.
    B. Ritidectomia e lipoaspiração cervical.
    C. Ritidectomia, lipoaspiração cervical e platismaplastia anterior.
    D. Ritidectomia, lipoaspiração cervical e mentoplastia de aumento.

132. As vantagens do *lifting* frontal endoscópico incluem:

    A. Ausência de encurtamento da fronte.
    B. Ocorrência significativamente menor de lesão de nervos motores a longo prazo.
    C. Ocorrência significativamente menor de lesão de nervos sensoriais a longo prazo.
    D. Recuperação mais rápida da neuropatia sensorial.

133. A divisão do pedículo do retalho frontal interpolado.

    A. Geralmente é realizada após 3 semanas.
    B. geralmente é realizada após 7 a 10 dias.
    C. É raramente necessária.
    D. Não deve ser realizada em fumantes.

134. O suprimento sanguíneo ao retalho frontal é proveniente:

    A. Do fluxo colateral da artéria angular e da artéria supratroclear.
    B. Da artéria supraorbitária.
    C. Das artérias supraorbitária e supratroclear.
    D. Do ramo anterior da artéria temporal superficial.

135. Qual tipo de retalho envolve a transferência de um retalho pediculado através do tecido cutâneo intermediário?

    A. Avanço.
    B. Interpolação.
    C. Rotação.
    D. Romboide.

136. Qual é o efeito da diminuição do diâmetro focal de um feixe de *laser*?

    A. Redução da densidade energética.
    B. Redução da densidade de potência.
    C. Aumento da potência.
    D. Aumento da densidade de potência.

137. Qual é a causa de ptose involucional ou senil?

   A. Deiscência do orbicular do olho da placa tarsal.
   B. Desinserção da aponeurose do levantador da placa tarsal.
   C. Deiscência do septo orbitário da aponeurose do levantador.
   D. Síndrome de Horner.

138. Hetter refutou qual dos postulados de Brown sobre a fórmula clássica de Baker com *peeling* de fenol?

   A. Concentrações elevadas de fenol evitam *peelings* mais profundos, pois causam uma ceratocoagulação imediata que previne uma penetração adicional.
   B. A adição de um septisol, tipo saponina, aumenta a profundidade de penetração do fenol.
   C. Óleo de cróton atua como um tampão para a solução.
   D. Todas as alternativas.

139. Qual das seguintes afirmações em relação à avaliação cirúrgica pré-operatória é verdadeira?

   A. Intolerância à cirurgia (tecidual) não pode ser determinada com certeza em nenhum paciente.
   B. *Softwares* de "imagem" (morfologia) muito podem facilitar a comunicação entre o paciente e o cirurgião.
   C. Palpação nasal é um componente essencial da avaliação pré-operatória.
   D. Análise fotográfica não é um substituto satisfatório para um exame físico detalhado do nariz.
   E. A, B e C.
   F. Todas as alternativas.

140. Adolescente de 14 anos apresenta uma placa linear de 2 cm, verrucosa, amarelo-alaranjada e bem circunscrita na região do vértex, que está presente desde o nascimento, porém começou a mudar recentemente. A malignidade mais comum que se pode desenvolver é chamada de:

   A. Melanoma.
   B. Carcinoma de células basais.
   C. Carcinoma sebáceo.
   D. Tricoblastoma.
   E. Carcinoma de células escamosas.

141. O sítio mais apropriado de extração da cartilagem utilizada para a reconstrução de orelha é:

   A. A orelha contralateral.
   B. A cartilagem da orelha da mãe.
   C. Cartilagem irradiada.
   D. Cartilagem costal.
   E. Cartilagem da orelha do pai.

142. A biomecânica da pele exerce um papel na compreensão de como a expansão tecidual funciona. Qual é a propriedade biomecânica que descreve a tendência de um material sólido a se deslocar lentamente ou se deformar, permanentemente, sob a influência de estressores?

   A. Extensibilidade.
   B. Arrasto.
   C. Viscoelasticidade.
   D. Tensão.
   E. Relaxamento de tensão.

143. Paciente retorna ao consultório de seu cirurgião 15 anos após ter sido submetida a uma rinoplastia e é diagnosticada com uma deformidade em "V" invertido. Qual a provável etiologia cirúrgica?

   A. É a ruptura da junção entre a margem caudal dos ossos nasais e a margem cefálica das cartilagens laterais superiores (ULCs).
   B. Osteotomias laterais inadequadas.
   C. Falha em colocar um enxerto de raiz.
   D. Fixação inapropriada em uma posição muito inferior dos enxertos expansores bilaterais.

144. Quem é reconhecido pela primeira descrição da subdivisão da face para análise em terços horizontais e quintos verticais?

   A. Leonardo da Vinci.
   B. Powell e Humphreys.
   C. Galen.
   D. Galileo.

145. Menina de 19 anos com assimetria facial. Qual o diagnóstico radiológico?

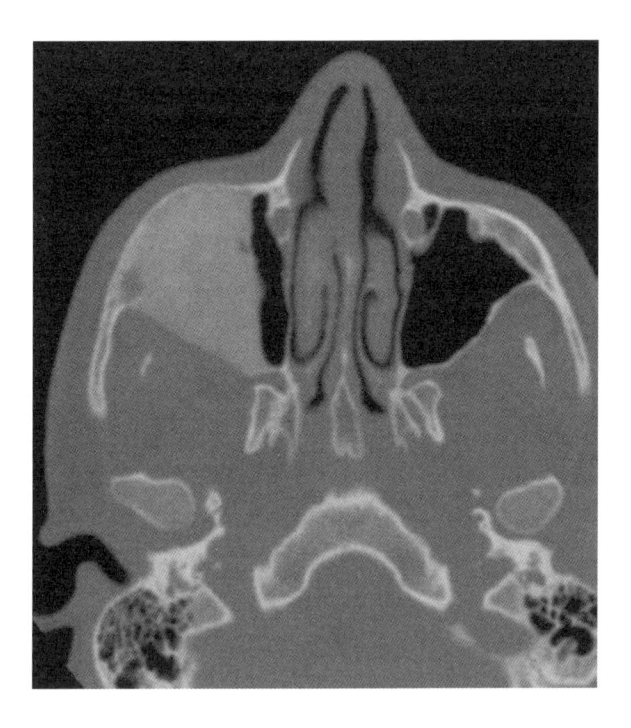

A. Doença de Paget.
B. Displasia fibrosa.
C. Fibroma ossificante.
D. Osteoma fibroso.
E. Condrossarcoma.

Respostas do Capítulo 10

1. **Resposta: B.** A articulação entre o septo dorsal e os ossos nasais na linha média é referida como a área de "Keystone". A significância dessa área é que estabilidade e fixação suficientes devem ser mantidas ou reconstituídas nessa área, para prevenir colapso pós-operatório ou assentamento do septo dorsal. PÁGINA 2980

2. **Resposta: C.** De modo ideal, o osso hioide deve-se situar no nível da terceira e quarta vértebras cervicais. Um hioide mais posterior e superior produz um contorno cervical mais estético. PÁGINA 3133

3. **Resposta: B.** Homens tendem a ter um NFA mais agudo do que mulheres. O vértice do NFA se encontra no limbo superior da pálpebra superior. PÁGINA 2762

4. **Resposta: D.** A expansão de tecido funciona melhor em locais onde há um suporte ósseo sólido sob o dispositivo do tipo balão, como o couro cabeludo e a fronte. A calota craniana sólida fornece uma base ideal para o expansor. PÁGINA 2851

5. **Resposta: D.** A reepitelização pós-*peeling* depende da epiderme presente nos folículos pilosos e glândulas sebáceas. A isotretinoína previne a reepitelização a partir destes locais. Portanto, o uso de isotretinoína nos últimos 6 meses é uma contraindicação absoluta ao *peeling* químico. PÁGINA 3190

6. **Resposta: D.** Luz contínua duo com *softbox* ou guarda-chuva refletor posicionado em um ângulo de 45° em relação ao paciente fornece uma iluminação uniforme sem sombras, sendo ideal para uma fotografia padronizada. (PÁGINAS 2775-2776) Luzes fluorescentes devem ser evitadas, pois projetam uma tonalidade verde. De modo similar, uma câmera com *flash* único produz sombras e iluminação desigual. A luz ambiente fornecida pela janela irá variar em intensidade e temperatura de cor, de acordo com a hora do dia e as condições climáticas, e não é consistente. Um *flash* de anel é adequado em um contexto intraoperatório ou ao fotografar lesões intraorais, porém não é ideal para fotografias de estúdio.

7. **Resposta: D.** O primeiro estágio da reconstrução auricular envolve a extração da cartilagem costal e criação de um arcabouço auricular. Isto geralmente deve ser realizado aos 6 ou mais anos de idade. PÁGINA 3170

8. **Resposta: D.** Quando mal posicionadas cefalicamente, as cruras laterais fornecem um menor suporte à asa do nariz e borda alar. Nestes casos, a remoção da margem cefálica das cruras laterais pode reduzir ainda mais o suporte e levar a um colapso da válvula externa. Ossos nasais longos, um terço médio cartilaginoso amplo e cruras laterais convexas são anatomicamente favoráveis em termos de suporte à via aérea nasal. PÁGINA 2932

9. **Resposta: D.** O pogônio representa o ponto de projeção mais anterior do mento. Utilizado para calcular a linha do meridiano zero e diversos outros ângulos faciais. PÁGINA 2767

10. **Resposta: D.** Defeitos envolvendo a asa nasal ou parede lateral da cavidade nasal são particularmente propensos à retração ou colapso, com subsequente obstrução nasal. Qualquer defeito de profundidade suficiente para comprometer ou remover o suporte estrutural nativo irá necessitar de alguma forma de enxerto cartilaginoso estrutural. Enxertos podem ser também necessários para estabilizar uma ponta nasal reconstruída e/ou restaurar a projeção da ponta nasal quando comprometida. PÁGINAS 2889-2891

11. **Resposta: D.** Com uma lesão de grau IV, ocorre ruptura axonal (ruptura das bainhas endoneurais e, por definição, perda da integridade perineural). Apenas a integridade da bainha epineural externa separa esta lesão de uma ruptura anatômica total do nervo. A recuperação é insatisfatória com uma lesão de grau IV. PÁGINA 2905

12. **Resposta: A.** Cicatrizes posicionadas nos limites entre as subunidades estéticas serão menos conspícuas. Por esta razão, o cirurgião reconstrutivo pode preferir modificar o tamanho ou formato do defeito cutâneo original para favorecer uma reconstrução de subunidade completa em vez de posicionar as cicatrizes em ou através de uma unidade estética. PÁGINAS 2874-2875

13. **Resposta: D.** Os músculos levantador do ângulo da boca, bucinador e mentoniano situam-se em um plano ligeiramente mais profundo do que os outros músculos faciais. Estes músculos são inervados em sua porção superficial. PÁGINA 3106

14. **Resposta: E.** Existem fatores ligados ao paciente e ao tipo do defeito que guiam a seleção do implante, porém, em primeiro lugar e acima de tudo, a biocompatibilidade tecidual é a consideração mais importante e fundamental. PÁGINA 2789

15. **Resposta: C.** O ângulo nasofacial é formado pela interseção de uma linha traçada entre o násio e o ponto definidor da ponta nasal e uma segunda linha traçada entre a glabela e o pogônio. As outras alternativas não se referem a ângulos faciais nomeados. PÁGINA 2943

16. **Resposta: D.** O espectro OAV envolve geralmente algum grau de microssomia hemifacial e inclui uma assimetria da face e mento. O mento está normalmente desviado para o lado afetado. PÁGINA 3177

17. **Resposta: D.** A criação do uma dobra anti-hélice pode ser realizada com uma variedade de técnicas, incluindo fresagem e/ou excisão da cartilagem e suturas anti-hélice de Mustarde. PÁGINA 3148

18. **Resposta: D.** Uma raiz baixa ou caudalmente posicionada tornará o ângulo nasofacial mais obtuso. Além disso, as proporções relativas do nariz mudam, de forma que as relações 3:4:5 "normais" (Crumley) são alteradas, de tal modo que o comprimento nasal do násio até o ponto definidor da ponta nasal (o "5") é reduzido. Neste caso, a projeção da ponta (o "3") é maior que 60% (3:5) do comprimento nasal, fazendo com que a ponta pareça hiperprojetada em relação ao comprimento nasal e com uma "aparência pesada". PÁGINA 2949

19. **Resposta: A.** Eritema com formação de vesículas e exsudatos nas áreas tratadas com uma pomada tópica são tipicamente sinais de uma reação alérgica à pomada. O uso de pomada deve ser descontinuado e a área limpa com água e sabão para remover toda a medicação tópica residual. PÁGINA 2819

20. **Resposta: C.** Feridas superficiais e côncavas são mais propensas à cicatrização por segunda intenção, ao contrário das feridas mais profundas ou de superfícies convexas. Feridas superficiais da têmpora e do canto medial são exemplos de defeitos cutâneos com boa cicatrização por segunda intenção. PÁGINA 2802

21. **Resposta: A.** A distância focal ideal para a fotografia de antes e depois do paciente é uma lenta de distância focal fixa de 60 mm com uma câmera digital SLR. (PÁGINA 2779) Isto equivale, aproximadamente, a uma lente de retrato de 90 a 105 mm, com um filme SLR tradicional de 35 mm. Uma lente de ângulo amplo de 35 mm causa distorção dos aspectos faciais e fará com que a face pareça muito estreita. Embora uma lente de *zoom* de 24 a 120 mm possa ser utilizada em um cenário de 60 mm, é muito mais difícil manter a consistência com uma lente de *zoom* do que com uma lente de distância focal fixa.

22. **Resposta: C.** A espinha nasal é um mecanismo de suporte secundário da ponta nasal. As alternativas A, B e D são mecanismos de suporte principais da ponta nasal. PÁGINA 2969

23. **Resposta: C.** Uma mandíbula retroposicionada é designada de *retrognatia*; esta condição pode estar associada a um queixo pequeno, que é denominado *microgenia*. *Prognatia* é uma mandíbula posicionada anteriormente. PÁGINAS 3180-3181

24. **Resposta: C.** Os coxins adiposos da pálpebra superior situam-se abaixo dos septos orbitário e superficial à aponeurose do levantador. Uma ressecção excessiva destes coxins adiposos pode criar uma aparência côncava. PÁGINA 3076

25. **Resposta: B.** Inicialmente há o desenvolvimento de axônios colaterais temporários. Em aproximadamente 3 meses, entretanto, os colaterais regridem à medida que a transmissão nervosa através do terminal do nervo original é restabelecida. PÁGINA 3241

26. **Resposta: B.** Complicações, como infecção e necrose cutânea, são muito incomuns após a otoplastia, porém anormalidades de contorno e posicionamento, como a deformidade da orelha em telefone, são mais comuns e geralmente ocorrem em virtude de erros técnicos. PÁGINAS 3152-3156

27. **Resposta: C.** Na dermoabrasão, cautela é necessária para não penetrar na derme reticular, a fim de preservar as estruturas anexiais mais profundas que servem como a fonte de reepitelização. O aparecimento de finos pontos de sangramento durante a dermoabrasão indica a penetração na derme papilar, que é desejada. PÁGINA 2867

28. **Resposta: D.** O tratamento mais adequado de pacientes com retrognatismo é o avanço mandibular, enquanto que pacientes com microgenia podem ser tratados com um implante aloplástico. PÁGINA 3133

29. **Resposta: C.** Existem três coxins adiposos na pálpebra inferior: medial, central e lateral. O músculo oblíquo inferior separa os compartimentos medial e central. PÁGINA 3085

30. **Resposta: A.** O crescimento cartilaginoso ocorre no pericôndrio do septo ósseo anterior. O comprometimento deste processo como resultado de um traumatismo na infância ou intervenção cirúrgica pode resultar em perda do crescimento vertical do septo. PÁGINA 2977

31. **Resposta: B.** 20 mm de pele (aproximadamente 10 a 12 mm acima da incisão e 8 a 10 mm abaixo da incisão) é necessário após a blefaroplastia para permitir um fechamento adequado do olho. PÁGINA 3081

32. **Resposta: C.** Flutuação em soluções antibióticas, técnicas de imersão e irrigações antibióticas têm sido utilizadas para inibir a contaminação pré-implantação, mas suas eficácias não são comprovadas. Por outro lado, demonstrou-se que a infiltração sob sucção de um antibiótico no momento da implantação confere uma vantagem estatisticamente significativa em termos de profilaxia da infecção. PÁGINA 2795

33. **Resposta: A.** O fechamento geométrico com quebra do alinhamento é uma técnica adequada para cicatrizes relativamente longas e para cicatrizes posicionadas em um ângulo igual ou superior a 45 graus das linhas de tensão da pele relaxada. Uma excisão fusiforme pouco contribuirá para diminuir a visibilidade da cicatriz ou para quebrar/reorientar a cicatriz. Z-plastia seriada aumentará consideravelmente o comprimento da cicatriz ou o número de cicatrizes. PÁGINA 2863

34. **Resposta: D.** Embora os pacientes que sofrem de depressão possam ser submetidos com segurança a uma cirurgia plástica, eles correm o risco de entrar em depressão mais profunda após a cirurgia, se o procedimento não satisfazer suas expectativas. PÁGINA 2758

35. **Resposta: A.** Hemangiomas geralmente aparecem algumas semanas após o nascimento e crescem desproporcionalmente em relação ao bebê. A resolução destas lesões é de, aproximadamente, 50% aos 5 anos, 70% aos 7 anos e 90% aos 9 anos de idade. PÁGINA 3204

36. **Resposta: D.** Os procedimentos realizados para evitar a hiperpigmentação pós-inflamatória após o *peeling* incluem o uso de protetor solar pré e pós-*peeling* e o pré-tratamento com tretinoína tópica e agentes clareadores da pele como a hidroquinona. PÁGINAS 3190-3191

37. **Resposta: E.** A luz emitida pelo *laser* é monocromática, colimada e coerente. Estas propriedades diferenciam a luz do *laser* de uma luz comum. PÁGINA 3200

38. **Resposta: A.** O sistema nervoso simpático regula os esfíncteres pré-*shunt* localizados no tecido subcutâneo mais profundo, com ocorrência de vasodilatação em resposta à liberação de acetilcolina das fibras nervosas simpáticas. PÁGINA 2799

39. **Resposta: D.** Isto descreve a propriedade bioquímica da pele quando uma tensão deformante é aplicada. Inicialmente, o colágeno e as fibras elásticas irão esticar na direção da força, porém após um determinado ponto, a resistência muda para uma eventual incapacidade de adicional deformação com força adicional. Desse modo, a relação de tensão-deformação é não linear. PÁGINA 2798

40. **Resposta: B.** A orelha geralmente alcança 85% de sua altura vertical máxima, 5 cm, aos 3 anos e quase seu tamanho total de 6 cm aos 5 anos de idade. PÁGINA 3143

41. **Resposta: A.** Defeitos localizados sobre a asa nasal e parede lateral cartilaginosa do nariz são particularmente propensos ao colapso. Defeitos nestas áreas podem envolver uma ou ambas as válvulas nasais, interna e externa. Por esta razão, reconstruções com suporte deficiente podem resultar em colapso da asa ou parede lateral nasal e obstrução nasal sintomática. Defeitos da ponta nasal e subunidade dorsal podem também necessitar de enxertos em certos casos, porém a maior probabilidade de colapso das vias aéreas é sobre a asa e parede lateral. PÁGINA 2891

42. **Resposta: F.** Muitos fatores contribuem com a formação de um hematoma. Estes incluem hipertensão pós-operatória, tosse e náusea e vômito. PÁGINA 3125

43. **Resposta: B.** Estima-se que o motivo mais comum de falha de transferência de tecido livre na reanimação facial seja o crescimento deficiente de nervos no músculo transferido. Falha microvascular e tensão de repouso inapropriada do músculo transferido são motivos menos comuns para falha. PÁGINA 2916

44. **Resposta: D.** O retalho de Juri é um retalho de transposição pediculado com base na STA, usado para restauração cirúrgica da linha de implantação capilar frontal. O retalho de Juri requer quatro estágios para conclusão e fornece excelente densidade da linha de implantação capilar frontal. PÁGINAS 3236-3237

45. **Resposta: B.** Pacientes com BDD exibem uma preocupação com um defeito real ou percebido. Esta preocupação afeta negativamente suas vidas. PÁGINA 2759

46. **Resposta: A.** Embora uma tarsorrafia possa fornecer o máximo em proteção corneana, possui o menor apelo estético. É um procedimento bastante simples cirurgicamente. O implante de molas palpebrais é, provavelmente, o método mais difícil tecnicamente e apresenta uma alta taxa de revisão. PÁGINA 2910

47. **Resposta: C.** Emissão espontânea ocorre quando um átomo no estado excitado e instável reemite um fóton, e o elétron retorna para o nível mais baixo de energia. Se um átomo no estado de energia mais alto for atingido por um fóton adicional, dois fótons são emitidos. Este processo é conhecido como emissão estimulada. PÁGINA 3200

48. **Resposta: B.** *Delivery* das cartilagens alares envolve a rotação das cartilagens alares do nariz (similares a uma alça de balde) como um retalho condrocutâneo bipediculado inserido medial e lateralmente. Para que isso possa ser feito, as inserções devem ser liberadas superior e inferiormente. Isto é realizado com uma incisão marginal acoplada a uma incisão intercartilaginosa que se conecta a uma incisão de transfixação total. PÁGINAS 2944, 2946

49. **Resposta: C.** Embora incomuns, as lesões aos ramos de nervos faciais são complicações mais devastadoras. Em decorrência de sua localização superficial, o nervo auricular magno (C2 e C3) é o nervo mais comumente lesionado durante a elevação do retalho no *lifting* facial. PÁGINA 3125

50. **Resposta: D.** De acordo com a teoria do tripé, o encurtamento isolado da crura lateral aumentará a rotação da ponta, enquanto o encurtamento isolado da crura medial irá desrotacionar a ponta nasal. O oposto também é verdadeiro. Alongamento da crura medial e encurtamento da crura lateral aumentarão ainda mais a rotação da ponta. PÁGINA 2965

51. **Resposta: A.** Múltiplos neurofibromas estão frequentemente associados a neoplasias endócrinas múltiplas. Condições associadas incluem carcinoma medular da tireoide, feocromocitoma, hábito marfanoide e cifoescoliose. PÁGINAS 3213-3124

52. **Resposta: B.** Células não se aderem diretamente à superfície dos implantes. Em vez disso, uma substância na matriz extracelular liga as células à superfície dos implantes. O elemento mais importante na matriz celular para adesão e proliferação celular são os glicosaminoglicanos. PÁGINA 2784

53. **Resposta: C.** Um benefício do uso de uma solução fenólica é que o congelamento resultante é quase imediato quando comparado ao TCA, em que o médico deve esperar 3 a 4 minutos antes de avaliar uma área descamada para a necessidade de aplicações repetidas. PÁGINA 3193

54. **Resposta: A.** A derme acelular (cadavérica) reabsorve com o tempo e não pode ser utilizada para volume permanente. Este implante reabsorvível pode servir como um preenchedor ou como uma matriz para o crescimento de tecido ou reepitelização ao longo de sua superfície. Não estimula diretamente o espessamento dérmico, nem promove formação óssea. PÁGINA 2787

55. **Resposta: A.** Os dois terços superiores do dorso nasal (a porção cefálica à ponta nasal) são compostos por ossos nasais e pelo septo dorsal, juntamente com as cartilagens laterais superiores (ULCs) pareadas. Ossos nasais mais curtos indicam ULCs mais longas. O segmento cartilaginoso flexível mais longo tem um menor suporte sobre os ossos nasais curtos, colocando o paciente submetido a uma redução dorsal em maior risco de medialização do terço médio nasal/ULC ou colapso, resultando em obstrução nasal. PÁGINA 2957

Capítulo 10: Cirurgia Plástica e Reconstrutiva da Face **323**

56. **Resposta: A.** A pele ao que reveste o dorso nasal é mais delgada no rínio e mais espessa no násio. Como resultado, a manutenção de uma leve elevação esquelética no rínio irá resultar em um perfil em linha reta, enquanto uma leve concavidade irá ocorrer, se o perfil esquelético abaixo da pele estiver nivelado. PÁGINA 2924

57. **Resposta: B.** A rápida expansão intraoperatória de tecidos depende do arrasto mecânico e, dependendo do sítio de expansão, um ganho de 1 a 3 cm no comprimento do retalho pode ser obtido. PÁGINA 2854

58. **Resposta: A.** A tríade clássica de bifidez de ponta nasal, pele delgada e cartilagens laterais inferiores fortes aumenta o risco de bossas nasais Quando a pele é mais delgada e forte, e as cartilagens laterais inferiores divergentes (bífidas), técnicas excisionais excessivamente agressivas podem levar à visibilidade da borda cortada mais espessa da cartilagem, à medida que a pele mais delgada e o envelope de tecido mole contraem durante o período pós-operatório. PÁGINA 2932

59. **Resposta: B.** Os padrões de sorriso são determinados pelos grupos musculares que dominam com o sorriso. O padrão de sorriso mais comum (67%) é o sorriso com o músculo zigomático maior, que é primariamente ativado pelos músculos zigomáticos e pelos bucinadores. Isto é seguido em frequência pelo sorriso canino (30%) e, menos comumente, pelo sorriso com dentição completa (2%). PÁGINAS 2911-2912

60. **Resposta: A.** Quando o BMI é muito baixo, o reto abdominal proporciona um retalho cutâneo de grande volume com ampla quantidade de gordura subcutânea. Em pacientes com um BMI normal, o músculo reto tem sido amplamente substituído pelo retalho da face anterolateral da coxa para defeitos com um volume maior de déficit de tecidos moles. PÁGINA 2831

61. **Resposta: A.** Cromóforos são substâncias que absorvem energia em comprimentos de onda específicos. Os padrões de absorção específicos de tecidos parcialmente determinam o *laser* mais eficaz para uma determinada lesão. PÁGINA 3201

62. **Resposta: B.** Crioterapia (terapia pelo frio) resulta em destruição tecidual por lesão da membrana celular. Congelamento rápido seguido por descongelamento lento é mais letal às células, com os melanócitos sendo as células mais suscetíveis à lesão. PÁGINA 3222

63. **Resposta: B.** Implantes aloplásticos do mento podem corrigir a microgenia horizontal, porém, não corrigem assimetrias ou discrepâncias verticais do mento. Os implantes também tendem a aprofundar o sulco labiomentual. PÁGINA 3181

64. **Resposta: D.** Quanto mais jovem o paciente, mais conservador o médico deve ser na estimativa do cabelo doador presente e estabelecimento de um plano de tratamento a longo prazo. A perda capilar de um paciente de 23 anos de idade irá provavelmente aumentar nos anos seguintes. PÁGINA 3230

65. **Resposta: E.** A deformidade de "dupla convexidade" resulta de um coxim adiposo situado abaixo do músculo orbicular do olho e é considerada uma indicação para a transposição de gordura na blefaroplastia de pálpebra inferior ou no *lifting* facial de terço médio. PÁGINA 3086

66. **Resposta: E.** Uma rinoplastia primária malsucedida e a perspectiva de uma cirurgia de revisão podem provocar frustração e raiva em todos os pacientes. (PÁGINAS 2994-2995) A qualidade da pele nasal pode afetar o resultado da cirurgia de revisão – uma espessura de pele mais delgada ou intermediária geralmente é mais flexível e "favorável" do que uma pele ultraespessa ou ultradelgada. (PÁGINA 2998) Em circunstâncias em que a cirurgia de revisão é inevitável e a contração de tecidos moles pode ser prejudicial (nariz torcido, nariz submetido a ressecções excessivas), pode ser preferível a realização de cirurgia de revisão no primeiro ano. PÁGINA 3003

67. **Resposta: C.** Polimetilmetacrilato (Artefill) – PMMA – é suspenso em um carreador composto de colágeno bovino. A avaliação do risco de uma reação de hipersensibilidade ao colágeno bovino com um teste cutâneo para sensibilidade alérgica é recomendada. PÁGINA 3248

68. **Resposta: B.** Formação de hematoma é a complicação mais comum (até 8,5%) e temida durante o procedimento de *lifting* facial. PÁGINA 3125

69. **Resposta: A.** Esclerose tuberosa é uma síndrome congênita associada a hamartomas em múltiplos órgãos, retardo mental, distúrbio convulsivo e adenomas sebáceos. Seu início ocorre geralmente na infância até a fase adulta jovem (com referência à síndrome de Sturge-Weber, Osler-Rendu-Weber). (PÁGINAS 3213, 3216-3217)

70. **Resposta: D.** Lagoftalmo após uma blefaroplastia superior resulta da ressecção excessiva de pele ou músculo orbicular do olho. (PÁGINA 3084) Dermatocalásio é a perda da visão periférica secundária a um excesso de pele palpebral. PÁGINA 3074

71. **Resposta: B.** As abordagens coronal, endoscópica e indireta permitem a realização de mioplastia, enquanto que a abordagem direta não facilita a ressecção muscular. PÁGINA 3066

72. **Resposta: D.** Implantes paciente-específicos apresentam as vantagens de programas atuais para o desenvolvimento de modelagem tridimensional e sistemas de desenho assistido por computador para a personalização de um implante de acordo com as necessidades específicas de cada paciente. PÁGINA 2787

73. **Resposta: B.** Apesar de ter um segmento ósseo longo, o retalho fibular geralmente carece de um diâmetro transversal para fixar de forma confiável os implantes. (PÁGINA 2835) A crista ilíaca tem a maior área transversal quando comparada ao osso fibular ou escapular, tornando-a a melhor alternativa para a retenção de implantes osteointegrados. PÁGINA 2838

74. **Resposta: B.** Visto que a abordagem coronal para o *lifting* de supercílio eleva ligeiramente a linha de implantação capilar, pacientes com uma linha de implantação capilar anterior completa e baixa são os candidatos mais adequados. PÁGINA 3059

75. **Resposta: C.** O pogônio é o ponto mais anterior e proeminente no queixo, enquanto o mento é o ponto médio mais baixo no queixo. PÁGINA 2941

76. **Resposta: D.** Nas primeiras 72 horas após a secção de um nervo, os segmentos distais do nervo retêm estimulabilidade elétrica, facilitando sua identificação. Com o aumento do intervalo de tempo entre a lesão do nervo e o enxerto, o potencial biológico regenerativo diminui, e os resultados funcionais a longo prazo são comprometidos. PÁGINAS 2906-2907

77. **Resposta: C.** A expansão tecidual convencional aumenta a atividade metabólica de fibroblastos e adelgaça a derme, mas não muda o número de folículos pilosos ou a distribuição do crescimento capilar. PÁGINA 2851

78. **Resposta: D.** O desenho apropriado de uma Z-plastia permite que o cirurgião planeje o comprimento e grau de reorientação da cicatriz revisada. Alterações do ângulo produzem mudanças previsíveis em ambas as variáveis. Um ângulo de 60° produzirá um aumento de 75% no comprimento da cicatriz. Os ângulos nunca devem ser inferiores a 30° em razão do risco de necrose das pontas do retalho estreito resultante. PÁGINA 2862, TABELA 176.4

79. **Resposta: B.** O atrativo do fechamento geométrico com quebra do alinhamento é a cicatriz irregular resultante, que favorece uma melhor camuflagem. O comprimento ideal de retalho deve ser de 3 a 7 mm (idealmente de, aproximadamente, 5 mm), visto que retalhos maiores são mais conspícuos ou visíveis, enquanto que os retalhos menores são difíceis de manipular e fechar. PÁGINA 2863

80. **Resposta: D.** Aspectos proporcionais não são necessários para alcançar uma aparência facial estética. PÁGINA 2757

81. **Resposta: A.** A exposição fotográfica pode ser aumentada por um de três métodos, incluindo o aumento da abertura. Visto que o f-stop está inversamente relacionado com o tamanho da abertura, a mudança nesta questão de f/8 para f/16 diminuiria a exposição. (PÁGINA 2778) As outras formas de aumentar a exposição incluem a desaceleração da velocidade do obturador, o aumento da sensibilidade da câmera à luz por meio do aumento do ISO, ou o aumento da luz ambiente quando no modo manual.

82. **Resposta: A.** Embora uma incisão de transfixação total irá romper a inserção da crura medial no septo caudal (um importante mecanismo de suporte da ponta nasal), uma crura medial longa e forte pode resistir ou minimizar o efeito de uma incisão de transfixação total na técnica de deprojeção da ponta nasal. Nestes casos, se a deprojeção for desejada, alguma modificação direta da crura deverá ser realizada. PÁGINA 2967

83. **Resposta: C.** Um aquecimento do osso superior a 50° durante a perfuração pode causar a morte dos osteoblastos. A manutenção de uma temperatura do osso baixa é, portanto, a razão para a irrigação com uma solução salina mais fria, diretamente sobre o osso, durante a perfuração. PÁGINA 2784

84. **Resposta: C.** Por definição, queloides são cicatrizes fibrosas que se estendem além das margens da ferida original, enquanto as cicatrizes hipertróficas estão confinadas dentro das bordas da ferida original. Clinicamente, a diferença pode ter implicações no tratamento e taxas de recorrência. Cicatrizes atróficas são cicatrizes não hipertróficas deprimidas abaixo do nível da pele adjacente normal. PÁGINA 2860

85. **Resposta: B.** A deformidade em "pescoço de peru" é causada por uma flacidez no músculo platisma que não sofre decussação na linha média. (PÁGINA 3132) A deformidade em "pescoço de cobra" pode resultar de uma ressecção de gordura excessivamente agressiva. PÁGINA 3138

86. **Resposta: C.** O retalho radial do antebraço requer um teste de Allen pré-operatório para confirmar um fluxo sanguíneo adequado ao polegar e dedo indicador pela artéria ulnar, através dos arcos palmares, para se evitar isquemia à mão, quando o retalho é extraído. (PÁGINA 2826) Com o retalho livre de fíbula, é preciso garantir a presença de um suprimento sanguíneo adequado ao pé quando a artéria fibular é sacrificada e, portanto, uma angiografia pré-operatória é indicada. PÁGINA 2836

87. **Resposta: B.** Quanto mais afastada a câmera é colocada do sujeito, maior a profundidade de campo. (PÁGINA 2778) A mudança de uma lente de 60 mm para uma lente de 300 mm reduz ou comprime a profundidade de campo. Mudanças na velocidade do obturador irão afetar a exposição, porém não mudarão a profundidade de campo. Visto que o tamanho da abertura está inversamente relacionado com o f-stop, a mudança de f/16 para f/8 iria diminuir a profundidade de campo.

88. **Resposta: A.** Por definição, um aumento no ângulo nasolabial reflete um aumento na rotação da ponta nasal. Ao encurtar os braços laterais da ponta do tripé, uma sobreposição da crura lateral também irá aumentar a rotação da ponta. Uma redução da giba dorsal cria também a ilusão de aumento de rotação da ponta. Uma columela pendente cria a ilusão de um ângulo nasolabial mais agudo e, desse modo, a redução faz com que o ângulo nasolabial pareça mais obtuso, aumentando a rotação da ponta aparente. Aumento do dorso nasal, por outro lado, é uma das muitas técnicas aplicada para visualmente alongar o nariz e visualmente desrotacionar a ponta (ou seja, diminui a rotação da ponta nasal). PÁGINAS 2923, 2935

89. **Resposta: A.** Implantes de queixo geralmente causam uma pequena quantidade de reabsorção da mandíbula anterior. Esta condição é exacerbada pela mobilidade do implante. Geralmente, a reabsorção mandibular não é clinicamente significativa. PÁGINA 3187

90. **Resposta: D.** A identificação dos desejos específicos do paciente pode ser um aspecto crítico do planejamento cirúrgico, assim como facilitar a comunicação entre o cirurgião e o possível paciente. Entretanto, o cirurgião deve estar confiante de que suas habilidades sejam proporcionais aos desafios da cirurgia de revisão antes de concordar em realizar a cirurgia. PÁGINA 3001

91. **Resposta: D.** Vários estudos demonstraram que um período de 6 a 8 semanas é necessário à aderência entre o crânio e o periósteo sobrejacente. PÁGINA 3069

92. **Resposta: A.** Anatomicamente, a válvula nasal interna é delimitada pelo espaço limitado pela face caudal da ULC, a cabeça da concha nasal inferior e o septo dorsal. PÁGINA 2953

93. **Resposta: E.** Todas as alternativas acima são características do BDD. O BDD é muito mais comum em pacientes que buscam cirurgia plástica do que na população em geral. As taxas de sucesso cirúrgico são extremamente baixas em pacientes que sofrem de BDD, independente do resultado estético. Pacientes com quadro suspeito de BDD devem ser encaminhados para avaliação e tratamento psiquiátrico. PÁGINA 2996

94. **Resposta: D.** A abordagem pré-septal envolve a dissecção inferior ao longo do plano avascular, entre o septo orbitário e o músculo orbicular do olho. A abordagem pós-septal é uma abordagem mais direta à gordura orbitária através da conjuntiva e retratores da pálpebra inferior situados próximo ao fórnice conjuntival. PÁGINA 3091

95. **Resposta: C.** A largura "mínima" aceita das estruturas septais caudais que devem ser preservadas para um suporte adequado da estrutura em L é de 10 mm. PÁGINA 2980

96. **Resposta: A.** Retalhos de vizinhança são deslocados em torno de um eixo fixo em direção ao centro da ferida. Isto pode incluir retalhos de rotação, retalhos de transposição e retalhos de interpolação. Retalhos em ilha e retalhos V-Y são exemplos de retalhos de avanço. Os retalhos bilobulados e romboides são tipos de retalhos de transposição. PÁGINA 2803

97. **Resposta: A.** A Embebição plasmática, um processo em que os nutrientes provenientes de fluidos do sítio receptor se difundem para o enxerto cutâneo, é o primeiro processo ativo na sobrevida de enxertos cutâneos de espessura total. Este processo é seguido por inosculação vascular e, então, crescimento capilar. PÁGINA 2814

98. **Resposta: A.** Uma estaca columelar irá estabilizar a base nasal, quando as cruras mediais forem longas, e a relação alar-columelar for apropriada. Uma estaca columelar estendida pode ser uma opção no paciente com suporte insatisfatório da ponta nasal e uma pré-maxila deficiente. A colocação das cruras mediais de volta sobre o septo caudal (técnica *tongue-in-groove*) é eficaz quando o septo caudal é muito longo – a columela pendente. Se a columela for curta ou retraída, um enxerto de extensão septal caudal tratará a desarmonia alar-columelar e restaurará o comprimento apropriado ao septo para permitir estabilização da crura medial ao enxerto de extensão. PÁGINAS 2969-2970

99. **Resposta: B.** Uma raiz superficial (raiz hiperprojetada) ou alta (mal posicionada cefalicamente) fará com que o nariz pareça visualmente mais longo, aumentando a distância entre o násio e o ponto definidor da ponta nasal. PÁGINA 2949

100. **Resposta: D.** Irregularidades de contorno precoces após uma lipoaspiração cervical são a regra e não a exceção. A maioria se resolve à medida que a cicatrização progride, e o edema diminui. PÁGINA 3140

101. **Resposta: A.** Em decorrência do rico plexo vascular subdérmico suprindo seus folículos pilosos, as taxas de hematomas são mais elevadas em pacientes do sexo masculino. PÁGINA 3122

102. **Resposta: A.** Em geral, quanto maior o arco de rotação ou o grau de rotação, menor o comprimento efetivo do retalho. Isto precisa ser levado em consideração durante o desenho do retalho – com graus crescentes de rotação, um retalho mais longo deve ser desenhado para permitir a perda de comprimento efetivo. PÁGINA 2803

103. **Resposta: C.** Pacientes com microtia/atresia bilateral devem receber uma prótese auditiva de condução óssea antes do primeiro aniversário, a fim de maximizar sua capacidade de comunicação verbal e desenvolvimento. PÁGINA 3169

104. **Resposta: B.** A orelha proeminente é um tipo de anomalia auricular deformacional, caracterizada por uma dobra anti-hélice ausente e uma cavidade conchal profunda. PÁGINA 3144

105. **Resposta: C.** Dermatocalásio refere-se ao excesso de pele palpebral. Dermatocalásios não devem ser confundidos com blefarocalásios, que consistem em um raro distúrbio inflamatório das pálpebras caracterizado por edema recorrente. PÁGINA 3086

106. **Resposta: C.** O ramo temporal do nervo facial pode ser seguramente encontrado com trajeto superficial à veia sentinela. O nervo passa profundamente à fáscia temporoparietal. PÁGINA 3054

107. **Resposta: C.** O efeito Tyndall é uma descoloração azulada da pele sobrejacente observado quando os preenchedores de ácido hialurônico (HA) são colocados muito superficialmente. Quando observado precocemente, este efeito pode ser tratado com a extrusão do produto através de um corte na pele sobrejacente. Se não for observado precocemente, os efeitos colaterais adversos provocados pelos preenchedores HA podem ser tratados pela dissolução do produto através da injeção de hialuronidase. PÁGINA 3249

108. **Resposta: A.** A reexpansão esquelética do nariz submetido a ressecções excessivas no paciente com uma pele inelástica e um envelope cutâneo não complacente pode prejudicar a perfusão tecidual e resultar em comprometimento isquêmico. Exercícios de alongamento da pele podem ser úteis para aumentar a elasticidade tecidual. PÁGINA 3013

109. **Resposta: B.** Um *flash* suspenso é o que reproduz com maior exatidão a luz solar natural, que destaca os desvios no nariz torto. PÁGINA 2979

110. **Resposta: B.** A região anterolateral da coxa é uma fonte fina, elástica e que fornece ao cirurgião um retalho cutâneo de grandes dimesões. Os sitios cutâneos doadores podem proporcionar uma voz de melhor qualidade, menor disfagia e menor morbidade do sítio doador. Peristalse do retalho jejunal pode produzir distúrbios funcionais da deglutição, bem como distúrbios vocais. PÁGINA 2844

111. **Resposta: C.** A sobrevida dos enxertos compostos depende basicamente do crescimento de capilares a partir das bordas da ferida. Quanto maior a distância entre o centro do enxerto e a borda do defeito (ou seja, enxertos maiores), maior a probabilidade de falha do enxerto, antes que o crescimento de capilares suficientes ocorra. As recomendações atuais são que nenhuma porção do enxerto deve ter uma distância superior a 1 cm de uma borda da ferida. PÁGINA 2817

112. **Resposta: D.** Granulomas piogênicos são os hemangiomas adquiridos mais comuns. Geralmente são precipitados por trauma leve ou gravidez. PÁGINA 3216

113. **Resposta: D.** A área de superfície da base do expansor deve ser de 2,5 a 3 vezes o tamanho do defeito. PÁGINA 2853

114. **Resposta: D.** Cruras laterais posicionadas cefalicamente proporcionam um suporte deficiente à parede nasal lateral/válvula nasal externa, aumentando o risco de colapso dinâmico. Além disso, o mau posicionamento cefálico cria uma ponta nasal bulbosa com uma deformidade em "parênteses" e aparente aumento na largura do terço médio nasal. PÁGINA 2968

115. **Resposta: B.** O depressor *supercilii* (as fibras do músculo orbicular do olho abaixo do supercílio medial) é o único músculo listado que é um depressor da sobrancelha. Os outros depressores de sobrancelha são o corrugador *supercilii*, o orbicular do olho e o prócero. PÁGINA 3240

116. **Resposta: B.** Radiesse consiste em microsferas de CaHA (30%) suspensas em um gel carreador (70%) composto de água, glicerina e carboximetilcelulose. Na CT, a CaHA é aparente nos tecidos moles. Juvéderm é composto de ácido hialurônico, e Sculptra é um ácido poli-L-láctico injetável. PÁGINA 3247

117. **Resposta: C.** Finasterida é um inibidor competitivo e específico da 5α-redutase do tipo II. Não é indicada para mulheres e crianças. A finasterida geralmente é utilizada em combinação com minoxidil para o tratamento de alopecia androgenética em homens. PÁGINA 3229

118. **Resposta: A.** As estruturas que contribuem para formar a válvula nasal externa são a crura lateral, os ligamentos suspensórios da crura lateral e o tecido mole fibroadiposos/fibromuscular da asa nasal. As alternativas B, C, D e E não contribuem para a válvula nasal externa. PÁGINA 2979

119. **Resposta: A.** As técnicas de moldagem da orelha são mais eficazes em recém-nascidos com menos de 3 semanas de vida, perdendo a eficácia com a idade e aumento da rigidez da cartilagem. PÁGINA 3147

120. **Resposta: D.** O arco marginal é o espessamento de tecido conectivo na margem orbital, onde o periósteo frontal se torna o septo orbitário. PÁGINA 3076

121. **Resposta: B.** Várias técnicas foram descritas para a extração de enxertos capilares no sítio doador. Estas incluem a extração de feixes com bisturi, e o uso de *punches* cortantes e rombos (FUE). PÁGINA 3232

122. **Resposta: D.** O colapso inferomedial das ULCs secundário à falta de suporte pode resultar em pressionamento do terço médio nasal, revelando a borda caudal em forma de V dos ossos nasais em relevo. (PÁGINA 2929) Estreitamento excessivo da ponta pode resultar em uma aparência pressionada incomum da ponta nasal, e uma ressecção excessiva da crura lateral pode resultar em retração ou colapso alar, mas não um V invertido. Necrose isquêmica do septo provavelmente provocará uma deformidade de nariz em sela.

123. **Resposta: C.** Hetter demonstrou que quando adicionado a uma solução fenólica a 88%, o óleo de cróton em concentrações elevadas aumenta os tempos de cicatrização. PÁGINA 3192

124. **Resposta: C.** Ao tirar uma fotografia oblíqua, a cabeça e o torso devem ser colocados a 45° em relação à câmera para evitar distorção do pescoço. (PÁGINA 2775) Todos os esforços devem ser feitos para padronizar as fotografias de antes e depois, incluindo uma distância padronizada entre a câmera e o sujeito, um posicionamento no plano horizontal de Frankfort e ausência de penteados elaborados, óculos e bijuterias.

125. **Resposta: D.** O retalho de fáscia temporoparietal é um retalho bem vascularizado do tecido proximal suprido pela artéria temporal superficial. É o tecido de escolha para a perda de tecidos moles em uma orelha com microtia reconstruída. PÁGINA 3171

126. **Resposta: A.** Cicatrizes amplas podem resultar de ressecções teciduais grandes, especialmente na região posterior do escalpo. Infecções após transplante capilar são incomuns. PÁGINA 3233

127. **Resposta: B.** Discinesia do músculo mentoniano é frequentemente causada por um implante aloplástico no mento ou uma genioplastia óssea. O tratamento para essa condição é uma injeção com uma pequena quantidade de toxina botulínica. PÁGINA 3187

128. **Resposta: A.** Osteotomias laterais são geralmente iniciadas ao longo da abertura piriforme, *acima* da inserção da concha nasal inferior. Isto mantém a estabilidade da posição da concha inferior, bem como preserva as inserções dos ligamentos suspensórios entre a cauda da crura lateral e a abertura piriforme (mecanismo de suporte secundário da ponta nasal). PÁGINA 2960

129. **Resposta: C.** Hematoma retro-orbitário é considerado a complicação mais temida após uma blefaroplastia. O tratamento deve consistir em descompressão imediata por meio da abertura de todas as incisões, com exploração para identificar e cauterizar qualquer vaso ofensor. PÁGINA 3101

130. **Resposta: D.** O retalho livre de fíbula possui uma camada cutânea de pequeno volume e, portanto, é menos útil para defeitos maiores de tecido mole. A rotação da camada cutânea dos retalhos de crista ilíaca pode ser difícil em defeitos da cavidade oral. O retalho da TDAST combina as vantagens de um pedículo vascular longo, quantidade abundante de pele relativamente fina, e um arco de rotação óssea e retalhos cutâneos independentes, tornando-o a opção de sítio doador ósseo mais versátil para a reconstrução de tecidos moles. PÁGINAS 2839-2840

131. **Resposta: A.** Em pacientes com pele redundante da região cervical (classe II), uma ritidectomia cervicofacial geralmente é considerada o tratamento de escolha. PÁGINAS 3135-3136

132. **Resposta: D.** As vantagens da abordagem endoscópica incluem incisões menores, incidência reduzida de neuropatia sensorial e alopecia, menos sangramento e um período de recuperação mais rápido. PÁGINA 3068

133. **Resposta: A.** Divisão e inserção do pedículo são necessárias em todos os pacientes, sendo tipicamente realizado após 3 semanas para possibilitar um crescimento vascular suficiente, o desenvolvimento de fibroblastos e a aderência do retalho ao sítio receptor. PÁGINA 2889

134. **Resposta: A.** O suprimento sanguíneo primário ao retalho frontal é através da artéria supratroclear, tornando-o um retalho vascular de padrão axial. Além disso, os ramos terminais provenientes da artéria angular fornecem suprimento sanguíneo para a base do retalho pediculado. PÁGINA 2886

135. **Resposta: B.** Ao contrário dos retalhos de transposição, a base dos retalhos interpolados não é adjacente ao defeito. Portanto, por definição, retalhos de interpolação envolvem a transferência do retalho através do tecido cutâneo normal intermediário. (PÁGINA 2808) Em geral, os retalhos de rotação envolvem a transferência de tecido imediatamente adjacente ao defeito e são mais apropriadamente utilizados para reparo de defeitos triangulares. PÁGINA 2803

136. **Resposta: D.** A densidade de potência é uma função da potência dividida pela área transversal do feixe de *laser* (diâmetro focal). À medida que o diâmetro focal diminui, a densidade de potência aumenta. PÁGINA 3201

137. **Resposta: B.** Ptose senil envolve um estiramento da aponeurose do levantador ou uma separação da aponeurose do levantador da placa tarsal. PÁGINA 3079

138. **Resposta: D.** Hetter provou que a concentração de fenol tem pouco efeito sobre a profundidade de penetração do *peeling*, e que concentrações elevadas de óleo de cróton aumentam os tempos de cicatrização. Ele também notou que múltiplas camadas de solução de *peeling* irão aumentar a profundidade da lesão. PÁGINA 3192

139. **Resposta: F.** Uma resposta cicatricial desfavorável da ferida não pode ser prevista com certeza e nenhum paciente e pode-se apresentar sem fatores de risco identificados. (PÁGINA 2998) A análise fotográfica é um componente essencial da avaliação pré-operatória, porém não substitui a inspeção direta, palpação e observação dinâmica. (PÁGINA 2999) Imagens por computador podem ser muito benéficas para identificar as expectativas do paciente e melhorar a comunicação entre o paciente e o cirurgião. PÁGINA 3001

140. **Resposta: B.** Nevo sebáceo é uma condição benigna comum que ocorre no couro cabeludo de crianças; este nevo se transforma em carcinoma de células basais em, aproximadamente, 1% dos pacientes. PÁGINA 3216

141. **Resposta: D.** Cartilagem costal autóloga é o padrão ouro para a reconstrução auricular. Cartilagem irradiada tem uma maior taxa de reabsorção do que a cartilagem costal autóloga, e a orelha contralateral não fornece um suprimento suficiente de cartilagem para criar uma estrutura adequada. PÁGINA 3170

142. **Resposta: B.** *Arrasto* é definido como um ganho na área de superfície cutânea que ocorre quando uma carga constante é aplicada. *Relaxamento de tensão* é definido como uma redução na quantidade de força necessária para manter uma quantidade fixa de alongamento da pele ao longo do tempo. PÁGINA 2850

143. **Resposta: A.** Ruptura da inserção das ULCs aos ossos nasais coloca a face caudal dos ossos nasais em relevo, causando o que aparece visualmente como uma deformidade em "V" invertido. A correção, geralmente, necessitará de um enxerto expansor em uma tentativa de elevar a ULC colapsada. Osteotomias laterais inadequadas podem resultar em uma deformidade em teto aberto. PÁGINA 2961

144. **Resposta: A.** Leonardo da Vinci é reconhecido pela identificação de terços horizontais e quintos verticais iguais que dividem a face. Este princípio é um dos muitos aplicados na análise facial. Powell e Humphreys modificaram este princípio para servir de base para a análise facial moderna. PÁGINA 2954

145. **Resposta: B.** Esta radiografia demonstra a matriz em "vidro fosco" clássica que está associada à displasia fibrosa. Fibromas e osteomas são mais exofíticos. Condrossarcomas e a doença de Paget possuem diferentes tipos de matriz calcificada interna.

11 Questões Contemporâneas na Prática Médica

Shawn D. Newlands, MD, PhD, MBA, FACS ▪ Karen T. Pitman, MD, FACS

1. Qual é o nome do projeto de lei que o Congresso dos Estados Unidos promulgou, em 2009, que implementava novas políticas para induzir a adoção e "uso significativo" de registros eletrônicos de saúde (EHRs) por hospitais e médicos?

    A. Lei HITECH *(Health Information Technology for Economic and Clinical Health)* Tecnologia de Informação em Saúde para Saúde Econômica e Clínica.
    B. Lei AEHR *(American Electronic Health Records)*.
    C. Lei ARHIT *(American Recovery and Health Information Technology)*.
    D. Lei HITEHR *(Health Information Technology and Electronic Health Records)*.

2. Macros podem ser utilizados complacentemente na documentação de qual dos seguintes componentes de serviços de avaliação e gestão?

    A. Anamnese.
    B. Exame físico.
    C. Tomada de decisão médica (MDM).
    D. Faturamento e codificação.

3. Grande número de médicos de qual especialidade entrevistados em 2007 (últimos dados disponíveis) é a favor do seguro nacional de saúde, mas não o era em 2002?

    A. Anestesiologistas.
    B. Subespecialidades cirúrgicas.
    C. Subespecialidades clínicas.
    D. A e C.
    E. Todas as alternativas.

4. Qual das seguintes alternativas é uma característica das organizações de alta confiabilidade?

   A. Metas distintas.
   B. Previsibilidade.
   C. Padronização de processos repetitivos.
   D. Ausência de mecanismos de *feedback*, visto que a engenhosidade estimula a qualidade.

5. Erro humano é descrito da melhor maneira por qual das afirmações abaixo?

   A. A causa subjacente de erros médicos.
   B. Deve-se a características inatas do ser humano.
   C. Capaz de ser estudado e previsto.
   D. Não evitável, porém seus efeitos podem ser reduzidos pela criação de um sistema informado.
   E. Todas as alternativas.

6. Você está escrevendo um artigo sobre um dispositivo médico novo e promissor. Você tem opções de ações na empresa privada que fabrica o dispositivo, porém não exerceu as opções. Ao submeter o artigo, qual das seguintes afirmações é correta?

   A. Você não tem a obrigação de divulgar seu potencial para investir na empresa.
   B. No caso de exercício da opção de ações, você terá que escrever uma carta ao editor explicando seu envolvimento se o artigo for publicado.
   C. Você deveria se desfazer de potenciais investimentos decorrentes do conflito de interesses.
   D. Você deve divulgar as informações sobre os potenciais investimentos quando submeter o artigo para publicação e revisão.

7. De acordo com a CIA (Agência Central de Inteligência), a expectativa de vida nos Estados Unidos é maior do que em:

   A. Jordânia.
   B. Reino Unido.
   C. Canadá.
   D. Bósnia e Herzegovina.
   E. Nenhuma das alternativas.

8. Para médicos em hospitais universitários que estejam fornecendo atendimento em conjunto com residentes médicos, quando o residente realiza e documenta uma anamnese abrangente clinicamente indicada e exame físico (H&P) para uma hospitalização, o código 99223 da CPT (terminologia processual atual), qual é o nível mínimo de assistência ao paciente que o médico docente deve realizar e documentar, como o ensinamento apropriado ao residente, a fim de submeter uma declaração para código 99223?

   A. Rubricar o H&P do residente.
   B. Atendimento focado no problema (exame e anamnese focados no problema associados a uma tomada de decisão médica [MDM] direta).
   C. Atendimento detalhado (exame e anamnese detalhados associados a uma MDM de baixa complexidade).
   D. Atendimento abrangente (exame e anamnese abrangentes associados a uma MDM de alta complexidade).

9. Uma técnica de atendimento "em intervalos" modificada promoverá o acesso do paciente somente se:

   A. Pacientes estejam cientes do processo.
   B. Registro de pacientes é concluído antes da chegada do paciente para sua consulta.
   C. A rotação de quartos é concluída em 2 minutos ou menos.
   D. Triagem apropriada do paciente é realizada no momento da programação.

10. Verdadeiro ou Falso: O valor que as empresas de seguro com fins lucrativos podem gastar em "discurso público" é limitado por leis federais nos Estados Unidos.

    A. Falso.
    B. Verdadeiro.

11. As três categorias de telemedicina são:

    A. Sistema de registro eletrônico de saúde (EHR), videoconferência interativa (VTC) e monitoramento remoto de pacientes (RPM).
    B. Armazenamento e envio (S&F) de informação a distância, VTC e RPM.
    C. EHR, S&F e VTC.
    D. Tutoria a distância, VTC e RPM.

12. O conceito de resultado final é com base no fato de que cirurgiões devem examinar seus resultados para determinar:

    A. O resultado final de um processo patológico para definir da melhor forma o tratamento mais apropriado.
    B. O resultado final da intervenção para determinar seu sucesso e possíveis melhorias.
    C. Quais intervenções terapêuticas iriam melhorar o resultado.
    D. A causa raiz da mortalidade de um paciente.

13. Um residente chefe está considerando uma oportunidade de emprego em um local onde a Clínica Cirúrgica possui um complexo cirúrgico e a clínica irá considerar o oferecimento de uma contribuição participativa no complexo cirúrgico se a parceria for oferecida após 2 anos de emprego. Qual das seguintes afirmações é correta?

    A. O residente chefe deve relatar a prática ao FBI sob a lei Whistle-blower.
    B. O residente chefe não poderá trazer pacientes com Medicare ao surgicenter.
    C. O residente chefe deve investigar para garantir que o surgicenter esteja estabelecido sob uma política de "porto seguro" da legislação de Stark.
    D. O residente chefe deve ingressar na clínica, mas não deve participar no surgicenter em razão da preocupação de um possível conflito de interesses e violação das leis de Stark se ele ou ela realizar cirurgias nesta instituição.

14. Quais aspectos devem ser acrescentados às anotações cirúrgicas convencionais para assegurar especificidade e necessidade médicas?

    A. Narrativas das indicações médicas e achados cirúrgicos.
    B. Resumo das indicações médicas e achados laboratoriais pré-operatórios.
    C. Narrativas das indicações médicas e plano de tratamento pós-operatório.
    D. Narrativas das indicações médicas, a achados cirúrgicos e plano de tratamento pós-operatório.

15. Quais elementos de avaliação e manejo devem ser adicionados aos documentos de anamnese e exame físico (H&P) convencional para promover uma documentação e codificação em conformidade?

    A. Franquia e copagamento do seguro.
    B. Estabilidade psicológica e limiar da dor.
    C. Três níveis de risco e natureza do problema apresentado.
    D. Dados revisados e exames solicitados.

16. A resposta a um erro médico deve incluir:

    A. Discussão com o diretor do departamento.
    B. Divulgação para o paciente e seus familiares com pedido de desculpas quando apropriado.
    C. Relato para as autoridades apropriadas para intensificar o estudo do sistema que levou ao erro.
    D. Assinatura de formulários de não divulgação por todos os profissionais da área de saúde envolvidos.
    E. A, B e C.

17. Qual ferramenta de programação disponível permite que o pesquisador gerencie dados clínicos a partir de dados textuais ou registros de textos narrativos provenientes da fusão de bancos de dados clínicos?

    A. Processamento de ontologias na Web Semântica.
    B. Processamento da consolidação textual.
    C. Processamento da diferença representacional.
    D. Processamento da linguagem natural.

18. Você é convidado a dar uma palestra em um fórum sobre um novo fármaco utilizado para tratar um câncer raro, com crédito de educação médica continuada (CME) para os participantes. Na revisão da literatura e introdução do fármaco durante a apresentação, você citará estudos conduzidos por você e financiados por uma empresa farmacêutica. Qual dos seguintes passos o comitê de planejamento deve tomar para a atividade da CME?

    A. O comitê de planejamento deve designar um membro para revisar todos os seus *slides* antes da palestra para garantir a ausência de vieses.
    B. O comitê de planejamento deve cancelar o convite de sua apresentação.
    C. O comitê de planejamento deve confiar que você irá apresentar de maneira imparcial e realizar uma enquete com a audiência para saber se eles perceberam algum viés.
    D. O comitê de planejamento deve garantir que materiais de *marketing* promovendo o fármaco estejam disponíveis no pódio.

19. A taxa de arrecadação líquida é uma medida da cobrança de receitas e é calculada como:

    A. Valor total arrecadado/Valor total faturado.
    B. Valor total arrecadado/Valor total faturado − Deduções contratuais + Devoluções e pagamentos em excesso.
    C. Valor total faturado/Deduções totais.
    D. Valor total arrecadado − Deduções contratuais/Valor total faturado.

20. Organizações de alta confiabilidade compartilham similaridades como:

    A. Nunca ter um erro ou evento adverso.
    B. Investimentos econômicos mínimos com altos rendimentos em tais investimentos.
    C. Aplicação de metodologias científicas para a condução de resultados.
    D. Uma estrutura de liderança hierárquica para defender mudanças.

21. Casos de telemedicina na otologia, consistindo em imagens de alta qualidade, audiogramas, timpanogramas e históricos clínicos demonstraram ser úteis para:

    A. Planejamento de cirurgia de doenças otológicas crônicas.
    B. Seguimento de pacientes pediátricos após a inserção de um tubo de timpanostomia.
    C. Fornecimento de autorização médica para adaptação de prótese auditiva.
    D. Todas as alternativas.

22. Qual das seguintes alternativas *não* é uma vantagem da videoconferência interativa (VTC)?

    A. Dois provedores não precisam estar simultaneamente disponíveis.
    B. A resposta emocional e os movimentos do paciente podem ser avaliados.
    C. O médico atendente pode ter informações em tempo real sobre o exame e entrevista.
    D. Uma conexão "humana" pode ser estabelecida.

23. Historicamente, o uso de telemedicina na otorrinolaringologia era motivado pela:

    A. Necessidade de servir populações remotas.
    B. Escassez de otorrinolaringologistas disponíveis.
    C. Acúmulo de pacientes necessitando de encaminhamento para a otorrinolaringologia.
    D. Todas as alternativas.

24. Quais são os dois conceitos fundamentais de codificação necessários a um faturamento complacente?

    A. Compatibilidade e especificidade.
    B. Especificidade e uso significativo.
    C. Necessidade médica e especificidade.
    D. Conversão e compatibilidade.

25. Uma rinologista montou uma clínica de grande movimento e é considerada como sendo a melhor especialista em sua comunidade. Duas empresas que fabricam cateteres-balão estão competindo para que ela use seus produtos em seus pacientes de ambulatório. Uma empresa oferece um reembolso de 25% sobre o custo do cateter para cada cateter-balão utilizado, caso ela utilize mais de cinco cateteres por mês. Qual das seguintes respostas é a mais ética?

    A. A rinologista deve recusar a oferta educadamente, porém ficar lisonjeada que as empresas estejam interessadas em atrair o seu negócio.
    B. A rinologista deve recusar a oferta educadamente, pois a oferta é uma violação clara dos princípios antissuborno e deve escrever uma carta ao Diretor Presidente da empresa explicando o conflito de interesses inerente na oferta.
    C. A rinologista deve discutir a oferta com a segunda empresa e ver se eles reembolsam 30% do preço de compra.
    D. A rinologista deve recusar a oferta, mas ver se o desconto pode ser dado ao hospital em vez de sua clínica.

26. Equipes de alto desempenho que demonstram uma comunicação intraequipe eficaz têm qual das seguintes características?

   A. São guiados por líderes carismáticos que orientam todas as ações da equipe.
   B. Todos os membros da equipe são autorizados a se manifestar quando acreditam que a equipe está equivocada.
   C. Os membros da equipe permanecem geralmente quietos até que suas opiniões sejam solicitadas pelo líder da equipe.
   D. Os membros da equipe participam em conversas simultâneas e competitivas.
   E. Todas as alternativas.

27. Quais são as vantagens de incorporar a "literatura cinza" durante a realização de uma metanálise?

   A. Possibilita a incorporação de dados não publicados na metanálise.
   B. Possibilita a incorporação de dados não traduzidos na metanálise.
   C. Aumenta a qualidade da metanálise, visto que pode servir para reduzir vieses de publicação.
   D. Aumenta o tamanho do estudo da metanálise, resultando em uma maior significância estatística.

28. As leis de privacidade HIPAA *(Health Insurance Portability and Accountability Act)* protegem a confidencialidade da informação médica protegida:

   A. Que é transmitida por qualquer meio eletrônico.
   B. Obtida por todos os profissionais da área de saúde, independente da tecnologia utilizada.
   C. Exclui informação necessária contida nos cartões de faturamento ou "*super bills*".
   D. Não se aplicam a informações de pacientes utilizadas para atividades de *marketing* direcionado.

29. A lei do autoencaminhamento médico, comumente referida como lei de Stark, engloba qual das alternativas abaixo?

   A. Permite o encaminhamento para serviços de saúde designados pagáveis ao Medicare/Medicaid, desde que o próprio médico não seja o proprietário. Membros familiares próximos podem ser os proprietários.
   B. Cobre somente os serviços laboratoriais clínicos.
   C. Requer prova de intenção específica para violar a lei antes que a lei se aplique.
   D. Cobre os serviços laboratoriais clínicos, fonodiaulogia, radiologia, equipamento médico durável, visitas domiciliares e serviços hospitalares em pacientes hospitalizados e ambulatoriais.

Capítulo 11: Questões Contemporâneas na Prática Médica

30. Identifique a afirmação correta em relação às apólices de seguro de responsabilidade profissional de ocorrências ou reclamações:

    A. A apólice de ocorrências continuará a cobrir as perdas por até 10 anos, mesmo se a apólice tenha expirado.
    B. As apólices de ocorrências são geralmente tão caras quanto as apólices de reclamações.
    C. As apólices de reclamações diferem das apólices de ocorrências, pois oferecem proteção contra reclamações feitas durante um período de tempo específico.
    D. A aquisição de seguro póstumo não reduz o risco de responsabilidade com um paciente para médicos com apólices de reclamações.

31. Erro médico é um desafio crítico no sistema de saúde, e é responsável por:

    A. Quase 18 milhões de mortes nos Estados Unidos a cada ano.
    B. Quase 2 milhões de dólares em custos excessivos da Medicare por ano.
    C. Aproximadamente 1 em cada 20 óbitos nos Estados Unidos anualmente.
    D. Metade dos custos totais dos serviços de saúde nos Estados Unidos.
    E. Todas as alternativas.

32. Por que modificadores são necessários ao pagamento de dois procedimentos independentes realizados na mesma data?

    A. O *software* das operadoras de planos de saúde possui uma configuração padrão para pagamento de apenas um procedimento por dia.
    B. As operadoras de planos de saúde contam o número de procedimentos realizados.
    C. As operadoras de planos de saúde Incluem automaticamente unidades de valor relativo para outros procedimentos.
    D. As operadoras de planos de saúde querem revisar estes procedimentos separadamente.

33. O relato do *Institute of Medicine* de que "Errar é Humano" é uma publicação de referência, pois:

    A. Reafirma a falibilidade humana.
    B. Revigora os esforços do sistema de saúde na melhora da qualidade.
    C. Foi demonstrado superestimar as oportunidades de melhora na qualidade.
    D. Tem levado a uma pletora de organizações que não possuem um benefício no resultado demonstrável.

34. Com respeito à privacidade e segurança, um sistema de telemedicina:

    A. Emprega os mesmos padrões que um sistema de registro eletrônico de saúde (EHR).
    B. Possibilita um menor grau de criptografia que o EHR.
    C. Seguro para utilização pela internet com um *software* apropriado de proteção contra *malware*.
    D. Seguro para utilização com programas padrão de *e-mail*, desde que protegido com uma senha.

35. As diretrizes éticas para o depoimento do perito em uma ação de erro médico devem:

   A. Adotar uma posição de defensor ou partidário nos processos judiciais.
   B. Revisar todas as informações médicas apropriadas no caso e comprovar seus dados com a finalidade de melhor ajudá-lo.
   C. Limitar seu depoimento às suas áreas de especialização e deve estar preparado para explicar o fundamento de seu depoimento apresentado.
   D. Assegurar compensação a uma taxa que reflita o máximo que pode conseguir, independente do tempo e esforço dado na preparação do depoimento e, de modo ideal, esta deve estar ligada ao resultado do caso.

36. O sistema de codificação de avaliação e manejo (E/M) tem sua origem em:

   A. Cálculos administrativos desenvolvidos por seguradoras, independente dos princípios de assistência ao paciente.
   B. Cálculos administrativos desenvolvidos por funcionários do Medicare, independente dos princípios de assistência ao paciente.
   C. Um texto de referência padrão comumente usado para instruir estudantes de medicina na realização e documentação de anamneses e exame físico ideais.
   D. Uma equipe de médicos e estatísticos que trabalham na Universidade de Harvard em um sistema de valor relativo com base em recursos.

37. Uma prática de estratégia básica pode ser preparada para atenuar o risco de vazamento de informações médicas protegidas do paciente:

   A. Discutir o caso do paciente abertamente com todos os funcionários para assegurar familiaridade e reduzir a necessidade dos funcionários de acessar o prontuário do paciente.
   B. Proteger os registros médicos eletrônicos, visto que os registros impressos não são cobertos pelas regulamentações sobre privacidade do paciente pelo HIPAA.
   C. Restringir o acesso aos sistemas de informação em graus apropriados e rastrear a atividade individual em todos os sistemas contendo informações médicas protegidas.
   D. Avaliar o potencial de falha na segurança somente em resposta a uma violação real.

38. Qual o principal obstáculo durante a realização de estudos com o banco de dados do registro eletrônico de saúde (EHR) do *Veterans Administration* (VA)?

   A. A maioria das informações clínicas é armazenada na forma de dados textuais.
   B. Acesso ao banco de dados é limitado por leis federais.
   C. As ferramentas de busca associadas a estes tipos de bancos de dados não são acessíveis para a extração de dados.
   D. O banco de dados é sujeito a maiores vieses de seleção, análise e interpretação.

39. Quais são as principais limitações na condução de estudos e extração de dados com o uso de bancos de dados dos seguros e da maioria dos bancos de dados governamentais?

   A. Uma porção significativa dos dados é registrada na forma de dados textuais, exigindo que o pesquisador avalie, manualmente, cada caso individualmente.
   B. Estão sujeitos a vieses de seleção, análise e interpretação.
   C. O tamanho populacional é muito grande para conduzir uma análise de dados significativa.
   D. As ferramentas de busca associadas a estes tipos de bancos de dados não são acessíveis à extração de dados.

40. Dentre os vários motivos importantes para manter bons funcionários, qual o mais importante?

   A. Os custos de recrutamento são de, aproximadamente, $ 2.000 dólares por um funcionário de tempo integral.
   B. Os custos com a rotatividade variam de 0,75 a 2 vezes o salário do indivíduo em processo de demissão.
   C. Clínicas competidoras podem recrutar seus funcionários por um menor salário.
   D. Um menor desempenho de seu funcionário é melhor do que um cargo vago.

41. O principal objetivo dos médicos durante a negociação dos contratos de cuidado gerenciado *(managed care)* é:

   A. Taxas acordadas com potencial para um volume adicional de pacientes.
   B. Negociação de taxas similares à do Medicare.
   C. Assegurar que o contrato inclua uma cláusula de exclusão de avarias.
   D. Concordar com as exigências de autorização nos serviços ambulatoriais.

42. Você é membro do corpo clínico no hospital municipal e o residente-chefe tem privilégios para realizar certos tipos de procedimentos cirúrgicos básicos, como a traqueostomia. Você está de férias quando o residente chefe agenda e realiza uma traqueostomia em um homem idoso que possui o plano de saúde Medicare e está intubado na unidade de tratamento intensivo por 3 semanas após ter sofrido um AVE. Após o seu regresso, qual das seguintes alternativas é a mais apropriada?

   A. Se o paciente tivesse um plano de saúde comercial, você o teria submetido a uma fatura pelo procedimento cirúrgico, pois é o responsável pela clínica.
   B. Visto que o paciente tem um plano de saúde Medicare, você deveria submetê-lo uma fatura pelo procedimento cirúrgico, pois é o responsável pela clínica.
   C. Você não está autorizado a cobrar pelo procedimento, pois o salário do chefe residente foi pago pelos fundos do Medicare Parte B.
   D. Você não está autorizado a cobrar pelo procedimento, pois não estava presente para supervisionar o residente chefe.

43. A implementação de uma "cultura justa" é uma estratégia originalmente instituída na aviação com a intenção de:

   A. Prevenir erro humano.
   B. Reduzir a probabilidade de comportamento negligente.
   C. Liberar membros individuais da equipe da responsabilidade pessoal.
   D. Garantir uma comunicação eficaz entre a equipe sem cenários de alto estresse.
   E. Melhorar os escores da *Federal Aviation Administration.*

44. A cobertura de seguro de saúde nos Estados Unidos, dependendo do indivíduo, pode ser fornecida por:

   A. Um serviço de saúde controlado pelo governo, estruturado como o Serviço Nacional de Saúde do Reino Unido, com médicos empregados pelo governo.
   B. Um sistema único de saúde financiado pelo governo, como o sistema Medicare no Canadá, com médicos em clínicas privadas.
   C. Seguro de saúde privado, com fins lucrativos.
   D. Nenhuma das alternativas.
   E. A a D (inclusive).

45. De acordo com a Agência Central de Inteligência, a taxa de mortalidade infantil nos Estados Unidos é inferior a qual destas outras democracias industrializadas?

   A. Grécia.
   B. Portugal.
   C. Espanha.
   D. República Tcheca.
   E. Nenhuma das alternativas.

46. Qualidade na medicina é mais adequadamente definida como:

   A. Prestação do melhor atendimento possível com a menor quantidade de recursos.
   B. Alcance de um sistema altamente confiável com uma taxa de erros nula.
   C. A medida rigorosa dos resultados reais e o uso destes dados para conduzir melhorias.
   D. Aplicação de sistemas científicos para anular a ocorrência de eventos adversos.

47. Para ações de erro médico, o queixoso deve estabelecer qual das alternativas seguintes?

   A. O médico ou o profissional da área de saúde não tem um dever de assistência ao paciente.
   B. O dever de assistência foi violado por uma conduta que não estava de acordo com o padrão de cuidados.
   C. A violação do dever de assistência não foi uma causa da lesão do queixoso.
   D. O queixoso não sofreu danos como um resultado desta violação.

Respostas do Capítulo 11

1. **Resposta: A.** A lei HITECH resultará na adoção quase universal de EHRs nos Estados Unidos ao longo dos próximos anos. As outras alternativas não são leis verdadeiras. PÁGINA 3355

2. **Resposta: C.** Macros representam uma seção pré-carregada que fornecem uma estrutura detalhada, porém, inicialmente, mostram todos os resultados normais. Como tal, eles são difíceis de usar complacentemente, pois geralmente contêm informações não obtidas pela anamnese ou exame. Os macros são úteis na MDM para importar listas padrões de testes diagnósticos e/ou programas de tratamento para um diagnóstico específico. PÁGINAS 3306-3307

3. **Resposta: E.** Dentre os especialistas médicos listados que apoiam a legislação para estabelecer o Seguro Nacional de Saúde nos Estados Unidos, as subespecialidades clínicas são as mais frequentes. PÁGINA 3346

4. **Resposta: C.** Alta confiabilidade resulta da padronização. As metas comuns são essenciais, bem como os mecanismos de *feedback*. Sistemas complexos são imprevisíveis, e é por isso que a padronização é fundamental. PÁGINA 3378

5. **Resposta: E.** A maioria dos erros médicos ocorre em razão de uma incompatibilidade entre a capacidade humana e a complexidade do sistema de saúde. Ao se concentrar na melhoria do desempenho da equipe e criação de um sistema, a frequência de lesões pode ser reduzida. PÁGINAS 3257-3258

6. **Resposta: D.** Divulgação é um mecanismo utilizado para minimizar o aparecimento de conflito de interesses. Ao divulgar um conflito em potencial antes de começar a trabalhar em um estudo, publicação ou apresentação, um conselho editorial ou organizador de eventos é notificado da relação do indivíduo com uma tecnologia, droga ou pesquisa. PÁGINA 3381

7. **Resposta: E.** A OECD (Organização para a Cooperação e Desenvolvimento Econômico) também segue as expectativas de vida, e os Estados Unidos não se comparam, favoravelmente, a nenhum dos países listados nas alternativas. PÁGINA 3341

8. **Resposta: B.** Os médicos responsáveis podem utilizar a documentação abrangente do residente, atestando ter realizado e documentado independentemente o atendimento focado no problema. Somente a rubrica das anotações do residente não prova o envolvimento pessoal, e uma repetição detalhada e abrangente do trabalho do residente não é necessária. PÁGINA 3315

9. **Resposta: D.** Diversas técnicas de atendimento permitem o ajuste dos médicos a horários clínicos de acordo com a população de pacientes servida. O sucesso da técnica "em intervalos" modificada depende de uma triagem apropriada dos problemas complexos e mais simples dos pacientes, de modo que os horários da clínica sejam equilibrados entre os pacientes com diferentes níveis de complexidade. PÁGINA 3334

10. **Resposta: A.** A indústria privada de seguros, com fins lucrativos, utiliza campanhas de *lobby* multimilionárias e eleições do Congresso financiadas pelo setor privado para bloquear os esforços em instituir a cobertura médica universal nos Estados Unidos. PÁGINA 3346

Capítulo 11: Questões Contemporâneas na Prática Médica

11. **Resposta: B.** Com o avanço da tecnologia, as diferenças entre as áreas de telemedicina são imprecisas, porém a VTC, o RPM e o S&F são as áreas tradicionais. EHR é o padrão para coleta e armazenamento de informações de saúde. Tutoria a distância é uma nova categoria que utiliza a VTC. PÁGINA 3361

12. **Resposta: B.** O conceito de resultado final foi iniciado por Codman há mais de 100 anos e é a base para a conferência de morbidade e mortalidade. O princípio de resultado final é que os médicos devem seguir os resultados de suas intervenções para melhorar seus tratamentos. PÁGINAS 3372-3373

13. **Resposta: C.** A lei de Stark visa prevenir os médicos e clínicas de encaminhar diretamente às empresas as entidades que possuam um interesse financeiro. A parte II da lei de Stark aborda as áreas da prática médica e também põe de lado exceções de "portos seguros". Pacientes encaminhados ao complexo cirúrgico por um associado devem estar totalmente cientes do investimento do cirurgião no centro cirúrgico ambulatorial. PÁGINA 3387

14. **Resposta: A.** A narrativa das indicações médicas documenta a necessidade médica, e os achados cirúrgicos documentam, com precisão, o serviço (especificidade). PÁGINA 3311

15. **Resposta: C.** O nível de risco aos pacientes apresentando problemas, procedimentos diagnósticos e opções de manejo fornecem suporte para a necessidade médica. A natureza dos problemas apresentados ajuda a definir o nível de cuidados. Dados revisados e exames solicitados são elementos da H&P convencional. Franquia e codificação do seguro não fazem parte da documentação médica. PÁGINA 3314

16. **Resposta: E.** Remoção do véu de segredo que circunda os erros médicos se concentra nos erros de sistemas e prevenção de erros no futuro. Uma explicação dos eventos e um pedido de desculpas ao paciente permitem que o médico e o paciente coloquem um fim sobre o erro. PÁGINA 3264

17. **Resposta: D.** Neste contexto, foi utilizado o processamento de linguagem natural, As outras alternativas são pegadinhas não aplicáveis. PÁGINA 3355

18. **Resposta: A.** Neste caso, o planejador do simpósio optou por revisar a informação que seria apresentada, pois a declaração de divulgação do autor revelou uma íntima relação financeira e profissional entre a empresa farmacêutica e o autor. PÁGINA 3381

19. **Resposta: B.** Veja o gráfico sobre as medidas fundamentais do desempenho prático para definição dos termos. PÁGINA 3339

20. **Resposta: C.** Organizações de alta confiabilidade apresentam várias características, mas fundamental ao processo é o princípio de que melhores resultados sejam conduzidos pela aplicação de princípios de sistemas científicos. Visto que os sistemas são imprevisíveis, erros ou eventos adversos são sempre possíveis. Respeito por pessoas e uma liderança forte e construtiva são essenciais. PÁGINA 3378

21. **Resposta: D.** Todas estas aplicações foram publicadas na literatura revisada por pares. PÁGINAS 3364-3366

22. **Resposta: A.** A desvantagem da VTC é que requer um provedor em ambos os lados do vídeo. As outras alternativas são vantagens. PÁGINA 3361

23. **Resposta: D.** Tradicionalmente, o uso de telemedicina na otorrinolaringologia tem prosperado em programas com menos barreiras financeiras descomunais, como o U.S. *Public Health Service and Department of Defense*. A telemedicina tem sido utilizada no campo da otorrinolaringologia desde o início da década de 1990. PÁGINA 3364

24. **Resposta: C.** Fundamental à complacência da codificação é a identificação precisa do serviço realizado (especificidade) e o porquê foi realizado (necessidade médica). Uso significativo é o padrão para os prontuários eletrônicos do *Centers for Medicare and Medicaid Services*. Compatibilidade e conversão são pegadinhas. PÁGINAS 3308-3309

25. **Resposta: B.** Nesta situação, haveria uma vantagem financeira evidente à cirurgiã pelo uso de determinado dispositivo e uma violação clara da legislação de Stark. PÁGINA 3387

26. **Resposta: B.** Equipes de alto desempenho são caracterizadas pelo envolvimento de todos os membros na integridade da equipe, com cada um sendo autorizado a realizar mudanças. PÁGINA 3266

27. **Resposta: C.** A "literatura cinza" inclui estudos que não estão disponíveis nas ferramentas de busca padrão, como resultados não publicados, resumos, anais, teses e capítulos de livros. É capaz de reduzir o viés de publicação. No entanto, existem desvantagens e é improvável que a literatura cinza aumente a significância da metanálise. Artigos em idioma estrangeiro estão disponíveis em bancos de dados maiores. PÁGINA 3357

28. **Resposta: A.** O HIPAA é de amplo alcance e se aplica a informações de saúde transmitidas por qualquer meio (eletrônico, impresso, verbal) para provedores que transmitem qualquer informação de saúde eletronicamente. Não se aplica ao uso de informação médica protegida, mas se aplica ao uso em pesquisa e *marketing*. PÁGINAS 3294-3295

29. **Resposta: D.** A lei de Stark proíbe o encaminhamento de pacientes para uma ampla gama de serviços de saúde designados (incluindo, mas não limitado a, serviços laboratoriais clínicos) a entidades com que o médico ou seus familiares possuam uma relação financeira. Não há necessidade de intenção de violar o estatuto para estar em violação da lei de Stark. PÁGINA 3282

30. **Resposta: C.** Apólices de reclamações cobrem as queixas feitas apenas durante o período de vigência. Após a expiração destas apólices, o médico deve comprar um seguro póstumo para se proteger contra queixas feitas após o período de vigência para eventos que ocorreram durante o período de vigência. As apólices de ocorrências cobrem o médico contra incidentes ocorridos durante o período de vigência, mesmo quando a queixa é realizada após a expiração da apólice, indefinitivamente e, portanto, são mais caras. PÁGINAS 3276-3277

31. **Resposta: E.** Erros médicos são a oitava causa mais comum de morte nos Estados Unidos, e sua frequência e custo geral têm sido, até recentemente, subestimados. PÁGINA 3257

32. **Resposta: A.** Os outros motivos também podem ser relevantes, mas o motivo primário é que a configuração padrão é para um procedimento por dia. PÁGINA 3320

33. **Resposta: B.** Esta publicação organizou e sintetizou uma vasta gama de artigos na literatura sobre erro médico. A escala da estimativa de que o sistema de saúde produz 100.000 óbitos potencialmente evitáveis por ano tem sido, independentemente, apoiada. O resultado tem sido um esforço vigoroso e bem-sucedido de melhorar os resultados para pacientes e hospitais. PÁGINA 3373

34. **Resposta: A.** O HIPAA *(Health Insurance Portability and Accountability Act)* se aplica a todas as reformas na área da saúde, independente do modelo da prestação de cuidados de saúde. Os mecanismos de coleta, armazenamento e compartilhamento de informações médicas protegidas que não sejam aceitáveis para a medicina tradicional, como o e-mail padrão, não são aceitáveis na telemedicina. PÁGINA 3363

35. **Resposta: C.** Embora a responsabilidade e repercussões sejam limitadas para os médicos que depõem como peritos, padrões mínimos de profissionalismo requerem que o perito não adote uma posição de defesa, testemunhe honestamente, seja compensado a uma taxa que seja razoável e proporcional ao tempo e esforço dado na preparação para o testemunho, e não deve ser pago com base no resultado do caso. PÁGINA 3275

36. **Resposta: C.** O sistema de codificação de E/M é claramente derivado do *Guia de Bates de Exame físico e Anamnese*. As similaridades são aparentes tanto na forma conceitual, como na redação. PÁGINA 3304

37. **Resposta: C.** O HIPAA *(Health Insurance Portability and Accountability Act)* estabelece padrões nacionais de privacidade do paciente e proteção de seus dados médicos. Todas as alternativas, exceto a C, contradizem as normas do HIPAA. PÁGINA 3338

38. **Resposta: A.** O banco de dados do EHR do VA é enorme e existe há muito mais tempo do que a maioria dos outros EHRs. O software possui capacidade limitada para a extração de dados, porém esta pode ser realizada. O banco de dados está disponível para estudos retrospectivos, e os pacientes são também inscritos para os estudos retrospectivos. PÁGINA 3358

39. **Resposta: B.** Os bancos de dados compostos de dados de reclamações de seguros ou dados similares são limitados a amplas associações, pois são incompletos e influenciados por seus propósitos. Geralmente, as ferramentas de busca destes bancos de dados estão disponíveis e são automatizados e, com computadores, grandes bancos de dados podem ser extraídos. PÁGINA 3354

40. **Resposta: B.** Os custos de rotatividade de funcionários para uma clínica são altos, sendo vantajoso investir nas pessoas certas a longo prazo. A garantia de um salário competitivo e a defesa de padrões de desempenho iguais para todos os funcionários irá ajudar a mantê-los. PÁGINA 3333

41. **Resposta: A.** Os médicos e as corporações de cuidado gerenciado possuem muitos interesses opostos nas negociações contratuais, sendo importante que os médicos negociem pela máxima taxa permitida, minimizem as exigências de autorização e equilibrem o potencial para volumes adicionais de pacientes. PÁGINA 3335

42. **Resposta: D.** Visto que os fundos do Medicare Parte A financiam os salários dos residentes, qualquer fatura adicional pelos serviços fornecidos por residentes é considerada duplicativa. Os supervisores não podem cobrar pelos serviços fornecidos por residentes sob os fundos do Medicare Parte B, a menos que estejam participando ativamente no ensino ou supervisão direta do trabalho. As outras alternativas são falsas ou não permitidas sob as leis de Stark. PÁGINA 3387

Capítulo 11: Questões Contemporâneas na Prática Médica **347**

43. **Resposta: B.** Uma "cultura justa" estabelece o equilíbrio entre a responsabilidade do sistema e a responsabilidade individual pelo reconhecimento de limites e comportamentos considerados aceitáveis na comunidade profissional. PÁGINA 3259

44. **Resposta: E.** Existem múltiplas opções para cobertura de serviços médicos nos Estados Unidos, e qualquer uma das alternativas é possível, dependendo da situação profissional da pessoa, recursos financeiros, elegibilidade médica, idade, saúde e comorbidade, escolha do paciente e situação de moradia. PÁGINA 3347

45. **Resposta: E.** A OECD (Organização para a Cooperação e Desenvolvimento Econômico) é um grupo de 34 países que inclui a maioria das democracias industriais ricas do mundo. Este grupo compara a situação médica entre as nações industrializadas. Para a mortalidade infantil, a taxa nos Estados Unidos é muito maior do que a taxa média nos países da OECD (em 2009). PÁGINA 3341

46. **Resposta: C.** A taxa de erros nula é uma meta, porém, qualidade não é equivalente a uma taxa de erros nula. Eficiência é descrita pela razão entre a qualidade de atendimento e os recursos usados, porém a qualidade em si independe dos recursos. PÁGINA 3372

47. **Resposta: B.** Para sustentar uma ação de erro médico, o queixoso deve estabelecer que o médico tinha o dever de assistência para com o queixoso, que o dever foi violado, que esta violação foi a causa da lesão, e que o queixoso sofreu danos como resultado. PÁGINA 3272

ÍNDICE REMISSIVO

1,25 $(OH)_2D_3$
  baixo nível de, 10, 27
5-hidroxitriptamina, 5, 24
12S rRNA
  mutação do gene, 162, 178
    de herança materna, 162, 178
^{131}I (Iodo Radioativo)
  ablação com, 17, 30
    carcinoma papilar de tireoide após, 17, 30
  tratamento com, 191, 216

A

Abertura
  piriforme, 149, 172, 313, 329
    nasal, 149, 172
      estenose da, 149, 172
      osteotomia lateral muito inferiormente na, 313, 329
      na rinoplastia, 313, 329
Ablação
  a frio, 2, 23
    tonsilectomia com, 2, 23
  com ^{131}I, 17, 30
    carcinoma papilar de tireoide após, 17, 30
  de câncer de orofaringe, 201, 221
    recorrente, 201, 221
      transferência de tecido livre após, 201, 221
Abordagem
  de retalho coronal, 122, 138
    para expor o arco zigomático, 122, 138
  transmaxilar anterior, 43, 44, 64
    parede anterior na, 43, 64
      do seio maxilar, 43, 64
    acesso pela, 44, 64
  pela região do sulco labial, 123, 138
    superior, 123, 138
  transcaruncular, 123, 138
  transconjuntival, 123, 130, 135, 138, 142, 144, 306, 326
    pré-septal, 306, 326
      na blefaroplastia, 306, 326
        plano de dissecção para, 306, 326
    complicação mais comum, 130, 142
    da pálpebra inferior, 135, 144
  anterolateral, 194, 217
    na osteotomia orbitozigomática, 194, 217
  infratemporal, 205, 223
    lateral à base do crânio, 205, 223
      exposição do segmento petroso da artéria carótida na, 205, 223
  com exposição alar total, 297, 322
    à ponta nasal, 297, 322
      incisão necessária a, 297, 322

ABR (Potenciais Evocados Auditivos de Tronco Cefálico)
  ondas nos, 162, 178
    anormais/ausentes, 162, 178
  no monitoramento intraoperatório, 245, 276
    do sistema auditivo, 245, 276
      nas ressecções de schwannoma vestibular, 245, 276
  ASSR diferem dos, 261, 283
  valor basal intraoperatório do, 266, 285
    restabelecimento de, 266, 285
      antes da manipulação do sistema auditivo, 266, 285
Abscesso(s)
  secundários à sinusite, 34, 37, 60, 61
    intracranianos, 34, 60
      organismos nos, 34, 60
    orbitário subperiosteal, 37, 61
      microrganismo no, 37, 61
  epidural, 38, 62
  subperiosteal, 47, 66
    orbital, 47, 66
  no espaço retrofaríngeo, 73, 85
    etiologia, 73, 85
  odontogênico, 81, 89
    com sialorreia, 81, 89
    e febre, 81, 89
  pulmonar, 81, 89
Acalasia
  cricofaríngea, 111, 121
Acentuação
  do nistagmo, 257, 281
    com olhar na direção da fase rápida, 257, 281
Acidente
  com trauma, 48, 66
    estudo radiográfico inicial, 48, 66
      para suspeita de fístula liquórica, 48, 66
  com veículo automotor, 271, 286
    perda auditiva após, 271, 286
Ácido
  clorídrico, 156, 175
    ingestão acidental de, 156, 175
  hialurônico, 104, 118
Acuidade
  visual, 190, 216
    baixa, 190, 216
      invasão orbitária e, 190, 216
Adenoidectomia, 147, 148, 171
  malsucedida, 164, 179
    com sistema imune normal, 164, 179
    sem alergias, 164, 179
Adenoma
  único, 185, 213
    da paratireoide, 185, 213
  duplo, 190, 216

  pleomórfico, 196, 219
    na cauda, 196, 219
      da glândula parótida direita, 196, 219
  localização do, 208, 224
  sebáceo, 301, 324
    retardo mental, 301, 324
    e epilepsia, 301, 324
Adenotonsilectomia, 232, 235
  má resposta à, 227, 233
    terapia adjuvante para, 227, 233
Aderência
  celular, 75, 86
    perda da, 75, 86, 75, 86
      pelo comprometimento nas proteínas desmossomais, 75, 86
Adesivo
  de nicotina, 13, 28
  de ação prolongada, 13, 28
Adolescente
  com coriza, 47, 66
    e espirros, 47, 66
    e olhar fatigado, 47, 66
Adulto(s)
  com mais de 65 anos, 3, 23
    número crescente de, 3, 23
      nos Estados Unidos, 3, 23
      em países desenvolvidos, 3, 23
AERD (Doença Respiratória Exarcebada pela Aspirina)
  tratamento de, 54, 69
    direcionado à via da doença primária, 54, 69
  diagnóstico de, 56, 69
    métodos de, 56, 69
Agar
  Sabouraud, 13, 28
    fungos com hifas septadas cultivado em, 13, 28
    com ramificações em 45°, 13, 28
Agente(s)
  hemostáticos, 18, 19, 31
    tópicos, 18, 31
      à base de celulose oxidada, 18, 31
  paralisante(s), 257, 281
    aceitável na indução, 257, 281
      no monitoramento intraoperatório do nervo facial, 257, 281
Agger Nasi
  células de, 52, 68
    na CT coronal, 52, 68
AHI (Índice de Apneia-Hipopneia), 227, 233
AHRQ (*Agency for Healthcare Research and Quality*)
  recursos da, 72, 85
    de cuidados à saúde, 72, 85

Índice Remissivo

AICA (Artéria Cerebelar Anteroinferior)
  oclusão da, 10, 27
  infarto da, 263, 283
    sinais no, 263, 283
AIED (Doença Autoimune da Orelha Interna), 264, 284
  diagnóstico de, 255, 280
Alargamento
  do forame cego, 156, 175
Alérgeno
  eliminação completa do, 36, 61
  principal, 39, 62
    de gatos, 39, 62
      Fel d 1, 39, 62
  exposição ao, 44, 64
  de gato, 56, 69
    testes de punctura cutânea para, 56, 69
      positivo, 56, 69
Alergia
  rinologia e, 33-70
Alergia(s), 44, 64
  e CRS, 48, 51, 66, 68
    com polipose nasal, 51, 68
      relação entre, 51, 68
  nasais, 51, 67
    na primavera, 51, 67
  cutânea, 53, 68
    teste de, 53, 68
  de contato, 79, 88
    distúrbio confundido com, 79, 88
Alexander
  lei de, 257, 281
Alho
  no perioperatório, 5, 24
Alocação
  viés de, 17, 30
Alopecia
  cirurgia de restauração capilar na, 300, 323
    moderada, 300, 323
      da região frontal do escalpo, 300, 323
      da coroa, 300, 323
  tratamento de, 311, 312, 328, 329
    médico, 311, 328
    técnicas de FUE para, 312, 329
ALS (Esclerose Lateral Amiotrófica), 15, 29
Alteração(ões)
  da fala, 15, 29
    e fasciculação da língua, 15, 29
  do estado de consciência, 124, 139
    após queda, 124, 139
      com hematoma na pálpebra superior, 124, 139
  genética, 207, 224
    no câncer diferenciado, 207, 224
      da tireoide, 207, 224
        BRAF, 207, 224
AMA
  diretrizes da, 238, 273
    cálculo de acordo com as, 238, 273
    de deficiência auditiva, 238, 273
Ambrósia, 56, 69
Ameloblastoma
  intraósseo, 204, 222
    tratamento primário para, 204, 222
  na mandíbula, 210, 225
American Academy of Pediatrics
  recomenda internação, 231, 234
    pós-operatória, 231, 234
      para grupo de risco, 231, 234

Aminoglicosídeo(s)
  ototoxicidade, 14, 29, 248, 277
  perda auditiva por, 162, 178
    exame genético, 162, 178
  suscetibilidade a, 268, 286
Amostra
  encolhimento da, 13, 28
Amoxicilina
  ciclo de, 265, 284
    para OMA, 265, 284
Amplificação
  com prótese auditiva, 264, 266, 284, 285
Amplificador
  coclear, 247, 276
Análise
  de sobrevida, 8, 26
    benefícios da, 8, 26
      em estudo de coorte sobre SCC da orofaringe, 8, 26
  subdivisão da face para, 316, 331
    em terços horizontais, 316, 331
    em quintos verticais, 316, 331
Anel
  esofágico B, 96, 115
  de Waldeyer, 200, 221
    linfoma presente no, 200, 221
      sítio mais envolvido por, 200, 221
Anestesia
  com isoflurano, 11, 27
    e remifentanil, 11, 27
      manutenção da, 11, 27
  geral, 2, 23
    com halotano e succinilcolina, 2, 23
      hipertermia maligna após a, 2, 23
Aneurisma, 9, 26
  de artéria coronária, 72, 85
Angiofibroma
  nasofaríngeo, 184, 213
    juvenil, 184, 213
    avançado, 184, 213
Angiogênese, 14, 29
Angiossarcoma, 198, 220
Ângulo
  mandibular, 127, 134, 140, 144
    fratura de, 127, 140
  nasofacial, 290, 319
  de 60º, 303, 325
    z-plastia com, 303, 325
      aumenta o comprimento da cicatriz, 303, 325
Anidrose, 74, 86
Anomalia(s)
  hemangiomas faciais e, 152, 173
    segmentados, 152, 173
      arteriais, 152, 173
      cardíacas, 152, 173
      oculares, 152, 173
  da orelha externa, 155, 174
    secundária, 155, 174
      a defeito da íris, 155, 174
  da primeira fenda branquial, 158, 176
    tipo 2, 158, 176
  vascular, 147, 171
    fenômeno associado a, 147, 171
      de Kasabach-Merritt, 147, 171
  da terceira e quarta fendas branquiais, 149, 172
Anormalidade(s)
  nodulares, 160, 177
  hilares, 160, 177
    na radiografia torácica, 160, 177

morfológicas, 241, 274
  do labirinto ósseo, 241, 274
    na CT do osso temporal da SNHL congênita, 241, 274
  ossicular, 252, 279
    na atresia aural, 252, 279
      congênita, 252, 279
  na prova de rastreio, 262, 283
    pendular, 262, 283
  na pesquisa, 262, 283
    dos movimentos sacádicos, 262, 283
Anotação(ões)
  cirúrgicas convencionais, 335, 344
    para assegurar, 335, 344
      especificidade, 335, 344
      necessidades médicas, 335, 344
Antibiótico(s)
  perioperatórios, 157, 175
    na tonsilectomia, 157, 175
  que inibe a síntese, 9, 26
    da subunidade ribossômica 50S, 9, 26
  pré-operatórios, 4, 24
    administração de, 4, 24
      nas diretrizes de melhoria dos cuidados cirúrgicos, 4, 24
  de primeira linha, 39, 62
    para sinusite crônica, 39, 62
  profiláticos, 40, 63
    na rinoliquorreia, 40, 63
      após fratura da base do crânio, 40, 63
  para tratamento empírico, 77, 87
    de infecção odontogênica, 77, 87
  otorreia crônica não responsiva a, 238, 272
    sem sintomas meníngeos, 238, 272
      com cefaleia, 238, 272
      com letargia, 238, 272
      com febre alta, 238, 272
  intravenosos, 248, 277
    para fratura de quadril, 248, 277
Antibioticoterapia, 51, 67
  multiagente, 160, 177
Anticorpo(s)
  monoclonal, 203, 222
    anti-CD20, 203, 222
  atineuronais, 254, 279
    degeneração associada a, 254, 279
      cerebelar paraneoplásica, 254, 279
Anti-hélice
  criação da, 290, 319
Anti-histamínico(s), 36, 61
Antrostomia
  maxilar, 55, 69
    e lâmina papirácea, 55, 69
      crista óssea entre a, 55, 69
    via meato médio, 45, 65
      criação da, 45, 65
AOM (Otite Média Aguda), *ver OMA*
Aparelho
  oclusal, 78, 88
    terapia com, 78, 88
  de reposicionamento, 230, 234
    da mandíbula, 230, 234
Aparência
  nasal, 307, 327
    raiz hiperprojetada em relação à, 307, 327
Apert
  síndrome de, 148, 171
    critérios diagnósticos da, 148, 171

Apólice(s)
  de seguro, 339, 345
    de responsabilidade profissional, 339, 345
      de ocorrências, 339, 345
      de reclamações, 339, 345
Aponeurose
  do levantador, 315, 330
    da placa tarsal, 315, 330
    desinserção da, 315, 330
Apoptose
  celular, 193, 217
    redução da, 193, 217
Applebaum
  prótese, 243, 275
Aprisionamento
  do ETT, 97, 116
    nas cartilagens aritenoides, 97, 116
      dica para evitar o, 97, 116
Aquisição
  de imagem, 153, 173
    para rinossinusite pediátrica, 153, 173
    de forma mais precisa, 153, 173
  de linguagem, 247, 277
    crianças em, 247, 277
      largura de banda de audibilidade, 247, 277
AR (Rinite Alérgica)
  e asma, 42, 63
    relação entre, 42, 63
  intermitente, 36, 61
    tratamento inicial, 36, 61
  tratamento para, 45, 65
    farmacológico, 45, 65
  persistente, 47, 66
    moderada, 47, 66
    grave, 47, 66
  resposta inflamatória na, 53, 68
  diagnóstico de, 53, 69
Arco(s)
  branquiais, 258, 281
    contribuem para o desenvolvimento da aurícula, 258, 281
  de rotação, 308, 327
    do retalho, 308, 327
      e comprimento efetivo, 308, 327
  marginal, 311, 329
  zigomático, 122, 138
    abordagem para expor o, 122, 138
    de retalho coronal, 122, 138
Área(s)
  Antoni, 102, 117
    nas patologias laríngeas, 102, 117
      A, 102, 117
      B, 102, 117
  de Keystone, 39, 62
    preservação da, 39, 62
    na septoplastia, 39, 62
  pós-cricoide, 200, 221
    envolvimento tumoral da, 200, 221
ARIA (Rinite Alérgica e seu Impacto na Asma)
  de 2008, 47, 66
Aritenoide, 183, 212
Arma de Fogo
  ferida por, 126, 140
    na zona mandibular, 126, 140
      sequela mais comum, 126, 140
  lesões por, 133, 143
    faciais, 133, 143

Arranhadura
  do gato, 18, 30
  doença da, 18, 30
Arrasto, 316, 331
  biológico, 303, 325
    pela expansão tecidual a longo prazo, 303, 325
  convencional, 303, 325
Arsênico
  exposição crônica a, 184, 213
    malignidade cutânea associada à, 184, 213
Artefato(s)
  observado nos cortes histopatológicos, 20, 31
  na excisão com *laser* de CO$_2$, 20, 31
Artéria(s)
  oftálmica, 35, 60, 189, 215
    trajetória da, 189, 215
      até alcançar o nervo óptico, 189, 215
    localização da, 35, 60
      em relação ao nervo óptico, 35, 60
  etmoidal, 36, 42, 49, 61, 64, 66
    anterior, 36, 42, 49, 61, 64, 66
      local da, 36, 61
  esfenopalatina, 44, 65
  maxilar, 44, 65
    interna, 44, 65
  carótida, 46, 48, 65, 66, 205, 223
    exposição do segmento petroso da, 205, 223
      na abordagem infratemporal lateral à base do crânio, 205, 223
    interna, 46, 65
      contribuições da, 46, 65
    e superfície lateral do seio esfenoidal, 48, 66
  coronária, 72, 85
    aneurisma de, 72, 85
  como fonte na ressecção transoral a *laser*, 189, 215
    do tumor supraglótico, 189, 215
      de hemorragia secundária, 189, 215
      de sangramentos maiores, 189, 215
  laríngea, 189, 215
    superior, 189, 215
  em risco de lesão, 200, 220
    na ressecção endoscópica endonasal, 200, 220
      da base do crânio anterior, 200, 220
  fronto-orbitária, 200, 220
  meníngea, 205, 223
    média, 205, 223
      sacrifício da, 205, 223
  fluxo colateral da, 314, 330
    angular, 314, 330
    supratroclear, 314, 330
Artrite
  reumatóide, 14, 28
  da cabeça e pescoço, 14, 28
Asma
  induzida por exercícios, 162, 178
  rinossinusite e, 33, 60
    relação entre, 33, 60
    gravidade da, 33, 60
    doença nasossinusal e, 33, 60
      escores de sintomas nasais da, 33, 60
  rinite alérgica e, 42, 63
    relação entre, 42, 63
  CRS e, 52, 68
    vínculo fisiopatológico entre, 52, 68

Aspecto(s)
  faciais, 303, 325
  proporcionais, 303, 325
Aspergillus, 13, 28
Aspiração
  severa, 95, 115
    função da deglutição e, 95, 115
      após AVE, 95, 115
    após estudo de bário modificado, 97, 116
    não alimentação em decorrência da, 98, 116
    em câncer terminal de pulmão, 98, 116
  risco de, 100, 117
    na estimulação elétrica, 100, 117
    neuromuscular, 100, 117
  silenciosa, 102, 118
  de conteúdos alimentares, 104, 118
    maior risco para, 104, 118
    postura compensatória e, 104, 118
  com ingestão de líquidos, 165, 179
    laringoscopia direta, 165, 179
    palpação da laringe, 165, 179
Aspirina
  teste de provocação com, 56, 69
  no diagnóstico da AERD, 56, 69
ASPO (*American Society of Pediatric Otolaryngology*)
  membros da, 151, 173
    medicamento adjuvante estre os, 151, 173
    para RRP, 151, 173
Assimetria
  transversal, 290, 319
    do mento, 290, 319
  das narinas, 296, 322
  facial, 31, 331
    diagnóstico radiológico, 317, 331
Assistência
  paliativa, 21, 32
  domiciliar, 21, 32
Assoalho
  da boca, 72, 85, 201, 221
    lateral, 201, 221
      SCC T3N0 no, 201, 221
    edema do, 72, 85
      progressivo, 72, 85
  orbitário, 123, 125, 134, 138, 139, 144
    fratura do, 123, 134, 138, 144
    na CT de crânio, 123, 138
ASSR (Potenciais Evocados Auditivos de Estado Estável)
  diferem dos ABR, 261, 283
Ataque(s)
  severos, 8, 25
    de curta duração, 8, 25
    de dor periorbital unilateral, 8, 25
    de congestão nasal, 8, 25
    de rinorreia, 8, 25
    de edema palpebral, 8, 25
Ataxia
  com piora progressiva, 254, 279
  com envolvimento, 254, 279
    da fala, 254, 279
    da caminhada, 254, 279
    dos movimentos oculares, 254, 279
  com nistagmo para baixo, 254, 279
  histórico social, 254, 279
    de tabagismo, 254, 279
    de consumo de bebidas alcoólicas, 254, 279

Atenuação
  interneural, 250, 278
Atipia
  celular, 7, 25
    de espessura total, 7, 25
      com membrana basal intacta, 7, 25
Atraso
  no desenvolvimento, 155, 174
    criança em risco para, 155, 174
Atresia
  coanal, 155, 163, 174, 178
    secundária, 155, 174
      a defeito da íris, 155, 174
    bilateral, 163, 178
      desconforto respiratório por, 163, 178
  aural, 236, 245, 252, 254, 262, 272, 276, 279, 280, 283
    bilateral, 236, 272
    congênita, 245, 252, 254, 262, 276, 279, 280, 283
      anormalidade na, 245, 252, 276, 279
        de nervo facial, 245, 276
        ossicular, 252, 279
      indicação cirúrgica na, 254, 280
      estruturas embrionárias, 262, 283
  correção da, 288, 318
  recém-nascido com, 308, 327
    e microtia bilateral, 308, 327
    avaliação de, 308, 327
Audibilidade
  largura de banda, 247, 277
    nas crianças, 247, 277
      em aquisição de linguagem, 247, 277
Audição
  em ambientes com ruído de fundo, 250, 278
    essencial, 250, 278
    recuperação da, 250, 259, 278, 282
      espontânea, 250, 259, 278, 282
        após SNHL súbita, 250, 278
        após SNHL moderada, 259, 282
      estapedotomia sem melhora da, 259, 282
Audiograma(s)
  perda auditiva, 194, 218
    mista, 194, 218
    SNHL no, 244, 275
      de configuração plana, 244, 275
      e unilateral, 244, 275
  na avaliação de zumbido, 254, 279
    não pulsátil, 254, 279
  na telemedicina, 336, 344
    na otologia, 336, 344
Audiometria
  de tons puro, 238, 273
    padrão, 238, 273
    de alta frequência, 238, 273
Aumento
  da higiene vocal, 92, 113
  da produção vocal, 92, 113
    coordenada, 92, 113
  volumétrico, 98, 106, 116, 119
    das pregas vocais, 98, 104, 106, 116, 118, 119
      permanente, 106, 119
      temporário, 104, 118
  linfonodal, 161, 177
    bilateral, 161, 177
  da tireoide, 209, 225
    imagem ultrassonográfica, 209, 225
    transversa, 209, 225

aloplástico, 292, 320
  mentoplastia de, 300, 323
    com implante aloplástico, 300, 323
  dorsal, 305, 326
    enxerto de, 305, 326
  do mento, 305, 326
    com implante, 305, 326
  dos tempos de cicatrização, 312, 329
  da densidade, 314, 330
  de potência, 314, 330
  do *laser*, 314, 330
Aurícula
  desenvolvimento da, 258, 281
    arcos branquiais contribuem para, 258, 281
Autoencaminhamento
  médico, 338, 345
    lei do, 338, 345
      conhecida como Lei de Stark, 338, 345
Avaliação(ões)
  de tecnologia, 72, 85
    em saúde, 72, 85
  do declínio, 15, 29
    da reserva funcional, 15, 29
  geriátrica, 3, 23
    abrangente, 3, 23
  da síndrome, 76, 87
    da boca ardente, 76, 87
  vascular, 122, 138
    no trauma penetrante, 122, 138
      na face, 122, 138
    inicial, 131, 143
      da lesão penetrante, 131, 143
      da zona 1 do pescoço, 131, 143
  radiológica, 166, 179
    associações nas, 166, 179
  de zumbido, 254, 279
    não pulsátil, 254, 279
  otoscópica, 256, 281
    no pós-operatório, 256, 281
      opacidade pode complicar a, 256, 281
  pré-operatória, 304, 325
    do suprimento vascular, 304, 325
    no sítio doador, 304, 325
  cirúrgica, 315, 330
    pré-operatória, 315, 330
AVE (Acidente Vascular Encefálico)
  de tronco encefálico, 103, 118
    na hipercoagulopatia, 103, 118
    aspirando continuamente, 103, 118
  função da deglutição após, 95, 115
    com traqueostomia, 95, 115
    e aspiração severa, 95, 115
  isquêmico, 112, 121
    disfagia após, 112, 121
      VFSS, 112, 121
      FEES, 112, 121
  possível risco de, 194, 218
Axônio(s)
  colaterais temporários, 292, 320
  formação de, 292, 320

# B
Bacilo(s)
  álcool-acidorresistentes, 73, 85
    no aspirado por FNA, 73, 85
  gram-negativos, 74, 86
    aeróbios, 74, 86

Bactéria(s)
  forma da, 43, 64
  infecção com, 154, 174
    perda auditiva sensorial por, 154, 174
      permanente pós-meningite, 154, 174
  ligada à hipertrofia tonsilar, 162, 178
  na sinusite crônica, 39, 62
  no tecido adenoide/tonsilar, 169, 181
    com doença, 169, 181
BAHA (Prótese Auditiva Ancorada ao Osso)
  com faixa elástica, 236, 272
  softband, 236, 272
Bainha
  neural, 206, 223
    tumores da, 206, 223
Banco de Dado(s)
  clínicos, 336, 340, 344, 346
    gerenciar dados da fusão de, 336, 344
      ferramenta de programação para, 336, 344
  do EHR, 340, 346
  do VA, 340, 346
    obstáculo a realização de estudos com, 340, 346
  dos seguros, 341, 346
    limitações ao uso de, 341, 346
      na condução de estudos, 341, 346
      na extração de dados, 341, 346
  governamentais, 341, 346
    limitações ao uso de, 341, 346
      na condução de estudos, 341, 346
      na extração de dados, 341, 346
Barba
  hemangiomas infantis em, 168, 181
Bardach
  técnica de, 147, 171
    de retalhos, 147, 171
    de palato duro, 147, 171
Bário
  modificado, 97, 116
    estudo de, 97, 116
      de ingestão, 97, 116
      aspiração após, 97, 116
Barrett
  esôfago de, 93, 114
    diagnóstico de, 93, 114
    aspectos histológicos, 93, 114
Base
  nasal, 307, 327
    com columela retraída, 307, 327
    estabilização da, 307, 327
BCA (Anomalia da Segunda Fenda Branquial)
  crianças com, 153, 174
BCC (Carcinoma de Células Basais), 315, 330
  tipo mais comum de, 198, 220
  localmente avançado, 205, 223
  ressecção de, 310, 328
    defeito do escalpo após, 310, 328
    expansor de tecido para reconstruir o, 310, 328
BcL-2
  supressão de, 193, 217
BcL-X
  supressão de, 193, 217
BDD (Trastorno Dismórfico Corporal), 296, 306, 322, 326

Bebê(s)
　saudável, 148, 172
　　com taquipneia, 148, 172
　　　e respiração tipo máquina de lavar roupa, 148, 172
　cirurgia em, 237, 272
　de mastoide, 237, 272
　　incisão retroauricular na, 237, 272
Bell
　paralisia de, 239, 246, 273, 276
　　prognóstico de recuperação da, 239, 273
　　tratamento inicial, 246, 276
　　　em até 72 horas, 246, 276
betaβ2-transferina
　pesquisa de, 40, 63
Bigorna
　esculpida, 240, 273
　　enxerto de interposição de, 240, 273
　　　falha potencial inerente à ossiculoplastia com, 240, 273
Biocompatibilidade
　tecidual, 290, 319
Biofilme(s)
　ruptura do, 38, 62
　　irrigação eficaz na, 38, 62
　e CRS, 48, 66
Biomecânica
　da pele, 316, 331
　　papel na compreensão da expansão tecidual, 316, 331
　propriedade da, 316, 331
　　descreve a tendência do material sólido, 316, 331
　　　deslocar lentamente, 316, 331
　　　deformar, 316, 331
Biópsia
　com cortes corados, 159, 176
　　pela hematoxilina, 159, 176
　　e eosina, 159, 176
　excisional, 185, 213
　inicial, 196, 219
　　suspeito para SCC, 196, 219
　　na margem da lesão, 196, 219
　de tumor orbitário, 197, 220
　　orbitotomia lateral para, 197, 220
　SCC comprovado por, 199, 220
　　de orelha esquerda, 199, 220
　　pouco diferenciado, 199, 220
　por FNA, 211, 225
　　SCC, 211, 225
　de linfonodo sentinela, 242, 274
　nasofaríngea profunda, 247, 276
　　células fisalíferas em, 247, 276
　　vacuolizadas, 247, 276
Blefarocalásio, 308, 327
Blefaroplastia
　superior, 293, 301, 320, 324
　　esclera aparente após, 301, 324
　　　quando fecha os olhos, 301, 324
　　quantidade de pele preservada na, 293, 320
　　　entre o supercílio e a margem palpebral, 293, 320
　　indicação de procedimento na, 300, 324
　　　pela deformidade de dupla convexidade, 300, 324
　　abordagem transconjuntival, 306, 326
　　pré-septal, 306, 326
　　　plano de dissecção para, 306, 326

hematoma decorrente de, 313, 330
　retro-orbitário, 313, 330
　tratamento, 313, 330
BMI (Baixo Índice de Massa Corporal)
　obtenção de retalho cutâneo em, 299, 323
　　de grande volume, 299, 323
　　melhor sítio doador para, 299, 323
Boca
　assoalho da, 72, 85, 201, 221
　　lateral, 201, 221
　　　SCC T3N0 no, 201, 221
　edema do, 72, 85
　　progressivo, 72, 85
　ardente, 76, 87
　　síndrome da, 76, 87
　　avaliação da, 76, 87
Bola(s)
　fúngicas, 50, 67
　　dos seios paranasais, 50, 67
　　desenvolvimento de, 50, 67
Bolha
　etmoidal, 36, 61
　　superfície anterior da, 36, 61
Bossa(s)
　nasais, 299, 323
　　risco de formação de, 299, 323
　　elevado, 299, 323
Botão(ões)
　gustativos, 75, 86
　　localização dos, 75, 86
BPPV (Vertigem Posicional Paroxística Benigna
　do canal semicircular, 243, 275
　　posterior direito, 243, 275
　de canal posterior, 251, 253, 278, 279
　　pela manobra de Dix-Hallpike, 253, 279
　　　nistagmo por, 253, 279
　　de longa duração, 251, 278
　　　manobra de reposicionamento canicular na, 251, 278
　　em idosos, 253, 279
Bradicardia
　reflexa, 16, 30
BRAF
　alteração genética, 207, 224
Breslow
　profundidade de, 242, 274
Broncoscopia, 167, 180
Bronquiectasia, 57, 70
Bulbo
　jugular, 194, 218
　　paraganglioma substituindo o, 194, 218
　　no osso temporal, 194, 218
Bulbo
　ocular, 36, 61
　　pressão sobre o, 36, 61
　　teste de, 36, 61
Bullard
　laringoscópios de, 106, 119
Bupivacaína
　injeção de, 19, 31
　　parada cardíaca após, 19, 31
　　tratamento intravenoso mais adequado, 19, 31

C

Cabeça
　do estribo, 240, 273
　　fixação à, 240, 273
　　integração com, 240, 273

dor de, 5, 24
　propagação da, 5, 24
　　pela estimulação do gânglio trigeminal, 5, 24
e pescoço, 3, 12, 14, 15, 21, 24, 28, 29, 32, 184, 195, 203, 213, 218, 222
　SCC de, 203, 222
　　sobrevida relacionada com, 203, 222
　artrite reumatoide da, 14, 28
　câncer de, 3, 12, 15, 21, 24, 28, 29, 32, 184, 195, 213, 218
　　gene mais mutado no, 195, 218
　　cirurgião de, 184, 213
　　estratégias antineoplásicas no, 12, 28
　　tratamento farmacológico de dor crônica e, 15, 29
　　quimioterapia como paliativo para, 3, 24
　avançado, 21, 32
　para trás, 104, 118
　　e risco de aspiração de conteúdos alimentares, 104, 118
　impulso da, 260, 282
　　teste do, 260, 282
　movimento de rotação da, 260, 282
　do corneto inferior, 313, 329
　　medialização da, 313, 329
Cadeia
　ossicular, 166, 180
CaHA (Hidroxiapatita de Cálcio), 311, 328
Cálcio
　níveis elevados de, 185, 213
　　séricos, 185, 213
　　na urina, 185, 213
CAM (Medicina Complementar e Alternativa)
　nos Estados Unidos, 6, 25
　na Europa, 11, 27
Camada
　embrionária, 241, 274
　　contribui com a membrana timpânica, 241, 274
Caminhar no Escuro
　dificuldade de, 248, 277
　　desequilíbrio crônico e, 248, 277
　　com quedas recorrentes, 248, 277
Camuflagem
　de cicatrizes, 289, 293, 319, 321
　　retilínea, 293, 321
　　e delgada, 293, 321
Canal(is)
　etmoidal, 35, 60
　　anterior, 35, 60
　　　na linha de sutura, 35, 60
　óptico, 35, 60
　iônicos, 71, 85
　　estímulos que utilizam, 71, 85
　　para a transdução do paladar, 71, 85
　neural, 163, 178
　　formação do, 163, 178
　semicircular(es), 243, 253, 254, 267, 269, 275, 279, 280, 285, 286
　　lateral, 269, 286
　　　fístula do, 269, 286
　　superior, 267, 285
　　　SP/AP na deiscência do, 267, 285
　　física dos, 253, 279
　　posterior direito, 243, 275
　　　BPPV do, 243, 275

fístula no, 256, 280
    secundária à erosão pelo colesteatoma, 256, 280
posterior, 253, 279
    BPPV de, 253, 279
        pela manobra de Dix-Hallpike, 253, 279
de Falópio, 257, 281
    deiscência do, 257, 281
    sítio comum de, 257, 281

Câncer
    de cabeça e pescoço, 3, 12, 15, 21, 24, 28, 29, 32, 195, 218
        gene mais mutado no, 195, 218
        estratégias antineoplásicas no, 12, 28
        tratamento farmacológico e, 15, 29
            de dor crônica, 15, 29
        quimioterapia para, 3, 24
            como paliativo, 3, 24
    laríngeo, 96, 115
        avançado, 96, 115
            paciente disfágico tratado para, 96, 115
    terminal, 98, 116
        de pulmão, 98, 116
        e aspiração, 98, 116
    escamoso, 183, 191, 207, 212, 216, 224
        T2N2A na tonsila esquerda, 207, 224
            positivo para HPV, 207, 224
        da base da língua, 191, 216
            causa, 191, 216
        T2N0 da região lateral da língua, 183, 212
            margens negativas, 183, 212
            sem tumor perineural, 183, 212
    adenóide, 185, 213
        cístico, 185, 213
    no lábio inferior, 186, 214
        bem diferenciado T3N0, 186, 214
            esvaziamento cervical no, 186, 214
    supraglótico, 187, 214
        precoce, 187, 214
            técnica de TLM para ressecção de, 187, 214
    de ducto salivar, 190, 216
    orofaríngeo T2N1, 191, 216
        positivo para HPV, 191, 216
        tratamento, 191, 216
    tonsilar T2N0, 195, 218
        ressecção transoral de, 195, 218
            contraindicação, 195, 218
    de nasofaringe, 199, 220
        recorrência de, 199, 220
            reirradiação como tratamento da, 199, 220
    de hipofaringe, 200, 221
        T3N2C, 200, 221
            preservação da laringe no, 200, 221
    de laringe, 201, 221
        taxa de sobrevida geral do, 201, 221
            em 5 anos, 201, 221
    da orofaringe, 201, 221
        recorrente, 201, 221
            ablação de, 201, 221
    oral, 203, 222
        estadiar o pescoço N0 no, 203, 222
        método radiológico para, 203, 222
    sítio oral mais afetado por, 206, 223
    bucal, 207, 224
        ressecção de, 207, 224
    diferenciado, 207, 224
        da tireoide, 207, 224
            alteração genética no, 207, 224
    de mama, 239, 273
        metastático, 239, 273

Candidatura
    a implante coclear, 254, 279
        medida para determinar a, 254, 279

Cantor
    formante do, 93, 114

Cantotomia
    lateral, 38, 62
        e descompressão orbitária, 38, 62

Capacidade(s)
    vocais, 95, 115
        funcionais, 95, 115
            retorno às, 95, 115
    de deglutir, 98, 116
        com segurança, 98, 116
            alimentos, 98, 116
            líquidos, 98, 116

Cápsula
    ótica, 194, 218, 246, 262, 276, 283
        paraganglioma até a, 194, 218
            no osso temporal, 194, 218
        fraturas que poupam a, 246, 276
            e fístula liquórica, 246, 276
        violação da, 270, 286
            fratura com, 270, 286
            no osso temporal, 270, 286

Carcinoma
    associado ao HPV, 5, 24
        identificação do, 5, 24
    in situ, 7, 25
    ME, 160, 177
    mucoepidermoide, 76, 87, 204, 222
        de baixo grau, 204, 222
        origem do, 76, 87
            pela teoria multicelular da tumorigênese, 76, 87
    T3N2b, 12, 28
        da laringe supraglótica, 12, 28
            quimiorradioterapia no, 12, 28
            esvaziamento cervical após, 12, 28
    papilar, 17, 30, 209, 225
        de tireoide, 17, 30, 209, 225
            após tireoidectomia total, 17, 30
            após ablação com ^{131}I, 17, 30
    NP, 182, 196, 199, 204, 212, 218, 220, 222
        sintoma de apresentação do, 204, 222
        recorrente, 199, 220
            tratamento após radioterapia, 199, 220
        maior incidência de, 196, 218
        em estágio avançado, 182, 212
        tratamento ideal do, 182, 212
    de células de Merkel, 189, 215
        específico para imunomarcadores, 189, 215
    cervical, 193, 217
        avaliação laboratorial, 193, 217
    de hipofaringe, 190, 193, 200, 216, 217, 221
        disfagia significativa, 190, 216
            quimioterapia e, 190, 216
            radioterapia e, 190, 216
        avaliação laboratorial, 193, 217
        metástases linfáticas de, 200, 221
            paratraqueais, 200, 221
            paraesofágicas, 200, 221
    de nasofaringe, 202, 222
        metástase linfática cervical recorrente no, 202, 222
        tratamento da, 202, 222
    adenoide cístico, 205, 206, 223
        sintomas no, 205, 223
        limitado à traqueia, 206, 223
        da traqueia, 206, 223
            sintoma de apresentação do, 206, 223

Cartão
    de dados, 227, 233
        monitoramento de, 227, 233
        software de, 227, 233

Cartilagem (ns)
    aritenoides, 97, 109, 116, 120
        aprisionamento do ETT nas, 97, 116
            dica para evitar o, 97, 116
        processo vocal da, 109, 120
    cricoide, 130, 135, 142, 145
        fratura da, 130, 135, 142, 145
            multifocais, 135, 145
            sem deslocamento, 130, 142
    laríngea, 134, 144
        fixação interna da, 134, 144
    tireoidea, 135, 145
        fratura da, 135, 145
            multifocais, 135, 145
    autóloga, 288, 318
        extração de, 288, 318
    enxerto de, 256, 281
        timpanoplastia com, 256, 281
        desvantagem associada à, 256, 281
    largura mínima de, 306, 327
        para suporte adequado, 306, 327
        da L-*strut*, 306, 327
    extração de, 315, 330
        sítio mais apropriado de, 315, 330
            para reconstrução de orelha, 315, 330
    costal, 315, 330

Catarata
    por uso prolongado, 54, 69
        de glicocorticoides orais, 54, 69

Catecolamina(s)
    liberação das, 132, 143

Cavidade
    etmoidal, 49, 67
        no recesso óptico-carotídeo, 49, 67

Cavo
    de Meckel, 45, 65

Caxumba, 159, 176

Cefaleia(s), 57, 70
    unilaterais, 7, 25
    e pulsáteis, 7, 25
    por mudanças de temperatura, 7, 25
    investigação diagnóstica de, 2, 15, 23, 29
        avaliação radiológica complementar, 2, 23
            com MRI, 2, 23
            com CT, 2, 23
        MRI para, 15, 29
            de crânio, 15, 29
    sinusal, 11, 27
        causas de, 11, 27
    e dor facial, 82, 89
        causa provável, 82, 89
    frontal, 236, 272
        intermitente, 236, 272
            sem histórico de doença neurológica, 236, 272

Índice Remissivo **355**

e diplopia, 247, 276
  queixas de, 247, 276
    avaliação de, 247, 276
generalizada, 265, 284
  com rigidez do pescoço, 265, 284
    e diplopia após ciclo de amoxicilina, 265, 284
Célula(s)
  da paratireoide, 10, 27
    aumento do número de, 10, 27
      em situação crônica, 10, 27
  ciliadas, 14, 29, 154, 174, 247, 253, 276, 279
    sensoriais, 253, 279
    externas, 14, 29, 154, 174, 247, 276
      motilidade das, 247, 276
  efetora primária, 35, 61
    na polipose nasal, 35, 61
  T, 35, 61
    marcadores presentes nas, 35, 61
      CD, 35, 61
  de Onodi, 49, 67
    importância de identificar as, 49, 67
      na CT pré-operatória, 49, 67
  responsável, 50, 67
    pela capacidade regenerativa, 50, 67
      do neuroepitélio olfatório, 50, 67
  basais, 50, 67
  Th2, 52, 68
    secretam citocinas, 52, 68
  de *Agger Nasi*, 52, 68
    na CT coronal, 52, 68
    anterior à inserção, 52, 68
      da concha média, 52, 68
  de sustentação, 55, 69
    microvilares, 55, 69
  epiteliais, 55, 69
    colunares, 55, 69
      pseudoestratificadas, 55, 69
  aéreas, 55, 69
    etmoidais, 55, 69
      posteriores, 55, 69
  frontoetmoidal, 56, 70
    tipo 4, 56, 70
      definição, 56, 70
  do ducto excretor, 76, 87
  responsáveis pela secreção, 78, 88
    salivar, 78, 88
      primária, 78, 88
  acinares, 78, 88
  epiteliais, 95, 115
    laríngeas, 95, 115
      sais biliares nas, 95, 115
  da crista neural, 147, 171
    baixa concentração de, 147, 171
  de Merkel, 189, 215
    carcinoma de, 189, 215
    imunomarcadores, 189, 215
  de Langerhans, 193, 217
    histiocitose de, 193, 217
  da cóclea, 240, 274
    de mamíferos, 240, 274
      ciliadas, 240, 274
      de suporte, 240, 274
    tipos de, 240, 274
      necessários a função auditiva, 240, 274
      normal, 240, 274
  fisalíferas, 247, 276
    vacuolizadas, 247, 276
      em biopsia nasofaríngea profunda, 247, 276

diferenciação das, 261, 282
  processo de inibição lateral regula a, 261, 282
    na cóclea em desenvolvimento, 261, 282
ligação das, 297, 322
  aos implantes, 297, 322
    matrix extracelular, 297, 322
cutâneas, 299, 323
  mais sensível à lesão pelo frio, 299, 323
    quando nitrogênio líquido é usado na crioterapia, 299, 323
Célula(s)-Tronco, 265, 284
Celulite, 82, 89
Celulose
  oxidada, 18, 31
    agentes hemostáticos à base de, 18, 31
      tópicos, 18, 31
Centro
  de crescimento cartilaginoso, 293, 320
    no septo nasal, 293, 320
Charcot-Leyden
  cristais de, 46, 65
CHARGE
  síndrome, 161, 177
CHD7
  mutação do gene, 155, 174
Chiari
  malformação de, 20, 31
    tipo I, 20, 31
CHL (Perda Auditiva Condutiva), 194, 218, 255, 280
  em baixas frequências, 244, 275
    do lado direito, 244, 275
  bilateral, 240, 274
    moderada à grave, 240, 274
  com reflexos acústicos presentes, 259, 282
    realizada estapedotomia, 259, 282
      sem melhora da audição, 259, 282
  e teste de Rinne, 266, 285
    negativo, 266, 285
  com vertigem episódica, 266, 285
    zumbido de frequência grave, 266, 285
      e plenitude auricular, 266, 285
  tratamento para, 266, 285
Choque
  tóxico, 47, 66
    síndrome do, 47, 66
      pela ação de exotoxina, 47, 66
  após traumatismo, 125, 139
  hipovolêmico, 125, 139
Chumbo
  toxicidade por, 238, 272
  perda auditiva por, 238, 272
CI (Intervalo de Confiança), 10, 27
CIA (Agência Central de Inteligência)
  expectativa de vida pela, 332, 343
    nos Estados Unidos, 332, 343
  taxa de mortalidade infantil de acordo com a, 342, 347
    nos Estados Unidos, 342, 347
Cicatriz (es)
  cutânea, 132, 143
    deficiência notável abaixo da, 132, 143
      de tecido mole, 132, 143
  camuflagem de, 289, 319
  retilínea, 293, 321
    e delgada, 293, 321
      camuflagem de, 293, 321

comprimento da, 303, 325
  z-plastia com ângulo de 60º aumenta a, 303, 325
que se estendem além das bordas naturais, 304, 325
  das margem da ferida, 304, 325
Cicatrização
  da ferida, 1, 6, 14, 16, 23, 25, 29
    terapia de reposição de nicotina, 1, 23
  fase da, 14, 29
    proliferativa, 14, 29
  quatro fases de, 6, 25
  processo de, 16, 29
    rapamicina no, 16, 29
  comprometimento da, 16, 29
    na diabetes, 16, 29
  por segunda intenção, 291, 319
    sítio anatômico mais sensível à, 291, 319
      da face, 291, 319
  tempos de, 312, 329
    aumento dos, 312, 329
Cidofovir
  intralesional, 151, 173
Ciência
  básica, 1-32
Cine-MRI, 230, 234
Cintilografia
  óssea, 193, 217
Circulação
  uteroplacentária, 106, 119
    mantida, 106, 119
      em parto parcial, 106, 119
Circunferência
  cervical, 230, 234
Cirurgia
  assistida por robô, 17, 30
    resultados superiores após, 17, 30
      comparado à cirurgia convencional, 17, 30
  sangramento durante a, 17, 30
  robótica, 9, 26
  de orelha média, 11, 27
    hipertensão e, 11, 27
      mal controlada, 11, 27
  de redução, 36, 61
    da cauda da concha inferior, 36, 61
      manipulação excessiva na, 36, 61
        complicação pós-operatória, 36, 61
  guiada por computador, 38, 62
    diretrizes de consenso, 38, 62
      da *American Academy of Otolaryngology-Head and Neck Surgery*, 38, 62
  endoscópica, 59, 70, 100, 117
    nasossinusal, 59, 70
      complicação mais preocupante, 59, 70
  de *microflap*, 94, 115
    de prega vocal, 94, 115
  das vias aéreas, 100, 103, 117, 118
    mitomicina como adjuvante da, 100, 117
    aberta, 103, 118
      fracasso da, 103, 118
  de tireoide, 107, 120
  de laringe, 109, 121
    laser ideal à, 109, 121
  de cabeça, 182-225
    e pescoço, 182-225

conservativa, 186, 214
  para tumores supraglóticos, 186, 214
    melhores resultados funcionais na, 186, 214
oncológica clássica, 192, 216
  ressecção transoral a *laser*, 192, 216
    diferença entre, 192, 216
reconstrutiva, 192, 217
  metas da, 192, 217
no hiperparatireoidismo, 196, 202, 219, 221
  primário, 196, 219
    indicação, 196, 219
  secundário, 202, 221
    objetivo da, 202, 221
de palato, 228, 233
  complicações maiores após, 228, 233
    como estenose nasofaríngea, 228, 233
    como insuficiência velofaríngea, 228, 233
de mastoide, 237, 272
  incisão retroauricular na, 237, 272
  em bebê, 237, 272
de restauração capilar, 300, 313, 323, 329
  complicações da, 313, 329
plástica, 309, 328
  nasal, 309, 328
    ressecções excessivas em, 309, 328
da face, 287-331
  plástica, 287-331
  reconstrutiva, 287-331
Cisplatina
  ototoxicidade e, 248, 277
Cisto
  de fenda branquial, 84, 89
  dentígero, 193, 217
    tratamento, 193, 217
  odontogênico, 195, 218
  radicular, 195, 218
Citocina(s)
  secretada, 34, 52, 60, 68
    por eosinófilos, 34, 60
    por células Th2, 52, 68
  Th2, 53, 68
    predominância de, 53, 68
CL/P (Fenda Labiopalatina)
  síndrome associada à, 157, 175
Classificação
  de Shamblin, 209, 224
  de tumores, 209, 224
Clindamicina, 9, 26, 77, 87
Cloro
  no suor, 57, 70
    dosagem de, 57, 70
CME (Crédito de Educação Médica Continuada)
  atividade da, 336, 344
CMV (Citomegalovírus)
  perda auditiva por, 146, 171
    congênita, 146, 171
Coagulação, 6, 25
Coágulo
  formação de, 19, 31
  matriz para, 19, 31
Cobblestones
  mucosa bucal em, 74, 86
Cobrança
  de receitas, 336, 344
    medida de, 336, 344
      taxa de arrecadação líquida, 336, 344

Cóclea
  estrutura na, 154, 174
    gera OAEs, 154, 174
  de mamíferos, 240, 274
    contém células, 240, 274
      ciliadas, 240, 274
      de suporte, 240, 274
    contém neurônios, 240, 274
      do gânglio espiral, 240, 274
Colágeno
  genes do, 153, 173
    mutações nos, 153, 173
      síndrome associada a, 153, 173
  microfibrilar, 19, 31
  nos estágios iniciais, 7, 25
  de proliferação, 7, 25
Colapso
  faríngeo, 102, 118
    na expiração, 102, 118
Colesteatoma
  hérnia associada a, 241, 274
    cerebral, 241, 274
  conservação para, 242, 274
    da parede do EAC, 242, 274
      timpanomastoidectomia com, 242, 274
  recorrente, 242, 274
    taxa de, 242, 274
      alta, 242, 274
  congênito, 247, 277
    sítio de origem do, 247, 277
  paralisia facial por, 251, 278
    associada à COM, 251, 278
    e segmento timpânico do nervo, 251, 278
  erosão pelo, 256, 280
    fístula secundária à, 256, 280
      no canal semicircular, 256, 280
  adquirido, 259, 264, 282, 284
    sítio de origem, 264, 284
    características no, 259, 282
      mais comum que no congênito, 259, 282
  fístula decorrente do, 262, 283
    no canal semicircular, 262, 283
Colo
  condilar, 134, 144
Columela
  retraída, 307, 327
    estabilização da base nasal com, 307, 327
    método apropriado, 307, 327
Coluna
  cervical, 14, 28
    exame de imagem da, 14, 28
    na dor cervical, 14, 28
COM (Otite Média Crônica)
  paralisia facial e, 251, 278
  colesteatomatosa, 269, 286
  complicação, 269, 286
Coma
  mixedematoso, 8, 26
Comissura
  anterior, 129, 141
    lacerações extensas da, 129, 141
    próteses nas, 129, 141
  lateral da boca, 310, 328
    pápula friável na, 310, 328
    de coloração avermelhada, 310, 328
    de crescimento rápido, 310, 328
    que sangra facilmente, 310, 328

Complexo
  hapteno-proteína, 37, 62
  martelo-bigorna, 252, 279
    fundido, 252, 279
Complicação
  intracraniana, 38, 62
    com prognóstico favorável, 38, 62
Comportamento
  negligente, 342, 347
    reduzir probabilidade de, 342, 347
Composto(s)
  de alto peso molecular, 37, 62
  de baixo peso molecular, 37, 62
Compressão
  pneumática, 1, 23
    dispositivos de, 1, 23
  da faringe, 104, 118
Comprimento
  efetivo, 308, 327
    do retalho, 308, 327
    arco de rotação e, 308, 327
Comprometimento, 79, 88
  pulmonar, 103, 118
    disfagia pelo, 103, 118
  neurológico, 164, 179
    decanulação bem-sucedida e, 164, 179
Comunicação
  intraequipe, 338, 345
    eficaz em equipes de alto desempenho, 338, 345
    características da, 338, 345
Concha(s)
  inferior, 36, 40, 61, 63
    ressecção da, 40, 63
      complicação pós-operatória, 40, 63
    manipulação excessiva da cauda da, 36, 61
      na cirurgia de redução, 36, 61
        complicação pós-operatória, 36, 61
  bolhosa, 38, 62
    remoção de, 38, 62
  do corneto inferior, 40, 63
    lesão da mucosa da, 40, 63
      complicação pós-operatória, 40, 63
  média, 46, 52, 65, 68
    inserção da, 52, 68
      célula anterior à, 52, 68
  nasal(is), 57, 70, 306, 326
    hipertrofia das, 57, 70
    inferior, 306, 326
      cabeça anterior da, 306, 326
Concussão
  leve, 244, 275
    perda auditiva após, 244, 275
    e tontura posicional, 244, 275
Condicionamento
  da musculatura torácica, 103, 118
  pela fisioterapia, 103, 118
Condrossarcoma(s), 110, 121, 188, 215
Condução
  óssea, 252, 279, 308, 327
    prótese auditiva de, 308, 327
      adaptação de, 308, 327
      limiar médio de, 252, 279
      e implantação osteointegrada, 252, 279
Cone
  elástico, 109, 120
Conexina
  26, 147, 171
    perda auditiva associada a, 147, 171

Confusão
  sinusite e, 58, 70
Congestão
  nasal, 8, 25, 44, 51, 59, 65, 67, 70
    ataques severos de, 8, 25
      de curta duração, 8, 25
    e secreção purulenta, 51, 67
      dor facial com, 51, 67
Constipação, 21, 32
Constrição
  pupilar, 21, 32
Consultório
  fotografia no, 288, 318
    melhor opção de iluminação, 288, 318
Contaminação
  bacteriana, 293, 320
    redução da, 293, 320
      antes da inserção do implante, 293, 320
Conteúdo(s)
  gástricos, 104, 119
    refluxo de, 104, 119
Contorno
  irregularidades de, 307, 327
    tratamento de, 307, 327
      após lipoaspiração cervical, 307, 327
      com platismaplastia anterior, 307, 327
Contraste
  CT sem, 43, 64
    seios etmoidais na, 43, 64
      opacificados, 43, 64
Contrato(s)
  de cuidado gerenciável, 341, 346
    negociação dos, 341, 346
    objetivo dos médicos na, 341, 346
Controle(s)
  ambiental, 36, 61
    de doença alérgica, 36, 61
      métodos para, 36, 61
  positivo, 53, 68
    de histamina, 53, 68
  laríngeo, 105, 119
    neurônios motores envolvidos no, 105, 119
      superiores, 105, 119
    oral, 108, 120
      posterior, 108, 120
        reduzido, 108, 120
  pareados por idade, 186, 214
    comparados ao risco relativo, 186, 214
      para desenvolvimento de linfoma, 186, 214
        na glândula parótida envolvida na doença de Sjögren, 186, 214
  dos sintomas de tontura, 248, 277
    uso do SRRI no, 248, 277
Coriza
  rinite alérgica com, 36, 61
    tratamento inicial, 36, 61
Corneto
  inferior, 40, 63, 313, 329
    cabeça do, 313, 329
      medicalização da, 313, 329
    lesão da mucosa da concha do, 40, 63
      complicação pós-operatória, 40, 63
Corti
  órgão de, 254, 281
    localização, 254, 281
Corticosteroide
  sistêmico, 238, 273
    terapia com, 238, 273
      com redução gradual da dose, 238, 273
Cotton-Myer
  sistema de, 101, 117
    para estenose traqueal, 101, 117
Coxim (ns)
  adiposos, 292, 320
    da pálpebra superior, 292, 320
    da pálpebra inferior, 293, 320
      medial, 293, 320
      central, 293, 320
CP (Fenda Palatina)
  completa, 167, 180
    inserções anormais, 167, 180
      do músculo elevador do LVP, 167, 180
CPA (Ângulo Pontocerebelar)}
  meningioma do, 261, 282
CPAP (Pressão Positiva Continua nas Vias Aéreas)
  na OSA, 102, 118, 228, 233
    terapia com, 228, 233
    tratamento com, 227, 233
      má aderência ao, 227, 233
      e obstrução nasal, 227, 233
    terapia com, 227, 233
      em pacientes pediátricos, 227, 233
    adesão a longo prazo de, 229, 234
CPT (Terminologia Processual Atual)
  código 99223 da, 334, 343
    nível mínimo de assistência no, 334, 343
      ao paciente, 334, 343
Crânio
  CT de, 123, 138
    fratura do assoalho orbitário, 123, 138
  MRI de, 15, 29
    para investigação, 15, 29
      de cefaleia, 15, 29
  fratura da base do, 40, 63
    rinoliquorreia após, 40, 63
      antibióticos profiláticos e, 40, 63
  base do, 50, 67, 205, 223
    abordagem infratemporal lateral à, 205, 223
    porção anterior da, 50, 67
      parte mais delgada da, 50, 67
Craniofaringioma
  ressecção endoscópica de, 202, 221
    endonasal, 202, 221
      concentração sérica de sódio de 155 mEq.mL após, 202, 221
      alto débito urinário após, 202, 221
      gravidade específica da urina de 1.001 após, 202, 221
Craniotomia
  intervenção neurocirúrgica via, 154, 174
    na ressecção de trato dermoide nasal, 154, 174
    próximo à base do crânio, 154, 174
Cricoide
  nível da, 165, 179
    deiscência acima do, 165, 179
      pela musculatura aritenoide, 165, 179
Crioterapia
  nitrogênio líquido na, 299, 323
    lesão pelo frio, 299, 323
      células cutâneas mais sensíveis à, 299, 323

Crista
  Galli, 156, 175
    bífida, 156, 175
  lacrimal, 49, 66
    anterior, 49, 66
  óssea, 55, 69
    entre a antrostomia maxilar, 55, 69
      e a lâmina papirácea, 55, 69
  maxilar, 127, 140
  neural, 147, 163, 171, 178
    células da, 147, 171
      baixa concentração de, 147, 171
    migração da, 163, 178
  ilíaca, 302, 324
    como sítio doador, 302, 324
      para implantes osteointegrados, 302, 324
Cristal(is)
  de Charcot-Leyden, 46, 65
Crohn
  doença de, 74, 86
    manifestação oral da, 74, 86
Cromossomo
  22, 11, 27
    região 22q11.2 do, 11, 27
      mutações genéticas na, 11, 27
  Y, 168, 180
    genes ligados ao, 168, 180
Cróton
  óleo de, 312, 329
    efeito de concentrações elevadas de, 312, 329
    em solução fenólica a 88%, 312, 329
CRS (Rinossinusite Crônica)
  com pólipos nasais, 47, 66
    classes de medicamentos na, 47, 66
    desenvolvimento de, 48, 66
    fatores subjetivos do, 48, 66
  classificação de, 51, 67
    padrões de ramificação, 51, 67
    polipoide, 51, 67
      versus não polipoide, 51, 67
    eosinofílica, 51, 67
      versus não eosinofílica, 51, 67
  com polipose nasal, 51, 68
    alergia e, 51, 68
      relação entre, 51, 68
  e asma, 52, 68
    vínculo fisiopatológico entre, 52, 68
  sintoma da, 57, 70, 71, 85
    leve, 57, 70
    menos afetado pela ESS, 71, 85
  pediátrica, 147, 148, 171
    procedimento cirúrgico para, 147, 171
      inicial, 147, 171
    após adenoidectomia, 148, 171
CRT (Quimioterapia de Indução e Radioterapia)
  adjuvante, 182, 212
    no carcinoma NP, 182, 212
Crura
  lateral, 288, 310, 311, 318, 328
    posicionada cefalicamente, 288, 310, 318, 328
CSF (Fístulas de Líquido Cefalorraquidiano)
  por ESS, 34, 60
CT (Tomografia Computadorizada)
  de crânio, 123, 138
    fratura do assoalho orbitário, 123, 138

encurvamento na, 124, 138
  do reto inferior, 124, 138
de rinossinusite, 153, 173
  pediátrica, 153, 173
avaliação radiológica complementar com, 2, 23
  na investigação diagnóstica, 2, 23
  de cefaleia, 2, 23
sinusite crônica na, 42, 64
  diferenciada da aguda, 42, 64
sem contraste, 43, 64
  seios etmoidais na, 43, 64
  opacificados, 43, 64
dos seios paranasais, 45, 65
de alta resolução, 48, 66, 266, 285
  na suspeita, 266, 285
  de paraganglioma, 266, 285
pré-operatória, 49, 67
  importância de identificar na, 49, 67
  células de Onodi, 49, 67
coronal, 52, 68
  célula identificada na, 52, 68
  de *Agger Nasi*, 52, 68
da glândula submandibular, 71, 85
  com aumento, 71, 85
axial de cortes finos, 129, 141
  com reconstruções, 129, 141
    coronais, 129, 141
    sagitais, 129, 141
de pescoço, 12, 28
  diagnóstica, 12, 28
nos estudos de imagem, 42, 63
  nasossinusais, 42, 63
  de rotina, 42, 63
dos seios paranasais, 47, 66
  na avaliação, 47, 66
  da doença nasossinusal, 47, 66
por emissão de fóton único, 20, 31
  com sestamibi-99 m Tc, 20, 31
com contraste, 192, 217
  de linfonodos cervicais, 192, 217
  envolvidos por linfoma, 192, 217
do osso temporal, 236, 241, 244, 272, 274, 275
  expansão óssea regular, 236, 272
  de pacientes com SNHL congênita, 241, 274
    anormalidades morfológicas do labirinto ósseo, 241, 274
  deformidade de Mondini na, 244, 275
  fratura presente na, 246, 276
  preenchedor visível na, 311, 328
    injetável, 311, 328
Cuidado(s)
  cirúrgicos, 4, 24
    diretrizes de melhoria dos, 4, 24
    administração de antibióticos pré-operatórios, 4, 24
  paliativo(s), 5, 21, 24, 32
    domiciliares, 21, 32
Cultura Justa
  implementação de, 342, 347
  estratégia instituída na aviação, 342, 347
Curva(s)
  de sobrevida, 8, 26
  de Kaplan-Meier, 8, 26
Cúspide
  mesiovestibular, 130, 142
    do primeiro molar superior, 130, 142

oclui mesialmente ao sulco vestibular, 130, 142
  do primeiro molar inferior, 130, 142

D
DDAVP (1-deamino-8-D-arginina Vasopressina), 202, 221
Decanulação
  acidental, 159, 176
  bem-sucedida, 164, 179
    menor probabilidade de, 164, 179
    menino de 2 anos avaliado para, 164, 179
    com traqueostomia, 164, 179
Decussação
  plastimal, 304, 325
    ausência de, 304, 325
Defeito(s)
  cardíacos, 155, 174
    congênitos, 155, 174
      secundário a defeito da íris, 155, 174
  labiais, 183, 212
    de espessura total, 183, 212
      opções reconstrutivas para, 183, 212
  implante apropriado para, 290, 319
    seleção de, 290, 319
  cutâneos, 295, 321
    necessidade de enxertos para, 295, 321
    cartilaginosos, 295, 321
Deficiência
  auditiva, 238, 258, 273, 281
    cálculo da, 238, 273
      de acordo com as diretrizes da AMA, 238, 273
    em adultos, 258, 281
      por exposição ocupacional ao ruído, 258, 281
  do mento, 300, 323
    horizontal, 300, 323
Deformação
  de classe II, 314, 330
    da região cervical, 314, 330
      manejo correto de projeção do mento normal e, 314, 330
Deformidade
  nariz em sela, 39, 62
    desenvolvimento de, 39, 62
    prevenir o, 39, 62
  de Mondini, 244, 275
    na CT, 244, 275
  implante apropriado para, 290, 319
    seleção de, 290, 319
  de dupla convexidade, 300, 324
    na blefaroplastia, 300, 324
  em pescoço de peru, 304, 325
  em V invertido, 312, 329
Degeneração
  cerebelar, 254, 279
    paraneoplásica, 254, 279
      associada a anticorpos antineuronais, 254, 279
Deglutição
  função da, 94, 95, 115
    após AVE, 95, 115
    com traqueostomia, 95, 115
    aspiração severa, 95, 115
  fase da, 91, 97, 113, 116
    antecipatória, 91, 113
      alteração na, 91, 113
    faríngea, 97, 116
      epiglote não inverte na, 97, 116

dificuldades na, 100, 111, 117, 121
  causa de disfagia, 111, 121
  demência avançada, 100, 117
avaliação da, 102, 118
  à beira do leito, 102, 118
  desvantagem, 102, 118
normal, 107, 120
  passagem do bolo na, 107, 120
  pelo UES, 107, 120
melhores resultados para a, 309, 328
  na reconstrução faríngea total, 309, 328
Deiscência(s)
  acima do nível da cricoide, 165, 179
    pela musculatura aritenoide, 165, 179
  do nervo facial, 246, 276
    sítio mais frequente de, 246, 276
  do canal de Falópio, 257, 281
    sítio comum de, 257, 281
  do canal semicircular, 267, 285
    superior, 267, 285
      SP/AP reduzida na, 267, 285
Delírio
  prognósticos, 12, 28
Demência
  avançada, 100, 117
    dificuldades na deglutição e, 100, 117
Dentição
  maxilar, 50, 67
    prévias extrações da, 50, 67
  ruim, 108, 120
Dependência
  de ventilador, 164, 179
    traqueostomia por, 164, 179
      pediátrica, 164, 179
Depoimento
  do perito, 340, 346
    na ação de erro médico, 340, 346
      diretrizes éticas para, 340, 346
Depressão
  disfunções TMs e, 77, 87
  diagnóstico de, 294, 321
Derivado
  proteico, 160, 177
    purificado, 160, 177
      teste cutâneo com, 160, 177
Derme
  papilar, 292, 320
    e dermoabrasão, 292, 320
  acelular humana, 298, 322
    como implante para aumento de tecidos moles, 298, 322
    para preenchimento de defeito, 298, 322
Dermobrasão
  técnicas de, 292, 320
Descolamento
  de retina, 6, 25
Descompressão
  orbitária, 33, 37, 60, 61
    retenção do *sling* periorbital na, 33, 60
    sobre o reto medial, 33, 60
Desconforto
  respiratório, 158, 163, 176, 178
    neonato com, 158, 176
      tratamento de, 158, 176
    no recém-nascido, 163, 178
  periorbitário, 158, 176
    diplopia e, 158, 176

Desequilíbrio
    estudos vestibulares para, 245, 276
        finalidade de, 245, 276
    crônico, 248, 263, 277, 283
        com quedas recorrentes, 248, 277
            e dificuldade em caminhar no escuro, 248, 277
        lesão captante em MRI de crânio, 263, 283
            com contraste, 263, 283
Desregulação
    nas vias, 42, 64
        do TGF-β, 42, 64
        do VEGF, 42, 64
Desvio
    de septo nasal, 227, 233
        OSA e, 227, 233
Detecção
    da proteína p16, 5, 24
        imuno-histoquímica para, 5, 24
Dexametasona
    transtimpânica, 252, 278
Diabete(s)
    comprometimento na, 16, 29
        da cicatrização da ferida, 16, 29
    insípido, 202, 221
    tipo I, 252, 278
        dependente de insulina, 252, 278
            SNHL de configuração plana, 252, 278
                níveis glicêmicos controlados antes da perda auditiva, 252, 278
Dilatação
    ventricular, 265, 284
        oclusão de seio sigmoide sem, 265, 284
Diplopia, 33, 60
    queixa de, 134, 144, 247, 276
        e cefaleia, 247, 276
            avaliação de, 247, 276
        e dor severa no olhar vertical, 134, 144
            para cima, 134, 144
        e desconforto periorbitário, 158, 176
            com exoftalmia evidente, 158, 176
            com estrabismo, 158, 176
            com lesão da pálpebra superior, 158, 176
    invasão orbitária e, 190, 216
    progressiva, 204, 222
        com paralisia do VI nervo craniano, 204, 222
    petrosite apical e, 242, 275
        e déficit em nervo craniano, 242, 275
    ao olhar para o lado direito, 257, 281
        episódios de vertigem espontânea com, 257, 281
            e histórico de perda de visão, 257, 281
Diretriz(es)
    de melhoria dos cuidados cirúrgicos, 4, 24
        antibióticos pré-operatórios, 4, 24
            administração de, 4, 24
Disartria
    disfagia e, 90, 113
        com reflexo, 90, 113
            faríngeo, 90, 113
        de abertura da mandíbula acentuado, 90, 113
        com língua espástica, 90, 113
        com labilidade emocional, 90, 113

Disfagia
    e disartria, 90, 113
        com reflexo, 90, 113
            faríngeo, 90, 113
        de abertura da mandíbula acentuado, 90, 113
        com língua espástica, 90, 113
        com labilidade emocional, 90, 113
    presença de, 91, 113
        para comprimidos, 91, 113
    ausência de, 91, 113
        com alimentos sólidos, 91, 113
    equipe de, 94, 115
        formação da, 94, 115
    pelo comprometimento pulmonar, 103, 118
    causa da, 111, 121
        e dificuldade de deglutição, 111, 121
    no carcinoma de hipofaringe, 190, 216
        com quimioterapia como terapia, 190, 216
        e radioterapia, 190, 216
    após radioterapia oral, 199, 220
Disfonia
    há 2 anos, 159, 176
        em menino de 5 anos, 159, 176
            sem tosse, 159, 176
            sem pigarro, 159, 176
    por tensão muscular, 94, 114
        secundária, 94, 114
    após laringoscopia flexível, 101, 117
        com lâmpada de halógeno, 101, 117
        recomendações na ausência de lesões, 101, 117
    causa mais comum de, 168, 180, 181
        na idade escolar, 168, 180
        pediátrica, 168, 181
    progressiva, 169, 181
        e estridor, 169, 181
    há 4 meses, 189, 215
        em fumante de 40 anos, 189, 215
            com lesão hiperqueratótica superficial, 189, 215
                no terço anterior da prega vocal, 189, 215
Disfunção
    cognitiva, 91, 113
    olfatória, 55, 69
        em pessoas com mais de 20 anos, 55, 69
            prevalência de, 55, 69
    TMs, 77, 87
        associações, 77, 87
    salivar, 187, 214
        permanente, 187, 214
            da glândula parótida, 187, 214
    vestibular, 248, 277
        periférica, 248, 277
            SNHL e, 248, 277
Displasia
    fibrosa, 195, 218, 316, 331
        tratamento, 195, 218
Dispneia, 72, 85
Dispositivo(s)
    de compressão pneumática, 1, 23
    de multipunctura, 51, 67
    de proteção auditiva, 262, 283
        grau de atenuação eficaz, 262, 283
    médico, 332, 343
        novo e promissor, 332, 343
            opções de ações da empresa que fabrica o, 332, 343

Dissecção
    óssea, 44, 64
        no EMLP, 44, 64
            limite posterior da, 44, 64
    sinusal, 37, 61
        ampla, 37, 61
    de nervo facial, 204, 222
        paratidectomia parcial com, 204, 222
    plano de, 306, 326
        para abordagem transconjuntival pré-septal, 306, 326
            na blefaroplastia, 306, 326
Disseminação
    do tumor, 14, 28, 207, 224
        extracapsular, 207, 224
        perineural, 14, 28
Dissincronia
    diagnóstico em neonato, 162, 178
Distância
    horizontal, 134, 144
        entre os incisivos maxilares, 134, 144
            e mandibulares, 134, 144
    tireomentoniana, 108, 120
        encurtada, 108, 120
Distorção
    produto de, 238, 273
        OAEs por, 238, 273
Distúrbio(s)
    inflamatório, 154, 159, 174, 176, 308, 327
        recorrente, 308, 327
            das pálpebras, 308, 327
        das glândulas salivares, 154, 159, 174, 176
            mundialmente comum, 159, 176
    da TMJ, 73, 86
        tratamento de, 73, 86
        intracapsulares, 73, 86
            sintomáticos, 73, 86
    confundido, 79, 88
        com erupções medicamentosas, 79, 88
        da mucosa oral, 79, 88
        com alergias de contato, 79, 88
        com lúpus, 79, 88
    da voz, 94, 114
        menos sensível à fonoterapia, 94, 114
    neuromuscular progressivo, 97, 115
        requer traqueostomia permanente, 97, 115
            pela técnica de Eliachar, 97, 115
    vestibular, 254, 259, 281, 282
        central, 254, 281
            indicador de, 254, 281
Diurético(s)
    na hipertensão intracraniana, 258, 281
        idiopática, 258, 281
Divertículo
    de Zenker, 106, 120
Dix-Hallpike
    manobra de, 243, 253, 275, 279
        BPPV de canal posterior pela, 253, 279
            nistagmo por, 253, 279
DNA
    nucleotídeos do, 8, 26
Doença
    que afeta o resultado, 11, 27
        mensurado, 11, 27
    alérgica, 36, 61
        controle ambiental de, 36, 61
            métodos para, 36, 61

nasossinusal, 33, 41, 47, 60, 63, 66
   escores de sintomas nasais da, 33, 60
   e gravidade da asma, 33, 60
   vantagens da MRI na, 41, 63
   CT na avaliação da, 47, 66
      dos seios paranasais, 47, 66
de Kawasaki, 72, 85
   complicações graves da, 72, 85
de Crohn, 74, 86
   manifestação oral da, 74, 86
da arranhadura do gato, 18, 30
de Parkinson, 99, 105, 116, 119
   tratamento para hipofonia, 99, 116
      com arqueamento das pregas vocais, 99, 116
   com voz disfônica, 105, 119
   e paralisia de pregas vocais, 105, 119
de Wegener, 109, 121
tecido com, 169, 181
   adenóide/tonsilar, 169, 181
      bactérias no, 169, 181
de Sjögren, 186, 214
   glândula parótida envolvida, 186, 214
      desenvolvimento de linfoma na, 186, 214
autoimune, 238, 273
   da orelha interna, 238, 273
      tratamento primário de, 238, 273
de Paget, 255, 280
   perda auditiva associada à, 255, 280
Dor (es)
   de cabeça, 5, 24
      propagação da, 5, 24
         pela estimulação, 5, 24
         do gânglio trigeminal, 5, 24
   cervical, 14, 28
      exame de imagem na, 14, 28
         da coluna cervical, 14, 28
         laringoscopia direta, 14, 28
   crônica, 15, 29
      tratamento farmacológico de, 15, 29
      e câncer de cabeça e pescoço, 15, 29
   severa, 15, 29, 128, 134, 141, 144
      no olhar vertical, 134, 144
         para cima, 134, 144
      ao abrir a boca, 128, 141
         após trauma do mento, 128, 141
      terapia crônica na, 15, 29
         com opioides, 15, 29
   facial, 51, 67, 82, 89
      cefaleia e, 82, 89
         causa provável, 82, 89
      com congestão nasal, 51, 67
         e secreção purulenta, 51, 67
   miofascial, 73, 78, 86, 88
      relacionada com TMJ, 78, 88
         terapia com aparelho oclusal na, 78, 88
      desconforto da, 73, 86
         NSAIDs reduz o, 73, 86
   periorbital unilateral, 8, 25
      ataques severos de, 8, 25
         de curta duração, 8, 25
   nasossinusal, 83, 89
   perineural, 185, 213
      do tumor, 185, 213
         neoplasias salivares associadas à, 185, 213
   persistente, 197, 220
      progressiva, 197, 220
         após orbitotomia lateral, 197, 220
Dorso
   nasal, 39, 62
      suporte apropriado do, 39, 62
Drenagem
   cirúrgica, 124, 139
      de massa intranasal, 124, 139
Droga(s)
   quimioterápica(s), 266, 285
      contendo platina, 266, 285
         causa menor ototoxicidade, 266, 285
Ducto
   de Stensen, 74, 86
      líquido purulento no, 74, 86
   lacrimal, 37, 62
      estenose do, 37, 62
   de Wharton, 71, 85
      material purulento no, 71, 85
   excretor, 76, 87
      células do, 76, 87
   salivar, 190, 216
      câncer de, 190, 216
Dura
   abertura da, 266, 285

E

E/M (Avaliação e Manejo)
   elementos adicionados de, 335, 344
      aos H&P convencional, 335, 344
   sistema de codificação de, 340, 346
EAC (Meato Acústico Externo), 240, 273
   parede, 242, 274
      timpanomastoidectomia com conservação da, 242, 274
      para colesteatoma, 242, 274
   medidas no, 252, 279
      da orelha real, 252, 279
         com microfone-sonda, 252, 279
   unidade apopilossebácea no, 258, 281
      composta, 258, 281
   malformação congênita do, 268, 286
      e da orelha média, 268, 286
      trajeto do nervo facial na, 268, 286
EBM (Medicina com Base na Evidência), 9, 26
   como a evidência é classificada na, 13, 28
ECochG (Eletrococleografia), 245, 276
Ectoderma
   tecidos derivados do, 158, 176
Ectrópio
   esclera aparente e, 131, 143
      risco de, 131, 143
         incisão que oferece o menor, 131, 143
Edema
   palpebral, 8, 25
      ataques severos de, 8, 25
      de curta duração, 8, 25
   doloroso, 71, 85
      da glândula submandibular, 71, 85
   progressivo, 72, 85
      do assoalho da boca, 72, 85
   labial, 190, 216
      invasão orbitária e, 190, 216
Efeito
   colateral, 16, 30, 105, 119
      associado à fenilefrina, 16, 30
      potencial, 105, 119
         dos esteroides sistêmicos, 105, 119
   da exposição, 22, 32
      ao fumo passivo, 22, 32
   da nicotina, 22, 32
Tyndall, 309, 327
   de concentrações elevadas, 312, 329
      de óleo de cróton, 312, 329
         em solução fenólica a 88%, 312, 329
   da diminuição, 314, 330
      do diâmetro focal, 314, 330
      do feixe de *laser*, 314, 330
EGD (Esofagogastroduodenoscopia)
   tradicional, 107, 120
   encaminhamento para, 166, 180
      na rouquidão de longa duração, 166, 180
      com tosse crônica e pigarro, 166, 180
EHDI (*Early Hearing Detection and Intervention*)
   programa federal dos Estados Unidos, 163, 178
      metas nacionais desenvolvidas pelo, 163, 178
      para triagem auditiva, 163, 178
EHRs (Registro Eletrônico de Saúde)
   adoção e uso significativo de, 332, 343
      por hospitais e médicos, 332, 343
      projeto de lei para induzir a, 332, 343
         do Congresso dos Estados Unidos, 332, 343
   sistema de, 339, 346
      banco de dados do, 340, 346
      do VA, 340, 346
         obstáculo para realização de estudos com o, 340, 346
Elasticidade
   da saliva, 76, 87
Elastina
   fibras de, 102, 118
      mais numerosas, 102, 118
      na camada da prega vocal, 102, 118
Eletrocautério, 2, 23
Eletrogustometria, 239, 273
Eletrorretinografia
   anormal, 155, 175
      em criança de 3 anos, 155, 175
      com perda auditiva congênita, 155, 175
Elevação
   hiolaríngea, 107, 120
      com tração sobre o UES, 107, 120
   laringo-hióidea, 96, 115
      comprometimento da, 96, 115
   hiolaríngea, 97, 116
      inadequada, 97, 116
Eliachar
   técnica descrita por, 97, 115
      de traqueostomia permanente, 97, 115
Eliminação
   completa, 36, 61
      do alérgeno, 36, 61
ELISA (Ensaio Imunoadsorvente Ligado à Enzima), 80, 89
Embebição
   plasmática, 307, 327
Embolização
   endoluminal, 46, 65
      limitação da, 46, 65
      para controle de epistaxe, 46, 65
   angiográfica, 184, 213
      ressecção transfacial após, 184, 213
         com potencial ressecção transcraniana de seguimento, 184, 213

EMG (Eletroneuromiografia)
  intraoperatória, 246, 276
    padrão que corresponde a deterioração da função do nervo facial, 246, 276
Emissão
  estimulada, 296, 322
  de radiação, 296, 322
EMLP (Procedimento Endoscópico de Lothrop Modificado)
  dissecção óssea no, 44, 64
  limite posterior da, 44, 64
Empresa(s) de Seguro
  com fins lucrativos, 334, 343
    valor gasto em discurso público, 334, 343
      limitado por leis federais, 334, 343
Emulsão
  de lipídeos 20%, 19, 31
Encefalocele, 59, 70
  nasoetmoidal, 151, 173
    sincipital, 151, 173
Encolhimento
  da amostra, 13, 28
Encurvamento
  do reto inferior, 124, 139
    na CT, 124, 139
END (Esvaziamento Cervical Eletivo)
  dos níveis, 191, 201, 216, 221
    I ao IV, 191, 216
    I, II e III, 201, 221
  desvantagem do, 195, 218
    comparada à ENI, 195, 218
  ENI comparada ao, 197, 219
    desvantagem da, 197, 219
Endoscopia
  flexível, 162, 178
    das vias aéreas, 162, 178
  nasossinusal, 45, 65
    consulta para, 45, 65
      com otorrinolaringologistas, 45, 65
  de emergência, 146, 171
    e remoção do corpo estranho, 146, 171
  espessamento na, 166, 180
  eritema na, 166, 180
  de pregas vocais, 166, 180
  nódulos na, 166, 180
ENI (Radioterapia Cervical Eletiva)
  END comparado à, 195, 218
    desvantagens do, 195, 218
  desvantagens da, 197, 219
    comparada ao END, 197, 219
Enoftamia
  tardia, 124, 139
    desenvolvimento de, 124, 139
Ensaio(s)
  controlado, 8, 26
    randomizado, 8, 26
      nível de evidência, 8, 26
  randomizados, 14, 29
    revisão sistemática de, 14, 29
Entrópio, 130, 142
Enxerto(s)
  de estruturação, 54, 69
    na válvula nasal, 54, 69
      interna, 54, 69
  ósseo, 166, 179
    alveolar, 166, 179
      momento ideal para, 166, 179
  de interposição, 240, 273
    de bigorna esculpida, 240, 273
      falha potencial inerente à ossiculoplastia com, 240, 273

de cartilagem, 256, 281
  timpanoplastia com, 256, 281
    desvantagem associada à, 256, 281
cartilaginoso(s), 289, 295, 318, 321
  estruturais, 289, 318
  necessidade de, 295, 321
    para defeitos cutâneos, 295, 321
  de nervo, 302, 324
    logo após a lesão, 302, 324
  de aumento dorsal, 305, 326
  de espessura total, 307, 327
    sobrevivem por difusão de nutrientes, 307, 327
      dos fluidos do sítio receptor, 307, 327
  de extensão septal, 307, 327
    caudal, 307, 327
  composto, 310, 328
    tamanho limitado do, 310, 328
Eosinofilia
  nasal, 53, 68
Eosinófilo(s), 35, 61
  citocina secretada por, 34, 60
  picnóticos, 46, 65
    e degranulados, 46, 65
      acúmulo de, 46, 65
  exame citológico com, 53, 68
    nasal, 53, 68
  por HPF, 101, 117
    na mucosa esofágica, 101, 117
Epífora, 46, 65
  causa, 37, 62
  invasão orbitária e, 190, 216
Epiglote
  não inverte, 97, 116
    durante a fase faríngea, 97, 116
      da deglutição, 97, 116
  massa se estendendo sobre a, 205, 223
    originando-se na prega ariepiglótica, 205, 223
Epilepsia
  retardo mental e, 301, 324
    adenoma sebáceo e, 301, 324
      tríade de, 301, 324
Epinefrina
  liberação de, 132, 143
Epistaxe, 36, 58, 61, 70
  controle da, 46, 65
    embolização endoluminal, 46, 65
    limitação da, 46, 65
  sítio mais comum de, 55, 69
  imediata, 124, 139
    após soco no nariz, 124, 139
Epitímpano
  posterior, 264, 284
Equimose
  periorbital, 123, 138
    e restrição do movimento extraocular, 123, 138
  cervical anterior, 130, 142
    com perda das referências anatômicas, 130, 142
    com estridor bifásico, 130, 142
    com desconforto respiratório moderado, 130, 142
  na região central, 131, 142
    da fronte, 131, 142
      sem equimose periorbital, 131, 142
      sem rinorreia, 131, 142

Equipe(s)
  de alto desempenho, 338, 345
    com comunicação intraequipe eficaz, 338, 345
    características da, 338, 345
Eritema
  na orofaringe, 161, 177
    posterior, 161, 177
  reação cutânea com, 291, 319
    nas áreas tratadas com pomada, 291, 319
    para tratamento da ferida, 291, 319
Erosão
  da espinha jugulotimpânica, 194, 218
Errar é Humano
  relato do *Institute of Medicine*, 339, 346
  como publicação de referência, 339, 346
Erro
  humano, 332, 343
  médico, 335, 339, 340, 342, 344, 345, 346, 347
  resposta ao, 335, 344
  no sistema de saúde, 339, 345
    desafio crítico no, 339, 345
  ação de, 340, 342, 346, 347
    diretrizes éticas para depoimento do perito na, 340, 346
    queixoso, 342, 347
Erupção(ões)
  medicamentosas, 79, 88
    da mucosa oral, 79, 88
    distúrbio confundido com, 79, 88
Escala
  optométrica, 5, 25
  de Snellen, 5, 25
  média, 254, 281
Escalpo
  expansor de tecido para o, 288, 318
    camada ideal para colocação do, 288, 318
  região frontal do, 300, 323
    alopecia moderada da, 300, 323
      cirurgia de restauração capilar na, 300, 323
  defeito de, 310, 328
    após ressecção de carcinoma de células basais, 310, 328
    expansor de tecido para reconstruir o, 310, 328
Escape
  prematuro, 108, 120
    na videofluoroscopia, 108, 120
Esclera
  aparente, 131, 143
    e ectrópio, 131, 143
      incisão que oferece menor risco de, 131, 143
Esclerose
  óssea, 42, 64
  tuberosa, 301, 324
Escleroterapia
  com OK-432, 160, 177
    para anomalias, 160, 177
      da fenda branquial, 160, 177
Escore(s)
  de sintomas nasais, 33, 60
    da doença nasossinusal, 33, 60
    e gravidade da asma, 33, 60
Esfíncter
  esofagiano, 153, 174
    superior, 153, 174

oral, 183, 212
   competência do, 183, 212
      restaurar a, 183, 212
pré-*shunt*, 294, 321
Esofagite
   eosinofílica, 101, 117, 164, 179
      diagnóstico de, 101, 117
      achados histológicos no, 101,117
Esôfago
   de Barrett, 93, 114
      diagnóstico de, 93, 114
      aspectos histológicos, 93, 114
Esofagoscopia
   convencional, 107, 120
      por via oral, 107, 120
         vantagens da TNE sobre a, 107, 120
   diagnóstica, 156, 175
      após ingestão, 156, 175
         de ácido clorídrico, 156, 175
Espaço
   parafaríngeo, 15, 29
      pré-estiloide, 15, 29
         massa sólida de 3 cm no, 15, 29
   cervical, 74, 81, 86, 89
      profundo, 74, 81, 86, 89
         infecção no, 74, 81, 86, 89
      parafaríngeo, 74, 86
      pós-estiloide, 74, 86
      odontogênico, 75, 86
         infecções de, 75, 86
            sem trismo na apresentação, 75, 86
      bucal, 75, 86
         infecçao no, 75, 86
      retrofaríngeo, 73, 78, 85, 88
         abscesso no, 73, 85
         etiologia, 73, 85
         margens do, 78, 88
      paraglótico, 92, 114
         injeção no, 92, 114
            de material muito lateralmente, 92, 114
Espasmo
   esofágico, 98, 116
      distal, 98, 116
Especificidade
   anotações para assegurar a, 335, 344
      cirúrgicas convencionais, 335, 344
   como conceito fundamental, 337, 345
      para faturamento complacente, 337, 345
Espinha
   jugulotimpânica, 194, 218
      erosão da, 194, 218
   nasal, 291, 320
Espirro(s)
   rinite alérgica com, 36, 61
      tratamento inicial, 36, 61
   prurido nasal com, 53, 68
      intenso, 53, 68
         com rinorreia aquosa profusa, 53, 68
ESS (Cirurgia Endoscópica Nasossinusal)
   complicação da, 39, 62
   CSF por, 34, 60
   proptose e, 38, 62
   quemose e, 38, 62
   globo firme e, 38, 62
   sintomas menos afetado pela, 71, 85
      da rinossinusite crônica, 71, 85
Estabilização
   da base nasal, 307, 327
      com columela retraída, 307, 327
      método apropriado, 307, 327

Estapedectomia
   de revisão, 248, 277
      com prótese em pistão, 248, 277
         desalojada, 248, 277
      com porção distal, 248, 277
         do processo longo ausente, 248, 277
      com processo lenticular, 248, 277
         ausente, 248, 277
   de rotina, 264, 284
      com cobertura total da platina do estribo, 264, 284
      pelo nervo facial, 264, 284
Estapedotomia
   sem melhora da audição, 259, 282
Estenose
   do ducto lacrimal, 37, 62
   traqueal, 91, 101, 113, 117, 148, 172
      grave, 91, 113
      sistema para, 101, 117
         de Cotton-Myer, 101, 117
   multinível, 103, 118
   da abertura piriforme, 149, 172
      nasal, 149, 172
   subglótica, 151, 164, 166, 173, 179, 180
      adquirida, 166, 180
      em recém-nascido, 151, 173
         tamanho da via aérea na presença de, 151, 173
      firme, 164, 179
      de grau III, 164, 179
   laríngea, 166, 180
      em crianças, 166, 180
      tipo mais comum de, 166, 180
   nasofaríngea, 228, 233
      após cirurgia de palato, 228, 233
Esterocílio(s)
   propriedades mecânicas dos, 247, 276
Esteroide(s)
   orais, 34, 60
   nasais, 34, 53, 60, 68
      tópicos, 34, 53, 60, 68
         resposta a, 53, 68
   intranasais, 45, 65
      spray nasal de, 47, 66
   sistêmicos, 105, 119
      efeito colateral dos, 105, 119
      potencial, 105, 119
Estesioneuroblastoma, 210, 225
Estimulação
   do gânglio trigeminal, 5, 24
      propagação pela, 5, 24
      da dor de cabeça, 5, 24
   elétrica, 100, 117
      neuromuscular, 100, 117
   α-adrenérgica, 43, 64
      da mucosa nasal, 43, 64
      de vasos sanguíneos, 43, 64
   limiar de, 244, 275
      do nervo facial, 244, 275
   para implante auditivo, 261, 283
      no tronco encefálico, 261, 283
Estímulo(s)
   sonoros, 250, 278
      potencial coclear não gerado por, 250, 278
Estrabismo, 158, 176
Estratégia(s)
   antineoplásicas, 12, 28
      no câncer, 12, 28
      de cabeça e pescoço, 12, 28

Estreitamento
   da mucosa, 96, 115
      na junção gastroesofágica, 96, 115
         associado à hérnia hiatal, 96, 115
Estressor (es)
   influência de, 316, 331
      material sólido sob, 316, 331
         desloca lentamente, 316, 331
         deforma permanentemente, 316, 331
Estribo
   cabeça do, 240, 273
      fixação à, 240, 273
         integração com, 240, 273
   platina do, 264, 284
      cobertura total da, 264, 284
         pelo nervo facial, 264, 284
   prótese de, 271, 286
      deslocamento da, 271, 286
Estridor, 146, 171
   causa do, 112, 121
   expiratório, 151, 173
      e tosse metálica em neonato, 151, 173
         diagnóstico provável, 151, 173
   bifásico, 158, 176
      com membrana laríngea, 158, 176
      diagnósticos sindrômicos, 158, 176
   no recém-nascido, 159, 176
      causa de, 159, 176
   disfonia progressiva e, 169, 181
Estroboscopia, 101, 117
   avaliação por, 95, 115
   revela lesões bilaterais simétricas, 159, 176
      na região média, 159, 176
         da porção membranosa da prega vocal, 159, 176
Estudo(s)
   de coorte, 8, 26
      sobre carcinoma de células escamosas da orofaringe, 8, 26
   individuais, 8, 26
      níveis de evidência de, 8, 26
      verdadeiros, 8, 26
   caso-controle, 8, 26
   sobre os efeitos do tratamento, 14, 29
      nível de evidência, 14, 29
   da geriatria, 17, 30
      ênfase no, 17, 30
   de imagem, 42, 63
      nasossinusais, 42, 63
      de rotina, 42, 63
   radiográfico inicial, 48, 66
      para suspeita de fístula liquórica, 48, 66
      por acidente com trauma, 48, 66
   de ingestão, 97, 116
      de bário modificado, 97, 116
      aspiração após, 97, 116
   do sono, 105, 119, 226, 233
      domiciliar, 226, 233
   vestibulares, 245, 276
      finalidade de, 245, 276
         para vertigem, 245, 276
         para tontura, 245, 276
         para desequilíbrio, 245, 276
   do período de tempo necessário, 305, 326
      para aderência, 305, 326
         entre crânio e periósteo sobrejacente, 305, 326
         entre periósteo e a gálea subjacente, 305, 326

Esvaziamento
   cervical, 108, 120, 186, 187, 199, 207, 214, 220, 224
      quimiorradioterapia concomitante após, 207, 224
         indicação para, 207, 224
      sangramento venoso no, 199, 220
         profuso, 199, 220
      à esquerda, 108, 120
      no câncer no lábio inferior, 186, 214
         T3N0, 186, 214
      fístula quilosa após, 187, 214
   cervical radical, 7, 12, 25, 28, 202, 222
      com redução na concentração de CO_2, 7, 25
         no final da expiração, 7, 25
      pós-tratamento do carcinoma T3Nb, 12, 28
         da laringe supraglótica, 12, 28
   supraomo-hióideo, 201, 221
Etmoidectomia
   externa, 49, 66
   fístula liquórica na, 35, 61
ETT (Tubo Endotraqueal)
   dica para evitar o aprisonamento do, 97, 116
      nas cartilagens aritenoides, 97, 116
         na intubação com fibra óptica, 97, 116
Evento(s)
   deliriogênicos, 12, 28
Evidência
   na EBM, 13, 28
      como é classificada, 13, 28
Exame(s)
   de imagem, 14, 28, 182, 212
      em paciente cN0, 182, 212
         com taxa significativa de falso-positivo, 182, 212
            potencial tratamento excessivo do pescoço, 182, 212
      da coluna cervical, 14, 28
         na dor cervical, 14, 28
   citológico, 53, 68
      nasal, 53, 68
         com 27% de eosinófilos, 53, 68
   primário, 128, 141
      três áreas abordadas no, 128, 141
   endoscópico, 151, 173
      do corneto médio, 151, 173
         com massa pulsátil medial, 151, 173
   imuno-histoquímicos, 159, 176
      e citogenéticos, 159, 176
         de linfonodos bilateralmente aumentados, 159, 176
   laboratoriais, 40, 63
      específico para suspeita, 40, 63
         de rinoliquorreia, 40, 63
   diagnósticos, 242, 274
      para SOB, 242, 274
         aceitáveis, 242, 274
Excisão
   da glândula, 157, 176
      submandibular, 157, 176
         e redirecionamento de parótida, 157, 176
Exercício(s)
   asma induzida por, 162, 178
   de movimentos de olhos/cabeça, 241, 274
      na reabilitação vestibular, 241, 274
         dificuldades em desempenhar os, 241, 274

EXIT (Terapia Intraparto Extrauterina), 106, 119, 165, 179
Exoftalmia
   evidente, 158, 176
Exotoxina
   ação de, 47, 66
      síndrome do choque tóxico pela, 47, 66
Expansão
   de esfíncter, 231, 235
      faringoplastia com, 231, 235
   intraoperatória, 298, 323
      de tecidos, 298, 323
         rápida, 298, 323
   tecidual, 303, 325
      a longo prazo, 303, 325
      convencional, 303, 325
Expansor
   de tecido, 288, 309, 318, 328
      para o escalpo, 288, 318
         camada ideal para colocação do, 288, 318
      para reconstruir defeito do escalpo, 310, 328
         após ressecção de carcinoma de células basais, 310, 328
Expectativa
   de vida, 3, 23
      maior, 3, 23
Expiração
   redução no final da, 7, 25
      da concentração de CO_2, 7, 25
         esvaziamento cervical radical com, 7, 25
Exposição
   ao fumo passivo, 22, 32
      efeito da, 22, 32
   da parede medial, 123, 138
      da órbita, 123, 138
   transcutânea, 133, 144
      de fraturas mandibulares, 133, 144
         nervo em risco na, 133, 144
   ocupacional, 258, 267, 281, 285
      ao ruído, 258, 267, 281, 285
         deficiência auditiva em adultos por, 258, 281
         perda auditiva em adultos por, 267, 285
   alar total, 297, 322
      à ponta nasal, 297, 322
         incisão necessária a abordagem com, 297, 322
Expressividade, 19, 31
Extensão
   do tumor, 38, 62
      suspeita de, 38, 62
         orbitária, 38, 62
         intracraniana, 38, 62
   vocal, 102, 117
      mista, 102, 117
Extração
   de retalho, 312, 329
      de fáscia temporoparietal, 312, 329
   de cartilagem, 315, 330
      sítio mais apropriado de, 315, 330
         para reconstrução de orelha, 315, 330
Extremidade
   cefálica, 132, 143
      dos ossos nasais, 132, 143
      fraturas da, 132, 143

F
Face
   trauma penetrante na, 122, 138
      avaliação vascular no, 122, 138
      homem agredido na, 122, 138
         por garrafa de vidro, 122, 138
            com laceração da pálpebra inferior, 122, 138
   suporte da, 135, 144
      vertical, 135, 144
   cirurgia da, 287-331
      plástica, 287-331
      reconstrutiva, 287-331
         sítio anatômico da, 291, 319
            sensível à cicatrização, 291, 319
               por segunda intenção, 291, 319
         subdivisão da, 316, 331
            para análise, 316, 331
               em terços horizontais, 316, 331
               em quintos verticais, 316, 331
Fadiga
   fibras musculares resistentes à, 101, 117
      de contração lenta, 101, 117
Fala
   articulações da, 15, 29
      e fasciculação da língua, 15, 29
   alaríngea, 205, 223
      método padrão para, 205, 223
         TE, 205, 223
      reconhecimento da, 238, 273
         índice de, 238, 273
      melhores resultados para a, 309, 328
         na reconstrução faríngea total, 309, 328
Falha
   no fechamento adequado, 18, 31
      da placa tarsal, 18, 31
Falópio
   canal de, 257, 281
      deiscência do, 257, 281
         sítio comum de, 257, 281
Faringe
   compressão da, 104, 118
   músculo da, 106, 119
      constritor, 106, 119
         inferior, 106, 119
   mucosa da, 112, 121
      avaliação de patologia na, 112, 121
   parede posterior da, 184, 213
      tumor na, 184, 213
         ressecção de, 184, 213
   constritor da, 188, 215
      miotomia do, 188, 215
Faringite
   aguda, 72, 85
      etiologia mais comum da, 85
      pela síndrome retroviral aguda, 80, 89
         paciente com suspeita de, 80, 89
            teste diagnóstico inicial para HIV, 80, 89
Faringolaringoscopia
   com fibra óptica, 228, 233
      em paciente acordado, 228, 233
Faringoplastia
   com expansão de esfíncter, 231, 235
Fármaco(s)
   que melhoram a motilidade, 101, 117
      esofágica, 101, 117
      e neurotransmissor, 101, 117
Fáscia
   bucofaríngea, 78, 88

capsulopalpebral, 206, 223
temporoparietal, 312, 329
retalho de, 312, 329
extração de, 312, 329
Fasciculação
da língua, 15, 29
articulações da fala e, 15, 29
Fase
proliferativa, 14, 29
da cicatrização da ferida, 14, 29
Fator (es)
de crescimento, 14, 29
grupo de, 14, 29
VEGF, 14, 29
FGF, 14, 29
TGF-α, 14, 29
-β, 14, 29
Faturamento
complacente, 337, 345
conceitos necessários para, 337, 345
fundamentais de codificação, 337, 345
FDG (Fluoro-2-Depoxiglicose)
captação assimétrica de, 110, 121
Febre
de origem desconhecida, 74, 86
Fechamento
incompleto, 147, 171
do neuróporo anterior, 147, 171
do tubo neural, 147, 163, 171, 178
tardio, 147, 171
geométrico, 293, 303, 321, 324
com quebra do alinhamento, 293, 303, 321, 324
na camuflagem de cicatriz, 293, 321
comprimento ideal do segmento para, 303, 325
FEESST (Videoendoscopia da Deglutição com Teste Sensorial)
sensibilidade aumentada da, 104, 118
FE$_{Na}$ (Excreção Fracionada de Sódio), 10, 26
Fenda(s)
esternal, 152, 173
hemangiomas faciais e, 152, 173
segmentados, 152, 173
branquial, 84, 89, 149, 158, 160, 172, 176, 177
cisto de, 84, 89
anomalias da, 149, 158, 160, 172, 176, 177
terceira e quarta, 149, 172
tipo 2, 158, 176
escleroterapia com OK-432 para, 160, 177
laringotraqueal, 155, 174
reparo por via endoscópica de, 155, 174
contraindicações para, 155, 174
labial, 165, 179
incidência mais elevada de, 165, 179
nos subgrupos étnicos, 165, 179
Fenilefrina
efeito colateral associado à, 16, 30
Fenômeno
de Kasabech-Merritt, 147, 171
associado a anomalia, 147, 171
vascular, 147, 171
Fentanil, 12, 28
Ferida
cicatrização da, 1, 6, 14, 16, 23, 25, 29
terapia de reposição e, 1, 23
de nicotina, 1, 23

fase da, 14, 29
proliferativa, 14, 29
quatro fases de, 6, 25
processo de, 16, 29
rapamicina no, 16, 29
comprometimento da, 16, 29
na diabetes, 16, 29
profunda, 125, 139
por perfuração, 125, 139
na bochecha, 125, 139
por arma de fogo, 126, 140
na zona mandibular, 126, 140
sequelas mais comum, 126, 140
margens da, 304, 325
bordas naturais de, 304, 325
cicatrizes que se estendem além de, 304, 325
Ferramenta(s)
diagnóstica, 134, 144
capaz de diferenciar luxação da aritenoide, 134, 144
da lesão do nervo laríngeo, 134, 144
com prega vocal imóvel, 134, 144
Ferritina
níveis séricos de, 76, 87
FFP (Plasma Fresco Congelado), 17, 30
Fibra(s)
óptica, 9, 26, 130, 142, 228, 233
faringolaringoscopia com, 228, 233
em paciente acordado, 228, 233
laringoscópio flexível de, 130, 142
intubação por meio de, 9, 26
musculares, 101, 117
de contração lenta, 101, 117
resistentes à fadiga, 101, 117
de elastina, 102, 118
mais numerosas, 102, 118
na camada da prega vocal, 102, 118
Fibroblasto(s)
atividade metabólica de, 303, 325
aumento na, 303, 325
Fibromialgia
disfunções TMs e, 77, 87
Fio(s)
de sutura, 1, 23
absorvíveis, 1, 23
fixação com, 132, 143
Fissura
palpebral, 18, 31
após reparo de laceração marginal, 18, 31
vertical, 18, 31
Fístula
liquórica, 35, 48, 61, 66, 125, 139, 237, 246, 272, 276
fraturas que poupam a cápsula liquórica e, 246, 276
por fratura, 237, 272
de osso temporal, 237, 272
na etmoidectomia, 35, 61
por acidente com trauma, 48, 66
estudo radiográfico inicial, 48, 66
quilosa, 187, 214
após esvaziamento cervical, 187, 214
localização do ducto torácico, 187, 214
perilinfática, 244, 275
no canal semicircular, 256, 262, 269, 280, 283, 286
lateral, 269, 286
decorrente do colesteatoma, 262, 283

secundária à erosão, 256, 280
pelo colesteatoma, 256, 280
extensa, 256, 280
em contato com a mastoide, 256, 280
procedimento aberto, 256, 280
Fixação
mandibular, 127, 140
parafusos de interferência para, 127, 140
na margem orbitária, 132, 143
para evitar uma placa, 132, 143
palpável, 132, 143
visível, 132, 143
com fios, 132, 143
interna, 134, 144
da cartilagem laríngea, 134, 144
FLAIR (Inversão-Recuperação com Supressão de Líquor)
MRI de, 236, 272
sequência de, 236, 272
MRI com, 257, 281
Flash
suspenso, 309, 328
FLUS (Lesão Folicular de Significância Indeterminada)
risco de malignidade de, 192, 217
pelo *The Bethesda System for Reporting Thyroid Cytopathology* de 2009, 192, 217
FNA (Punção Aspirativa por Agulha Fina)
achados citológicos, 19, 31
precisão dos, 19, 31
adequação dos, 19, 31
bacilos álcool-acidorresistentes no aspirado, 73, 85
histiócitos dendríticos, 193, 217
biopsia por, 211, 225
SCC na, 211, 225
Folículo(s)
pilosos, 258, 281
na unidade apopilossebácea, 258, 281
do EAC, 258, 281
Fonoterapia, 159, 176
função da, 90, 113
programa de, 92, 113
partes do, 92, 113
distúrbio de voz menos sensível à, 94, 114
sucesso na, 95, 115
requer, 99, 117
fracasso da, 183, 212
em voz TE, 183, 212
Fonotrauma
redução de, 92, 113
Fonte
vibratória, 98, 116
na produção da voz, 98, 116
mecanismo para manipular a, 98, 116
Forame
cego, 156, 175
alargamento do, 156, 175
mentoniano, 134, 144
região do, 134, 144
jugular, 267, 286
lesão difusa no, 267, 286
com alta captação de contraste, 267, 286
Força
biomecânica, 305, 326
do retalho dissecado, 305, 326
período de tempo da, 305, 326

Formante
  do cantor, 93, 114
Fossa
  pterigopalatina, 44, 64
  infratemporal, 44, 64
  craniana, 45, 65
    anterior, 45, 65
    posterior, 45, 65
Fotofobia
  associada à eventos espontâneos de vertigem, 249, 278
    com sintomas auditivos ausentes, 249, 278
    com migrânea diagnosticada, 249, 278
Fotografia
  no consultório, 288, 318
    melhor opção de iluminação, 288, 318
  de antes e depois, 291, 312, 320, 329
    padronizada, 291, 320
      SLR para, 291, 320
  no modo manual, 303, 325
    manobra para aumento da exposição fotográfica, 303, 325
  profundidade de campo na, 305, 326
    aumento da, 305, 326
Fóton, 198, 220
  único, 20, 31
    CT por emissão de, 20, 31
      com sestamibi-99 m Tc, 20, 31
Fóvea
  etmoidal, 35, 61
  medial, 35, 61
Fragilidade, 15, 29
Fratura(s)
  do ZMC, 123, 129, 138, 142
    reparo de, 123, 138
    técnica de redução da, 129, 142
      avaliação da precisão da, 129, 142
  do assoalho orbitário, 123, 125, 134, 138, 139, 144
    na CT de crânio, 123, 138
    reparo de, 125, 139
      midríase intraoperatória no, 125, 139
  na linha média, 123, 126, 138, 139
    facial, 126, 139
    mais comum, 123, 138
  do teto da órbita, 124, 139
  do seio frontal, 125, 129, 135, 139, 141, 144
    manejo de, 125, 139
      estratégia terapêutica, 125, 139
    diagnóstico da, 129, 141
      exame de imagem para, 129, 141
  na tábua, 125, 128, 139, 141
    anterior, 125, 128, 139, 141
      reparo endoscópico da, 128, 141
    posterior, 125, 139
  condilares, 126, 139
    unilateral, 126, 139
    redução aberta de, 126, 139
  na infância, 126, 140
    mais comum, 126, 140
  nasal, 126, 128, 129, 140, 141
    reduzir a, 129, 141
    em crianças, 128, 141
  má consolidação da, 126, 140
  septais, 127, 140
  de ângulo mandibular, 127, 140
  mandibulares, 128, 133, 141, 143, 144
    exposição transcutânea de, 133, 144
      nervo em risco na, 133, 144
    tratadas com miniplacas, 128, 141
    pediátricas, 133, 143
      mobilização precoce nas, 133, 143
  linear, 128, 141
    do ângulo direito, 128, 141
  de côndilo, 128, 141
  da mandíbula, 128, 141
  sem deslocamento, 130, 131, 142
    da cartilagem cricoide, 130, 142
    da tábua anterior, 131, 142
    do seio frontal, 131, 142
  ósseas, 132, 143
    nasais, 132, 143
      associações, 132, 143
    da extremidade cefálica, 132, 143
    dos ossos nasais, 132, 143
  de septo nasal, 133, 144
    achados clínicos, 133, 144
  locais anatômicos com maior propensão de, 134, 144
  multifocais, 135, 145
    da cartilagem, 135, 145
    cricoide, 135, 145
    tireoidea, 135, 145
  subcondilar, 136, 145
  orbitária, 137, 145
    do tipo *blow-out*, 137, 145
      herniação do músculo reto inferior pela, 137, 145
  do osso temporal, 237, 244, 262, 263, 270, 272, 275, 283, 286
    com violação da cápsula, 270, 286
    avaliação de, 263, 283
    suspeita de, 262, 283
    fístula liquórica por, 237, 272
    e paralisia facial, 244, 275
      garantia de recuperação, 244, 275
    na CT, 246, 276
    que poupam a cápsula ótica, 246, 276
    e fístula liquórica, 246, 276
  de quadril, 248, 277
    antibióticos intravenosos para, 248, 277
Fratura-luxação
  cominutiva, 125, 139
Fronte
  lifting coronal da, 302, 324
FUE (Extração de Unidades Foliculares)
  para tratamento de alopecia, 312, 329
  técnicas de, 312, 329
Fumo
  passivo, 22, 32
    efeito da exposição ao, 22, 32
Função
  da tireoide, 8, 26
  pulmonar, 186, 214
    estado da, 186, 214
  auditiva, 240, 274
    normal, 240, 274
      tipos de células necessárias a, 240, 274
  do nervo facial, 246, 276
    deterioração da função do, 246, 276
      padrão da EMG intraoperatória que corresponde à, 246, 276
  dos músculos, 265, 285
    da orelha média, 265, 285
  recuperação da, 292, 320
    após tratamento, 292, 320
    com toxina botulínica, 292, 320
Funcionário(s)
  bons, 341, 346
  motivos importantes para manter, 341, 346
Fundoplicatura
  laparoscópica, 104, 119
Fungo(s)
  com hifas septadas, 13, 28
    com ramificações em 45°, 13, 28
    quando cultivado em ágar Sabouraud, 13, 28

G

GABHS (Estreptococos β-hemolíticos do Grupo A)
  RADT para, 80, 89
  positivo, 80, 89
Gânglio
  trigeminal, 5, 24
    propagação pela estimulação do, 5, 24
      da dor de cabeça, 5, 24
  ciliar, 125, 139
    pressão no, 125, 139
  espiral, 240, 274
    neurônios do, 240, 274
Gastrostomia
  endoscópica, 95, 115
  percutânea, 95, 115
Gato(s)
  alérgeno de, 39, 56, 62, 69
    testes de punctura cutânea para, 56, 69
      positivo, 56, 69
    principal, 39, 62
    Fel d 1, 39, 62
  arranhadura do, 18, 30
  doença da, 18, 30
  mordidas de, 125, 139
    microrganismo de, 125, 139
Geladura(s)
  no nariz, 124, 139
  bochechas, 124, 139
  e orelhas, 124, 139
Gene(s)
  mecA, 19, 31
    associado à resistência à meticilina, 19, 31
      pelo *Staphylococcus aureus*, 19, 31
        codifica mecanismos de resistência, 19, 31
  no loco DFNB1, 151, 173
  GJB2, 151, 173
  do colágeno, 153, 173
    mutações nos, 153, 173
    síndrome associada a, 153, 173
  mutação do, 155, 162, 174, 178, 265, 284
    associadas à síndrome de Pendred, 265, 284
    CHD7, 155, 174
    12S rRNA, 162, 178
    de herança materna, 162, 178
    SLC26A4, 265, 284
  ligados ao cromossomo Y, 168, 180
  mais mutado, 195, 218
    no câncer, 195, 218
      de cabeça e pescoço, 195, 218
    p53, 195, 218

Genética
  mendeliana, 4, 24
Genioplastia
  óssea, 313, 329
Genoma
  humano, 200, 221
    forma diploide, 200, 221
      pares de bases, 200, 221
Geriatria
  estudo da, 17, 30
    ênfase no, 17, 30
  manejo da, 17, 30
    ênfase no, 17, 30
Giba
  dorsal, 298, 312, 323, 329
    redução da, 298, 312, 323, 329
      rompimento da ligação entre ULCs e septo na, 312, 329
Ginkgo biloba
  no perioperatório, 5, 24
GJB2 (*Gap Junction Beta* 2)
  no loco DFNB1, 151, 173
Glândula(s)
  salivar(es), 15, 29, 79, 88, 153, 154, 160, 174, 177, 184, 212
    menores, 184, 212
      tumor de, 184, 212
    malignidade de, 153, 160, 174, 177
      em crianças, 153, 160, 174, 177
        taxa de sobrevida geral em 5 anos, 153, 174
    distúrbios inflamatórios das, 154, 174
    sensível à lesão, 79, 88
      por radioterapia, 79, 88
    neoplasia da, 15, 29
  suprarrenais, 15, 29
  submandibular, 71, 76, 85, 87, 157, 176
    excisão de, 157, 176
      e redirecionamento de parótida, 157, 176
    edema da, 71, 85
      doloroso, 71, 85
    CT de, 71, 85
      com aumento, 71, 85
  responsável por parte da secreção salivar, 76, 87
    não estimulada, 76, 87
  parótida(s), 79, 88, 186, 187, 196, 204, 214, 219, 222
    cauda da, 204, 222
      massa na, 204, 222
    direita, 196, 219
      adenoma pleomórfico na cauda da, 196, 219
    disfunção salivar permanente da, 187, 214
      após dose total de radiação, 187, 214
    envolvida, 186, 214
      desenvolvimento de linfoma na, 186, 214
        na doença de Sjögren, 186, 214
  paratireoides, 185, 213
    IMRT nas, 185, 213
  na unidade apopilossebácea, 258, 281
    do EAC, 258, 281
      sebáceas, 258, 281
      apócrinas, 258, 281
Glaucoma
  por uso prolongado, 54, 69
    de glicocorticoides orais, 54, 69

Glicocorticoide(s)
  orais, 54, 69
    uso prolongado de, 54, 69
      efeitos colaterais do, 54, 69
Glicosaminoglicano(s), 297, 322
Glomerulonefrite, 13, 28
Glomo
  vagal, 208, 224
Glossectomia
  de linha média, 229, 234
Glossoptose, 150, 172
Glucosamina, 10, 27
Goma de Mascar
  de nicotina, 13, 28
    de curta duração, 13, 28
Gordura
  transposição de, 300, 324
Granuloma(s)
  respiratórios, 13, 28
  de pregas vocais, 109, 120
  laríngeo 95, 115
    posterior, 95, 115
  piogênico, 310, 328
Granulomatose
  com poliangeíte, 13, 28
Gravidez
  zumbido pulsátil na, 268, 286
Grupo
  de fatores de crescimento, 14, 29
    VEGF, 14, 29
    FGF, 14, 29
    TGF-α, 14, 29
    -β, 14, 29
Guia
  para prática clínica de 2010, 157, 175
    em tonsilectomia, 157, 175
    resumo descritivo do, 157, 175

H
H&P (Documentos de Anamnese e Exame Físico)
  convencionais, 335, 344
    elementos adicionados aos, 335, 344
    de E/M, 335, 344
Haemophilus
  influenzae, 9, 26, 41, 63, 162, 178
Halotano
  e succinilcolina, 2, 23
    anestesia geral com, 2, 23
    hipertermia maligna após a, 2, 23
Helminthosporium
  teste para, 44, 65
Hemangioendotelioma
  kaposiforme, 147, 171
Hemangioma(s)
  faciais, 152, 173
    segmentados, 152, 173
      associados ao PHACES, 152, 173
  congênitos, 161, 177
    características dos, 161, 177
  infantis, 168, 181
    em barba, 168, 181
    nas vias aéreas, 168, 181
  características, 294, 321
Hemangiopericitoma, 58, 70
Hematoma(s)
  na pálpebra superior, 124, 139
    após queda, 124, 139
      com alteração do estado de consciência, 124, 139

no pavilhão auricular, 129, 142
  tratado com incisão, 129, 142
    e drenagem, 129, 142
após *lifting* facial, 295, 301, 308, 321, 324, 327
  risco de formação de, 295, 321
  em homens, 308, 327
retrobulbar, 197, 220
retro-orbitário, 313, 330
  decorrente de blefaroplastia, 313, 330
  tratamento de, 313, 330
Hemicolectomia
  pós-operatório de, 74, 86
    com edema e sensibilidade severos, 74, 86
    na região pré-auricular direita, 74, 86
Hemoptise
  tosse com, 197, 219
Hemorragia
  hipovolemia por, 20, 31
  secundária, 189, 215
    artéria como fonte de, 189, 215
      na ressecção transoral a *laser*, 189, 215
        de tumor supraglótico, 189, 215
Hemostasia, 5, 6, 24, 25
Herança
  autossômica, 153, 174
    recessiva, 153, 174
  definições de, 19, 31
    digênica, 19, 31
    dialélica, 19, 31
    mitocondrial, 4, 24, 268, 286
Hérnia
  hiatal, 96, 115
    estreitamento da mucosa associado à, 96, 115
    na junção gastroesofágica, 96, 115
  cerebral, 241, 274
    associada a colesteatoma, 241, 274
Herniação
  do músculo reto inferior, 137, 145
  pela fratura orbitária, 137, 145
  do tipo *blow-out*, 137, 145
Hetter
  refutou postulado de Brown, 315, 330
  sobre a fórmula clássica de Baker, 315, 330
  com *peeling* de fenol, 315, 330
Higiene
  vocal, 92, 113
    aumento da, 92, 113
HINT (Teste de Reconhecimento de Fala em Ruído), 254, 279
HIPAA (*Health Insurance Portability and Accountability Act*)
  lei de privacidade, 338, 345
    protege a confidencialidade, 338, 345
    da informação médica protegida, 338, 345
Hipercalcemia
  manifestação de, 21, 321
Hipercoagulopatia
  AVE de tronco encefálico na, 103, 118
    aspirando continuamente, 103, 118
Hiperglicemia
  nutrição enteral e, 7, 25
Hiperostose
  do osso petroso, 261, 282
    adjacente, 261, 282

Hiperparatireoidismo
　primário, 20, 31, 196, 219
　　cirurgia no, 196, 219
　　　indicação, 196, 219
　secundário, 202, 208, 221, 224
　　objetivo da cirurgia, 202, 221
Hiperpigmentação
　pós-inflamatória, 294, 321
　　após reepitelização da pele, 294, 321
　　prevenção de, 294, 321
Hiperplasia
　endotelial, 294, 321
　　ausência de, 294, 321
　　　nos hemangiomas, 294, 321
Hipersensibilidade
　à glicerina, 51, 67
Hipertensão
　mal controlada, 11, 27
　　e cirurgia, 11, 27
　　de orelha média, 11, 27
　intracraniana, 258, 281
　　idiopática, 258, 281
Hipertermia
　maligna, 2, 23
　　após a indução de anestesia geral, 2, 23
　　com halotano e succinilcolina, 2, 23
Hipertrofia
　adenotonsilar, 149, 172
　　e OSA, 149, 172
　　　VCFS com, 149, 172
　das conchas nasais, 57, 70
　tonsilar, 162, 178
　　bactéria ligada à, 162, 178
Hiperventilação, 254, 280
Hipocalcemia, 10, 27
Hipofaringe
　carcinoma de, 190, 216
　　disfagia significativa, 190, 216
　　　quimioterapia e, 190, 216
　　　radioterapia e, 190, 216
　obstrução da, 231, 234
　　peso corporal e, 231, 234
　　　aumento do, 231, 234
Hipofonia
　tratamento de, 99, 116
　　doença de Parkinson e, 99, 116
　　　com arqueamento das pregas vocais, 99, 116
Hipofosfatemia, 10, 27
Hipofunção
　vestibular periférica, 239, 273
　　direita, 239, 273
　　　resultado funcional com, 239, 273
Hipoglobulia
　e lesão no rebordo orbitário, 193, 217
　　superior, 193, 217
　　　FNA, 193, 217
Hiposmia, 71, 85
Hipotensão
　pós-operatória, 20, 31
　　causa de, 20, 31
Hipovolemia
　por reposição volêmica, 20, 31
　　inadequada, 20, 31
　por hemorragia, 20, 31
Histamina
　controle positivo de, 53, 68
Histiócito(s)
　dendríticos, 193, 217
　　na FNA, 193, 217

Histiocitose
　de células de Langerhans, 193, 217
HITECH (*Health Information Technology for Economic and Clinical Health*), 332, 343
HIV (Vírus da Imunodeficiência Humana)
　detecção do, 80, 89
　　teste diagnóstico inicial para, 80, 89
Homeopatia, 11, 27
Hormônio(s)
　da tireoide, 18, 30
　　receptores nucleares dos, 18, 30
HPF (Campo de Grande Aumento)
　eosinófilos por, 101, 117
　　na mucosa esofágica, 101, 117
HPV (Papilomavírus Humano)
　carcinoma associado ao, 5, 24
　　identificação do, 5, 24
　câncer positivo para, 191, 216
　　orofaríngeo T2N1, 191, 216
　　　tratamento, 191, 216
　infecção pelo, 191, 216
　tipo 16, 191, 216
　câncer escamoso positivo para, 207, 224
　　T2N2A, 207, 224
　　　na tonsila esquerda, 207, 224
Hunsaker
　tubo de, 96, 115

I

IAC (Meato Acústico Interno), *ver MAI*
Idoso(s)
　alteração observada em, 251, 278
　　no VEMP, 251, 278
　tontura em, 253, 279
　　causas, 253, 279
IFC (Classificação Internacional de Funcionalidade, Incapacidade e Saúde)
　da Organização Mundial de Saúde, 79, 88
　zumbido, 79, 88
IgE
　metabolismo de, 51, 68
　　desregulado, 51, 68
　　　nos pólipos nasais, 51, 68
　antígeno-específico, 51, 68
　concentração elevada de, 51, 68
　total, 51, 68
　no tecido do pólipo nasal, 51, 68
IL (Interleucina)
　predominância de, 53, 68
　4, 53, 68
　5, 53, 68
　13, 53, 68
Iluminação
　para fotografia, 288, 318
　no consultório, 288, 318
Imagem
　aquisição de, 153, 173
　　para rinossinusite pediátrica, 153, 173
　　de forma mais precisa, 153, 173
　características de, 52, 68
　　das malignidades, 52, 68
　hipointensa, 52, 68
　　em T2, 52, 68
　ultrassonográfica, 209, 225
　　transversa, 209, 225
　　de aumento da tireoide, 209, 225
Impedância
　intraluminal, 166, 180
　teste de, 166, 180

Implantação
　coclear, 243, 275
　　meningite após, 243, 275
　　　medidas para prevenir, 243, 275
　osteointegrada, 252, 279
　　limiar médio de condução óssea e, 252, 279
Implante(s)
　ativos, 240, 274
　　de orelha média, 240, 274
　coclear, 254, 255, 279, 280
　　candidatura a, 254, 279
　　　medida para determinar a, 254, 279
　　para desenvolvimento de reconhecimento de fala, 255, 280
　　candidato adequado de, 255, 280
　auditivo, 261, 283
　　no tronco cefálico, 261, 283
　　　sítio de estimulação para, 261, 283
　seleção de, 290, 319
　　apropriado, 290, 319
　　para defeito, 290, 319
　　para deformidade, 290, 319
　inserção de, 293, 320
　　contaminação bacteriana na, 293, 320
　　　redução antes da, 293, 320
　ligação das células aos, 297, 322
　　matrix extracelular e, 297, 322
　para aumento de tecidos moles, 298, 322
　　para preenchimento de defeito, 298, 322
　　　derme acelular humana, 298, 322
　aloplástico, 300, 323
　　mentoplastia de aumento com, 300, 323
　paciente-específicos, 302, 324
　　tecnologias, 302, 324
　osteointegrados, 302, 304, 324, 325
　　sítio doador de osso de melhor qualidade, 302, 324
　　temperatura do osso na perfuração no preparo para, 304, 325
　　　causa morte osteoblástica, 304, 325
　aumento com, 305, 326
　　do mento, 305, 326
Implementação
　de cultura justa, 342, 347
　　estratégia instituída na aviação, 342, 347
IMRT (Radioterapia de Intensidade Modulada)
　vantagem da, 185, 213
　sobre a 3D, 185, 213
Imuno-histoquímica
　para detecção, 5, 24
　　da proteína p16, 5, 24
Imunomarcador(es)
　carcinoma e, 189, 215
　　de células de Merkel, 189, 215
Imunoterapia
　de manutenção, 41, 63
　　subclasse IgG aumentada na, 41, 63
Incisão(ões)
　e drenagem, 129, 142
　　hematoma tratado com, 129, 142
　　　no pavilhão auricular, 129, 142
　oferece menor risco, 131, 143
　　de esclera aparente, 131, 143
　　e ectrópio, 131, 143
　retroauricular, 237, 272
　　na cirurgia de mastoide, 237, 272
　　　em bebê, 237, 272

necessária a abordagem, 297, 322
  com exposição alar total, 297, 322
  à ponta nasal, 297, 322
  marginal, 297, 322
    acoplada a incisão intercartilaginosa, 297, 322
    que se conecta a incisão de transfixação total, 297, 322
  de transfixação, 304, 325
    total, 304, 325
      técnica de projeção da ponta nasal com, 304, 325
Incisivo(s)
  maxilares, 134, 144
    e mandibulares, 134, 144
      distância horizontal entre os, 134, 144
  central, 149, 172
    maxilar médio, 149, 172
      solitário, 149, 172
Indicação(ões)
  médicas, 335, 344
    e achados cirúrgicos, 335, 344
      narrativas das, 335, 344
Indução
  no monitoramento intraoperatório, 257, 281
    do nervo facial, 257, 281
      agente paralisante aceitável na, 257, 281
Inervação
  sensitiva, 74, 86
    da TMJ, 74, 86
Infarto
  sinais do, 263, 283
    da AICA, 263, 283
    da PICA, 263, 283
    na síndrome de Wallenberg, 263, 283
Infecção(ões)
  com bactérias, 154, 174
    perda auditiva sensorial por, 154, 174
      permanente pós-meningite, 154, 174
  grave, 49, 67
    do trato respiratório superior, 49, 67
      perda olfatória após, 49, 67
  trato respiratório superior, 57, 70, 73, 85
    frequentes, 57, 70
      com estertores na ausculta, 57, 70
  em espaço cervical, 74, 86
    profundo, 74, 86
  na sialadenite bacteriana aguda, 74, 86
    microrganismo fonte de, 74, 86
  odontogênicas, 75, 77, 78, 79, 86, 87, 88
    origem, 79, 88
    disseminação de, 78, 88
      para espaço submandibular, 78, 88
    prevalência de, 75, 86
    tratamento empírico de, 77, 87
      antibióticos para, 77, 87
  de espaço odontogênico, 75, 86
    sem trismo na apresentação, 75, 86
  no espaço, 75, 81, 86, 89
    bucal, 75, 86
    cervical, 81, 89
      profundo, 81, 89
  do trato respiratório, 148, 172
    superior, 148, 172
  pelo HPV, 191, 216
    tipo 16, 191, 216
  após cirurgia, 313, 329

  de restauração capilar, 313, 329
    tratadas com antibióticos orais, 313, 329
Infectividade
  da forma laríngea, 18, 30
  da tuberculose, 18, 30
Inflamação, 6, 25
  do pavilhão auricular, 43, 64
    na policondrite recidivante, 43, 64
    padrão da, 43, 64
  compartilhada, 52, 68
  nasossinusal, 56, 70
    crônica, 56, 70
      hipótese fúngica para, 56, 70
Influenza
  vacina para, 155, 175
  e AOM, 155, 175
Informação(ões) Médica(s)
  protegida, 338, 340, 345, 346
    confidencialidade da, 338, 345
    risco de vazamento de, 340, 346
      estratégia básica para atenuar o, 340, 346
Ingestão
  acidental, 156, 175
    de ácido clorídrico, 156, 175
  de bário modificado, 97, 116
    estudo de, 97, 116
  de objeto de prata, 146, 171
    aumento da salivação após, 146, 171
    sem estridor, 146, 171
Injeção
  de bupivacaína, 19, 31
    parada cardíaca após, 19, 31
      tratamento intravenoso mais adequado, 19, 31
  nas pregas vocais, 100, 117
    abordagem para, 100, 117
  de toxina botulínica, 92, 113
    laringoplastia de, 92, 114
      com paciente apregoado, 92, 114
      complicação da, 92, 114
    no espaço paraglótico, 92, 114
    de material muito lateralmente, 92, 114
  intravenosa, 2, 23
    de meperidina, 2, 23
    para tremores, 2, 23
Inserção
  muscular, 78, 88
    e disseminação de infecções odontogênicas, 78, 88
      para o espaço submandibular, 78, 88
  de implante, 293, 320
    contaminação bacteriana na, 293, 320
    redução antes da, 293, 320
Institute of Medicine
  relato do, 339, 346
    de que errar é humano, 339, 346
    como publicação de referência, 339, 346
Instrução(ões)
  apropriadas para jejum, 3, 24
  pré-operatório, 3, 24
Instrumento(s)
  de medição, 76, 79, 87, 88
    da qualidade de vida, 76, 79, 87, 88
      relacionada com a saúde, 76, 87
    genéricos, 79, 88
  validados, 4, 24

Insuficiência
  velofaríngea, 147, 171, 228, 233
    após cirurgia de palato, 228, 233
    tratamento cirúrgico para, 147, 171
    padrão, 147, 171
  respiratória, 164, 179
    traqueostomia por, 164, 179
      pediátrica, 164, 179
Intensificação
  cognitiva, 22, 32
  leve, 22, 32
Interpolação
  retalho de, 307, 314, 327, 330
Interposição
  enxerto de, 240, 273
    de bigorna esculpida, 240, 273
    falha potencial inerente à ossiculoplastia com, 240, 273
Intervenção
  efeito da, 76, 87
    planejamento de estudo para avaliar o, 76, 87
    instrumento de medição para, 76, 87
  neurocirúrgica, 154, 174
    via craniotomia, 154, 174
    na ressecção de trato dermoide nasal, 154, 174
      próximo à base do crânio, 154, 174
  resultado final da, 334, 344
    para determinar, 334, 344
    seu sucesso, 334, 344
    possíveis melhorias, 334, 344
Intestino
  irritável, 77, 87
  disfunções TMs e, 77, 87
Intubação(ões)
  por meio de fibra óptica, 9, 26, 108, 120
  nasotraqueal, 108, 120
  taxa de falha de, 99, 116
    e controle cirúrgico da via aérea, 99, 116
    no pronto-socorro, 99, 116
Invasão
  orbitária, 190, 216
    desenvolve sintomas oculares, 190, 216
      proptose, 190, 216
      diplopia, 190, 216
      baixa acuidade visual, 190, 216
      diminuição da motilidade, 190, 216
      edema labial, 190, 216
      epífora, 190, 216
IOPTH (Paratormônio Intraoperatório)
  resultados falso-positivos para, 190, 216
  causa de, 190, 216
Irregularidade(s)
  de contorno, 307, 327
    tratamento de, 307, 327
      após lipoaspiração cervical, 307, 327
      com platismaplastia anterior, 307, 327
Irrigação(ões)
  eficaz na ruptura, 38, 62
  do biofilme, 38, 62
  nasal, 33, 60
    com solução salina, 33, 60
    tentativa de, 33, 60
Isoflurano
  e remifentanil, 11, 27
    anestesia com, 11, 27
    manutenção da, 11, 27

Isotretinoína
   uso de, 288, 318
      e *peelings* químicos, 288, 318

J
Jejum
   pré-operatório, 3, 24
      instruções apropriadas para, 3, 24
JRP (Parotidite Recorrente Juvenil), 154, 174
Junção
   gastroesofágica, 96, 115
      estreitamento da mucosa na, 96, 115
         associado à hérnia hiatal, 96, 115
Juri
   retalho de, 296, 322
      para restauração capilar, 296, 322

K
Kaplan-Meier
   curvas de sobrevida de, 8, 26
Kasabech-Merritt
   fenômeno de, 147, 171
      associado a anomalia, 147, 171
         vascular, 147, 171
Kawasaki
   doença de, 72, 85
      complicações graves da, 72, 85
Keystone, 287, 318
   área de, 39, 62
      preservação da, 39, 62
         na septoplastia, 39, 62
Kit
   de estúdio, 288, 318
      luz contínua *duo*, 288, 318
         com *softbox*, 288, 318

L
Labilidade
   emocional, 90, 113
Lábio
   inferior, 186, 214
      câncer bem diferenciado T3N0 no, 186, 214
         esvaziamento cervical no, 186, 214
   superior, 132, 143
      fechamento de laceração no, 132, 143
         por mordida de cão, 132, 143
   direito, 196, 219
      massa assintomática no, 196, 219
         de crescimento rápido, 196, 219
Labirinto
   ósseo, 241, 274
      anormalidades morfológicas do, 241, 274
         na CT do osso temporal da SNHL congênita, 241, 274
Laceração(ões)
   marginal, 18, 31
      vertical, 18, 31
         fissura palpebral após reparo de, 18, 31
   da pálpebra inferior, 122, 138
      medialmente ao *punctum*, 122, 138
   dural, 125, 139
   extensas, 129, 141
      da comissura anterior, 129, 141
         próteses nas, 129, 141
   por mordida de cão, 132, 143
      no lábio superior, 132, 143
      fechamento de, 132, 143
   do mucopericôndrio, 133, 144
      septal, 133, 144
Lacrimejamento
   excessivo, 46, 65
      que escorre pelas bochechas, 46, 65
   pressão e, 11, 27
      na região dos seios, 11, 27
      e rinorreia, 11, 27
Lagoftalmo, 301, 324
   paralítico, 296, 322
      tarsorrafia para, 296, 322
Lamela
   lateral, 50, 67
Lâmina
   papirácea, 36, 37, 40, 55, 61, 63, 69
      antrostomia maxilar e, 55, 69
         crista óssea entre a, 55, 69
   da prega vogal, 90, 102, 103, 113, 118
      componente da, 90, 113
      própria, 102, 103, 118
         intermediária, 102, 118
         desarranjo da, 103, 118
Langerhans
   células de, 193, 217
      histiocitose de, 193, 217
Laringe, 156, 175
   supraglótica, 12, 28
      carcinoma T3N2b da, 12, 28
         quimiorradioterapia no, 12, 28
   músculo da, 92, 113
      intrínseco, 92, 113
   radioterapia da, 98, 116
      sequelas da, 98, 116
   estrutura da, 109, 120
      contribui para o formato convergente, 109, 120
         da subglote, 109, 120
   cirurgia de, 109, 121
      laser ideal à, 109, 121
   massa na, 110, 121
      submucosa, 110, 121
   mucosa da, 112, 121
      avaliação de patologia na, 112, 121
   palpação da, 165, 179
   carcinoma de células escamosas da, 185, 213, 202, 221
      T3N2c, 202, 221
         quimiorradioterapia adjuvante no, 202, 221
      T4aN1, 185, 213
         terapia de preservação de órgãos para, 185, 213
   preservação da, 200, 221
      no câncer de hipofaringe, 200, 221
         T3N2C, 200, 221
   câncer de, 201, 221
      taxa de sobrevida geral do, 201, 221
         em 5 anos, 201, 221
Laringectomia
   de resgate, 185, 213
Laringite
   bacteriana, 99, 116
      bactéria causadora da, 99, 116
Laringologia, 90-121
Laringomalacia, 159, 176
Laringoplastia
   de injeção, 92, 114
      com paciente apregado, 92, 114
      complicação da, 92, 114
Laringoscopia
   direta, 14, 28, 165, 179
   flexível, 101, 117, 205, 223
      com lâmpada de halógeno, 101, 117
      recomendações na disfonia após, 101, 117
      com ausência de lesões, 101, 117
   por fibra óptica, 189, 215
      lesão hiperqueratótica superficial na, 189, 215
      no terço anterior da prega vocal, 189, 215
Laringoscópio(s)
   de Bullard, 106, 119
   flexível, 130, 142
      de fibra óptica, 130, 142
Laser, 294, 321
   tipos de, 91, 113
   ideal à cirurgia, 109, 121
      de laringe, 109, 121
   ressecção com, 164, 179
      endoscópica, 164, 179
   seleção apropriada de, 299, 323
   feixe de, 314, 330
      diâmetro focal de, 314, 330
      efeito da diminuição do, 314, 330
Lei
   de Alexander, 257, 281
   HITECH, 332, 343
   de privacidade HIPAA, 338, 345
      protege a confidencialidade, 338, 345
         da informação médica protegida, 338, 345
   do autoencaminhamento médico, 338, 345
      conhecida como Lei de Stark, 338, 345
LEMG (Eletromiografia Laríngea), 105, 119, 134, 144
Lentigo
   maligno, 188, 215
Leonardo da Vinci, 316, 331
Lesão(ões), 29
   nasais, 156, 175
      congênitas, 156, 175
         envolvimento intracraniano das, 156, 175
   bilaterais simétricas, 159, 176
      na região média, 159, 176
         da porção membranosa da prega vocal, 159, 176
   da pálpebra, 158, 176
      superior, 158, 176
   da mucosa, 14, 28, 40, 63
      da concha do corneto inferior, 40, 63
      complicação pós-operatória, 40, 63
      no palato duro esquerdo, 14, 28
      técnica de imagem, 14, 28
   penetrante, 6, 25, 131, 143
      na zona 1 do pescoço, 131, 143
         avaliação inicial da, 131, 143
      no olho, 6, 25
         curso de ação, 6, 25
   do nervo, 4, 24, 126, 134, 140, 144
      laríngeo, 134, 144
         recorrente, 134, 144
      transecção, 126, 140
      óptico, 4, 24
   cutânea, 41, 63
      da sarcoide, 41, 63
   por radioterapia, 79, 88
      glândula salivar sensível à, 79, 88

iatrogênica, 91, 113
　ao sistema canalicular, 122, 138
　no recesso nasofrontal, 125, 139
　por montaria em touro, 130, 142
　　trauma laríngeo em, 130, 142
　faciais, 133, 143
　　por arma de fogo, 133, 143
　oculares, 133, 143
　　por arma de fogo, 133, 143
　laríngeas, 148, 171
　　das pregas vocais, 148, 171
　　da subglote, 148, 171
　hiperqueratótica superficial, 189, 215
　　no terço anterior da prega vocal, 189, 215
　circunscrita, 196, 219
　　ulcerada, 196, 219
　　　margens elevadas, 196, 219
　　　　região central queratinizada, 196, 219
　　　　base endurecida, 196, 219
　na região do vértex, 198, 220
　　ressecção de Mosh da, 198, 220
　vasculares, 198, 220
　artéria em risco de, 200, 220
　　na ressecção endoscópica endonasal, 200, 220
　　　da base do crânio anterior, 200, 220
　no ápice petroso, 236, 272
　　direito, 236, 272
　　　hipointensa em T1, 236, 272
　　　hiperintensa em T2, 236, 272
　cirúrgica, 241, 274
　　anterior ao tégmen, 241, 274
　sítio da, 245, 276
　　estudos vestibulares para determinar, 245, 276
　　　para vertigem, 245, 276
　　　para tontura, 245, 276
　　　para desequilíbrio, 245, 276
　extensão da, 245, 276
　　estudos vestibulares para determinar, 245, 276
　　　para vertigem, 245, 276
　　　para tontura, 245, 276
　　　para desequilíbrio, 245, 276
　captante, 263, 283
　　em MRI de crânio com contraste, 263, 283
　　　que preenche o MAI, 263, 283
　　　　com extensão para CPA, 263, 283
　difusa, 267, 286
　　com alta captação de contraste, 267, 286
　　　no forame jugular, 267, 286
　de Sunderland, 289, 319
　　de grau IV, 289, 319
　　　recuperação espontânea após, 289, 319
　pelo frio, 299, 323
　　por nitrogênio líquido, 299, 323
　　　usado na crioterapia, 299, 323
　enxerto logo após a, 302, 324
　　de nervo, 302, 324
Levofloxacina, 39, 62
Liberação
　das catecolaminas, 132, 143
　de epinefrina, 132, 143
　de norepinefrina, 132, 143
Lifting
　facial, 295, 297, 301, 308, 321, 322, 324, 327
　　hematomas no pós-operatório, 295, 321
　　　risco de formação de, 295, 321

　　nervo mais lesionado no, 297, 322
　　complicação do, 301, 308, 324, 327
　　　mais comum, 301, 324
　　　mais frequente em homens, 308, 327
　　da fronte, 301, 324
　　　mioplastia e, 301, 324
　　direto, 301, 324
　　　de supercílio, 301, 324
　　coronal, 302, 324
　　　da fronte, 302, 324
　　de supercílios, 309, 327
　　　preservar na cirurgia, 309, 327
　　　　ramo temporal do nervo facial, 309, 327
　　frontal, 314, 330
　　　endoscópico, 314, 330
　　　　vantagens do, 314, 330
Limite
　posterior, 42, 44, 64
　　do recesso frontal, 42, 64
　　da dissecção óssea, 44, 64
　　no EMLP, 44, 64
Linfocintigrafia, 187, 215
Linfocintilografia
　de linfonodo sentinela, 242, 274
Linfoma(s)
　risco de, 16, 30
　nasal, 50, 67
　　suspeita de, 50, 67
　diagnóstico de, 185, 213
　　no aumento de linfonodo cervical, 185, 213
　linfonodos envolvidos por, 192, 217
　　cervicais, 192, 217
　　　CT com contraste de, 192, 217
　no anel de Waldeyer, 200, 221
　　sítio mais envolvido por, 200, 221
Linfonodo(s)
　bilateralmente aumentados, 159, 176
　　sem alteração no tamanho, 159, 176
　　　firmes, 159, 176
　　　elásticos, 159, 176
　　　indolores à palpação, 159, 176
　　　febre noturna, 159, 176
　　　mal-estar, 159, 176
　　　e perda de peso, 159, 176
　　　com envolvimento do mediastino, 159, 176
　pequenos, 161, 177
　　múltiplos, 161, 177
　　　sensíveis bilateralmente, 161, 177
　sentinela, 183, 203, 212, 222
　　biópsia de, 183, 203, 212, 222, 242, 274
　　　utilidade da, 183, 212
　　　quando realizar, 203, 222
　　linfocintilografia de, 242, 274
　cervical(is), 185, 192, 204, 213, 217, 222
　　aumento de, 185, 204, 213, 222
　　　diagnóstico de linfoma no, 185, 213
　　envolvidos por linfomas, 192, 217
　　　CT com contraste de, 192, 217
　retrofaríngeos, 195, 218
　parafaríngeos, 195, 218
　tratamento de certos, 203, 222
　　rituximabe no, 203, 222
Língua
　base da, 9, 26, 97, 116
　　massa grande na, 9, 26
　　　abordagem para ressecção de, 9, 26
　fraqueza na, 97, 116

　espástica, 90, 113
　fasciculação da, 15, 29
　　articulações da fala e, 15, 29
　oral, 183, 212
　　tumores na, 183, 212
　câncer na, 206, 223
　falada, 255, 280
　　ausência de, 255, 280
　　　SNHL profunda congênita com, 255, 280
Linguagem
　crianças em aquisição de, 247, 277
　　apresentam audibilidade, 247, 277
　　　largura de banda, 247, 277
Linha
　de sutura, 35, 49, 60, 66
　　frontoetmoidal, 35, 49, 60, 66
　　　canal etmoidal na, 35, 60
　　　　anterior, 35, 60
　média, 123, 138, 247, 276
　　da nasofaringe, 247, 276
　　　massa na submucosa na, 247, 276
　facial, 123, 138
　　fratura mais comum na, 123, 138
Lipídeo(s)
　20%, 19, 31
　　emulsão de, 19, 31
Lipoaspiração
　cervical, 307, 327
　　irregularidades de contorno após, 307, 327
　　　tratamento das, 307, 327
Líquen
　plano, 79, 88
Líquido
　purulento, 74, 86
　　no ducto de Stensen, 74, 86
Literatura Cinzenta
　vantagens de incorporar a, 338, 345
　　na realização de metanálise, 338, 345
LMA (Máscara Laríngea)
　clássica, 108, 120
Lobo(s)
　floculonodulares, 255, 280
　do cerebelo, 255, 280
Lóbulo(s)
　preservação dos, 43, 64
Loco
　DFNB1, 151, 173
　　gene no, 151, 173
LPR (Refluxo Laringofaríngeo)
　exames diagnósticos do, 94, 114
　sinais associados ao, 95, 115
　sintomas de, 103, 118
　　PPIs reduzem os, 103, 118
L-*strut* (Estrutura em L)
　suporte adequado da, 306, 327
　　largura mínima da cartilagem para, 306, 327
LSVT (*Lee Silverman Voice Therapy*)
　encaminhamento para, 99, 116
Lúpus
　distúrbio confundido com, 79, 88
　pérnio, 41, 63
Luxação
　da articulação, 134, 144
　　cricoaritenóidea, 134, 144
　　　imobilidade de pregas vocais por, 134, 144

LVP (Véu Palatino)
   músculo elevador do, 167, 180
      inserções anormais do, 167, 180
         na CP completa, 167, 180

M

MAI (Meato Acústico Interno)
   massa rapidamente expansiva do, 239, 273
      com neuropatias cranianas progressivas, 239, 273
         com captação de contraste, 239, 273
Malformação(ões)
   de Chiari, 20, 31
      tipo I, 20, 31
   na fossa craniana, 152, 173
      posterior, 152, 173
         hemangiomas faciais segmentados e, 152, 173
   capilares, 168, 180
      síndrome associada a, 168, 180
         de Sturge-Weber, 168, 180
   congênita, 170, 181, 268, 286
      do EAC, 268, 286
      e da orelha média, 268, 286
      superinfecção de, 170, 181
   linfática, 170, 181
   de Mondini, 239, 273
Malignidade(s)
   imagem das, 52, 68
      características de, 52, 68
   de glândulas salivares, 153, 174
      taxa de sobrevida geral em crianças com, 153, 174
         em 5 anos, 153, 174
   cutânea, 184, 213
      desenvolvimento de, 184, 213
         associado à exposição crônica, 184, 213
   traqueal, 186, 214
      radioterapia em, 186, 214
         indicações para, 186, 214
   probabilidade de, 190, 216
      aspectos ultrassonográficos associados a, 190, 216
         do nódulo de tireoide, 190, 216
   risco de, 192, 217
      de FLUS, 192, 217
         pelo *The Bethesda System for Reporting Thyroid Cytophatology* de 2009, 192, 217
Mallampati
   tipo 4, 108, 120
Mama
   câncer de, 239, 273
      metastático, 239, 273
Mamífero(s)
   cóclea de, 240, 274
      contém células, 240, 274
         ciliadas, 240, 274
         de suporte, 240, 274
      contém neurônios, 240, 274
         do gânglio espiral, 240, 274
Managed care, 341, 346
Mandíbula
   tumefação na, 210, 225
   reposicionamento da, 230, 234
      aparelho de, 230, 234
   pequena, 291, 320
   posicionada posteriormente, 291, 320
      designada, 291, 320

Manejo
   da geriatria, 17, 30
      ênfase no, 17, 30
   inicial, 133, 143
      das vias aéreas, 133, 143
Manobra
   de Epley, 10, 27
   de Dix-Hallpike, 243, 253, 275, 279
      BPPV de canal posterior pela, 253, 279
         nistagmo por, 253, 279
   de reposicionamento canicular, 251, 278
      na BPPV de canal posterior, 251, 278
         de longa duração, 251, 278
Marcador (es)
   CD, 35, 61
      presentes nas células, 35, 61
   T, 35, 61
Marcus Gunn
   pupila de, 4, 24
Martelo
   fixação do, 266, 285
      à parede posterior do meato, 266, 285
      por tecido cicatricial, 266, 285
Martelo-Bigorna
   complexo, 252, 279
      fundido, 252, 279
Massa
   que separa os ossos nasais, 156, 175
      com componente intranasal, 156, 175
   no lado direito do pescoço, 160, 177
      de rápido desenvolvimento, 160, 177
         sem febre, 160, 177
         pele em tom vermelho violáceo, 160, 177
   sólida, 15, 29
      de 3 cm, 15, 29
         hiperintensa em T2, 15, 29
         no espaço parafaríngeo pré-estiloide, 15, 29
   grande, 9, 26
      na base da língua, 9, 26
         abordagem para ressecção de, 9, 26
   na parótida, 73, 85
      flutuante, 73, 85
         de coloração violácea, 73, 85
         aderente à pele sobrejacente, 73, 85
   cervical, 84, 89, 170, 181, 189, 205, 208, 211, 215, 223, 224, 225
      biópsia por FNA, 211, 225
         SCC, 211, 225
      paraganglioma, 208, 224
      na prega ariepiglótica, 205, 223
         sobre a epiglote, 205, 223
      com invasão do espaço paraglótico, 205, 223
      com múltiplos linfonodos, 205, 223
      estágio T3N2aM0, 205, 223
      em nível II, 189, 215
         com centro cístico, 189, 215
         com parede espessa, 189, 215
         fluido acelular na punção aspirativa por agulha, 189, 215
      diagnóstico provável, 170, 181
      de crescimento rápido, 170, 181
      categoria patológica, 170, 181
      indolor, 84, 89
      em não fumante, 84, 89
   submucosa, 110, 121, 184, 212, 247, 276
      na linha média, 247, 276
         da nasofaringe, 247, 276

      na laringe, 110, 121
      firme, 184, 212
         adjacente ao primeiro molar superior, 184, 212
   intranasal, 124, 139
      dolorosa, 124, 139
      e azulada, 124, 139
   púlsatil, 151, 173
      medial, 151, 173
         ao corneto médio, 151, 173
   que se estende superiormente da prega vocal, 182, 212
      verdadeira direita, 182, 212
         até ventrículo, 182, 212
         até a falsa prega vocal, 182, 212
   assintomática, 196, 219
      de crescimento rápido, 196, 219
         no lábio superior direito, 196, 219
   na cauda da glândula parótida, 204, 222
      esquerda, 204, 222
   nasal, 210, 224
   de tecidos moles, 231, 234
      aumento na, 231, 234
      com captação de contraste, 239, 273
         rapidamente expansiva do MAI, 239, 273
            com neuropatias cranianas progressivas, 239, 273
   no forame jugular, 267, 286
      ressecção cirúrgica de, 267, 286
         com controle venoso, 267, 286
Mastoide
   cirurgia de, 237, 272
      incisão retroauricular na, 237, 272
         em bebê, 237, 272
   fístula em contato com a, 254, 280
      extensa, 254, 280
Mastoidectomia
   aberta, 237, 257, 272, 281
      reconstrução no contexto da, 237, 272
         da membrana timpânica, 237, 272
   fechada, 257, 281
      margens da, 257, 281
      saucerização das, 257, 281
Material
   purulento, 71, 85
      no ducto de Wharton, 71, 85
Matriz
   para formação de coágulo, 19, 31
   extracelular, 297, 322
      e ligação das células aos implantes, 297, 322
MDM (Tomada de Decisão Médica), 332, 343
   direta, 334, 343
      exame focado no problema associado a, 334, 343
      e anamnese, 334, 343
ME (Mucoepidermoide)
   carcinoma, 160, 177
Meato
   médio, 45, 65
      criação da antrostomia via, 45, 65
   parede posterior do, 266, 285
      fixação do martelo à, 266, 285
         por tecido cicatricial, 266, 285
Mecanismo de Ação
   da vasoconstrição, 43, 64
      por descongestionantes nasais, 43, 64
         tópicos, 43, 64

de suporte principal, 291, 320
da ponta nasal, 291, 320
Meckel
cavo de, 45, 65
Mediastino
envolvimento do, 159, 176
de linfonodos bilateralmente aumentados, 159, 176
Medicamento(s)
deliriogênicos, 12, 28
vertigem, 2, 23
associada à migrânea, 2, 23
e taquiarritmias, 3, 23
utilizados, 21, 32
na tempestade tireotóxica, 21, 32
eficaz na prevenção, 75, 86
de mucosite, 75, 86
relacionada com quimioterapia, 75, 86
Medicina
geral, 1-32
do sono, 105, 119, 226-235
encaminhamento para, 105, 119
qualidade na, 342, 347
Médico(s)
em hospitais universitários, 334, 343
atendimento em conjunto com residentes, 334, 343
código 99223 da CPT, 334, 343
objetivo dos, 341, 346
na negociação dos contratos, 341, 346
de cuidado gerenciável, 341, 346
Medida(s)
da integridade, 245, 276
do suprimento sanguíneo, 245, 276
coclear, 245, 276
da orelha real, 252, 279
com microfone-sonda, 252, 279
no EAC, 252, 279
para determinar a candidatura, 254, 279
a implante coclear, 254, 279
Medula
óssea, 45, 65
mudança sensorial após transplante de, 45, 65
no território de inervação, 45, 65
do nervo trigêmeo esquerdo, 45, 65
Melanócito(s), 299, 323
Melanoma(s)
subtipo de, 186, 188, 214, 215
neurotropismo no, 186, 214
com baixa taxa de metástases linfonodais, 186, 214
tratado com radioterapia pós-operatória, 186, 214
desmoplásico, 186, 214
in situ, 188, 215
de escalpo, 196, 219
margem de ressecção para, 196, 219
nasossinusais, 198, 220
Membrana
basal, 7, 25
intacta, 7, 25
atipia celular de espessura total com, 7, 25
laríngea, 158, 176
no exame endoscópico, 158, 176
de bebê com estridor bifásico, 158, 176

timpânica, 237, 241, 247, 272, 274, 276
camada embrionária contribui com a, 241, 274
reconstrução da, 237, 272
no contexto da mastoidectomia aberta, 237, 272
Meningioma
do CPA, 261, 282
diferenciado radiograficamente, 261, 282
do schwannoma vestibular, 261, 282
Meningite
fator de risco para, 237, 272
pela duração da fístula liquórica, 237, 272
após fratura de osso temporal, 237, 272
pós-implantação coclear, 243, 275
medidas para prevenir, 243, 275
Mento
trauma do, 128, 141
dor severa após, 128, 141
ao abrir a boca, 128, 141
desvio do, 128, 141
assimetria do, 290, 319
transversal, 290, 319
deficiência do, 300, 323
horizontal, 300, 323
aumento do, 305, 326
com implante, 305, 326
projeção normal do, 314, 330
e deformação de classe II da região cervical, 314, 330
manejo correto, 314, 330
Mentoplastia
de aumento, 300, 323
com implante aloplástico, 300, 323
Meperidina
injeção intravenosa de, 2, 23
para tremores, 2, 23
Merkel
células de, 189, 215
carcinoma de, 189, 215
imunomarcadores, 189, 215
Metabólito
ativo, 12, 28
Metanálise
realização de, 338, 345
incorporar a literatura cinzenta na, 338, 345
vantagens de, 338, 345
Metaplasia
intestinal, 93, 114
Metástase(s)
de orofaringe, 189, 215
cervicais, 190, 216
tumores e, 190, 216
de glândulas salivares, 190, 216
linfática(s), 200, 202, 221, 222
de carcinoma de hipofaringe, 200, 221
paratraqueais, 200, 221
paraesofágicas, 200, 221
cervical, 202, 203, 222
no carcinoma de nasofaringe, 202, 222
Meticilina
resistência à, 19, 31
gene *mecA* associado à, 19, 31
pelo *Staphylococcus aureus*, 19, 31
codifica mecanismos de resistência, 19, 31

Método
de Riedel, 55, 69
Microfone-Sonda
medidas com, 252, 279
da orelha real, 252, 279
no EAC, 252, 279
Microfonismo
coclear, 162, 178
Microgenia
tratamento para, 292, 320
Micrognatia, 150, 172
Microlaringoscopia, 167, 180
Microtia, 269, 286
correção da, 288, 318
bilateral, 308, 327
atresia e, 308, 327
avaliação de recém-nascido com, 308, 327
Midríase
intraoperatória, 125, 139
durante reparo, 125, 139
de fratura no assoalho orbitário, 125, 139
Migrânea, 7, 25
vertigem associada à, 2, 23
medicamento para, 2, 23
tontura relacionada à, 249, 278
Miopia, 6, 25
Mioplastia
e *lifting* da fronte, 301, 324
Miose, 74, 86
Miotomia
do constritor da faringe, 188, 215
Mitomicina
como adjuvante da cirurgia, 100, 117
das vias aéreas, 100, 117
Mobilidade
limitada, 133, 143
risco de, 133, 143
em razão da fibrose/ancilose, 133, 143
Mobilização
precoce, 133, 143
nas fraturas mandibulares, 133, 143
pediátricas, 133, 143
Modificação(ões)
reconstrutivas, 228, 233
com preservação da mucosa, 228, 233
Modificador
coclear, 247, 276
Moeda
engolida por bebê, 153, 174
salivando, 153, 174
sem estridor, 153, 174
Molar
mandibular, 79, 88
segundo, 79, 88
Moldagem
da orelha, 311, 328
técnicas de, 311, 328
Mondini
malformação de, 239, 273
deformidade de, 244, 275
na CT, 244, 275
Monitoramento
de cartão de dados, 227, 233
software de, 227, 233
da ototoxicidade, 238, 273
intraoperatório, 245, 276
do sistema auditivo, 245, 276
nas ressecções de schwannoma vestibular, 245, 276

da integridade, 245, 276
do suprimento sanguíneo, 245, 276
coclear, 245, 276
Mononucleose
infecciosa, 77, 87
tratamento apropriado, 77, 87
com teste *monospot* positivo, 77, 87
Montelucaste, 54, 69
Moraxella
catarrhalis, 41, 63
Morbidade
relacionada com traqueostomia, 159, 176
Mordida(s)
de gato, 125, 139
microrganismo de, 125, 139
Mortalidade
relacionada com traqueostomia, 159, 176
infantil, 342, 347
taxa nos Estados Unidos de, 342, 347
de acordo com a CIA, 342, 347
Morte
prematura, 22, 32
em não fumantes, 22, 32
osteoblástica, 304, 325
causada por temperatura na perfuração do osso, 304, 325
no preparo para implante osteointegrado, 304, 325
Mosh
ressecção de, 198, 220
de lesão, 198, 220
na região do vértex, 198, 220
Motilidade
esofágica, 101, 117
fármacos que melhoram a, 101, 117
e neurotransmissor, 101, 117
diminuição da, 190, 216
invasão orbitária e, 190, 216
das células ciliadas, 247, 276
externas, 247, 276
Movimento(s)
extraocular, 123, 138
restrição do, 123, 138
equimose periorbital e, 123, 138
de olhos/cabeça, 241, 274
na reabilitação vestibular, 241, 274
dificuldade em desempenhar o, 241, 274
sacádicos, 262, 283
pesquisa dos, 262, 283
anormalidades na, 262, 283
faciais, 263, 283
voluntários, 263, 283
ausência de, 263, 283
MRI (Imagem de Ressonância Magnética)
avaliação radiológica complementar com, 2, 23
na investigação diagnóstica, 2, 23
de cefaleia, 2, 23
de crânio, 15, 29, 236, 272
com contraste, 236, 272
lesão não captante, 236, 272
no ápice petroso direito, 236, 272
para investigação, 15, 29
de cefaleia, 15, 29
mais apropriada para avaliar, 38, 62
na doença nasossinusal, 41, 63
vantagens da, 41, 63
maxilofacial, 14, 28
com contraste IV, 14, 28
sem contraste IV, 14, 28

da base do crânio, 14, 28
com contraste IV, 14, 28
sem contraste IV, 14, 28
nos estudos de imagem, 42, 63
nasossinusais, 42, 63
de rotina, 42, 63
fetal, 150, 165, 172, 179
na 35ª semana de gestação, 165, 179
sequência de, 236, 272
de FLAIR, 236, 272
na SNHL, 244, 275
assimétrica, 244, 275
com FLAIR, 257, 281
realçada por gadolínio, 265, 284
com MRV, 265, 284
na suspeita, 266, 285
de paraganglioma, 266, 285
na perda auditiva, 267, 285
mista unilateral, 267, 285
súbita, 267, 285
MRSA (*Staphylococcus aureus* Resistente à Meticilina)
tratamento de, 40, 63
na monoterapia, 40, 63
gene *mecA* associado à, 19, 31
codifica mecanismos de resistência, 19, 31
Mucina
eosinofílica, 46, 65
remoção cirúrgica de, 35, 61
Mucopericôndrio
septal, 133, 144
laceração no, 133, 144
Mucosa
nasal, 43, 64
estimulação α-adrenérgica da, 43, 64
bucal, 74, 86
em *cobblestones*, 74, 86
oral, 79, 88
erupções medicamentosas da, 79, 88
distúrbio confundido com, 79, 88
estreitamento da, 96, 115
na junção gastroesofágica, 96, 115
associado à hérnia hiatal, 96, 115
esofágica, 101, 117
eosinófilos por HPF na, 101, 117
patologia na, 112, 121
da laringe, 112, 121
da faringe, 112, 121
do seio frontal, 131, 142
remoção completa da, 131, 142
nasossinusal, 198, 220
melanoma de, 198, 220
radioterapia pós-operatória no, 198, 220
Mucosite
relacionada com quimioterapia, 75, 86
prevenção de, 75, 86
medicamento eficaz na, 75, 86
após radioterapia oral, 199, 220
Musculatura
torácica, 103, 118
condicionamento da, 103, 118
pela fisioterapia, 103, 118
aritenoide, 165, 179
deiscência pela, 165, 179
acima do nível da cricoide, 165, 179
Músculo(s)
milo-hióideo, 78, 88
vocal, 90, 101, 113, 117

laríngeo, 93, 114
bilateralmente inervado, 93, 114
interaritenóideo, 93, 96, 114, 115
para manter as pregas vocais aproximadas, 96, 115
ao utilizar um mecanismo de voz de peito, 96, 115
que abduz as pregas vocais, 105, 119
cricoaritenóideo, 105, 119
posterior, 105, 119
cricofaríngeo, 106, 119
constritor, 106, 119
inferior, 106, 119
da faringe, 106, 119
orbicular, 132, 143
da boca, 132, 143
fechamento inapropriado do, 132, 143
reto inferior, 137, 145
sofreu herniação, 137, 145
pela fratura orbitária do tipo *blow-out*, 137, 145
elevador, 167, 180
do LVP, 167, 180
inserções anormais do, 167, 180
da orelha média, 265, 285
funções dos, 265, 285
miméticos faciais, 289, 319
tríades de, 289, 319
com trajeto abaixo do trajeto do nervo facial, 289, 319
oblíquo, 293, 320
inferior, 293, 320
zigomático maior, 299, 323
sorriso com o, 299, 323
depressor, 310, 328
da sobrancelha, 310, 328
supercilii, 310, 328
Mutação(ões)
genéticas, 11, 27
na região 22q11.2, 11, 27
do cromossomo 22, 11, 27
em gene GJB2, 147, 171
perda auditiva associada a, 147, 171
nos genes, 153, 155, 162, 173, 174, 178, 265, 284
associadas à síndrome de Pendred, 265, 284
do colágeno, 153, 173
síndrome associada a, 153, 173
CHD7, 155, 174
12S rRNA, 162, 178
de herança materna, 162, 178
SLC26A4, 265, 284

N

Não Fumante(s)
morte em, 22, 32
prematura, 22, 32
Narina(s)
assimetria das, 296, 322
Nariz
em sela, 39, 62
desenvolvimento de, 39, 62
prevenir o, 39, 62
vazio, 40, 63
síndrome do, 40, 63
enxertos cartilaginosos, 295, 321
na metade do, 295, 321
inferior/lateral, 295, 321

na asa, 295, 321
na parede lateral, 295, 321
visualmente mais longo, 307, 327
tornar o, 307, 327
desvios no formato do, 309, 328
observação de, 309, 328
tipo de iluminação que reproduz a luz solar para, 309, 328

Nascimento
estrutura completamente desenvolvida ao, 166, 180

Nasofaringe
carcinoma de, 202, 222
metástase linfática cervical recorrente no, 202, 222
tratamento da, 202, 222
SCC da, 211, 225
linha média da, 247, 276
massa na, 247, 276
na submucosa, 247, 276

Necessidade(s)
médica(s), 335, 337, 344, 345
anotações para assegurar, 335, 344
cirúrgicas convencionais, 335, 344
como conceito fundamental, 337, 345
para faturamento complacente, 337, 345

Necrose
avascular do quadril, 54, 69
por uso prolongado, 54, 69
de glicocorticoides orais, 54, 69
de liquefação, 150, 172
cutânea, 312, 329
no neopavilhão auricular, 312, 329

Neonato(s)
estridor no, 156, 175
sítio anatômico de, 156, 175
mais comum, 156, 175
com estridor expiratório, 151, 173
e tosse metálica, 151, 173
diagnóstico provável, 151, 173
com desconforto respiratório, 158, 176
tratamento de, 158, 176
diagnóstico em, 162, 178
de dissincronia, 162, 178
de neuropatia auditiva, 162, 178
com suspeita de obstrução, 162, 178
das vias aéreas, 162, 178

Neopavilhão
auricular, 312, 329
necrose cutânea no, 312, 329

Neoplasia(s)
da glândula, 15, 29
salivar, 15, 29
salivares, 185, 213
associadas à dor do tumor, 185, 213
perineural, 185, 213
da região lateral direita da língua, 191, 216
de estágio T2N0, 191, 216
esvaziamento cervical eletivo, 191, 216
de traqueia, 205, 223

Nervo(s)
óptico, 4, 24, 35, 45, 48, 60, 65, 66, 189, 215
trajeto até alcançar o, 189, 215
da artéria oftálmica, 189, 215
e superfície lateral, 48, 66
do seio esfenoidal, 48, 66
localização em relação ao, 35, 60
da artéria oftálmica, 35, 60
lesão do, 4, 24

trigêmeo esquerdo, 45, 65
território de inervação do, 45, 65
mudança sensorial no, 45, 65
após transplante de medula óssea, 45, 65
facial, 73, 85, 126, 133, 140, 144, 204, 222, 240, 244, 245, 246, 257, 263, 264, 268, 269, 273, 275, 276, 281, 283, 284, 286, 289, 309, 319, 327
lateralizado, 269, 286
trajeto do, 268, 286, 289, 319
tríades de músculos faciais, 289, 319
na malformação congênita do EAC, 268, 286
cobertura total pelo, 264, 284
da platina do estribo, 264, 284
monitoramento intraoperatório do, 257, 281
agente paralisante aceitável na indução no, 257, 281
deterioração da função do, 246, 276
padrão da EMG intraoperatória que corresponde à, 246, 276
deiscências do, 246, 276
sítio mais frequente de, 246, 276
segmento vertical do, 245, 276
deslocado, 245, 276
anormalidade de, 245, 276
na atresia aural congênita, 245, 276
limiar de estimulação do, 244, 275
ramos do, 133, 144, 240, 273, 309, 327
temporal, 309, 327
marginal, 133, 144
mais proximal, 240, 273
dissecção de, 204, 222
paratidectomia com, 204, 222
paralisia de, 126, 140, 263, 283
secundária a descontinuidade anatômica do nervo, 263, 283
imediata após trauma penetrante, 126, 140
localização do, 73, 85
referência anatômica para, 73, 85
auriculotemporal, 74, 86
temporal, 74, 86
profundo, 74, 86
massetérico, 74, 86
lesão de, 126, 140
transecção, 126, 140
hipoglosso, 199, 220
risco de lesão no, 199, 220
no esvaziamento cervical, 199, 220
craniano, 204, 222, 242, 275
déficit em, 242, 275
petrosite apical e, 242, 275
dipoplia e, 242, 275
IV, 204, 222
diplopia progressiva com paralisia do, 204, 222
mandibular, 205, 223
sacrifício do, 205, 223
periféricos, 206, 223
tumores da bainha de, 206, 223
nos seios paranasais, 206, 223
petroso, 240, 273
superficial, 240, 273
maior, 240, 273
vestibulares, 263, 284
intracranulares, 263, 284

primário, 292, 320
porção terminal do, 292, 320
recuperação da transmissão pela, 292, 320
mais lesionado, 297, 322
no *lifting* facial, 297, 322
auricular, 297, 322
magno, 297, 322
enxerto de, 302, 324
logo após a lesão, 302, 324

Neuroepitélio
olfatório, 50, 55, 67, 69
capacidade regenerativa do, 50, 67
células responsável pela, 50, 67
normal, 55, 69
vestibular, 236, 272
terminações em cálice no, 236, 272

Neurofibroma(s)
solitários, 297, 322
múltiplos, 297, 322
plexiforme, 297, 322

Neurônio(s)
olfatório, 44, 55, 64, 69
primeiro, 44, 64
motores superiores, 105, 119
envolvidos no controle laríngeo, 105, 119
do gânglio espiral, 240, 274

Neuropatia(s)
auditiva, 162, 178
diagnóstico em neonato, 162, 178
cranianas, 239, 273
progressivas, 239, 273
massa rapidamente expansiva do MAI com, 239, 273
sensorial, 314, 330
recuperação mais rápida da, 314, 330

Neuróporo
anterior, 147, 163, 171, 178
fechamento incompleto, 147, 171
ordem da embriogênese do, 163, 178

Neurotransmissor
e fármacos, 101, 117
que melhoram a motilidade, 101, 117
esofágica, 101, 117

Neurotropismo
no subtipo de melanoma, 186, 214
com baixa taxa de metástases linfonodais, 186, 214
tratado com radioterapia pós-operatória, 186, 214

NF2 (Neurofibromatose 2), 149, 172
NFA (Ângulo Nasofrontal), 287, 318
NGT (Sonda Nasogástrica), 103, 118

Nicotina
adesivo de, 13, 28
de ação prolongada, 13, 28
goma de mascar de, 13, 28
de curta duração, 13, 28
efeitos da, 22, 32
terapia de reposição de, 1, 23
e cicatrização da ferida, 1, 23

NIHL (Perda Auditiva Induzida pelo Ruído)
e perda auditiva relacionada com a idade, 261, 283
e presbiacusia, 261, 283

Nistagmo, 243, 275
posicional, 249, 278
para a direita, 249, 278

Índice Remissivo

por BPPV de canal posterior, 253, 279
    pela manobra de Dix-Hallpike, 253, 279
para baixo, 255, 280
    espontâneo, 255, 280
        origem, 255, 280
    acentuação do, 257, 281
        com olhar na direção da fase rápida, 257, 281
Nitrogênio
    líquido, 299, 323
        na crioterapia, 299, 323
Nível(is)
    séricos, 76, 87, 185, 213
        de ferritina, 76, 87
        de vitamina B, 76, 87
        de cálcio, 185, 213
            elevados, 185, 213
    elevados, 185, 213
        na urina, 185, 213
        de PTH, 185, 213
        de cálcio, 185, 213
Nódulo(s)
    pregas vocais, 92, 114, 168, 180, 181
    na endoscopia, 166, 180
    de tireoide, 190, 216
        probabilidade de malignidade do, 190, 216
        aspectos ultrassonográficos associados a, 190, 216
Norepinefrina, 3, 23, 101, 117
    liberação de, 132, 143
Nortriptilina, 2, 23
Notch
    via de sinalização, 261, 282
NP (Nasofaríngeo)
    carcinoma, 182, 196, 199, 212, 218, 220
        em estágio avançado, 182, 212
            tratamento ideal do, 182, 212
        maior incidência de, 196, 218
        recorrente, 199, 220
            tratamento após radioterapia, 199, 220
NSAIDs (Anti-Inflamatórios Não Esteroides), 73, 86
Núcleo
    coclear, 261, 283
    dorsal, 261, 283
Nucleotídeo(s)
    do DNA, 8, 26
Nutrição
    enteral, 7, 25
        hiperglicemia e, 7, 25

O

OAEs (Emissões Otoacústicas), 162, 167, 178, 180, 251, 252, 278
    estrutura na cóclea, 154, 174
    por produto de distorção, 238, 273
OAV (Espectro Óculo-Auriculovertebral), 290, 319
Obliteração
    do seio frontal, 131, 142
        bem-sucedida, 131, 142
Obstrução
    do fluxo de saída, 37, 61
        frontal, 37, 61
            manobra para prevenir a, 37, 61
    dos óstios sinusais, 11, 27
das vias aéreas, 91, 107, 113, 120, 126, 140, 150, 172, 298, 323
    nasal, 298, 323
    sintomática, 107, 120
        após tireoidectomia total, 107, 120
    superior, 91, 113
nasal, 151, 173, 227, 228, 233
    sintomática, 227, 228, 233
        OSA e, 227, 228, 233
    crônica, 151, 173, 228, 233
        e respiração oral, 228, 233
        com leve aumento do dorso nasal, 151, 173
    tratamento com CPAP e, 227, 233
        má aderência ao, 227, 233
    persistente, 230, 234
    da hipofaringe, 231, 234
        peso corporal e, 231, 234
        aumento do, 231, 234
    pós-operatória, 288, 318
        da via aérea nasal, 288, 318
        aspectos anatômicos, 288, 318
        na rinoplastia, 288, 318
Oclusão
    da AICA, 10, 27
    de classe II, 130, 142
    do tubo, 159, 176
        de traqueostomia, 159, 176
Odor (es)
    capacidade de identificar, 48, 66
Óleo
    de peixe, 5, 10, 24, 27
        no perioperatório, 5, 24
    de cróton, 312, 329
        efeito de concentrações elevadas de, 312, 329
        em solução fenólica a 88%, 312, 329
Olfato
    perda do, 43, 64
        intermitentemente, 43, 64
        em graus variáveis, 43, 64
Olho
    lesão penetrante no, 6, 25
        curso de ação, 6, 25
    atingido por bola de beisebol, 134, 144
        com queixa de diplopia, 134, 144
        e dor severa no olhar vertical para cima, 134, 144
Oligúria
    pré-renal, 10, 26
OMA (Otite Média Aguda), 249, 277
    vacinas para, 155, 175
    bactéria na, 156, 175
    tratamento da, 167, 180
    watchful waiting no, 167, 180
    patógenos encontrados na, 9, 26
    ciclo de amoxicilina para, 265, 284
    cefaleia generalizada após, 265, 284
    com rigidez do pescoço e diplopia, 265, 284
Ômega 3, 10, 27
Onda(s)
    anormais/ausentes, 162, 178
    nos ABR, 162, 178
Onodi
    células de, 49, 67
        importância de identificar as, 49, 67
        na CT pré-operatória, 49, 67

Operadora(s)
    de planos de saúde, 339, 345
        configuração padrão dos *software* das, 339, 345
        para pagamento de um procedimento por dia, 339, 345
Opioide(s)
    terapia crônica com, 15, 29
        na dor severa, 15, 29
Órbita
    parede medial da, 123, 138
        exposição da, 123, 138
    teto da, 124, 139
        fratura do, 124, 139
    osso da, 203, 222
        que contribui para os rebordos orbitários, 203, 222
Orbitotomia
    lateral, 197, 220
        para biópsia de, 197, 220
        de tumor orbitário, 197, 220
Orelha
    média, 11, 27, 240, 247, 254, 265, 274, 277, 280, 285
        função dos músculos da, 265, 285
        dimensões da, 254, 280
        quadrante anterior-superior da, 247, 277
        implantes ativos de, 240, 274
        cirurgia de, 11, 27
        hipertensão mal controlada e, 11, 27
        SCC na, 187, 199, 215, 220
        pouco diferenciado, 199, 220
        comprovado por biópsia, 199, 220
    interna, 238, 273
        doença autoimune da, 238, 273
        tratamento primário de, 238, 273
    real, 252, 279
        medidas da, 252, 279
        com microfone-sonda no EAC, 252, 279
    tamanho adulto da, 295, 321
        idade em que alcança o, 295, 321
    proeminente, 308, 327
    moldagem da, 311, 328
        técnicas de, 311, 328
    reconstrução de, 315, 330
        extração de cartilagem para, 315, 330
        sítio mais apropriado de, 315, 330
Organização(ões)
    de alta confiabilidade, 332, 336, 343, 344
    características das, 332, 343
    compartilham similaridades, 336, 344
Organização Mundial de Saúde
    ICF da, 79, 88
    zumbido, 79, 88
Órgão
    de Corti, 254, 281
    localização, 254, 281
Orientação
    ultrassonográfica, 92, 114
    segurança com, 92, 114
    da injeção de toxina botulínica, 92, 114
Orifício
    de perfuração, 127, 140
    microfratura do, 127, 140
        por parafuso demasiadamente apertado, 127, 140

Orofaringe
    SCC da, 8, 26, 211, 225
        estudo de coorte sobre, 8, 26
            benefícios da análise de sobrevida em, 8, 26
        metástase de, 189, 215
        câncer da, 201, 221
            recorrente, 201, 221
                ablação de, 201, 221
OS (Otosclerose)
    etiologia de, 245, 276
        potencial papel na, 245, 276
            agentes com, 245, 276
OSA (Apneia Obstrutiva do Sono)
    CPAP na, 102, 118
    por hipertrofia adenotonsilar, 149, 172
        e VCFS, 149, 172
    síndrome da, 226, 227, 228, 229, 230, 231, 232, 233, 234, 235
        alivio da, 231, 234
            após UPP, 231, 234
        em adulto, 230, 234
            indicador de, 230, 234
                população de pacientes com, 230, 234
                    sítio comum de obstrução, 230, 234
        método diagnóstico da, 229, 234
            no paciente pediátrico, 229, 234
        grave, 227, 233
            com sonolência diurna excessiva, 227, 233
                com ronco de volume alto, 227, 233
        diagnóstico preciso da, 226, 233
        e outro distúrbio do sono coexistente, 226, 233
            contribuindo para os sintomas, 226, 233
        tratamento da, 228, 229, 232, 233, 234, 235
            no paciente pediátrico, 232, 235
                avanço maxilomandibular no, 229, 234
                resultados clínicos na avaliação do, 228, 233
    com desvio de septo nasal, 227, 233
        e obstrução nasal sintomática, 227, 233
            cirurgia nasal, 227, 233
    tratamento, 227, 228, 230, 233, 234
        aparelho oral, 229, 234
        com pressão positiva, 227, 233
            avaliação da adesão ao, 227, 233
                acompanhamento da adesão ao, 227, 233
        padrão ouro, 228, 233
            em adultos, 228, 233
    obstrução nasal sintomática na, 228, 233
        tratamento de, 228, 233
            clínico, 228, 233
            cirúrgico, 228, 233
        avaliação na, 228, 233
            da via aérea, 228, 233
                hipofaríngea, 228, 233
        sem melhora, 230, 234
            após UPP tradicional, 230, 234
        diagnóstico de, 232, 235
            em adultos, 232, 235
                PSG portátil/domiciliar para, 232, 235
Ossiculoplastia
    com enxerto de interposição, 240, 273
        de bigorna esculpida, 240, 273
            falha potencial inerente à, 240, 273

Osso(s)
    nasais, 132, 143, 156, 175, 287, 316, 318, 331
        margem caudal dos, 316, 331
            ruptura entre a, 316, 331
                e a margem cefálica das ULCs, 316, 331
        área em que o septo articula com os, 287, 318
        massa que separa os, 156, 175
            com componente intranasal, 156, 175
        extremidade cefálica dos, 132, 143
            fraturas da, 132, 143
    temporal, 194, 218, 236, 237, 241, 244, 262, 263, 270, 272, 274, 275, 283, 286
        fratura de, 237, 262, 263, 270, 272, 283, 286
            com violação da cápsula, 270, 286
            avaliação de, 263, 283
            suspeita de, 262, 283
            fístula liquórica por, 237, 272
        CT de, 236, 241, 244, 272, 275
            na SNHL congênita, 241, 274
            expansão óssea regular, 236, 272
        paraganglioma no, 194, 218
            até a cápsula ótica, 194, 218
            substituindo o bulbo jugular, 194, 218
            com erosão da espinha jugulotimpânica, 194, 218
    da órbita, 203, 222
        contribui para os rebordos, 203, 222
            orbitários, 203, 222
        zigomático, 203, 222
    petroso, 261, 282
        adjacente, 261, 282
            hiperostose do, 261, 282
    hioide, 287, 318
        localização, 287, 318
        de melhor qualidade, 302, 324
            sítio doador de, 302, 324
                para implantes osteointegrados, 302, 324
        temperatura na perfuração do, 304, 325
            no preparo para implante osteointegrado, 304, 325
                causa morte osteoblástica, 304, 325
Osteoartropatia
    temporomandibular, 82, 89
Osteorradionecrose, 197, 219
Osteotomia
    lateral, 313, 329
        muito inferiormente na rinoplastia, 313, 329
        na abertura piriforme, 313, 329
Osteotomia
    orbitozigomática, 194, 217
        abordagem anterolateral na, 194, 217
Óstio(s)
    sinusais, 11, 27
        obstrução dos, 11, 27
    natural, 43, 64
        do seio maxilar, 43, 64
            identificação do, 43, 64
Otite
    média, 4, 24, 160, 177
        fator de risco, 160, 177
        prevenção de, 4, 24
    externa, 260, 282
        tratamento da, 260, 282
            princípios fundamentais do, 260, 282

Otologia, 236-286
    casos de telemedicina na, 336, 344
        com imagens de alta qualidade, 336, 344
        com audiogramas, 336, 344
        com timpanogramas, 336, 344
        e históricos clínicos, 336, 344
Otoplastia
    complicação após a, 292, 320
Otorreia
    crônica, 238, 272
        não responsiva a antibióticos, 238, 272
            cefaleia, 238, 272
            letargia, 238, 272
            febre, 238, 272
            sem sintomas meníngeos, 238, 272
        intermitente, 262, 283
            perda auditiva unilateral e, 262, 283
                com queixa de vertigem, 262, 283
                    quando exposto a sons altos, 262, 283
                    sempre que manipula a orelha, 262, 283
Otorrinolaringologia
    tromboembolia venosa na, 1, 23
        profilaxia de, 1, 23
    geral, 71-89
    pediátrica, 146-181
    telemedicina na, 337, 345
Otorrinolaringologista
    consulta com, 45, 65
        para endoscopia nasossinusal, 45, 65
Otossífilis, 248, 277
Ototoxicidade
    por aminoglicosídeos, 14, 29
    monitoramento da, 238, 273
    medicamentos que causam, 248, 277
    drogas quimioterápicas causam menor, 266, 285
        contendo platina, 266, 285
Overjet, 134, 144
Overlay
    comparada a *underlay*, 266, 285
        frequência de complicação após, 266, 285
Oxaliplatina
    e ototoxicidade, 266, 285

P
Paciente
    disfágico, 96, 115
        tratado para câncer laríngeo, 96, 115
            avançado, 96, 115
Paget
    doença de, 255, 280
        perda auditiva associada à, 255, 280
Paladar
    transdução do, 71, 85
        canais iônicos para a, 71, 85
            estímulos que usam, 71, 85
        amargo, 77, 87
            pessoas sensíveis ao, 77, 87
            pessoas insensíveis ao, 77, 87
Palato
    duro, 14, 28, 147, 171
        retalhos de, 147, 171
            técnica de Bardach de, 147, 171
        lesão mucosa no, 14, 28
            técnica de imagem, 14, 28
    cirurgia de, 228, 233
        complicações maiores após, 228, 233
            estenose nasofaríngea, 228, 233
            insuficiência velofaríngea, 228, 233

obliquamente orientado, 231, 235
  com parede lateral grande, 231, 235
    palatoplastia para, 231, 235
Palatoplastia
  para tratar palato, 231, 235
    obliquamente orientado, 231, 235
      com parede lateral grande, 231, 235
      com padrão de obstrução circunferencial, 231, 235
Palifermina, 75, 86
Pallister-Hall
  síndrome de, 11, 27
Pálpebra(s)
  inferior, 122, 135, 138, 144, 206, 223, 293, 320
    coxins adiposos da, 293, 320
      medial, 293, 320
      central, 293, 320
    retrator da, 206, 223
      principal, 206, 223
    abordagem transconjuntival da, 135, 144
    laceração da, 122, 138
      medialmente ao *punctum*, 122, 138
  superior, 124, 139, 158, 176, 292, 320
    lesão da, 158, 176
    hematoma na, 124, 139
      após queda, 124, 139
    coxins adiposos da, 292, 320
  distúrbio inflamatório das, 308, 327
    recorrente, 308, 327
    raro, 308, 327
Papila(s)
  fungiformes, 75, 86
  foliadas, 75, 86
  circunvaladas, 75, 86
  gustativa, 77, 87
    tipos celulares na, 77, 87
Papilomatose
  respiratória, 93, 114
    recorrente, 93, 114
    tratamento, 93, 114
Pápula
  friável, 310, 328
    na comissura lateral da boca, 310, 328
    de coloração avermelhada, 310, 328
    de crescimento rápido, 310, 328
    que sangra facilmente, 310, 328
Parada
  cardíaca, 19, 31
    após injeção de bupivacaína, 19, 31
    tratamento intravenoso mais adequado, 19, 31
Parafuso(s)
  de interferência, 127, 140
    para fixação mandibular, 127, 140
    demasiadamente apertado, 127, 140
      microfratura por, 127, 140
      do orifício de perfuração, 127, 140
  reabsorvíveis, 134, 144
    falha por cisalhamento de, 134, 144
    na redução aberta, 134, 144
Paraganglioma(s), 208, 224
  no osso temporal, 194, 218
    até a cápsula ótica, 194, 218
      substituindo o bulbo jugular, 194, 218
      com erosão da espinha jugulotimpânica, 194, 218
    maligno, 194, 218
      maior risco para, 194, 218

familiares, 209, 224
  classificação de Shamblin, 209, 224
suspeita de, 266, 285
  avaliação inicial da, 266, 285
  exames de imagem de eleição para, 266, 285
Paralisia
  pseudobulbar, 90, 113
  de prega vocal, 90, 94, 98, 105, 107, 110, 113, 114, 116, 119, 120, 121, 152, 173
    diagnóstico de, 90, 113
      avaliação para, 90, 113
    bilateral, 94, 107, 114, 120
      opções de tratamento, 94, 114
      iatrogênica, 107, 120
    esquerda, 98, 116
      em câncer terminal de pulmão, 98, 116
    doença de Parkinson com, 105, 119
      com voz disfônica, 105, 119
    unilateral, 152, 173
  imediata, 126, 140
    de nervo facial, 126, 140
      após trauma penetrante, 126, 140
  facial, 194, 218, 244, 249, 251, 275, 277, 278
    e COM, 251, 278
    aguda, 249, 277
      bilateral, 249, 277
      causas com prognóstico favorável de, 249, 277
    fratura de osso temporal e, 244, 275
      garantia de recuperação na, 244, 275
    temporária, 194, 218
  do VI nervo craniano, 204, 222
    diplopia progressiva com, 204, 222
  de Bell, 239, 246, 273, 276
    prognóstico de recuperação da, 239, 273
    tratamento inicial, 246, 276
      em até 72 horas, 246, 276
  de nervo facial, 263, 283
    secundária, 263, 283
      a uma descontinuidade anatômica do nervo, 263, 283
Paratidectomia
  parcial, 204, 222
    com dissecção de nervo facial, 204, 222
Paratireoide
  células da, 10, 27
    aumento do número de, 10, 27
    em situação crônica, 10, 27
  adenoma de, 185, 213
    único, 185, 213
Paratireoidectomia
  bem-sucedida, 184, 213
Parede(s)
  ósseas, 42, 63
    dos seios nasossinusais, 42, 63
      CT das, 42, 63
  medial, 123, 138
    da órbita, 123, 138
      exposição da, 123, 138
  anterior, 43, 64
    do seio maxilar, 43, 64
      abordagem transmaxilar anterior, 43, 64
  posterior, 184, 213
    da faringe, 184, 213
      ressecção de tumor da, 184, 213

epitimpânica anterior, 237, 272
  e recesso supratubério, 237, 272
    selar espaço entre, 237, 272
do EAC, 242, 274
  timpanomastoidectomia com conservação da, 242, 274
    para colesteatoma, 242, 274
Parinaud
  síndrome oculoglandular de, 18, 30
Parkinson
  doença de, 99, 105, 116, 119
    tratamento para hipofonia, 99, 116
      com arqueamento das pregas vocais, 99, 116
    com voz disfônica, 105, 119
    e paralisia de pregas vocais, 105, 119
Parótida
  redirecionamento de, 157, 176
    excisão de glândula submandibular e, 157, 176
  dose média à, 187, 214
    de radiação, 187, 214
Parotidectomia
  superficial, 73, 85
  parcial, 196, 219
Parotidite
  recorrente, 78, 88
  juvenil, 78, 88
Parto
  parcial, 106, 119
    circulação uteroplacentária mantida com, 106, 119
    via aérea do recém-nascido assegurada, 106, 119
PASN (Perda Auditiva Sensorioneural), *ver* SNHL
Passy-Muir
  válvula fonatória, 91, 113
    contraindicação, 91, 113
Pasteurella sp., 125, 139
Patologia(s)
  laríngeas, 102, 117
    áreas Antoni nas, 102, 117
      A, 102, 117
      B, 102, 117
  na mucosa, 112, 121
    da laringe, 112, 121
    da faringe, 112, 121
  vestibular, 246, 276
    periférica, 246, 276
  de terceira janela, 254, 280
    achados físicos na, 254, 280
  associada, 267, 285
    resposta atípica para, 267, 285
    eletrococleográfica, 267, 285
Pavilhão
  auricular, 43, 64
    padrão da inflamação do, 43, 64
      na policondrite recidivante, 43, 64
PBP (Proteína Ligadora da Penicilina)
  alteração da, 19, 31
PDA (Canal Arterial patente)
  ligadura do, 152, 173
    no 1º mês de vida, 152, 173
      sufocando com as mamadas, 152, 173
      engasgando com as mamadas, 152, 173
Pedículo
  mais longo, 313, 330
    tecido mole e, 313, 330
    sítio doador ósseo com mais opções de, 313, 330

do retalho frontal, 314, 330
  interpolado, 314, 330
    divisão do, 314, 330
Peeling(s)
  químicos, 288, 318
    contraindicação para, 288, 318
      absoluta, 288, 318
  de fenol, 315, 330
    fórmula clássica de Baker com, 315, 330
      postulados de Brow sobre, 315, 330
        refutado por Hetter, 315, 330
PEG (Gastrostomia Endoscópica Percutânea)
  após AVE de tronco encefálico, 103, 118
  na hipercoagulopatia, 103, 118
Peixe
  óleo de, 5, 24
    no perioperatório, 5, 24
Pele
  profundidade da, 292, 320
    para dermoabrasão, 292, 320
  quantidade preservada de, 293, 320
    na blefaroplastia superior, 293, 320
      entre o supercílio e a margem palpebral, 293, 320
  tensão-deformação da, 295, 321
    relação de, 295, 321
  biomecânica da, 316, 331
    papel na compreensão, 316, 331
      da expansão tecidual, 316, 331
Pendred
  síndrome de, 265, 284
    mutações associadas à, 265, 284
Penetração
  posterior, 122, 138
    ao plano do ângulo mandibular, 122, 138
  neural, 295, 321
    inadequada, 295, 321
Penetrância, 19, 31
Perda
  da aderência celular, 75, 86
    pelo comprometimento, 75, 86
      nas proteínas desmossomais, 75, 86
  flutuante, 34, 60
    do olfato, 34, 60
    e obstrução nasal, 34, 60
  da visão, 7, 25, 257, 281
    no olho direito, 257, 281
      episódios de vertigem espontânea, 257, 281
      diplopia ao olhar para o lado direito, 257, 281
    reversível, 7, 25
  olfatória, 49, 67
    após grave infecção, 49, 67
    do trato respiratório superior, 49, 67
Perda Auditiva, 10, 27
  padrão de, 270, 286
  neurossensorial, 12, 27
    forma hereditária de, 12, 27
    não sindrômica, 12, 27
      recessiva, 12, 27
  congênita, 146, 155, 171, 175
    eletrorretinografia anormal e, 155, 175
    causa de, 146, 171
    vírus como, 146, 171
  autossômica, 147, 171
    recessiva, 147, 171
      associada a mutações, 147, 171

por aminoglicosídeos, 162, 178
  exame genético, 162, 178
sensorial permanente, 154, 174
  pós-meningite, 154, 174
    por infecção com bactérias, 154, 174
significativa, 167, 180
  percentual de bebês com, 167, 180
  com base em indicadores de alto risco, 167, 180
em recém-nascidos, 146, 171, 168, 180
  triagem de, 168, 180
    diretrizes universais para, 168, 180
  incidência de, 146, 171
    por 1.000 nascimentos, 146, 171
mista, 194, 218, 267, 270, 285, 286
  unilateral súbita, 267, 285
    com exame otológico normal, 267, 285
  no audiograma, 194, 218
  por toxicidade, 238, 272
    por chumbo, 238, 272
em adultos, 243, 267, 275, 285
recente, 244, 275
  e tontura posicional, 244, 275
  após leve concussão, 244, 275
flutuante, 247, 277
  à esquerda, 247, 277
    plenitude aural, 247, 277
    vertigem episódica, 247, 277
associada à doença de Paget, 255, 280
relacionada com a idade, 261, 283
  NIHL e, 261, 283
unilateral, 262, 283
  e otorreia intermitente, 262, 283
    com queixa de vertigem, 262, 283
      quando exposto a sons altos, 262, 283
      sempre que manipula a orelha, 262, 283
profunda, 263, 283
progressiva, 264, 284
  SNHL leve à moderada no audiograma, 264, 284
  massa captante na MRI de crânio, 264, 284
  erosão da superfície posterior do osso petroso, 264, 284
após acidente, 271, 286
  com veículo automotor, 271, 286
Pericôndrio
  do septo ósseo, 293, 320
  anterior, 293, 320
Perioperatório
  e suplementos, 5, 24
  óleo de peixe, 5, 24
  alho, 5, 24
  Ginkgo biloba, 5, 24
  vitamina E, 5, 24
Perito
  depoimento do, 340, 346
    na ação de erro médico, 340, 346
    diretrizes éticas para, 340, 346
Pescoço
  cabeça e, 3, 12, 14, 15, 21, 24, 28, 29, 32, 184, 195, 203, 213, 218, 222
    SCC de, 203, 222
      sobrevida relacionada com, 203, 222
    artrite reumatoide da, 14, 28
  câncer de, 3, 12, 15, 21, 24, 28, 29, 32, 184, 195, 213, 218
    gene mais mutado no, 195, 218

cirurgião de, 184, 213
estratégias antineoplásicas no, 12, 28
tratamento farmacológico de dor crônica e, 15, 29
quimioterapia como paliativo para, 3, 24
avançado, 21, 32
tumefação no, 82, 89
endurecido, 108, 120
zona 1 do, 131, 143
  lesão penetrante na, 131, 143
  avaliação inicial, 131, 143
  atenção ao, 133, 143
    no manejo inicial, 133, 143
    das vias aéreas, 133, 143
  massa volumosa na região do, 165, 179
  N0 no câncer oral, 203, 222
    estadiar o, 203, 222
    método radiológico para, 203, 222
  tratamento eletivo do, 205, 223
    indicações, 205, 223
  de peru, 304, 325
    deformidade em, 304, 325
Pesquisa
  de β2-transferina, 40, 63
  dos movimentos sacádicos, 262, 283
    anormalidades na, 262, 283
PET (Tomografia por Emissão de Pósitrons)
  com fluorodesoxiglicose F18, 12, 28
PET/CT (Tomografia Computadorizada por Emissão de Pósitrons)
  de corpo inteiro, 17, 30
    com 18F-fluorodesoxiglicose, 17, 30
  para estadiar o pescoço, 203, 222
    N0, 203, 222
    no câncer oral, 203, 222
Petrosite
  apical, 242, 275
  e dipoplia, 242, 275
  e déficit em nervo craniano, 242, 275
PHACES
  hemangiomas faciais associados ao, 152, 173
  segmentados, 152, 173
PICA (Artéria Cerebelar Posteroinferior)
  infarto da, 263, 283
  sinais no, 263, 283
Pinça(s), 2, 23
  ultrassônica, 20, 31
Placa
  tarsal, 18, 31, 315, 330
    aponeurose do levantador da, 315, 330
    desinserção da, 315, 330
    fechamento adequado da, 18, 31
    falha no, 18, 31
  fixação da, 132, 143
    na margem orbitária, 132, 143
  terapia em, 78, 88
  linear, 315, 330
    verrucosa, 315, 330
    amarelo-alaranjada, 315, 330
    bem circunscrita, 315, 330
    na região do vértex, 315, 330
    presente desde o nascimento, 315, 330
    com mudança recente, 315, 330
Platina
  drogas quimioterápicas contendo, 266, 285
  causam menor ototoxicidade, 266, 285
Plexo
  faríngeo, 184, 213
    ressecção de, 184, 213

Pneumatização
    do seio esfenoidal, 49, 67
        padrão de, 49, 67
Pneumonia
    aspirativa, 94, 115
        em pacientes hospitalizados, 94, 115
            por tempo prolongado, 94, 115
Pogônio, 289, 302, 318, 324
Poliangeíte
    granulomatose com, 13, 28
Policondrite
    recidivante, 43, 64
        padrão da inflamação na, 43, 64
            do pavilhão auricular, 43, 64
Pólipo(s)
    remoção cirúrgica de, 35, 61
    nasal(is), 51, 57, 68, 70, 151, 173
        tratado de modo convencional, 151, 173
            sem melhora, 151, 173
        metabolismo desregulado nos, 51, 68
            de IgE, 51, 68
        avaliação de, 57, 70
Polipose
    nasal, 35, 51, 61, 68
        célula efetora na, 35, 61
            primária, 35, 61
        diagnóstico de, 51, 68
            métodos para, 51, 68
Polipropileno, 1, 23
Pomada
    para tratamento da ferida, 291, 319
        reação cutânea na área tratada com, 291, 319
Ponta
    nasal, 291, 297, 304, 305, 320, 322, 325, 326
        suporte principal da, 291, 320
            mecanismo de, 291, 320
        exposição alar total à, 297, 322
            incisão necessária a abordagem com, 297, 322
            dinâmica na, 297, 322
                modelo de tripé da, 297, 322
        técnica de projeção da, 304, 325
            com incisão de transfixação total, 304, 325
        menor rotação da, 305, 326
            ilusão de, 305, 326
Posição
    de Trendelenburg, 7, 25
Potencial
    coclear, 250, 278
        não gerado por estímulos sonoros, 250, 278
    endococlear, 250, 278
Pott
    tumor de, 37, 61
PPIs (Inibidores da Bomba de Prótons)
    reduzem os sintomas, 103, 118
        de LPR, 103, 118
    na rouquidão, 166, 180
        de longa duração, 166, 180
Prática Médica
    questões contemporâneas na, 332-347
Precaução(ões)
    universais, 18, 30
Preenchedor(es)
    teste cutâneo dos, 301, 324
    injetável, 311, 328
        visível na CT, 311, 328

Prega(s)
    vocal(is), 90, 92, 94, 95, 96, 98, 99, 100, 104, 105, 106, 107, 109, 110, 113, 114, 115, 116, 117, 118, 119, 120, 121, 130, 134, 142, 144, 148, 152, 159, 168, 171, 173, 176, 180, 181, 182, 212
        lesões das, 148, 171
        imobilidade persistente de, 134, 144
            após traumatismo laríngeo fechado, 134, 144
        granuloma de, 109, 120
        movimento bilateral das, 107, 120
            comprometimento do, 107, 120
        músculo que abduz as, 105, 119
        materiais para aumento volumétrico das, 104, 106, 118, 119
            permanente, 106, 119
            temporário, 104, 118
        injeção nas, 100, 117
            abordagem para, 100, 117
        arqueamento das, 99, 116
        queratose de, 99, 116
        lâmina própria da, 90, 113
            componente da, 90, 113
        nódulos, 92, 114, 168, 180, 181
        paralisia de, 90, 94, 98, 105, 107, 110, 113, 114, 116, 119, 120, 121, 152, 173
            tratamento permanente para, 105, 119
            avaliação para diagnóstico de, 90, 113
            bilateral, 94, 107, 114, 120
            iatrogênica, 107, 120
            em câncer terminal de pulmão, 98, 116
            unilateral, 152, 173
        porção membranosa da, 159, 176
            lesões bilaterais simétricas na região média da, 159, 176
        cirurgia de, 94, 115
            de *microflap*, 94, 115
        verdadeira, 130, 142, 182, 212
            massa que se estende superiormente da, 182, 212
            com pequeno hematoma, 130, 142
        aproximadas, 96, 115
            músculo para manter, 96, 115
                ao utilizar um mecanismo de voz de peito, 96, 115
        hipofaríngea, 183, 212
        ariepiglótica, 205, 223
            direita, 205, 223
                massa na, 205, 223
Presbiacusia, 261, 283
    categoria da, 258, 281
    descrita por Schuknecht, 258, 281
    central, 258, 281
Preservação
    da área de Keystone, 39, 62
    na septoplastia, 39, 62
Pressão
    na região dos seios, 11, 27
        rinorreia, 11, 27
        e lacrimejamento, 11, 27
    no gânglio ciliar, 125, 139
Privação
    do sono, 231, 235
Procedimento(s)
    laríngeo, 104, 119
        contraindicação absoluta para, 104, 119
        com paciente apregoado, 104, 119

EXIT, 106, 119
    cirúrgico inicial, 147, 171
        para CRS pediátrica, 147, 171
    de redução, 229, 234
        da língua, 229, 234
    independentes, 339, 345
        realizados na mesma data, 339, 345
            pagamento de, 339, 345
Processamento
    da linguagem natural, 336, 344
Processo(s)
    uncinado, 40, 45, 63, 65
        sítio de inserção para, 40, 63
        remoção de, 45, 65
    de inibição lateral, 261, 282
        regula a diferenciação das células, 261, 282
            ciliadas, 261, 282
            de suporte, 261, 282
    repetitivos, 332, 343
        padronização de, 332, 343
Produção
    vocal, 92, 113
        coordenada, 92, 113
            aumento da, 92, 113
Produto(s) Médico(s)
    complementares, 10, 27
    e alternativos, 10, 27
        utilizados nos Estados Unidos, 10, 27
Programa(s)
    de conservação auditiva, 237, 272
        exigidos pela *Occupational Safety and Health Administration*, 237, 272
Projeção
    de mento, 314, 330
        normal, 314, 330
        e deformação de classe II da região cervical, 314, 330
        manejo correto, 314, 330
Proliferação, 6, 25
PROP (6-n-propiltiouracil)
    capacidade de perceber, 77, 87
Propagação
    da dor de cabeça, 5, 24
        pela estimulação, 5, 24
            do gânglio trigeminal, 5, 24
Propofol
    propriedades do, 22, 32
Propriedade(s)
    da saliva, 76, 87
        como lubrificante, 76, 87
        como barreira contra biofilmes, 76, 87
    do propofol, 22, 32
Proteção
    auditiva, 262, 283
        dispositivos de, 262, 283
            grau de atenuação eficaz, 262, 283
Proteína(s)
    desmossomais, 75, 86
        comprometimento nas, 75, 86
            perda da aderência celular pelo, 75, 86
    p16, 5, 24
        detecção da, 5, 24
            imuno-histoquímica para, 5, 24
Prótese
    no trauma laríngeo, 129, 141
        cenário clínico para uso de, 129, 141
    Applebaum, 243, 275

em pistão, 248, 277
  desalojada, 248, 277
    na estapedectomia de revisão, 248, 277
  chanfrada, 248, 277
    em alça de balde, 248, 277
  auditiva, 252, 264, 266, 279, 284, 285, 308, 327
    de condução óssea, 308, 327
      adaptação de, 308, 327
    programação de, 252, 279
    amplificação com, 264, 266, 284, 285
  de estribo, 271, 286
    deslocamento da, 271, 286
Prova
  rotatória, 249, 278
  de rastreio pendular, 262, 283
    anormalidades na, 262, 283
Prurido
  nasal, 36, 53, 61, 68
    rinite alérgica com, 36, 61
      tratamento inicial, 36, 61
    intenso, 53, 68
      com espirros, 53, 68
      com rinorreia aquosa profusa, 53, 68
  ocular, 56, 69
    coriza e, 56, 69
    e espirros, 56, 69
Pseudoallescheria
  boydii, 41, 63
    na rinossinusite fúngica, 41, 63
      manejo recomendado, 41, 63
PSG (Polissonografia), 229, 234
  em laboratório do sono, 226, 233
  portátil/domiciliar, 232, 235
    para diagnóstico de OSA, 232, 235
    em pacientes adultos, 232, 235
PTH (Paratormônio)
  nível normal do, 184, 213
    redução intraoperatória ao, 184, 213
      na paratireoidectomia, 184, 213
  níveis elevados de, 185, 213
    na urina, 185, 213
Ptose, 74, 86
  causa de, 315, 330
    involucional, 315, 330
    senil, 315, 330
Pulmão(ões)
  câncer terminal de, 98, 116
    aspiração em, 98, 116
      não alimentação em decorrência da, 98, 116
  dilatados, 150, 172
    e císticos, 150, 172
Punção
  TE primária, 188, 207, 215, 224
    contraindicação absoluta à, 207, 224
    prevenir espasmo na, 188, 215
      faríngeo, 188, 215
Punchs
  cortantes, 312, 329
    para FUE, 312, 329
Punctura
  testes cutâneos de, 51, 67
    controle, 51, 67
      positivo, 51, 67
      negativo, 51, 67
    extratos antigênicos, 51, 67
    locais, 51, 67

Pupila
  de Marcus Gunn, 4, 24
PV (Pênfigo Vulgar), 75, 86

Q

Quadril
  necrose avascular do, 54, 69
    por uso prolongado, 54, 69
      de glicocorticoides orais, 54, 69
  fratura de, 248, 277
    antibióticos intravenosos para, 248, 277
Queda(s)
  recorrentes, 248, 277
    desequilíbrio crônico com, 248, 277
    e dificuldade em caminhar no escuro, 248, 277
Queixo
  ponto anterior no, 302, 324
  mais proeminente, 302, 324
Queloide(s), 304, 325
Quemose
  após orbitotomia lateral, 197, 220
Queratose
  de prega vocal, 99, 116
Questão(ões)
  contemporâneas, 332-347
    na prática médica, 332-347
Quimiorradioterapia, 182, 183, 188, 207, 212, 215, 224
  adjuvante, 187, 214, 202, 221
    no SCC da laringe, 202, 221
    T3N2, 202, 221
  indicações para, 187, 214
  primária, 193, 217
    malsucedida, 193, 217
      tratamento de resgate, 193, 217
  de indução, 200, 221
    seguido de radioterapia, 200, 221
      com docetaxel, 200, 221
      com cisplatina, 200, 221
      com 5-FU, 200, 221
  concomitante, 207, 224
    após esvaziamento cervical, 207, 224
    indicação para, 207, 224
Quimioterapia, 201, 221
  no carcinoma T3N2b, 12, 28
    da laringe supraglótica, 12, 28
      esvaziamento cervical após, 12, 28
  para câncer, 3, 24
    de cabeça e pescoço, 3, 24
    como paliativo, 3, 24

R

Rabdomiossarcoma
  tratamento, 158, 176
Radiação
  emissão estimulada de, 296, 322
Radiesse, 311, 328
Radiografia
  da via aérea, 148, 172
  de tórax, 146, 159, 161, 171, 176, 177
    nas fases inspiratória, 161, 177
    e expiratória, 161, 177
    de linfonodos bilateralmente aumentados, 159, 176
    exibe envolvimento do mediastino, 159, 176
  torácica, 160, 177
    exibe anormalidades nodulares, 160, 177
    hilares, 160, 177

Radionecrose
  desenvolvimento de, 183, 212
    maior risco para o, 183, 212
    sítio laríngeo em, 183, 212
Radioterapia
  da laringe, 98, 116
    sequelas da, 98, 116
  em malignidade traqueal, 186, 214
    indicações para, 186, 214
  pós-operatória, 198, 220
    no melanoma de mucosa, 198, 220
    nasossinusal, 198, 220
    partícula utilizada para, 198, 220
  oral, 199, 220
    toxicidades agudas após, 199, 220
RADT (Teste Rápido de Detecção de Anticorpos)
  para GABHS, 80, 89
  positivo, 80, 89
Raiz
  posicionada caudalmente, 290, 319
    efeito, 290, 319
    desproporção da, 290, 319
    baixa, 290, 319
  hiperprojetada, 307, 327
    em relação à aparência nasal, 307, 327
    superficial, 307, 327
Rapamicina
  no processo de cicatrização, 16, 29
    da ferida, 16, 29
Rastreio
  pendular, 262, 283
    prova de, 262, 283
      anormalidades na, 262, 283
Reabilitação
  metas da, 192, 217
  vestibular, 241, 274
    exercícios de movimentos na, 241, 274
      de olhos/cabeça, 241, 274
Reação
  cutânea, 291, 319
    com eritema, 291, 319
    com formação, 291, 319
      de vesículas, 291, 319
      de exsudato, 291, 319
Real
  ear probe, 252, 279
Reanimação
  facial, 295, 321
    transferência de tecido livre para, 295, 321
    falha após, 295, 321
Rebordo(s)
  orbitários, 203, 222
    osso da órbita contribui para, 203, 222
  superior, 311, 329
    reflexão do septo orbitário no, 311, 329
Recém-Nascido
  perda auditiva em, 146, 171, 168, 180
    triagem de, 168, 180
      diretrizes universais para, 168, 180
    incidência de, 146, 171
      por 1.000 nascimentos, 146, 171
  ligeiramente hipotenso, 149, 172
    incapaz de inserir cateter 6F, 149, 172
      pelas fossas nasais, 149, 172
  prematuro, 151, 173
    estenose subglótica em, 151, 173
      tamanho da via aérea na presença de, 151, 173

Índice Remissivo

estridor no, 159, 176
  causa de, 159, 176
    com atresia, 308, 327
      e microtia bilateral, 308, 327
        avaliação de, 308, 327
Receptor (es)
  olfatórios, 48, 66
    diferentes, 48, 66
      ativação diferencial de, 48, 66
  nucleares, 18, 30
    dos hormônios da tireoide, 18, 30
Recesso
  suprabular, 36, 61
  frontal, 42, 46, 64, 65
    limite do, 42, 46, 64, 65
      posterior, 42, 64
      medial, 46, 65
  óptico-carotídeo, 49, 67
    na cavidade etmoidal, 49, 67
  nasofrontal, 125, 139
    lesão no, 125, 139
  supratubário, 237, 272
    parede epitimpânica e, 237, 272
      selar espaço entre, 237, 272
Reconstrução
  da membrana timpânica, 237, 272
    no contexto da mastoidectomia aberta, 237, 272
  faríngea total, 309, 328
    com melhores resultados, 309, 328
      para a fala, 309, 328
      para a deglutição, 309, 328
Recorrência
  tratamento para, 199, 220
    forma única de, 199, 220
      reirradiação como, 199, 220
Recuperação
  espontânea, 250, 259, 278, 282, 289, 319
    da audição, 250, 259, 278, 282
      após SNHL súbita, 250, 278
      após SNHL moderada, 259, 282
    após lesão de Sunderland, 289, 319
      de grau IV, 289, 319
  da função, 292, 320
    após tratamento, 292, 320
      com toxina botulínica, 292, 320
Redução
  de fonotrauma, 92, 113
  aberta, 126, 134, 139, 144
    de fraturas condilares, 126, 139
    falha por cisalhamento na, 134, 144
      de parafusos reabsorvíveis, 134, 144
  da língua, 229, 234
    procedimento de, 229, 234
  da giba dorsal, 298, 323
    espessura cutânea e, 298, 323
      ao longo da região dorsal do nariz, 298, 323
Reepiteçização
  da pele, 294, 321
    hiperpigmentação pós-inflamatória após, 294, 321
    prevenção de, 294, 321
Reflexão
  do septo orbitário, 311, 329
    no rebordo orbitário, 311, 329
      superior, 311, 329
Reflexo(s)
  faríngeo, 90, 104, 113, 119
    intenso, 104, 119

de abertura da mandíbula, 90, 113
  acentuado, 90, 113
pupilar, 21, 32
  consensual, 21, 32
estapedianos, 244, 275
  na perda auditiva, 244, 275
    condutiva, 244, 275
acústicos, 259, 282
  CHL com, 259, 282
Refluxo
  ácido, 94, 114
    identificação do, 94, 114
      pHmetria de 24 horas para, 94, 114
        com dupla sonda, 94, 114
  de conteúdos gástricos, 104, 119
Região
  do forame mentoniano, 134, 144
  pré-auricular direita, 74, 86
    edema e sensibilidade severos na, 74, 86
      no pós-operatório de hemicolectomia, 74, 86
  submandibular, 72, 85
    com consistência endurecida, 72, 85
  do sulco labial, 123, 138
    abordagem pela, 123, 138
  subcondilar, 128, 141
    esquerda, 128, 141
  lateral, 131, 143
    do supercílio, 131, 143
      incisão na, 131, 143
  do vértex, 198, 220
    lesão na, 198, 220
      ressecção de Mosh da, 198, 220
  anterolateral, 309, 328
  da coxa, 309, 328
Reirradiação
  como forma única de tratamento, 199, 220
  para recorrência, 199, 220
Remifentanil
  isoflurano e, 11, 27
    anestesia com, 11, 27
      manutenção da, 11, 27
Remoção
  cirúrgica, 35, 61
    da mucina, 35, 61
    de pólipos, 35, 61
  de concha bolhosa, 38, 62
  da tábua anterior, 55, 69
    do seio frontal, 55, 69
      e seu assoalho, 55, 69
  completa, 131, 142
    da mucosa, 131, 142
      do seio frontal, 131, 142
  do dente impactado, 193, 217
    e enucleação, 193, 217
Remodelação, 6, 25
Reparo
  de fenda laringotraqueal, 155, 174
    por via endoscópica, 155, 174
      contraindicações para, 155, 174
  de fraturas, 123, 125, 138, 139
    do ZMC, 123, 138
    do assoalho orbitário, 125, 139
      midríase intraoperatória no, 125, 139
  endoscópico, 128, 141
    das fraturas, 128, 141
      da tábua anterior, 128, 141
  primário, 206, 223
    ressecção com, 206, 223
      da traqueia, 206, 223

Reposição
  de nicotina, 1, 23
    terapia de, 1, 23
      e cicatrização da ferida, 1, 23
  volêmica, 20, 31
    inadequada, 20, 31
      hipovolemia por, 20, 31
Reposicionamento
  da mandíbula, 230, 234
    aparelho de, 230, 234
Reserva
  funcional, 15, 29
    declínio da, 15, 29
      avaliação do, 15, 29
Residente(s)
  em hospitais universitários, 334, 343
    médicos em atendimento em conjunto com, 334, 343
      código 99223 da CPT, 334, 343
  chefe, 335, 344
    considerando oportunidade de emprego, 335, 344
      onde a Clínica Cirúrgica possui complexo cirúrgico, 335, 344
Respiração
  oral, 228, 233
    obstrução nasal crônica e, 228, 233
      comparadas ao trajeto normal, 228, 233
Responsabilidade
  profissional, 339, 345
    apólices de seguro de, 339, 345
    de ocorrências, 339, 345
    de reclamações, 339, 345
Responsividade, 76, 87
Resposta(s)
  mediada por anticorpos, 37, 62
    IgE, 37, 62
  inflamatória, 53, 68
    na rinite alérgica, 53, 68
  alérgica, 56, 69
    clínica, 56, 69
  motora, 98, 116
    com padrão definido, 98, 116
  neuroendócrina, 132, 143
    no trauma, 132, 143
  eletrococleográficas, 267, 285
    atípica, 267, 285
      para patologia associada, 267, 285
  ao erro médico, 335, 344
  ética, 337, 345
    a oferta de uso exclusivo, 337, 345
    de produtos por empresas, 337, 345
Ressecção(ões)
  de massa grande, 9, 26
    na base da língua, 9, 26
      abordagem para, 9, 26
  de trato dermoide nasal, 154, 174
    próximo à base do crânio, 154, 174
      intervenção neurocirúrgica via craniotomia na, 154, 174
  endoscópica, 164, 179, 200, 202, 220, 221
    endonasal, 200, 202, 220, 221
      de craniofaringioma, 202, 221
    da base do crânio anterior, 200, 220
      artéria em risco de lesão na, 200, 220
    com *laser*, 164, 179
  de tumor, 184, 213
    da parede posterior, 184, 213
    da faringe, 184, 213

do plexo faríngeo, 184, 213
transfacial, 184, 213
   após embolização angiográfica, 184, 213
      com potencial ressecção transcraniana de seguimento, 184, 213
de câncer, 187, 207, 214, 224
   bucal, 207, 224
   supraglótico precoce, 187, 214
      técnica de TLM para, 187, 214
oncológica, 192, 216
   transoral a *laser*, 192, 216
      diferença para cirurgia clássica, 192, 216
transoral, 195, 218
   de câncer tonsilar T2N0, 195, 218
   contraindicação, 195, 218
de melanoma, 196, 219
   de escalpo, 196, 219
      margem apropriada para, 196, 219
de Mosh, 198, 220
   de lesão, 198, 220
      na região do vértex, 198, 220
cirúrgica, 199, 220, 267, 286
   de massa no forame jugular, 267, 286
      com controle venoso, 267, 286
   radical, 199, 220
      para carcinoma NP recorrente, 199, 220
com margem óssea, 204, 222
   de ameloblastoma intraósseo, 204, 222
de traqueia, 206, 223
   com reparo primário, 206, 223
via translabiríntica, 263, 283
   da massa, 263, 283
excessivas, 309, 328
   em cirurgia plástica, 309, 328
      nasal, 309, 328
de BCC, 310, 328
   defeito de escalpo após, 310, 328
      expansor de tecido para reconstruir o, 310, 328
Restauração
   capilar, 296, 300, 313, 322, 323, 329
      retalho de Juri para, 296, 322
      cirurgia de, 300, 313, 323, 329
         complicações da, 313, 329
Resultado(s)
   clínicos, 4, 24
      pesquisa de, 4, 24
   final, 334, 344
      conceito de, 334, 344
      condução de, 336, 344
         metodologias científicas para, 336, 344
Resumo
   descritivo, 157, 175
      do guia para prática clínica de 2010, 157, 175
      em tonsilectomia, 157, 175
   de um artigo de pesquisa original, 21, 32
      visão dos resultados do estudo, 21, 32
         incompleta, 21, 32
         tendenciosa, 21, 32
Retalho(s)
   de palato duro, 147, 171
      técnica de Bardach de, 147, 171
   coronal, 122, 138
      abordagem de, 122, 138
         para expor o arco zigomático, 122, 138
   de transposição gástrica, 202, 221
      vantagem do, 202, 221
         na reconstrução do esôfago, 202, 221

de Juri, 296, 322
   para restauração capilar, 296, 322
cutâneo, 299, 323
   de grande volume, 299, 323
      em BMI, 299, 323
dissecado, 305, 326
   força biomecânica do, 305, 326
      período de tempo da, 305, 326
de vizinhança, 307, 327
de rotação, 307, 327
de transposição, 307, 327
de interpolação, 307, 327
arco de rotação do, 308, 327
   quanto maior o, 308, 327
      menor o comprimento efetivo do, 308, 327
de fáscia temporoparietal, 312, 329
   extração de, 312, 329
frontal, 314, 330
   interpolado, 314, 330
      divisão do pedículo do, 314, 330
      suprimento sanguíneo a, 314, 330
   pediculado, 314, 330
      transferência de, 314, 330
         pelo tecido cutâneo intermediário, 314, 330
Retardo
   mental, 301, 324
      adenoma sebáceo e, 301, 324
      e epilepsia, 301, 324
Retenção
   do *sling* periorbital, 33, 60
      sobre o reto medial, 33, 60
      na descompressão orbitária, 33, 60
Retina
   descolamento de, 6, 25
Reto
   inferior, 124, 139
      encurvamento do, 124, 139
         na CT, 124, 139
   medial, 33, 60
      retenção do *sling* periorbital sobre o, 33, 60
      na descompressão orbitária, 33, 60
Retrator
   da pálpebra inferior, 206, 223
   principal, 206, 223
Retrognatia, 291, 320
Riedel
   método de, 55, 69
Rifampina, 40, 63
Rinite
   ocupacional, 37, 62
Rinoliquorreia
   após fratura, 40, 63
      da base do crânio, 40, 63
      antibióticos profiláticos e, 40, 63
   suspeita de, 40, 63
      exames laboratoriais para, 40, 63
   etiologias de, 52, 68
      associada a maior risco de recorrência, 52, 68
Rinologia
   e alergia, 33-70
Rinologista
   melhor especialista na comunidade, 337, 345
      monta clínica de grande movimento, 337, 345
         empresas querem que ela use seus produtos, 337, 345

Rinoplastia
   aspectos anatômicos predispõe na, 288, 318
      à obstrução pós-operatória, 288, 318
         da via aérea nasal, 288, 318
   consulta com cirurgião para, 298, 323
      exame revela ossos nasais curtos, 298, 323
   revisional, 300, 305, 324, 326
      complexa, 300, 324
      recusa da, 305, 326
   osteotomia lateral na, 313, 329
      muito inferiormente, 313, 329
      na abertura piriforme, 313, 329
   deformidade em V após, 316, 331
      invertido, 316, 331
Rinorreia
   ataques severos de, 8, 25
      de curta duração, 8, 25
   pressão e, 11, 27
      na região dos seios, 11, 27
      e lacrimejamento, 11, 27
   aquosa profusa, 53, 68
      espirros e, 53, 68
      prurido nasal intenso com, 53, 68
   serosa, 161, 177
Rinossinusite
   e asma, 33, 60
      relação entre, 33, 60
   fúngica, 35, 41, 54, 61, 63, 69
      invasiva aguda, 41, 54, 63, 69
         clinicamente diferenciada da invasiva crônica, 54, 69
      Pseudoallescheria boydii na, 41, 63
   alérgica, 35, 61
   bacteriana, 41, 63
      aguda, 41, 63
         patógenos associados à, 41, 63
   aguda, 46, 65
      tratada com irrigações nasais, 46, 65
         com solução salina, 46, 65
         e *sprays* descongestionantes tópicos, 46, 65
         e acetaminofeno, 46, 65
         com congestão persistente, 46, 65
         com secreção nasal purulenta, 46, 65
         com febre baixa, 46, 65
         com cefaleia, 46, 65
   pediátrica, 153, 173
      aquisição de imagem para, 153, 173
         de forma mais precisa, 153, 173
Ritidectomia, 314, 330
Rituximabe
   no tratamento, 203, 222
      de certos linfonodos, 203, 222
Robin
   sequência de, 150, 172
      critérios diagnósticos da, 150, 172
Robô
   cirurgia assistida por, 17, 30
      resultados superiores após, 17, 30
         comparado à cirurgia convencional, 17, 30
Rompimento
   da ligação, 312, 329
      entre ULC e septo, 312, 329
         na redução da giba dorsal, 312, 329
Rompimento
   da parede divisória, 207, 224
      entre traqueia, 207, 224
         e esôfago, 207, 224

Ronco
  em homens de meia-idade, 226, 233
    prevalência de, 226, 233
  de volume alto, 227, 233
    sonolência diurna excessiva e, 227, 233
      síndrome da OSA grave, 227, 233
Rotação
  prolongada, 253, 279
    com velocidade constante, 253, 279
      no escuro, 253, 279
Rotação
  retalho de, 307, 327
Rouquidão
  de longa duração, 166, 180
    com tosse crônica, 166, 180
    e pigarro, 166, 180
    endoscopia revela, 166, 180
    espessamento, 166, 180
    eritema de pregas vocais, 166, 180
    pequenos nódulos, 166, 180
    tratada com PPI, 166, 180
RPM (Monitoramento Remoto de Pacientes)
  na telemedicina, 334, 344
RRP (Papilomatose Respiratória Recorrente)
  medicamento adjuvante para, 151, 173
    entre membros da ASPO, 151, 173
  sítio de predileção, 154, 174
  tratamento da, 157, 176
  juvenil, 161, 177
    evolução clínica de, 161, 177
    mais grave, 161, 177
  crianças com, 169, 181
    sintomas em, 169, 181
      mais comuns, 169, 181
Ruído
  de fundo, 250, 278
    audição em ambientes com, 250, 278
    essencial, 250, 278
    exposição ocupacional ao, 258, 267, 281, 285
      responsável por deficiência auditiva, 258, 281
        em adultos, 258, 281
      perda auditiva por, 267, 285
        em adultos, 267, 285
Ruptura
  do biofilme, 38, 62
  irrigação eficaz na, 38, 62

S

S&F (Armazenamento e Envio)
  de informação à distância, 334, 344
    na telemedicina, 334, 344
Sabouraud
  ágar, 13, 28
    fungos com hifas septadas cultivado em, 13, 28
    com ramificações em 45°, 13, 28
Saco
  endolinfático, 260, 282
    identificação cirúrgica do, 260, 282
    relações anatômicas para, 260, 282
SAH (Hemorragia Subaracnóidea), 9, 26
Sal(is)
  biliares, 95, 115
Saliva
  propriedades da, 76, 87
    como lubrificante, 76, 87
    como barreira contra biofilmes, 76, 87

Sangramento(s)
  durante a cirurgia, 17, 30
  secundário, 152, 173
    após tonsilectomia, 152, 173
  maiores, 189, 215
    artéria como fonte de, 189, 215
      na ressecção transoral a *laser* de tumor supraglótico, 189, 215
  venoso profundo, 199, 220
    no esvaziamento cervical, 199, 220
Sarampo
  vírus do, 245, 276
Sarcoide
  lesão cutânea da, 41, 63
  laríngea, 91, 113
    sítio mais afetado na, 91, 113
Saucerização
  das margens da mastoidectomia, 257, 281
SCC (Carcinoma de Células Escamosas), ver também SCCA, 182, 211, 212, 225
  da nasofaringe, 211, 225
  da orofaringe, 8, 26, 108, 120, 211, 225
    estudo de coorte sobre, 8, 26
      benefícios da análise de sobrevida em, 8, 26
    em estágio III, 108, 120
      quimiorradioterapia para, 108, 120
  de tonsila direita, 110, 121
    tratado, 110, 121
    e paralisia da prega vocal, 109, 121
  da laringe, 185, 213, 202, 221
    T3N2c, 202, 221
      quimiorradioterapia adjuvante no, 202, 221
    T4aN1, 185, 213
      terapia de preservação de órgãos para, 185, 213
  cutâneo, 188, 215
    estadiamento, 188, 215
      locais de alto risco para, 188, 215
  da tonsila esquerda, 191, 216
    relacionado ao HPV T2N2B, 191, 216
    após quimioterapia, 191, 216
    após radioterapia, 191, 216
  pouco diferenciado, 199, 220
    comprovado por biópsia, 199, 220
    na orelha esquerda, 199, 220
  T3N0, 201, 221
    no assoalho lateral da boca, 201, 221
      esvaziamento cervical apropriado, 201, 221
  de cabeça e pescoço, 203, 222
    sobrevida relacionada com, 203, 222
SCCA (Carcinoma de Células Escamosas), 194, 217
  da traqueia, 197, 219
    sintoma de apresentação, 197, 219
  sintomas no, 205, 223
Schuknecht
  categoria descrita por, 258, 281
  da presbiacusia, 258, 281
Schwannoma, 102, 117
  vestibular, 245, 261, 263, 276, 282, 284
    ressecções de, 245, 276
      monitoramento intraoperatório nas, 245, 276
      do sistema auditivo, 245, 276
    diferenciado radiograficamente, 261, 282
      do meningioma do CPA, 261, 282
    origem, 263, 284

SCIT (Imunoterapia Subcutânea)
  e SLIT, 54, 69
    comparação entre, 54, 69
SDB (Distúrbios Respiratórios do Sono)
  associado a problemas comportamentais, 149, 172
Secreção(ões)
  nasal, 51, 67
    purulenta, 51, 67
      congestão nasal e, 51, 67
        dor facial com, 51, 67
  salivar, 76, 78, 87, 88
    não estimulada, 76, 87
      glândulas responsável por parte da, 76, 87
    primária, 78, 88
      células responsáveis pela, 78, 88
  gástricas, 103, 118
    elevação do pH das, 103, 118
Segmento
  timpânico, 246, 276
Seguro
  nacional de saúde, 332, 343
    médicos a favor do, 332, 343
    especialidade dos, 332, 343
  apólices de, 339, 345
    de responsabilidade profissional, 339, 345
    de ocorrências, 339, 345
    de reclamações, 339, 345
  saúde, 342, 347
    cobertura de, 342, 347
    nos Estados Unidos, 342, 347
Seio(s)
  nasossinusais, 42, 63
    paredes ósseas dos, 42, 63
    CT das, 42, 63
  maxilar, 43, 48, 64, 66
    parede posterior do, 48, 66
    óstio natural do, 43, 64
      identificação do, 43, 64
    parede anterior do, 43, 64
      abordagem transmaxilar anterior, 43, 64
  etmoidais, 43, 64
    opacificados, 43, 64
      na CT sem contraste, 43, 64
  esfenoidal, 44, 45, 48, 49, 55, 64, 65, 66, 67, 69
    padrão de pneumatização do, 49, 67
    superfície lateral do, 48, 66
      artéria carótida na, 48, 66
      nervo óptico na, 48, 66
    parede anterior do, 48, 66
    recesso lateral do, 44, 64
    estruturas com relação ao, 45, 65
    relação anatômica para encontrar o, 48, 66
  paranasais, 47, 50, 66, 67, 206, 223
    tumores nos, 206, 223
      da bainha de nervos periféricos, 206, 223
    CT dos, 47, 66
      na avaliação da doença nasossinual, 47, 66
    bolas fúngicas dos, 50, 67
    desenvolvimento de, 50, 67
  frontal, 55, 69, 125, 129, 131, 135, 139, 141, 142, 144
    remoção da tábua anterior do, 55, 69
    e seu assoalho, 55, 69

fraturas do, 125, 129, 135, 139, 141, 144
  manejo de, 125, 139
  exame de imagem para diagnóstico, 129, 141
tábua anterior do, 131, 142
  fratura sem deslocamento da, 131, 142
  obliteração do, 131, 142
    bem-sucedida, 131, 142
sigmoide, 238, 265, 272, 284
  tromboflebite de, 238, 272
  oclusão de, 265, 284
    sem dilatação ventricular, 265, 284
petroso, 267, 286
  inferior, 267, 286
    complicações na ressecção cirúrgica, 267, 286
Sensação
  gustativa, 72, 85
    mais robusta, 72, 85
Separação
  laringotraqueal, 95, 115
Septo
  ósseo, 34, 60, 293, 320
    anterior, 293, 320
      pericôndrio do, 293, 320
    manobra para abordar o, 34, 60
      na septoplastia, 34, 60
  anterior, 55, 69
  nasal, 133, 144, 227, 233, 293, 320
    centro de crescimento no, 293, 320
      cartilaginoso, 293, 320
    desvio de, 227, 233
      OSA e, 227, 233
    fratura de, 133, 144
      achados clínicos, 133, 144
  e ossos nasais, 270, 286
    área em que articulam, 287, 318
  orbitário, 292, 311, 320, 329
    reflexão do, 311, 329
      no rebordo orbitário superior, 311, 329
    coxins adiposos abaixo do, 292, 320
  adjacente, 306, 326
    e válvula nasal, 306, 326
      interna, 306, 326
  ULCs e, 312, 329
    rompimento da ligação entre, 312, 329
      na redução da giba dorsal, 312, 329
Septoplastia
  manobra para abordar, 34, 60
    o septo ósseo, 34, 60
  preservação na, 39, 62
    da área de Keystone, 39, 62
Sequência
  de Robin, 150, 172
    critérios diagnósticos da, 150, 172
Serviço(s)
  de avaliação e gestão, 332, 343
    documentação dos, 332, 343
      macros utilizadas na, 332, 343
Shamblin
  classificação de, 209, 224
    de tumores, 209, 224
      bilateral, 209, 224
      grupo I de, 209, 224
Sialadenite
  bacteriana, 74, 86
    aguda, 74, 86
      microrganismos fonte de infecção na, 74, 86

submandibular, 82, 89
sublingual, 82, 89
Sialolitíase, 82, 89
Sialólito
  intraductal, 71, 85
    na glândula submandibular, 71, 85
Sialorreia
  e febre, 81, 89
    abscesso e, 81, 89
  tratamento de, 157, 176
    taxa de sucesso no, 157, 176
Sibilância
  histórico de 6 meses de, 161, 177
    refratária aos tratamentos para asma, 161, 177
    sem aspiração de corpo estranho, 161, 177
    sem engasgo, 161, 177
sIgE (Pesquisa de IgE Específicos)
  positiva, 44, 65
Silicone, 106, 119
Sinalização
  via de, 261, 282
    Notch, 261, 282
Síndrome
  de Pallister-Hall, 11, 27
  de Sjögren, 16, 30
  do nariz vazio, 40, 63
  oculoglandular, 18, 30
    de Parinaud, 18, 30
  clínica, 53, 68
  do choque tóxico, 47, 66
    pela ação de exotoxina, 47, 66
  retroviral aguda, 80, 89
    paciente com suspeita de faringite pela, 80, 89
    teste diagnóstico inicial para HIV, 80, 89
  de Apert, 148, 171
    critérios diagnósticos da, 148, 171
  de Stickler, 153, 173
  de Usher, 155, 175
    associada à CL/P, 157, 175
  Van der Woude, 157, 175
  velocardiofacial, 158, 176
  CHARGE, 161, 177
  de Sturge-Weber, 168, 180
    associação, 168, 180
  MEN IIa, 182, 212
  da OSA, 226, 227, 228, 229, 230, 231, 232, 233, 234, 235
    alivio da, 231, 234
      após UPPP, 231, 234
    em adulto, 230, 234
      indicador de, 230, 234
    população de pacientes com, 230, 234
      sítio comum de obstrução, 230, 234
    método diagnóstico da, 229, 234
      no paciente pediátrico, 229, 234
    grave, 227, 233
      com sonolência diurna excessiva, 227, 233
      com ronco de volume alto, 227, 233
    diagnóstico preciso da, 226, 233
    e outro distúrbio do sono coexistente, 226, 233
      contribuindo para os sintomas, 226, 233

tratamento da, 228, 229, 232, 233, 234, 235
  no paciente pediátrico, 232, 235
  avanço maxilomandibular no, 229, 234
  resultados clínicos na avaliação do, 228, 233
de Wallenberg, 263, 283
  infarto na, 263, 283
de Pendred, 265, 284
  mutações associadas à, 265, 284
von Recklinghausen, 297, 322
  autossômica, 301, 324
    dominante, 301, 324
Sinéquia(s)
  formação de, 39, 62
Síntese
  da subunidade ribossômica 50S, 9, 26
    antibióticos que inibe a, 9, 26
Sinusite
  abscessos secundários à, 34, 37, 60, 61
    intracranianos, 34, 60
      organismos nos, 34, 60
    orbitário subperiosteal, 37, 61
      microrganismo no, 37, 61
  pós-obstrutiva, 37, 61
  crônica, 39, 42, 53, 62, 64, 68
    diagnóstico de, 53, 68
    diferenciada da aguda, 42, 64
      na CT, 42, 64
    bactérias na, 39, 62
  aguda, 39, 45, 47, 58, 62, 65, 66, 70
    antibiótico para, 39, 62
      de primeira linha, 39, 62
    exames de imagem na, 45, 65
      indicações para, 45, 65
    complicação da, 47, 66
    complicação intracraniana da, 56, 70
      sintomas de apresentação da, 56, 70
    confusão e, 58, 70
  fúngica, 59, 70
    alérgica, 59, 70
  maxilar, 83, 89
    fonte provável da, 83, 89
    odontogênica, 83, 89
  pediátrica, 163, 178
    tratamento médico inicial da, 163, 178
    recorrente, 163, 178
    crônica, 163, 178
Sistema(s)
  de respiração, 90, 113
    fonação, 90, 113
    e ressonância, 90, 113
  de Cotton-Myer, 101, 117
    para estenose traqueal, 101, 117
  canalicular, 122, 138
    lesão ao, 122, 138
  imune normal, 164, 179
    sem alergias, 164, 179
      adenoidectomia malsucedida, 164, 179
  auditivo, 245, 266, 276, 285
    manipulação do, 266, 285
      valor basal intraoperatório do ABR antes da, 266, 285
    monitoramento intraoperatório do, 245, 276
      nas ressecções de schwannoma vestibular, 245, 276
  vestibular, 249, 253, 278, 279
    periférico, 249, 278
      envolvimento do, 249, 278

anatomia do, 253, 279
vascular, 294, 321
  dérmico, 294, 321
    regulado pelo sistema nervoso simpático, 294, 321
de saúde, 339, 345, 346
  erro médico, 339, 345
    desafio crítico no, 339, 345
  esforços do, 339, 346
    na melhora da qualidade, 339, 346
de telemedicina, 339, 346
  com respeito à privacidade, 339, 346
  e segurança, 339, 346
de codificação, 340, 346
  de E/M, 340, 346
de informação, 340, 346
  restringir acesso aos, 340, 346
    em graus apropriados, 340, 346
Sítio
  anatômico, 156, 175
    de estridor, 156, 175
    no neonato, 156, 175
  de inserção, 40, 63
    para processo uncinado, 40, 63
  doador ósseo, 313, 330
    com mais opções de tecido mole, 313, 330
    e pedículo mais longo, 313, 330
  laríngeo, 183, 212
    está em maior risco, 183, 212
    para o desenvolvimento de radionecrose, 183, 212
Sjögren
  doença de, 186, 214
    glândula parótida envolvida, 186, 214
    desenvolvimento de linfoma na, 186, 214
  síndrome de, 16, 30
Sling
  periorbital, 33, 60
    retenção sobre o reto medial do, 33, 60
    na descompressão orbitária, 33, 60
SLIT (Imunoterapia Sublingual)
  SCIT e, 54, 69
    comparação entre, 54, 69
SLN (Nervo Laríngeo Superior), 100, 117
SLR (Lentes de Reflexo de Lente Única)
  para fotografia padronizada, 291, 320
    de antes e depois, 291, 320
      com câmara digital SLR, 291, 320
Snellen
  escala optométrica de, 5, 25
SNHL (Perda Auditiva Sensorioneural), 255, 280
  pacientes pediátricos com, 148, 172
    avaliação diagnóstica de, 148, 172
  grave, 239, 273
    com febre, 239, 273
    com cefaleia, 239, 273
    com náuseas, 239, 273
    com vômitos, 239, 273
    com fotofobia, 239, 273
    diagnosticada com AOM, 239, 273
    imagem do osso temporal, 239, 273
  congênita, 241, 255, 274, 280
    CT do osso temporal na, 241, 274
      anormalidades morfológicas do labirinto ósseo, 241, 274
    profunda, 255, 280
    e ausência de língua falada, 255, 280

assimétrica, 244, 275
  avaliação, 244, 275
  tratamento, 244, 275
no audiograma, 244, 275
  de configuração plana, 244, 275
  e unilateral, 244, 275
e disfunção vestibular, 248, 277
  periférica, 248, 277
  na otossífilis, 248, 277
súbita, 250, 278
  recuperação da audição após, 250, 278
    espontânea, 250, 278
moderada, 259, 282
  em altas frequências, 259, 282
  à direita, 259, 282
por patógenos, 264, 284
  bilateral, 264, 284
    progressiva, 264, 284
      que responde à terapia imunossupressora, 264, 284
SOB (Otite Externa Necrosante)
  exames diagnósticos para, 242, 274
    aceitáveis, 242, 274
  diagnóstico de, 260, 282
Sobrancelha(s)
  músculo depressor da, 310, 328
Sobressalência, 134, 144
Sobrevida
  análise de, 8, 26
    benefícios da, 8, 26
      em estudo de coorte sobre SCC da orofaringe, 8, 26
  curvas de, 8, 26
    de Kaplan-Meier, 8, 26
  indicador de, 203, 222
    para SCC, 203, 222
      de cabeça e pescoço, 203, 222
Soda Cáustica
  ingestão acidental de, 150, 172
    em grande quantidade, 150, 172
    lesão por, 150, 172
Software
  de monitoramento, 227, 233
    de cartão de dados, 227, 233
Solução
  antimicrobiana, 293, 320
    infiltração sob sucção de, 293, 320
  fenólica, 298, 322
    vantagem do uso da, 298, 322
      em relação ao TCA, 298, 322
  fenólica a 88%, 312, 329
    concentrações elevadas de óleo de cróton na, 312, 329
    efeito de, 312, 329
  salina, 33, 60
    irrigação nasal com, 33, 60
    tentativa de, 33, 60
Sono
  estudo do, 105, 119, 226, 233
    domiciliar, 226, 233
  medicina do, 105, 119
    encaminhamento para, 105, 119
  laboratório do, 226, 233
    PSG no, 226, 233
  distúrbio do, 226, 233
    coexistente com síndrome da OSA, 226, 233
    contribuindo para os sintomas, 226, 233
  medicina do, 226-235
  privação do, 231, 235

Sonolência
  diurna, 227, 228, 231, 233, 234
  excessiva, 227, 231, 233, 234
    e ronco de volume alto, 227, 233
    causas de, 231, 234
Sorriso
  padrão mais comum de, 299, 323
  nos humanos, 299, 323
SOT (Teste de Organização Sensorial)
  da posturografia, 250, 278
SP/AP (Relação Potencial de Somação/Potencial de Ação), 247, 277
  reduzida, 267, 285
    na deiscência do canal semicircular, 267, 285
      superior, 267, 285
Spray
  nasal, 47, 66
  de esteróides, 47, 66
SSNHL (Perda Auditiva Sensorioneural Súbita)
  causada por, 239, 273
SSRI (Inibidor Seletivo da Recaptação de Serotonina)
  para controle, 248, 277
    de sintomas de tontura, 248, 277
Staphylococcus
  aureus, 41, 47, 63, 66, 74, 86
    exotoxina de, 47, 66
Stark
  legislação de, 335, 344
    política de porto seguro da, 335, 344
  lei de, 338, 345
    lei conhecida como, 338, 345
      de autoencaminhamento médico, 338, 345
Stensen
  ducto de, 74, 86
    líquido purulento no, 74, 86
Stent
  laríngeo, 103, 118
    após AVE de tronco encefálico, 103, 118
    na hipercoagulopatia, 103, 118
Stickler
  síndrome de, 153, 173
Streptococcus
  pneumoniae, 9, 26, 41, 63, 154, 155, 156, 174, 175
    perda auditiva por infecção com, 154, 174
      sensorial permanente, 154, 174
    e AOM, 155, 156, 175
    vacina para, 155, 175
  viridans, 34, 37, 60, 61
Sturge-Weber
  síndrome de, 168, 180
    associação, 168, 180
Subglote
  formato convergente da, 109, 120
    estrutura que contribui para o, 109, 120
  da laringe, 109, 120
  lesões de, 148, 171
  pediátrica, 157, 175
Substituto(s)
  cutâneos, 16, 30
Subunidade(s)
  ribossômica 50S, 9, 26
    síntese da, 9, 26
      antibióticos que inibem a, 9, 26

estéticas, 289, 319
  princípio de, 289, 319
Succinilcolina
  halotano e, 2, 23
    anestesia geral com, 2, 23
      hipertermia maligna após a, 2, 23
  na indução, 257, 281
    no monitoramento intraoperatório, 257, 281
      do nervo facial, 257, 281
Sulco
  labial, 123, 138
    superior, 123, 138
      abordagem pela região do, 123, 138
  vocal, 103, 118
Sunderland
  lesão de, 289, 319
    de grau IV, 289, 319
      recuperação espontânea após, 289, 319
Suor
  dosagem de cloro no, 57, 70
    positivo, 49, 67
    teste do, 49, 67
Supercílio(s)
  região lateral do, 131, 143
    incisão na, 131, 143
  lifting de, 301, 309, 324, 327
    direto, 301, 324
    preservação na cirurgia de, 309, 327
      do ramo temporal do nervo facial, 309, 327
Superfície
  anterior, 36, 61
    da bolha etmoidal, 36, 61
  lateral, 48, 66
    do seio esfenoidal, 48, 66
      artéria carótida na, 48, 66
      nervo óptico na, 48, 66
Superinfecção
  de malformação congênita, 170, 181
Suplemento(s)
  perioperatório e, 5, 24
    óleo de peixe, 5, 24
    alho, 5, 24
    Ginkgo biloba, 5, 24
    vitamina E, 5, 24
Suporte
  vertical, 135, 144
    da face, 135, 144
  principal, 291, 320
    da ponta nasal, 291, 320
      mecanismo de, 291, 320
Supraglote
  na sarcoidose laríngea, 91, 113
Supressão
  de BcL-2, 193, 217
  de BcL-X, 193, 217
Suprimento
  sanguíneo, 245, 276
    coclear, 245, 276
      integridade do, 245, 276
    vascular, 304, 325
      avaliação pré-operatória do, 304, 325
      no sítio doador, 304, 325
Surdez
  unilateral, 256, 281
    solução apropriada, 256, 281
Suscetibilidade, 17, 30
  a aminoglicosídeos, 268, 286

Sutura
  fio de, 1, 23
    absorvível, 1, 23
  frontoetmoidal, 49, 66
    linha de, 49, 66
  timpanomastóidea, 73, 85
  zigomaticoesfenoidal, 129, 142

T

T (Tumor Primário)
  estágio mais apropriado do, 199, 220
T3, 18, 30
Tabagismo
  abandono do, 1, 13, 23, 28
    terapia perioperatória de, 1, 23
    regimes de, 13, 28
    taxa de sucesso, 23, 28
  e CRS, 48, 66
  prevalência do, 6, 25
Tábua
  anterior, 55, 69, 125, 128, 131, 139, 141, 142
    do seio frontal, 55, 69, 131, 142
      remoção da, 55, 69
      fratura sem deslocamento da, 131, 142
    fratura na, 125, 128, 139, 141
      reparo endoscópico da, 128, 141
  posterior, 125, 1356, 139, 145
    fratura na, 125, 139
Taquiarritmia(s)
  medicamentos e, 3, 23
Taquipneia
  bebê saudável com, 148, 172
  e respiração tipo máquina de lavar roupa, 148, 172
Taxa
  de arrecadação líquida, 336, 344
    medida de cobrança de receitas, 336, 344
    calculada como, 336, 344
Tarsorrafia
  para lagoftalmo, 296, 322
  paralítico, 296, 322
Taxa de Sobrevida
  geral em 5 anos, 153, 174, 201, 221
    de crianças com malignidade, 153, 174
    de glândulas salivares, 153, 174
    do câncer de laringe, 201, 221
Taxa
  de mortalidade infantil, 342, 347
    nos Estados Unidos, 342, 347
    de acordo com a CIA, 342, 347
TCA (Ácido Tricloroacético)
  vantagem em relação ao, 298, 322
  do uso da solução fenólica, 298, 322
TDAST (Retalho da Artéria Toracodorsal na Ponta da Escápula), 313, 330
TE (Traqueoesofágica)
  voz, 183, 197, 212, 219
    fonoterapia em, 183, 212
      causa de fracasso da, 183, 212
    restauração da, 197, 219
      complicação da, 197, 219
    punção, 188, 197, 207, 215, 219, 224
      granulação no local da, 197, 219
      primária, 188, 207, 215, 224
        contraindicação absoluta à, 207, 224
        prevenir espasmo faríngeo na, 188, 215
    fala, 205, 223

Tecido
  paratireoidiano, 20, 31
    anormal, 20, 31
      localização pré-operatória de, 20, 31
  adenoide/tonsilar, 169, 181
    com doença, 169, 181
      bactérias no, 169, 181
  livre, 201, 221, 295, 321
    transferência de, 201, 221, 295, 321
      para reanimação facial, 295, 321
        falha após, 295, 321
      após ablação de câncer de orofaringe, 201, 221
  expansor de, 288, 318
    para o escalpo, 288, 318
      camada ideal para colocação do, 288, 318
  mole, 231, 234, 298, 313, 322, 330
    doador ósseo com mais opções de, 313, 330
    e pedículo mais longo, 313, 330
    massa de, 231, 234
      aumento na, 231, 234
    implante para aumento de, 298, 322
      derme acelular humana para preenchimento de defeito, 298, 322
    expansão intraoperatória de, 298, 323
      rápida, 298, 323
  cutâneo, 314, 330
    intermediário, 314, 330
      transferência de retalho pediculado pelo, 314, 330
Técnica(s)
  sem machemanto, 134, 144
    com brocas pequenas, 134, 144
  de Bardach, 147, 171
    de retalhos, 147, 171
    de palato duro, 147, 171
  de dermoabrasão, 292, 320
    esfoliam a pele, 292, 320
  de moldagem, 311, 328
    da orelha, 311, 328
  de FUE, 312, 329
    para tratamento de alopecia, 312, 329
  de atendimento em intervalos, 334, 343
    modificada, 334, 343
Tecnologia(s)
  em saúde, 72, 85
    avaliação de, 72, 85
  de implantes, 302, 324
    paciente-específicos, 302, 324
TEF (Fístula Traqueoesofágica)
  tipo mais comum de, 150, 172
Tégmen
  lesão anterior ao, 241, 274
    cirúrgica, 241, 274
Telangiectasia
  hemorrágica, 42, 64
  hereditária, 42, 64
Telemedicina
  categorias de, 334 344
  na otologia, 336, 344
    casos de, 336, 344
      com imagens de alta qualidade, 336, 344
      com audiogramas, 336, 344
      com timpanogramas, 336, 344
      e históricos clínicos, 336, 344
  na otorrinolaringologia, 337, 345

Índice Remissivo **387**

sistema de, 339, 346
    com respeito à privacidade, 339, 346
    e segurança, 339, 346
Temperatura
  mudanças de, 7, 25
    cefaleias unilaterais por, 7, 25
    e pulsáteis, 7, 25
Tempestade
  tireotóxica, 21, 32
    medicamentos, 21, 32
Teoria
  multicelular, 76, 87
    da tumorigênese, 76, 87
      carcinoma mucoepidermoide e, 76, 87
Terapia
  crônica, 15, 29
    com opioides, 15, 29
      na dor severa, 15, 29
  de reposição, 1, 23
    de nicotina, 1, 23
      e cicatrização da ferida, 1, 23
  com aparelho oclusal, 78, 88
  com placa, 78, 88
  perioperatória, 1, 23
    de abandono do tabagismo, 1, 23
  sublingual, 54, 69
    para pacientes, 54, 69
      com aversão a agulhas, 54, 69
  com corticosteroide, 238, 273
    sistêmico, 238, 273
      com redução gradual da dose, 238, 273
Teratoma
  achados consistentes com, 165, 179
Terminação(ões)
  em cálice, 236, 272
    no neuroepitélio vestibular, 236, 272
Teste(s)
  de pressão, 36, 61
    sobre o bulbo ocular, 36, 61
  para *Helminthosporium*, 44, 65
  do suor positivo, 49, 67
  cutâneos, 51, 56, 67, 69, 160, 177, 301, 324
    do polimetilmetacrilato, 301, 324
    do Artefill, 301, 324
    para preenchedores, 301, 324
    de punctura, 51, 56, 67, 69
      positivo para ambrósia, 56, 69
      controle positivo, 51, 67
      controle negativo, 51, 67
      extratos antigênicos locais, 51, 67
    com derivado proteico, 160, 177
      purificado, 160, 177
  monospot positivo, 77, 87
    mononucleose infecciosa com, 77, 87
    tratamento apropriado para, 77, 87
  diagnóstico inicial, 80, 89
    para HIV, 80, 89
  de alergia cutânea, 53, 57, 68, 70
    medicamentos podem comprometer o, 57, 70
  alérgico, 53, 68
    por punctura, 53, 68
  de provocação, 56, 69
    com aspirina, 56, 69
      no diagnóstico da AERD, 56, 69
  de impedância, 166, 180
    intraluminal, 166, 180
  para perda auditiva, 168, 180
    de rastreio inicial, 168, 180
    confirmatório, 168, 180

do impulso da cabeça, 260, 282
de Rinne, 266, 285
  negativo, 266, 285
    CHL e, 266, 285
TGF-β (Fator de Transformação do Crescimento Beta)
  vias do, 42, 64
  desregulação nas, 42, 64
The Bethesda System for Reporting Thyroid Cytophathology
  de 2009, 192, 217
    risco de malignidade pelo, 192, 217
    de FLUS, 192, 217
Timpanograma
  na telemedicina, 336, 344
  na otologia, 336, 344
Timpanomastoidectomia
  com conservação, 242, 274
    da parede do EAC, 242, 274
    para colesteatoma, 242, 274
Timpanoplastia
  tipo II, 243, 275
    critérios de Wullstein/Zollner, 243, 275
      modificados, 243, 275
  com enxerto de cartilagem, 256, 281
    desvantagem associada à, 256, 281
  lateral, 266, 285
    comparada a medial, 266, 285
      frequência de complicação após, 266, 285
Tireoglobulina
  aumento no nível de, 17, 30
Tireoide
  cirurgia de, 107, 120
  carcinoma papilar de, 17, 30, 209, 225
    após tireoidectomia total, 17, 30
    ablação com ^{131}I, 17, 30
  função da, 8, 26
  hormônios da, 18, 30
    receptores nucleares dos, 18, 30
  nódulo de, 190, 216
    probabilidade de malignidade do, 190, 216
      aspectos ultrassonográficos associados a, 190, 216
  câncer diferenciado da, 207, 224
    alteração genética no, 207, 224
  aumento da, 209, 225
    imagem ultrassonográfica, 209, 225
    transversa, 209, 225
Tireoidectomia
  total, 17, 30, 107, 120
    complicações após dois meses, 107, 120
    pelo comprometimento do movimento bilateral, 107, 120
      das pregas vocais, 107, 120
    com obstrução sintomática das vias aéreas, 107, 120
  carcinoma papilar de tireoide após, 17, 30
Tiro
  recreativo, 267, 285
    perda auditiva por, 267, 285
TLM (Microcirurgia Transoral a *Laser*)
  técnica de, 187, 214
    para ressecção, 187, 214
      de câncer supraglótico precoce, 187, 214
  laringoscopia direta via, 189, 215
    com biópsia excisional, 189, 215
TMD (Disfunção Temporomandibular), 80, 88
  otalgia associada à, 73, 86

TMJ (Articulação Temporomandibular)
  distúrbios da, 73, 86
    tratamento de, 73, 86
  inervação sensitiva da, 74, 86
  dor miofascial relacionada com, 78, 88
  terapia com aparelho oclusal na, 78, 88
TMs (Temporomandibulares)
  disfunções, 77, 87
  associações, 77, 87
TNE (Esofagoscopia Transnasal)
  vantagens da, 107, 120
    sobre a convencional, 107, 120
    por via oral, 107, 120
Tonsila(s)
  aumentadas, 161, 177
    sem exudatos, 161, 177
  direita, 109, 121
    SCC tratado de, 109, 121
      e paralisia da prega vocal, 109, 121
  linfoma nas, 200, 221
  esquerda, 207, 224
    câncer escamoso T2N2A na, 207, 224
    positivo para HPV, 207, 224
Tonsilectomia
  com ablação a frio, 2, 23
  complicações após a, 152, 173
  guia para prática clínica em, 157, 175
  resumo descritivo de 2010 do, 157, 175
Tontura
  posicional, 244, 275
    após leve concussão, 244, 275
      perda auditiva e, 244, 275
  estudos vestibulares para, 245, 276
    finalidade de, 245, 276
  sintomas de, 248, 277
    controle dos, 248, 277
      uso de SSRI no, 248, 277
  ansiedade e, 248, 277
  relacionada com migrânea, 249, 278
  em idosos, 253, 279
    causas de, 253, 279
Toro, 195, 218
Tosse
  metálica, 151, 173
    neonato com estridor expiratório e, 151, 173
      diagnóstico provável, 151, 173
  qualidade da, 163, 178
  etiologia da, 163, 178
  em criança, 165, 179
    tratamento da, 165, 179
  crônica, 166, 180
    e pigarro, 166, 180
      rouquidão de longa duração com, 166, 180
  com hemoptise, 197, 219
Toxicidade(s)
  agudas, 199, 220
    após radioterapia, 199, 220
  por chumbo, 238, 272
    perda auditiva por, 238, 272
Toxina
  botulínica, 92, 108, 113, 120, 292, 320
    injeção de, 92, 113
    no tremor vocal, 108, 120
    tratamento com, 292, 320
      recuperação da função após, 292, 320
TPN (Nutrição Parenteral Total), 7, 25

Transdução
  do paladar, 71, 85
    canais iônicos para a, 71, 85
      estímulos que usam, 71, 85
Transmissão
  neural, 238, 272
    comprometimento da, 238, 272
      nas vias auditivas, 238, 272
Transplante
  de medula óssea, 45, 65
    mudança sensorial após, 45, 65
      no território de inervação, 45, 65
        do nervo trigêmeo esquerdo, 45, 65
      pressão facial após, 45, 65
        à esquerda, 45, 65
      cefaleia após, 45, 65
Transposição
  gástrica, 202, 221
    vantagem do retalho de, 202, 221
      na reconstrução do esôfago, 202, 221
  de gordura, 300, 324
Transposição
  retalho de, 307, 327
Traqueia
  cervical, 155, 174
    SCCA da, 197, 219
      sintoma de apresentação, 197, 219
    neoplasias de, 205, 223
      carcinoma adenoide cístico, 206, 223
        sintomas de apresentação do, 206, 223
          limitado à, 206, 223
          tratamento, 206, 223
        ressecção da, 206, 223
          com reparo primário, 206, 223
Traqueomalacia, 151, 173
  prévia traqueostomia causando, 112, 121
Traqueostomia(s)
  acordada, 72, 85
  tubo de, 91, 113, 148, 159, 171, 176
    oclusão do, 159, 176
    com *cuff*, 91, 113
      presença de, 91, 113
  percutânea, 93, 114
    contraindicação, 93, 114
  permanente, 97, 115
    distúrbio neuromuscular progressivo requer, 97, 115
    pela técnica de Eliachar, 97, 115
  após AVE de tronco encefálico, 103, 118
    na hipercoagulopatia, 103, 118
  em paciente desperto, 108, 120
  causando traqueomalacia, 112, 121
  manutenção segura com, 130, 142
    da via aérea, 130, 142
      com anestesia local, 130, 142
  vantagens da, 148, 171
    comparada à intubação endotraqueal, 148, 171
    prolongada, 148, 171
  crianças com, 152, 164, 173, 179
    avaliado para decanulação, 164, 179
      com histórico de esofagite eosinofílica, 164, 179
      com estenose subglótica firme de grau III, 164, 179
    vantagem do uso em, 152, 173
      de válvulas fonatórias, 152, 173
  causas na, 159, 176
    de morbidade, 159, 176
    de mortalidade, 159, 176
    em criança, 160, 177
      maneira mais segura de realizar a, 160, 177
  pediátrica, 164, 179
    indicação, 164, 179

Trato
  dermoide nasal, 154, 174
    próximo à base do crânio, 154, 174
      ressecção de, 154, 174
        intervenção neurocirúrgica via craniotomia na, 154, 174
  respiratório superior, 49, 57, 67, 70, 73, 85, 148, 172
    grave infecção do, 49, 67
      perda olfatória após, 49, 67
    infecções, 57, 70, 148, 172
      frequentes, 57, 70
        com estertores na ausculta, 57, 70
Trauma, 122-145
  acidente com, 48, 66
    estudo radiográfico inicial, 48, 66
      para suspeita de fístula liquórica, 48, 66
  penetrante, 122, 126, 138, 140
    paralisia imediata após, 126, 140
      de nervo facial, 126, 140
    na face, 122, 138
      avaliação vascular no, 122, 138
  do mento, 128, 141
    dor severa após, 128, 141
      ao abrir a boca, 128, 141
  laríngeo, 129, 130, 141, 142
    uso de prótese no, 129, 141
    cenário clínico para, 129, 141
    em lesão por montaria, 130, 142
    em touro, 130, 142
    em colisão de veículo automotor, 130, 142
      com equimose cervical anterior, 130, 142
      com perda das referências anatômicas, 130, 142
      com estridor bifásico, 130, 142
      com desconforto respiratório moderado, 130, 142
  resposta neuroendócrina no, 132, 143
  cervical, 135, 145
    fechado, 135, 145
Traumatismo, 136, 137, 145, 270, 286
  choque após, 125, 139
    tratamento de, 127, 140
    melhora do, 127, 140
  laríngeo, 134, 144
    fechado, 134, 144
      com imobilidade de pregas vocais, 134, 144
Tremor (es)
  injeção intravenosa para, 2, 23
  de meperidina, 2, 23
  vocal, 108, 120
    toxina botulínica no, 108, 120
Trendelenburg
  posição de, 7, 25
Tríade
  de granulomas respiratórios, 13, 28
    vasculite, 13, 28
    e glomerulonefrite, 13, 28
  de adenoma sebáceo, 301, 324
    retardo mental, 301, 324
    e epilepsia, 301, 324

Triagem
  auditiva, 163, 178
    metas nacionais para, 163, 178
      desenvolvidas pelo EHDI, 163, 178
  apropriada do paciente, 334, 343
    no momento da programação, 334, 343
Tricotomia
  pré-operatória, 2, 23
  método, 2, 23
Tripé
  da dinâmica, 297, 322
    na ponta nasal, 297, 322
    modelo de, 297, 322
Trismo, 72, 85, 108, 120
  infecções sem, 75, 86
    de espaço odontogênico, 75, 86
  ausência de, 74, 86
    no pós-operatório de hemicolectomia, 74, 86
    com edema e sensibilidade severos, 74, 86
  grave, 195, 218
Tromboembolia
  venosa, 1, 23
    profilaxia de, 1, 23
      na otorrinolaringologia, 1, 23
Tromboflebite
  de seio sigmoide, 238, 272
Trombose
  na veia jugular, 74, 86
    direita, 74, 86
    e ptose, 74, 86
    e anidrose, 74, 86
    e miose, 74, 86
Tronco
  encefálico, 103, 118, 261, 283
    AVE de, 103, 118
      na hipercoagulopatia, 103, 118
      aspirando continuamente, 103, 118
    implante auditivo no, 261, 283
    sítio de estimulação para, 261, 283
Tuberculose
  forma laríngea da, 18, 30
Tubo
  de Hunsaker, 96, 115
  de traqueostomia, 91, 113, 148, 159, 171, 176
    oclusão do, 159, 176
    com *cuff*, 91, 113
      presença de, 91, 113
  neural, 147, 163, 171, 178
    fechamento do, 147, 163, 171, 178
      tardio, 147, 171
Tumefação
  no pescoço, 82, 89
  na mandíbula, 210, 225
Tumor (es)
  de Pott, 37, 61
    disseminação do, 14, 28
    perineural, 14, 28
  suspeita de extensão do, 38, 62
    orbitária, 38, 62
    intracraniana, 38, 62
  na língua oral, 183, 212
  de glândulas salivares, 184, 190, 212, 216
    menores, 184, 212
    e metástases cervicais, 190, 216
  da parede posterior, 184, 213
    da faringe, 184, 213
      ressecção de, 184, 213

supraglóticos, 186, 189, 214, 215
   cirurgia conservativa para, 186, 214
     melhores resultados funcionais na, 186, 214
   ressecção transoral a *laser* de, 189, 215
     hemorragia secundária na, 189, 215
     sangramentos maiores na, 189, 215
  labiais, 194, 217
   tipo, 194, 217
   sítio, 194, 217
   distribuição, 194, 217
     por gênero, 194, 217
  orbitário, 197, 219
   biópsia de, 197, 219
     orbitotomia lateral para, 197, 219
  de Warthin, 204, 222
   bilateral, 204, 222
  da bainha neural, 206, 223
  disseminação do, 207, 224
   extracapsular, 207, 224
Tumorigênese
  teoria multicelular da, 76, 87
   origem pela, 76, 87
     do carcinoma mucoepidermoide, 76, 87
TWA (Média Ponderada pelo Tempo)
  da exposição aos níveis de ruído, 237, 272
   programas de conservação auditiva para trabalhadores, 237, 272
     exigidos pela *Occupational Safety and Health Administration*, 237, 272
Tyndall
  efeito, 309, 327

U

UES (Esfíncter Esofágico Superior)
  passagem do bolo pelo, 107, 120
   na deglutição normal, 107, 120
  tração sobre o, 107, 120
   elevação hiolaríngea com, 107, 120
ULC(s) (Cartilagem Lateral Superior)
  margem caudal da, 306, 326
   na válvula nasal, 306, 326
     interna, 306, 326
  rompimento da ligação entre, 312, 329
   e septo, 312, 329
     na redução da giba dorsal, 312, 329
  margem cefálica das, 316, 331
   ruptura da junção entre a, 316, 331
     e a margem caudal dos ossos nasais, 316, 331
Ultrassonografia
  cervical, 20, 31
  fetal, 150, 172
   de alta qualidade, 150, 172
     na 19ª semana gestacional, 150, 172
  pré-natal, 165, 179
   grande massa cérvico-facial na, 165, 179
     com componentes císticos e sólidos, 165, 179
  renal, 264, 284
União
  óssea, 126, 140
   em posição não anatômica, 126, 140
Unidade
  apopilossebácea, 258, 281
   no EAC, 258, 281
     composta, 258, 281
UPP (Uvulopalatofaringoplastia)
  tradicional, 230, 234
   melhora da OSA após, 230, 234
     alívio após a, 231, 234
       da síndrome da OSA, 231, 234
UPPP ver também UPP
Uracila, 8, 26
Uremia, 10, 27
Usher
  síndrome de, 155, 175
UVFP (Paralisia Unilateral de Prega Vocal)
  causa mais comum de, 91, 113
Úvula, 255, 280

V

VA (*Veterans Administration*)
  banco de dados do EHR do, 340, 346
   obstáculo a realização de estudos com, 340, 346
Válvula(s)
  nasal, 50, 54, 57, 67, 69, 70, 306, 311, 326, 328
   externa, 311, 328
     estrutura da, 311, 328
   interna, 54, 69, 306, 326
     elementos anatômicos da, 306, 326
     tratamento da, 54, 69
   obstrução da, 57, 70
  fonatória, 91, 113, 152, 173
   Passy-Muir, 91, 113
     contraindicação, 91, 113
     vantagem do uso de, 152, 173
       em crianças com traqueostomias, 152, 173
Van der Woude
  síndrome de, 155, 175
Vasculite, 13, 28
Vaso(s)
  sanguíneos, 43, 64
   estimulação α-adrenérgica, 43, 64
VCFS (Síndrome Velocardiofacial)
  com hipertrofia adenotonsilar, 149, 172
  e OSA, 149, 172
VEGF (Fator de Crescimento Endotelial Vascular)
  vias do, 42, 64
  desregulação nas, 42, 64
VEMP (Teste de Potencial Evocado Miogênico Vestibular)
  alteração observada no, 251, 278
   em idoso, 251, 278
Ventilador
  dependência de, 164, 179
   traqueostomia por, 164, 179
     pediátrica, 164, 179
Vertigem
  associada à migrânea, 2, 23
   medicamento para, 2, 23
  posicional paroxística, 10, 27
   benigna, 10, 27
     estudos vestibulares para, 245, 276
       finalidade de, 245, 276
     eventos espontâneos de, 249, 278
       associados à fotofobia, 249, 278
       com sintomas auditivos ausentes, 249, 278
       com migrânea diagnosticada, 249, 278
       com nistagmo posicional, 249, 278
       para a direita, 249, 278
  espontânea, 257, 281
   episódios de, 257, 281
     com ocorrência de diplopia ao olhar para o lado direito, 257, 281
     histórico de perda de visão no olho direito, 257, 281
     oftalmoplegia internuclear no lado direito, 257, 281
     atrofia de disco óptico no lado direito, 257, 281
  episódica, 266, 285
   com zumbido de frequência grave, 266, 285
   e plenitude auricular, 266, 285
Vestibulopatia
  bilateral, 248, 277
VFSS (Videofluoroscopia da Deglutição), 96, 115
Via
  endoscópica, 155, 174
   reparo de fenda laringotraqueal por, 155, 174
     contraindicações para, 155, 174
  linfática, 187, 215
   mapear a, 187, 215
     uso de coloide radioativo para, 187, 215
Via(s) Aérea(s)
  superior, 91, 100, 113, 117
   sensação de pressão na, 100, 117
     primariamente mediada, 100, 117
   obstrução da, 91, 113
  controle cirúrgico da, 99, 116
   no pronto-socorro, 99, 116
     taxa de falha de intubações e, 99, 116
  cirurgia das, 100, 103, 117, 118
   mitomicina como adjuvante da, 100, 117
   aberta, 103, 118
     fracasso da, 103, 118
  do recém-nascido, 106, 119
   assegurada, 106, 119
     com circulação uteroplacentária mantida, 106, 119
     em parto parcial, 106, 119
  manutenção segura da, 130, 142
   com traqueostomia no paciente acordado, 130, 142
   com anestesia local, 130, 142
  manejo inicial das, 133, 143
  radiografia da, 148, 172
   com técnica de alta quilovoltagem, 148, 172
  obstrução das, 150, 162, 172, 178
   neonatos com suspeita de, 162, 178
  tamanho da, 151, 173
   na presença de estenose subglótica, 151, 173
   em recém-nascido, 151, 173
  pediátrica, 157, 175
   porção mais estreita da, 157, 175
  endoscopia das, 162, 178
   flexível, 162, 178
  hemangiomas nas, 168, 181
  hipofaríngea, 228, 233
   avaliação da, 228, 233
   na OSA, 228, 233
  nasal, 288, 298, 318, 323
   obstrução pós-operatória da, 288, 298, 318, 323
     aspectos anatômicos, 288, 318
     na rinoplastia, 288, 318
Via(s) Auditiva(s), 238, 272
  comprometimento nas, 238, 272
   da transmissão neural, 238, 272
Via de Sinalização, 261, 282
  Notch, 261, 282

Vida
    maior expectativa de, 3, 23
Videofluoroscopia
    escape prematuro na, 108, 120
Viés
    de alocação, 17, 30
Vírus
    perda auditiva por, 146, 171
        congênita, 146, 171
    do sarampo, 245, 276
Visão
    perda da, 7, 25
        reversível, 7, 25
Vistide, 151, 173
Vitamina
    B, 76, 87
        níveis séricos de, 76, 87
    E, 5, 24
        no perioperatório, 5, 24
von Recklinghausen
    síndrome de, 297, 322
Voriconazol
    terapia clínica com, 41, 63
Voz
    distúrbio da, 94, 114
        menos sensível à fonoterapia, 94, 114
    de peito, 96, 115
        mecanismo de, 96, 115
            pregas vocais aproximadas ao utilizar um, 96, 115
            músculo usado para, 96, 115
    produção da, 98, 116
        fonte vibratória na, 98, 116
            mecanismo para manipular a, 98, 116
    de cabeça, 102, 117
        e de peito, 102, 117
            registro entre, 102, 117
    rouca, 159, 176
    soprosa, 159, 176
    TE, 183, 197, 212, 219
        fonoterapia em, 183, 212
            causa de fracasso da, 183, 212
        restauração da, 197, 219
        complicação da, 197, 219
VRA (Audiometria de Reforço Visual), 164, 179
VTC (Videoconferência Interativa)
    na telemedicina, 334, 344
    vantagens da, 337, 345

W

Waldeyer
    anel de, 200, 221
        linfoma presente no, 200, 221
        sítio mais envolvido por, 200, 221
Wallenberg
    síndrome de, 263, 283
    infarto na, 263, 283
Warthin
    tumor de, 204, 222
    bilateral, 204, 222
Watchful
    waiting, 167, 180
        no tratamento da AOM, 167, 180
Wegener
    doença de, 109, 121
Wharton
    ducto de, 71, 85
    material purulento no, 71, 85
Wullstein/Zollner
    critérios de, 243, 275
        modificados, 243, 275
            timpanoplastia tipo II, 243, 275

X

Xerostomia
    após radioterapia oral, 199, 220
Xilitol, 4, 24

Z

Zenker
    divertículo de, 106, 120
ZMC (Complexo Zigomaticomaxilar)
    fratura(s) do, 123, 129, 138, 142
        reparo de, 123, 138
        técnica de redução da, 129, 142
        avaliação da precisão da, 129, 142
Z-plastia
    com ângulo de 60º, 303, 325
        aumenta o comprimento da cicatriz, 303, 325
Zumbido
    pela ICF, 79, 88
        da Organização Mundial de Saúde, 79, 88
    pulsátil, 194, 217, 267, 268, 286
        na gravidez, 268, 286
        à esquerda, 267, 286
        e instabilidade ocasional, 194, 217
    não pulsátil, 254, 265, 267, 279, 284, 285
        fatores de risco para, 267, 285
        avaliação de, 254, 279
        tratamentos para, 265, 284
        de frequência grave, 266, 285
            vertigem episódica e, 266, 285
            e plenitude auricular, 266, 285